全国中医药行业高等教育"十三五"创新教材

医学类专业课程
思政教学实录

主　编　陈　忠　张翼宙
副主编　朱乔青　王静波
　　　　梁泽华　胡俊江

全国百佳图书出版单位
中国中医药出版社
·北　京·

图书在版编目（CIP）数据

医学类专业课程思政教学实录 / 陈忠，张翼宙主编 .—北京：中国中医药出版社，2020.12（2022.4 重印）

全国中医药行业高等教育"十三五"创新教材

ISBN 978 – 7 – 5132 – 6483 – 9

Ⅰ . ①医…　Ⅱ . ①陈…　②张…　Ⅲ . ①医学院校—思想政治教育—教学研究—中国　Ⅳ . ① G641

中国版本图书馆 CIP 数据核字（2020）第 201216 号

中国中医药出版社出版

北京经济技术开发区科创十三街 31 号院二区 8 号楼

邮政编码　100176

传真　010 – 64405721

三河市同力彩印有限公司印刷

各地新华书店经销

开本 787 × 1092　1/16　印张 25.75　字数 575 千字

2020 年 12 月第 1 版　2022 年 4 月第 2 次印刷

书号　ISBN 978 – 7 – 5132 – 6483 – 9

定价　90.00 元

网址　www.cptcm.com

服 务 热 线　010-64405510

购 书 热 线　010-89535836

维 权 打 假　010-64405753

微信服务号　zgzyycbs

微商城网址　https://kdt.im/LIdUGr

官 方 微 博　http://e.weibo.com/cptcm

淘宝天猫网址　http://zgzyycbs.tmall.com

如有印装质量问题请与本社出版部联系（010 – 64405510）

全国中医药行业高等教育"十三五"创新教材

《医学类专业课程思政教学实录》编委会

编写说明

为全面实施"课程思政"教育教学改革，深入挖掘课程思政元素，我们把社会主义核心价值观第三层次——公民基本素质：爱国、敬业、诚信、友善，与医学生的职业道德、医学人文等有机结合，编写了《医学类专业课程思政教学案例集》。各个专业专任教师将思政案例融入课堂教学，达到润物无声的育人效果，实现了思政教育与专业教育的有机融合。为更好地推广这一做法，我们收集了部分优秀课堂教学实录，汇编成本教材，并与前著相呼应，成为姊妹篇。

一、本教材特点

本教材紧扣课程思政教育教学改革精神，严格遵循教育部关于《高等学校课程思政建设指导纲要》的要求，以先进的教育理念为指导，结合医学类院校的实际，以医学类专业分篇章，以专业课程为基本单元，精心设计板块结构。

本教材具有以下鲜明的特点：课程设计上的基础性、内容编排上的科学性、教学指导上的实用性。现分述如下：

1. 课程设计上的基础性 本教材在课程设计上，注重选用专业基础课程和专业核心课程，在专业课程中融入思政教育，打牢专业课程的基础，把牢思政教育的方向，培养合格的社会主义事业接班人。

2. 内容编排上的科学性 本教材在内容编排上，注重医学院校中医学类优势专业，以专业分篇章，以专业基础课程和专业核心课程为基本单元，实现了以专业统领各门课程、各门课程为专业服务的目标。专业的课程思政元素，通过专业课程来实现，培养专业素质和职业道德。

3. 教学指导上的实用性 本教材在教学实录中，采用案例教学法，对课程思政元素融入专业的过程进行实录，包括选用了课程思政的哪个案例、选择了专业的哪个知识点进行切入、师生之间如何讨论等等，起到了很好的指导作用。

二、本教材主要内容

本教材以医学类专业分篇章，共分中医学类专业、中药学类专业、临床医学专业、公共卫生类专业、护理学类专业、医学技术学类专业以及其他等7篇。中医学类专业包括中医学、针灸推拿学等专业，涉及主要核心课程10门，共收录课堂教学实录16则；中药学类专业包括中药学等专业，涉及主要核心课程6门，共收录课堂教学实录12则；临床医学类专业包括临床医学等专业，涉及主要核心课程6门，共收录课堂教学实录12则；公共卫生类专业包括中医预防医学、公共事业管理等专业，涉及主要核心课程9门，共收录课堂教学实录16则；护理学类专业包括助产学等专业，涉及主要核心课程6门，共收录课堂教学实录12则；医学技术学类专业包括医学检验技术、医学信息工程、医学实验技术等专业，涉及主要核心课程11门，共收录课堂教学实录19则；其他篇中主要包括医学类专业公共选修课程6门，共收录课堂教学实录11则。

本教材的编写，体现了精诚合作的精神。在陈忠、张翼宙二位主编的全面负责下，第一篇中医学类专业由卢建华、孙晶编写，第二篇中药学类专业由陈建真编写，第三篇临床医学类专业由邬元曦编写，第四篇公共卫生类专业由刘翠清、孙艳香编写，第五篇护理学类专业由何桂娟编写，第六篇医学技术学类专业由许健、李敏、赵伟春编写，第七篇其他医学类专业公共选修课程由刘翠清、赵伟春、王静波、李敏编写。全书由朱乔青、王静波、梁泽华、胡俊江负责统稿，教学设计与课堂实录由授课教师提供。

三、本教材适用范围

本教材主要供全国医学类院校医学类专业专任教师以及规培基地教师备课、上课参考，同时也供医学类院校医学生自学使用。

由于课程思政的教育教学尚处于探索和提高阶段，本教材作为阶段性工作的总结和尝试，如有不当或者谬误之处，敬请读者提出宝贵意见，以便今后修订完善。

浙江中医药大学
《医学类专业课程思政教学实录》编委会
2020年10月

目　录

第七篇　其他

导 言 ▷▷▷▷

——"专业团队引领、课程协同实施"课程思政新模式

2020 年 5 月，教育部印发《高等学校课程思政建设指导纲要》（简称《纲要》），要求贯彻落实习近平总书记关于教育的重要论述和全国教育大会精神，把思想政治教育贯穿人才培养体系，全面推进高校课程思政建设，发挥好每门课程的育人作用，提高高校人才培养质量。《纲要》特别指出：要结合专业特点分类推进课程思政建设，要深入梳理专业课教学内容，结合不同课程特点、思维方法和价值理念，深入挖掘课程思政元素，有机融入课程教学，达到润物无声的育人效果。

"敬教劝学，建国之大本；兴贤育才，为政之先务。"（《朱舜水集·劝兴》）因此，高等医学院校理应承担重任，聚焦专业育人本质，积极探索以"专业团队引领、课程协同实施"为特色的"课程思政"教育教学改革新模式。新模式有望破解思政教育与专业教学难于融合及顶层设计机制欠缺等难题，从而在"课程思政"教育教学改革和医学生医德教育中取得实效。

课程思政教育教学改革实践的根本落脚点是通过课程课堂讲授来达到效果的，专业课程根据教学设计方案，采取有效策略，合理组织教学过程，从而取得较好价值引领育人目标。本教材主要收集课堂实录案例，展示具体讲授在课堂实际中如何运用课程思政经典案例，培养学生社会主义核心价值观；有效调动学生正向学习情绪，坚定学生专业信念。实录论述细致，饱含真情，凝聚了广大医学类教师的心血，希望能为教育医学生坚守理想、守正创新，树立为民族复兴而奋斗的精神发挥作用。

第一篇 中医学类专业

导读

本篇共收录中医学专业中医内科学、中医外科学、中医妇科学、中医儿科学、中医骨伤科学、中医耳鼻咽喉科学等6门课程共11则课程思政教学实录，针灸推拿学专业经络腧穴学、刺法灸法学、针灸治疗学、推拿手法学等4门课程共5则课程思政教学实录，供中医学类专业相关课程教师在实际课堂讲授中借鉴参考。

第一章　中医内科学 ▷▷▷

教学实录一

【专业】中医学　　　　　　　　【课程】中医内科学

【知识点】中风的定义；中风病机由外向内的转折点及对后世的影响。

【应用案例】刘完素：中风从外风到内风的转变。

一、教学目标

【知识点育人目标】

1. 了解历代医家对中风疾病的争鸣，培养学生的探索精神。

2. 强调历代医家对中风的探索过程，强化学生的科研态度。

3. 掌握历代医家探索中风的重要意义，提升学生的中医视野。

【知识点思政元素】

1. 历代医家对中风疾病的争鸣过程——培养实事求是、积极实践、追求真理的探索精神。

2. 历代医家对中风的认识变化——强化刻苦钻研、开拓创新、勇攀高峰的科研态度。

3. 历代医家探索中风的重要意义——提升源远流长、博大精深、发掘创新的中医视野。

二、教学设计

　　中风相当于西医学的急性脑血管病，是临床常见病，多以半身不遂、偏身麻木、言语不利、口眼歪斜等为主要表现。其发病急骤，变化迅速，与自然界善行数变之风相似，故以"中风"命名。课程基于"刘完素：中风从外风到内风的转变"的主题，以教学案例为基础，开展以学生讨论为主、教师引导和启发为辅的教学互动过程。课程联系古代对中风的认识和诊疗历史导入外风与内风的概念；结合刘完素的继承与创新，以及对后世的影响，展开认识外风至内风这一转折的重要意义；师生总结，平等交流，培养当代医学生的社会主义核心价值观。

　　1. 导入　根据中风的发病特点，中医认为中风的病因多与"风"有关。所谓"风"不外乎"外风"以及"内风"。自《内经》时代，就认为"外风"是中风发病的重要原因，提出"外风"导致中风的理论。唐宋以前的医家在此基础上不断发展，但基本都不脱离"外风致病"的纲领。唐宋以后，"内风"学说开始盛行。"内风"学说是指中风病的内因，即脏腑气血功能紊乱，导致机体阴阳失衡而致中风病的发生。

2.展开　金元时期，刘完素在《素问病机气宜保命集·卷中》专立"中风论"，提出热极生风理论，指出热极生风是中风的病机。内伤之中，尤以情志失调、五志过用为害最甚。五志过用，可导致心火暴甚，肾水虚衰，阴虚阳实。刘完素此论划清了内风、外风的界限，是中风病机由外向内的重要转折点。

3.总结　近年来，证候学研究表明，在中风病的急性期，尤其是1周之内，火热证占有相当的比例。因此，火热致中风的学术观点，符合中风病之临床所见。通过以上论述使学生认识到真理并非一成不变，人对事物的认识会受当时主观和客观条件的限制，而实践是检验真理的唯一标准，必须不断探索，追求真理，坚持一切从实际出发，实事求是，与时俱进，在变化中把握规律。

4.反馈　中医内科学课程包含线上、线下多重教学平台，形成师生无障碍交流通道，让学生反馈课堂效果，便于教师教学的不断改进。

此外，适当拓展教学内容，引入"刘完素：中风从外风到内风的转变"这一案例，认识到传统中医理念并非一成不变，我们要在实践中继承与发展，取其精华，去其糟粕，树立正确的意识，积极推进传统中医学的继承与发展，运用现代科技不断发掘和创新，使之焕发出新的光彩。

三、课堂实录

1.通过历代医家对中风病因病机的争鸣，使学生理解人对事物的认识要受当时主观和客观条件的限制，认识具有反复性。

师：《灵枢·刺节真邪》云"邪气者，虚风之贼伤人也，其中人也深，不能自去……虚邪偏容于身半，其入深，内居荣卫，荣卫稍衰，则真气去，邪气独留，发为偏枯"。《内经》首次提出"外风"导致中风的理论。张仲景在《伤寒杂病论》继续丰富了《内经》中的外风学说，认为内虚邪中是中风主要的病因，提出了"正气先虚，贼邪入中"的中风病病因说。直至唐宋以后，"内风"学说开始盛行，至金元时期，刘完素根据"六气皆从火化"理论阐明火热论，谓"中风者，非外来风邪，乃本气自病也"。

提问：金元时期，刘完素在《素问病机气宜保命集·卷中》专立"中风论"，提出热极生风理论。那么究竟是什么因素促使他认为诸病多从火热来论治呢？

一生答：我认为这与当时的社会背景是分不开的。刘完素出生于北宋末年，由于封建统治阶级竭力推行理学，思想上泥古不化，教条主义，导致当时的医学发展过于重视经典。到了金代，南北方战乱不断，战火频烧，社会动荡，百姓疲于奔波逃难，情志怫郁，加以天灾不断，致使火热病多发，原有的医学理论和经验已不能解决医疗中的新问题。而刘完素坚持唯物主义，敢于革新，所谓"大兵之后必有大疫"，《儒门事亲》也认为"徭役纷冗，朝戈暮戟，略无少暇，内火与外火俱动"。在当时的自然和社会条件下，即使初起不为热病，也容易从热而化。纵观金元四大家的学术思想皆与火热有关，说明当时的环境对疾病的发生和流行确实产生了重要影响。

二生答：从学术继承方面看，刘氏思想源于《内经》《难经》，详细发挥了《内经》五运六气、病机十九条、亢害承制等观点，每以仲景之说作论据。在刘完素之前多主"正气亏虚，风邪入中"，而刘完素认为中风病机以热为本，以风为标。在《素问》病机十九条"诸风掉眩，皆属于肝""诸暴强直，皆属于风"的启发下，刘完素把五志过极的火性急速与中风的卒暴加以联系，阐述了中风的病因病机。其云："凡人风病多因热甚……俗云风者言末而忘其本也。所以中风瘫痪者，非谓肝木之风实甚而卒中之也，亦非外中于风尔……因喜、怒、思、悲、恐之五志，有所过极而卒中者皆为热甚故也。"（《素问玄机原病式·火类》）从临床来看，发病急骤是中风病的特点，而"暴病暴死，火性疾速故也"（《素问玄机原病式·火类》）。因此指出中风属火热内患，火热之成，皆由内伤，而非外中风邪。又言"风本于热，以热为本，以风为标……是以热则风动"（《素问病机气宜保命集·卷中》），力主火热致中，指出热则生风是中风的病机。内伤之中，尤以情志失调、五志过用为害最甚。五志过用，可导致心火暴甚，肾水虚衰，阴虚阳实。

师：两位同学回答得非常好。刘完素此论划清了内风、外风的界限，是中风病机由外向内的重要转折点，即中风由内风引起，不是外中风邪；病因是平素将息失宜，诱因是情绪急剧波动；动机是心火暴甚，肾水虚衰，阴虚阳实，热气怫郁，心神昏冒。近年来证候学研究表明，在中风病的急性期，尤其是1周之内，火热证占有相当的比例。因此，火热致中风的学术观点，符合中风病之临床所见。我们也由此认识到人对事物的认识要受当时主观和客观多种条件的限制，事物的发展不是一帆风顺的，但趋势是向前的、向上的。希望大家要勇于探索，敢于实践。

[课堂实效] 古代医家对于中风认识的转变，就是对中风的探索和实践的过程，启发学生明白认识是具有反复性的。客观事物是复杂的、不断变化的，其本质的暴露和展现也有一个过程。这就决定了人们对一个事物的正确认识往往要经过从实践到认识，再从认识到实践的多次反复才能完成。培养学生积极实践，探求真理。

2. 通过古代医家对以中风为代表的疾病的探索过程，引导学生明白事物的发展是曲折的，不是一帆风顺的。

师：古代传统医学受儒家思想影响很大，把曾有重大贡献的《内经》《伤寒论》等视为经典，但把经典当作教条，严重阻碍了医学的发展。

提问：请结合古今医家的实例，谈谈你们的看法。

一生答：我知道一个案例。明朝末年，战火绵延，疫病流行，很多人都死于疫病。但是一般医者都是墨守成规，以伤寒论治，所以导致"不死于病，乃死于医"。在那种情况下，吴有性不顾个人安危，亲临疫区，寻求疾病之因，探求治病之法，最终写出了《温疫论》，成为我国医学发展史上继《伤寒论》之后，又一部论述急性外感传染病的专著，在外感病学及传染病学领域均占有重要的地位。吴有性这种不畏瘟疫、亲临疫区的精神，是医者仁心的医德体现，也是一种"治病必求于本"的专业严谨、不断钻研的态度。这启示我们，人类的认知水平受到实践范围、认知条件的制约，随着实践的发展，认知水平的不断提高，人类会不断接近事物的本质。

二生答：还有创制出六味地黄丸的儿科圣手钱乙。当时太医院的太医拘泥古方，法必随经典，而钱乙却能不墨守成规，别出心裁。他认为小儿是纯阳之体，不需要再补阳了，故去掉桂、附二味，将肾气丸改为六味地黄丸，从而更适应小儿的体质。此外，钱乙还创造了许多有效的新药方，如治痘疹初起的升麻葛根汤，专治小儿心热的导赤散，治小儿肺盛气促咳喘的泻白散，治脾胃虚寒、消化不良的异功散，治肺寒咳嗽的百部丸，还有治疗寄生虫感染的安虫散、使君子丸等，至今仍是中医临床常用的名方。

师：好的，非常感谢几位同学的分享。确实，中医学源远流长、博大精深，历代医家为我们留下了汗牛充栋的珍贵典籍和浩如烟海的宝贵遗产。但是人对事物的认识会受当时主观和客观条件的限制。对前人的理念，切不可不加思考照搬全收，也不可全盘否定，我们要学会辩证思考，积极实践。我们对于疾病的认识也是在不断发展的，要实事求是，与时俱进，积极从前人经验中汲取养分，同时立足当代实际情况，不落窠臼，勇于创新。

［课堂实效］传统中医理念并非一成不变，必须取其精华，去其糟粕，树立正确的意识，积极推进传统中医学的继承与发展，运用现代科技不断发掘和创新，使之焕发出新的光彩。

3. 通过刘完素探索中风从"外风"到"内风"理论的转变以及对后世的影响，认识其重要意义，指引学生明白实践是检验真理的唯一标准，必须不断探索，追求真理。坚持一切从实际出发，实事求是，与时俱进，在变化中把握规律。

师：仅从"热极生风理论"而言，自刘完素热极生风之论问世之后，一扫中风为外风的旧认识，引起了后世的学术争鸣。

提问：刘完素由"六气皆从火化"提出"火热论"对后世的影响是怎样的？

一生答：朱丹溪赞扬刘完素说《内经》已下，皆谓外中风邪。然地有南北之殊，不可一途而论。唯刘守真作将息失宜，水不制火，极是"。他结合江南水土气候，进一步演绎出"湿土生痰，痰生热，热生风"的病机。李东垣则以气虚中风立论。明代王履采用归类折中法，以真中、类中区别中风的内外。张景岳受刘完素之启发，纠正中风内外混合的情况。叶天士更是河间中风论的继承者，他在《临证指南医案·中风门》龚氏案下曰："肾虚液少，肝风内动，为病偏枯，非外来之邪。"又在《临证指南医案·肝风门》丁氏案下说："因萦思扰动五志之阳，阳化内风。"其论述病机与刘完素息息相通，一脉相承，并在治疗上有所突破，善用滋肾养液、平肝息风之法，如虎潜丸、杞菊地黄丸、羚角钩藤汤等。张伯龙极力赞扬刘完素"属火之说甚是"，认为中风出现猝倒、口眼歪斜、偏瘫等，总由"河间谓将息失宜而心火暴炽，肾水虚衰不能制火之说为有验耳"，以养水息风镇逆为中风治法，在卒中期主张镇摄肝肾。张锡纯则制镇肝息风汤。以上医家均推崇刘完素之论，可见其火热论对后世影响之深远，刘完素在中医发展史上的功绩是不可磨灭的。

师：是的，刘完素敢于革新，这是一种不断追求真理的探索精神。对于我们来说，更要树立正确的意识，克服错误的意识。在当今时代，经济与文化繁荣发展，科技日新月异，在物质生活进步的同时，人们的平均寿命也大大提高，疾病的种类与发展也与古代不同。我们应当立足现代科技，以新的视角、新的实践来丰富我们的认识，使传统医学理念焕发出新的光彩。

[**课堂实效**] 通过本案例，诠释了刘完素坚持唯物主义思想，敢于革新，突破常人旧说，批判古人错误思想，总结经验，创立新说。案例在讲授时重点培养同学们树立正确的唯物主义论，并教育他们要有创新思想，勇于突破常规。

四、课后感悟

教师反思：早在《内经》中记述的五运六气，就是讲气候季节的变化与疾病发展的关系，包含一定的唯物主义思想。唯物主义具有两大核心，一个是物质，一个是意识。依据意识对物质的依赖性原理，物质决定意识，即物质第一性，意识第二性；意识对物质的能动原理，首先表现在人的意识能正确反映客观世界，其次集中表现在意识能反作用于客观事物。认为物质决定意识，世界就其本质来说是物质的，它是不依赖于人的意识而客观存在的，意识是物质存在于人脑中所能反映的哲学观点。但强调要不断探索，追求真理。坚持一切从实际出发，实事求是，与时俱进，在变化中把握规律，使主观符合客观，做到主观与客观具体的历史的统一；重视意识的作用，树立正确的意识，克服错误的意识。

学生感言：中医学经历千年探索与发展，是前人留给我们的宝库，留待我们继承、钻研和发扬。经过这次学习，我们也深深地感受到了探求真理的重要性，既要继承，也要发展；既要重视认识，也要重视实践，而传统医学的继承和发展还需要我们年轻人更加努力。

（刘强，周林水）

教学实录二

【专业】中医学　　　　　　　【课程】中医内科学
【知识点】时行感冒的病因、病机、症状及流行特点。
【应用案例】抗击"非典"的英雄"——钟南山。

一、教学目标

【知识点育人目标】
1. 了解钟南山院士的模范事迹，提升学生的职业荣誉感。
2. 强调对中国传统医德文化内涵的深入理解，培养学生的文化自信。
3. 掌握时行感冒的传播特点，强化学生的职业使命感。

【知识点思政元素】
1. 以钟南山院士的模范事迹为榜样——培养友善和合、爱岗敬业、仁爱之心的敬业精神。
2. 对中国传统医德文化内涵的深入理解——培养永无止境、使命担当、自强不息的文化自信。
3. 时行感冒的传播特点——强化仁爱济世、严谨勤勉、求实不欺的职业使命感。

二、教学设计

时行感冒是由于感受四时不正之气，导致卫表失和，肺失清肃，临床以突然恶寒、发热、头痛、全身酸痛为主要特征。病情常较一般感冒为重，具有起病急骤、传播迅速、传染性强、常可引起大流行的特点。课程基于"时行感冒的特点"主题，以教学案例为基础，开展以学生讨论为主、教师引导和启发为辅的教学互动过程。教学过程由浅及深，由易到难，通过导入钟南山院士的真实案例，联系生活实际，展开深入了解，培育当代医学生的社会主义核心价值观；师生平等交流，迸发全新火花，总结新形势下传统医德对当代医学生的人文素养培育；通过案例的分享和师生的讨论交流，潜移默化地将思政教育融入专业教学中，结合学生对本次课程的反馈，不断加深学生对医学发展的认识，在继承中创新发展。

1. 导入　从"共和国勋章"获得者——钟南山这个案例中，我们看出一代医家的仁心仁术。钟南山院士不仅医术高明，而且医德高尚，亲力亲为，挽救了无数的性命。

2. 展开　除了钟南山外，还有许许多多的医家，在疫情面前不畏艰辛，不惧死亡，勇往直前。医家们的医德精神，与现代的社会主义核心价值观也可以联系起来：如传统医德的"仁爱济世""严谨勤勉""求实不欺""友善和合"可以与核心价值观的"爱国""敬业""诚信""友善"相对应。

3. 总结　许多医家不但医学成就巨大，而且医德高尚。我们不仅要认真学习前辈们的医疗技术，更要永远铭记躬身践行高尚的医德。在医学的道路上，我们要不断攀爬这座望不到顶的高峰，认识和战胜疾病。

4.反馈　通过案例教学，培养学生刻苦敬业、永无止境地追求真理的精神。

三、课堂实录

1.通过钟南山的事迹，引导学生树立追求真理、关爱患者的医德精神。

师：时行感冒是由于感受时行疫毒所致的感冒，疫毒为中医命名，与西医学的细菌、病毒等相对应。非典型肺炎刚暴发时，感染源不明，很多医家认为是衣原体感染，但钟南山顶着巨大压力，坚持认为是冠状病毒的一个变种所致，并亲力亲为，成功挽救了很多患者。

提问：钟南山在临床实践中能提出质疑，不人云亦云，坚持认为非典型肺炎为冠状病毒感染所致，给了同学们什么启示呢？

一生答：时行感冒为疫毒所致，在早期不明原因的情况下，应用抗生素疗效不佳，病死率高。钟南山在临床实践中一丝不苟、观察入微，并敢于提出质疑，善于深入思考，所以我们作为医学生一定要树立严谨认真、善于思考的职业精神。

二生答：真理往往掌握在少数人手里，但需建立在自己深入研究，经得起考验的前提下。在临床实践中，对待新情况既要认真思考，也要积极实践。

师：同学们回答得非常好。医学是一门实践的学问，在疾病的诊治过程中，医生需要详细地采集病例资料，掌握问诊的技巧，仔细、全面地进行体格检查。"省病诊疾，至意深心，详察形候，纤毫勿失，处判针药，无得参差。虽曰病宜速救，要须临事不惑，唯当审谛覃思，不得于性命之上，率尔自逞俊快，邀射名誉，甚不仁矣！"这是唐代医学大家孙思邈在《备急千金要方·大医精诚》中对医者的谆谆教诲，我们作为医师，要认真负责、一丝不苟、刻苦钻研。

[**课堂实效**] 通过钟南山院士对非典型肺炎的认识，引发学生对医德问题的深度探讨，对仁心仁术的思考，增强学生的人文道德素养，学医不是医术经验的简单积累，而是要向着"大医精诚"的方向不断努力。

2."仁爱济世"的责任意识、"严谨勤勉"的职业态度、"求实不欺"的高尚品德、"友善和合"的处世风范。

师：钟南山在临床实践中，亲力亲为，哪里有困难，哪里有就有他的身影，勇于担当，体现了大医精诚之精髓，仁心仁术之医德。

提问：那么"医德"文化如何成就仁心仁术？

一生答：我认为医生治病不能有一己私念，具体包括不求功名、实事求是、不患得患失等，就像范仲淹说得那样不为良相，愿为良医。他们把自己的一生都奉献给了医学事业，如此精心专研，自然会有医术上的成就。

二生答："仁"是指仁慈、博爱的职业品质和道德素养，"术"是指精湛的医学专业技术。医术必须以医德为归宿和宗旨，医德的实现则必须以医术为手段，只有这样，才能培养出符合医学职业专业化要求和社会需求的合格医学人才，方能真正地体现出医学教育的终极价值。

  师：两位同学都回答得非常好，相信通过前面的学习，你们对医德文化已有相应了解。中国传统医德思想以儒道生命哲学为理论基础，经历了起源、形成到发展的演变历程，最终具备了完整的思想体系，形成了自己的价值系统。何谓"仁心仁术"？《孟子·离娄上》云："今有仁心仁闻，而民不被其泽，不可法于后世者，不行先王之道也。"简单来说，就是心地仁慈、医术高明。医德是医学职业的灵魂，是医疗实践中应贯彻始终的指导思想和行为准则，对医生的医疗行为能起到重大影响和作用，体现医学的人文性、社会性；医术是从事医学职业所需要具备的良好技艺，是顺利完成医学职业各项工作的基本能力，体现医学的科学性、技术性。医德可以促进一个医务工作者对医术努力探索、积极进取、不断提高，而医术则是崇高医德的最好载体和最有力的体现。

  [**课堂实效**]传统的医德文化值得生活在现代的医生群体景仰、学习和思考，对传统医德思想的挖掘和阐释有助于继承、弘扬优良医德传统，促进现代医德建设。

  3. 提升人文素养，践行传统医德。

  师：钟南山在临床实践中，处处以患者为中心。他曾经为了校正一台血液气体平衡仪，避免给患者带来不良后果，从自己身上抽了600毫升血液，终于校正了机器。众所周知，弘扬中华民族优秀的传统道德包括传统医德，这是我们的一项长期而又光荣的任务。为了进一步做好医药卫生界的职业道德建设，我们应当加倍努力，继承发扬中医传统文化中历代医家的光辉医德。

  提问：那么，中国传统医德对西医学生的人文素养教育有何启发意义？

  一生答：我国现有的医学教育中，人文素质教育课程偏少。作为学生，既体会不到人文素质教育的重要性，也无法很好地将人文理念应用于实际问题中。而对传统医德文化的重视，并将传统医德文化融入西医学生的人文素养培育课程中，学习我国传统医学大家如张仲景、孙思邈、李时珍等"大医精诚"的事例，了解祖国传统的医学美德，感受榜样的力量，有助于让学生感悟到所从事职业的社会责任。

  二生答：传统医德作为传统道德的一部分，教育我们医德为先，真心待人；大医精诚，坚守本心；毫无保留，倾囊教授。现代中医人肩上或许不是贫穷和疾病两座大山，而是济世活人的担当和救死扶伤的责任。只有个人人文素养提升了，才有后续的仁心仁术的成就。

  师：好的，非常感谢几位同学的分享。传统医德教育对中医院校的办学特色、人才培养、思想政治教育均具有十分重要的现实意义，关系到高素质中医人才的培养、中医药事业的健康发展、医患关系的和谐发展，甚至关系到健康中国的有效构建和中国梦的早日实现。换言之，中医事业要健康快速发展，离不开优秀的、具有高尚品德的中医人才，而这些优秀人才的培养，除了传授给他们精湛的医疗技术，同时更重要的是要培养他们继承和发扬优秀的传统医德思想。要实现这一伟大目标，就离不开全国各所中医院校所有师生的共同努力。《医学集成》指出："医之为道，非精不能明其理，非博不能至其约。"因此除了院校教育，作为医学生自身，必须掌握扎实而广博的医学知识，积极走入社会，参与各种实践活动，既能为社会贡献出自己的一分力量，又能深入了解传统医德思想，这也是学习传统医德的重要途径。

[**课堂实效**] 传统医德的践行是成就仁心仁术的前提，对当代医学生人文素养的培育不可或缺。继承和弘扬传统医德，就是继承和弘扬中华民族优秀的传统道德，这是我们的一项长期而又光荣的任务。

四、课后感悟

教师反思：在非典型肺炎肆虐的阴影下，举国上下全力抗击疫情，取得了最终的胜利，涌现出一批先进工作者，他们不畏艰辛、不惧死亡、勇往直前的医德精神，值得广大医务工作者学习。虽然当前中医院校在传统医德教育方面已经有不少有益的探索和尝试，但也存在诸多问题，例如学生对传统医德的认知不全面、传统医德教育的内容有待完善、传统医德教育的方法存在不足、传统医德教育缺乏针对性和实效性等问题。要想适应时代的发展，就必须正视这些存在的问题，必须重视中医院校的传统医德教育，把传统医德教育落到实处。

学生感言：通过这节课，我们知道了时行感冒的特点。如果没有钟南山及各位医家的贡献，非典型肺炎将被误认为衣原体感染，而错误的治疗最终会导致患者死亡。我们深深感受到实践、思考、总结的重要性。中医学通过准确辨证论治，可以在"新疾病"上表现出良好的疗效，这也给我们充分的信心，努力继承、发扬中医学。

（刘强，周林水）

第二章　中医外科学 ▷▷▷▷

教学实录一

【专业】中医学　　　　　　【课程】中医外科学

【知识点】中医外科学发展概况：中医外科学的起源、形成、发展及成熟。

【应用案例】中医外科的鼻祖——华佗（医学类专业课程思政教学案例集：敬业章案例2）。

一、教学目标

【知识点育人目标】

1. 了解中医外科学的起源，培养学生的探索精神。

2. 强调中医外科学的成熟过程，提升学生的工作作风。

3. 掌握中医外科学的形成与发展，强化学生的科研态度。

【知识点思政元素】

1. 中医外科学的起源——塑造克服困难、善于发现、脚踏实地的探索精神。

2. 中医外科学的成熟过程——倡导传承精华、勇于创新、与时俱进的工作作风。

3. 中医外科学的形成与发展——培养善于发现、勇于创新、不断探索的科学精神。

二、教学设计

中医外科学历史悠久，内容丰富，是中医学的重要组成部分，在漫长的历史发展过程中，经历了起源、形成、发展、逐渐成熟等不同阶段，取得了巨大的成就。几千年来先辈们留下的诊治经验，内容丰富，是今天继承发展中医外科学的"源头活水"。课程基于"中医外科学发展概况"的主题，通过导入外科鼻祖华佗发明麻沸散的故事，引出学习、科研要有克服困难、善于发现、勇于创新、不断探索的科学精神；通过对中医外科学发展历史的深入了解，展开科学探索精神教育的意义。

1. 导入　从华佗发现酒具有麻醉作用，再到发现曼陀罗花能麻醉，最后发明麻沸散的过程，为我们诠释了不断探索的科学精神。

2. 展开　中医外科学的起源、形成、发展、成熟，是一代代的中医先辈们对前人经验的总结，在总结中发现问题，不断探索、创新，最终造就了中医外科学的成熟和繁荣。

3. 总结　华佗发明麻沸散的故事诠释了不断探索的科学精神。在日常学习和临床、科研工作中，都是处于探索、碰壁、回馈、修改方案的不断循环，最终形成经验的过程，往往伴随着各种各样的问题，因此要有克服困难、善于发现、勇于创新、不断探索的科学精神。中医外科学的发展史就是一个探索的过程，是一代又一代的医家利用创新的理论进行研究，利用已有的理论主动思索出新的医学理论和治疗手段。探索是永无止境的，只有不断地创新，不断地探索，才能不断地发展。

4. 反馈　中医外科学课程包含线上、线下多重教学平台，形成师生无障碍交流通道，便于教师教学的不断改进。

三、课堂实录

1. 探索是面对困难做出的主动出击，是对未知世界的揭示。

师：华佗在行医的过程中，因为没有麻醉药，每当为伤者进行手术治疗时，伤员们大多忍受不了手术的痛苦，晕厥甚至死亡时常发生。为了减轻伤员的痛苦，华佗尝试了许多办法，可总是收不到预期的效果。但他并不灰心，在治疗中继续摸索和试验，反复试验多次，终于悟出酒有麻醉的作用。

提问：那么在中医外科学的起源阶段，先辈们面对当时所处的困难是如何进行探索的呢？

一生答：在原始社会，人们在劳动和生活中与野兽搏斗，与恶劣的自然环境抗争，不可避免地会形成各种创伤，从而产生了用植物包扎伤口、拔去体内异物、压迫伤口止血等最初的外科治疗方法。这是人们面对当时的生存环境，利用已有可用的材料，如植物，来对创伤进行治疗，创造了最原始的外科治疗方法。

二生答：成书于秦汉以前的《五十二病方》是我国目前发现最早的一部医学文献，书中有关于痈、疽、创伤、痔疾、皮肤病等许多外科疾病治疗方法的记载，这是前人对当时所患疾病的归纳、总结，而不断地归纳、总结是探索的前提和基础，只有不断归纳、总结才会发现探索创新的方向。

师：两位同学都回答得非常好。探索是面对困难做出的主动的出击，是对未知的揭示，其本身必然包含着创新。创新既是理论的创新也是实践的创新。中医外科学的起源阶段就是对当时创伤疾病的理论和实践治疗的探索创新阶段，为后代的发展奠定了基础。

[**课堂实效**] 通过对华佗发现酒具有麻醉作用的探索过程的讨论，引发学生认识到探索是一个艰难的过程，需要基于当下的困难，勇于探索。

2. 每一次否定看似挫败，但都是对以往经验的丰富，都是在探索中的前进。

师：华佗发现酒可以达到一定的麻醉效果，可是有的大手术，酒的麻醉效果并不是十分理想。华佗又经过亲身体验，反复试验，发现曼陀罗花的麻醉效力比酒好。通过收集各家行医经验，得到了一些有麻醉性的药物，经过多种不同配方的尝试，终于将麻醉药试制成功了，称为麻沸散。自从华佗制成麻沸散以后，手术时大大减轻了患者的痛苦。

提问：华佗最初给患者动手术时，让患者先喝酒来减轻痛苦。但发现由于手术时间长、创口大、流血多，仅用酒来麻醉并不能解决问题。这就是一个辩证的不断否定的过程，华佗在探索中不断前进，最终发明了麻沸散。

那么，中医外科学的发展史上，又有哪些发明创造是对前人经验的丰富和改进呢？

一生答：在《五十二病方》中已有关于痈、疽、创伤、痔疾、皮肤病等许多外科疾病的记载，而《灵枢·痈疽》专论痈疽，记载了人体不同部位的痈疽17种，其阐述的痈疽疮疡的病因病机，奠定了外科疮疡类疾病证治的理论基础。《灵枢·痈疽》就是在前人痈疽理论基础上的丰富和细化。

二生答：在中医外科学的起源阶段，人们已用砭石、石针刺开脓肿以排脓。而在前人的基础上，《卫济宝书》专论痈疽，记载了更多改进的医疗器械，如消息子、竹刀、炼刀等。

师：同学们的回答都十分详细，中医外科学的发展是在前人经验上发现问题、总结经验，进而不断探索，取得创新。

[**课堂实效**] 华佗在发现酒具有麻醉作用的基础上进而不断创新改进，最终发明了麻沸散。通过该实例，让学生深刻认识到探索不是没有目的的探索，而是在前人或者自身经验上的总结，提出问题，发现问题，解决问题，才能不断地取得更进一步的成果。

3. 中医外科学成熟和发展的历史过程指引新时代中医药人要有克服困难、善于发现、勇于创新、不断探索的科学精神。

师：纵观中医外科学发展历史，就是一个不断探索、创新的历史。

提问：那么，从中医外科学的发展史上，对于你有什么样的启示？

一生答：探索是一个艰难的过程，需要勇于探索的信心和决心。《刘涓子鬼遗方》最早记载了用局部有无"波动感"辨脓，并指出破脓时切口应选在下方，这就是对脓肿形成过程的观察和总结，也是对治疗的探索和创新。

二生答：王洪绪在《外科证治全生集》中创立了阳和汤、阳和解凝膏、犀黄丸等治疗阴疽的名方，至今仍广为运用，这是对前人阴阳理论和应用的创新。

师：好的，非常感谢两位同学的分享。在探索活动中不但要有"勇"，而且还要有"谋"；既要尊重前人的成果，又要不拘泥。老师也期待在未来，你们能成为中医外科领域创新发展的主流军。

[**课堂实效**] 从中医外科学的创新发展史看，激发学生要学会站在前人的肩膀上，克服困难，善于发现，勇于创新，不断探索。

四、课后感悟

教师反思：中医外科学的起源、形成、发展、成熟，是一代代的先辈们对前人经验的总结，在总结中发现问题，不断探索、创新，最终造就了中医外科学的成熟和繁荣。课程希望通过外科鼻祖华佗发明麻沸散故事的讲述，潜移默化地让学生重视前人的经验，不忘本，不断探索、创新、发展，成为中医药文化合格的传承人。

　　学生感言：中医药文化源远流长，通过这次课程，我们也深深地感受到了中医药发展到今天的不易。而中医学的发展还需要我们年轻一代更加努力探索和创新，为中医学的繁荣兴盛注入源源不断的新鲜血液。

（马丽俐，方一妙）

教学实录二

【专业】中医学 　　　　　　　　【课程】中医外科学
【知识点】白疕的临床特点、辨证治疗和共患病。
【应用案例】中医外科的鼻祖——华佗（医学类专业课程思政教学案例集：敬业章案例2）。

一、教学目标

【知识点育人目标】
1. 了解白疕的皮疹特点，培养学生的观察能力。
2. 强调白疕的共病及其特点，强化学生注重疾病的相互联系性。
3. 掌握白疕的辨证治疗，培养学生整体与局部的辩证统一观。
【知识点思政元素】
1. 白疕的皮疹特点——塑造善于观察、发现事物本质的探索精神。
2. 白疕的共病及其特点——倡导用普遍联系的观点看问题。
3. 白疕的辨证治疗——培养全局、辩证思维，正确处理整体与局部的关系。

二、教学设计

白疕，西医学称为银屑病，是一种遗传与环境共同作用诱发的免疫介导的慢性、复发性、炎症性、系统性疾病，其典型临床表现为红斑基础上覆盖多层银白色鳞屑，刮去鳞屑有薄膜及露水珠样出血点。本病无传染性，治疗困难，常遗患终生。课程基于"白疕的临床特点、辨证治疗和共患病"的主题，通过导入外科鼻祖华佗经过观察、探索发明麻沸散的故事，引出学习皮肤疾病要善于观察，发现事物的本质；对白疕局部辨证和整体辨证以及白疕共患病的深入展开，培养学生要以局部与整体的辩证统一观和联系观看待问题，更好地认识疾病，诊治疾病。

1. 导入　从华佗行医过程中通过观察，发现酒和曼陀罗花具有一定的麻醉作用，启发学生观察是认识事物本质的初始阶段，是了解问题、发现问题、解决问题的前提。

2. 展开　中医对皮肤病的认识，不限于局部，而从整体着眼，认为绝大多数皮肤病主要是整体病变引起或与整体功能失衡有关。对于白疕的中医治疗，我们要善于用局部与整体结合的辩证统一观来综合辨证治疗。在认识白疕的过程中，我们还要注意白疕的共患病，事物是普遍联系的，要用整体观看待问题。白疕是一个难治、皮损面积广泛的皮肤疾病，在引导学生学会观察、分析和辨证论治的同时，也应教导学生"见彼苦恼，若己有之，深心凄怆"，每个医学生都应秉承"大医精诚之心"，理解和同情患者的疾苦，全心全意为患者服务。

3. 总结　皮肤位于体表，皮肤疾病多肉眼可见。学习皮肤疾病，以白疕为例，要善于观察皮疹特点，抓住疾病的特征，才能正确诊断疾病。在白疕的治疗中，按照中医整体观与局部观相结合、有诸内必形诸外的方法进行辨证治疗，整体辨证的同时要重视局部辨证，两者并举。白疕有很多共患病，要用联系观看问题，更好地认识与其他疾病的关系。同时，我们更需要本着仁术仁心治病救人。对于这类因病致贫且体无完肤的患者，更需要给予关爱，消除其自卑心理和焦虑情绪。

4.反馈　中医外科学课程包含线上、线下多重教学平台，形成师生无障碍交流通道，便于教师教学的不断改进。

三、课堂实录

1.观察是了解问题、发现问题、解决问题的前提。善于观察才能抓住疾病的基本特征，正确诊断疾病。

师：华佗是中医外科的鼻祖，他发明了麻沸散，开创了世界麻醉药物临床应用的先例。华佗创制麻沸散最初的启发来源于他在日常生活中观察到人在醉酒的时候对针刺等刺激没有反应，得到了酒具有麻醉作用的启示。于是华佗给伤病员做手术时，就采用让人喝酒的方法来达到麻醉的效果。但在实际操作中，尤其是一些大的手术，华佗发现酒的麻醉效果并不是十分理想。在一次行医过程中，华佗观察到误服用曼陀罗花的人会出现牙关紧闭、口吐白沫、毫无知觉的症状，通过观察和不断验证，发现曼陀罗花具有麻醉的作用。于是经过多种不同配方的尝试，华佗终于将麻醉药试制成功，称之为麻沸散。为了取得更好的麻醉效果，华佗常以酒送服麻沸散达到全身麻醉的效果，减轻了患者的痛苦。李四光先生曾说过："观察、试验、分析是科学工作常用的方法。"如果华佗不擅长观察，就不会发现酒和曼陀罗花有麻醉的作用。

皮肤疾病的临床诊断主要通过观察皮疹的部位、形态、分布特点，不同的皮肤疾病有不同的皮疹特点，但相同的皮疹又可以出现在不同的皮肤疾病中。所以要善于观察皮疹的特征，抓住主要特征，才能正确诊断疾病。

提问：白疕的皮疹有哪些基本特征呢？

一生答：白疕是红斑基础上覆盖多层银白色的鳞屑，刮去鳞屑可见薄膜现象和点状出血。薄膜现象和点状出血是白疕特有的基本特征。临床上如果看到红斑鳞屑性皮疹的患者，可以通过刮除表面鳞屑，观察有无薄膜现象和点状出血来判断是不是白疕。

二生答：《外科大成·白疕》中描述"其肤如疹疥，色白而痒，搔起白疕，俗呼蛇风"。所以白疕通常会有很多鳞屑，银白色的鳞屑是白疕的一个特征。白疕的皮疹有冬季加重、夏季减轻的特点。

师：两位同学都回答得非常好。银白色的鳞屑、薄膜现象、点状出血是白疕的三个基本特征，是这个疾病区别于其他皮肤疾病特有的。大多数的皮肤疾病是靠医生肉眼观察后直接诊断的，所以观察皮疹、辨别皮疹是诊断皮肤疾病的基础。希望同学们要学会观察，善于观察，从而抓住疾病的基本特征。

[课堂实效]　观察是一种比较持久的知觉，是知觉的高级状态，是思维的起点，是了解问题、发现问题、解决问题的前提。通过案例，使学生意识到学会观察是诊断皮肤疾病的前提，培养学生通过观察来诊断皮肤疾病的能力。

2. 事物是普遍联系的,这种联系是普遍和客观的。用联系的观点看待疾病,有助于更好地诊疗疾病。

师:白疕是一种慢性、复发性、炎症性疾病,可伴有多种共病,且共病涉及全身多个系统。目前研究认为共同的遗传背景、重叠的慢性炎症过程、异常的免疫调节机制可能是白疕并发多种共病的基础。

提问:你了解到白疕有哪些共病呢? 研究白疕与共病的关系有什么意义呢?

一生答:白疕的共病有很多,代谢性疾病是白疕最常见的共病,包括肥胖、血脂异常、代谢综合征、糖尿病等,与轻度白疕相比,重度白疕与代谢性疾病的关联性更强。白疕患者发生高血压、心肌梗死、心律失常、动脉粥样硬化等心血管疾病的风险升高。白疕患者并发恶性肿瘤的风险也升高。

二生答:白疕还伴发一些消化系统疾病如溃疡性结肠炎等。深入认识白疕与其共病的关系有助于早期筛查、治疗并预防共病,积极治疗共病可能对改善白疕的病情有所帮助。

师:好的,非常感谢两位同学的分享,通过同学们的回答可以看出大家平时课外有看文献拓展知识,非常好。白疕与其共病之间的相互作用关系是未来医学研究的方向,针对可同时改善白疕及其共病病情的治疗方案研究具有较高的应用价值,建立白疕患者发生某种共病的风险预测模型,有助于早期筛查、治疗并预防白疕的共病。

[**课堂实效**]事物是普遍联系的,世界上的任何事物或现象都同其他事物或现象相互联系着,没有绝对孤立的事物。通过讲授使学生认识到学习某个疾病不能局限于这个疾病,要用联系的观点发现其与其他疾病的关系,这样可以更好地认识疾病、诊治疾病。

3. 整体与局部是对立统一的关系。只有将整体辨证和局部辨证相结合才能确立治疗皮肤病的最佳方案。

师:中医学认为人体是一个和谐统一的有机整体,皮肤疾病虽发生于人体表面,但其发病的根本原因与内在气血、脏腑功能失调密切相关,局部的皮肤病变往往是机体内在病变的局部反应。所以皮肤疾病的辨证与内科疾病一样要以中医基础理论为支撑,以整体观为基础。但同样要认识到皮肤疾病更多的是局部皮肤改变,局部症状较为明显,所以局部皮疹辨证也是皮肤病中医诊治中主要的手段和方法之一。将整体辨证和局部皮疹辨证相结合才能有效地增加皮肤病诊治的准确性。

提问:白疕的中医辨证论治中怎么做到整体辨证和局部辨证相结合?

一生答:首先我们要观察皮疹的颜色,如白疕红斑颜色鲜红,抓之有点状出血,患者感觉瘙痒剧烈,那么局部辨证是血热证;结合患者伴有口干舌燥、咽喉疼痛、心烦易怒、大便干、小便黄赤,舌红、苔黄、脉滑数,那么整体辨证也是血热证。所以综合整体辨证和局部辨证,辨证为血热证。

二生答:如果局部皮疹反复不愈,鳞屑较厚,颜色暗红,则局部辨证为血瘀证;伴有面色晦暗，肌肤甲错，舌紫暗，舌下有瘀脉，脉涩，则整体辨证也是血瘀证。

师：同学们的回答十分详细。皮肤疾病的辨证不能单以局部皮疹为重而忽视整体，应做到从局部着手，从整体考虑，在中医基础理论的支撑下，四诊合参，全面深入地对疾病进行了解、分析与判断，以辨证论治为核心，局部与整体相结合，才能正确地处方用药。同时白疕有全身红斑鳞屑，给患者带来极大的身心痛苦，由于很难治愈，常反复加剧，也造成了沉重的经济负担。因此，在治病的同时，要给患者进行心理疏导及更多的关怀，提高患者战胜疾病的信心。要注重医患沟通，告诉患者日常生活中的注意事项，疏导患者坦然接受疾病，保持愉快的心情。

[**课堂实效**] 通过皮肤病的辨证论治讲授，使学生认识到要以整体与局部的辨证关系原理为出发点，正确处理好整体辨证与局部辨证的关系，才能增加辨证的精准性，确立治疗皮肤疾病的最佳方案。

四、课后感悟

教师反思：课程希望通过白疕临床特征、辨证论治和共病关系的讲授，潜移默化地让学生认识到皮肤疾病的诊治要学会观察，发现疾病的本质特征；要正确对待整体与局部的辨证关系，掌握整体辨证和局部皮疹辨证相结合，更精准地诊治皮肤疾病；同时要有普遍联系的意识，认识与其他疾病的关系。

学生感言：作为一名中医医学生，我们不能照搬书本知识。学习诊疗疾病，要辨证、联系地认识疾病，拓展知识，才能打好基础，更好地诊治患者。在治病的同时，要理解和同情患者的疾苦，全心全意为患者服务。

（马丽俐，方一妙）

第三章　中医妇科学 ▷▷▷

教学实录

【专业】中医学　　　　　　【课程】中医妇科学

【知识点】不孕症；人工流产对日后再怀孕可能产生的影响。

【应用案例】"万婴之母"——林巧稚（医学类专业课程思政教学案例集：友善章案例1）。

一、教学目标

【知识点育人目标】

1. 了解林巧稚的模范事迹，培养学生的职业荣誉感。

2. 强调人工流产对再怀孕可能产生的影响，强化学生的职业使命感。

3. 掌握医患沟通技巧，提升学生对患者的人文关怀。

【知识点思政元素】

1. 林巧稚的模范事迹——培养爱岗敬业、仁爱之心的精神。

2. 人工流产可能产生的影响——强化刻苦钻研、提升能力、减轻伤害的职业使命感。

3. 对不孕症患者的医患沟通技巧——倡导关爱患者、医者仁心的人文关怀精神。

二、教学设计

1. 导入　通过介绍"万婴之母"——林巧稚的个人事迹，联系临床病例、生活实际、图文并茂讲解、关联视频观看、知识融会贯通、学生分组讨论指导临床应用等环节，以病例为载体，创造情景，促进学生主动参与教学，启发学生积极思考问题，充分激发学生的学习兴趣，在兴趣的引导下推进教学。

2. 展开　①不孕不育对当代家庭和睦、社会稳定等造成的影响；②婚前性行为导致的人工流产，对青年女性将来妊娠可能造成的身体损伤；③医患沟通水平对于建立医患互信关系、提升治疗效果的重要作用。通过设置合理问题，组织课堂讨论，不仅可以培养学生发现问题、解决问题的思维能力，锻炼学生总结、表达的能力，还可以及时检验课堂学习效果。

3. 总结　培养学生掌握扎实知识技能的决心、从事医疗工作的敬业之心和关心患者的仁爱之心；提升青年学生对于婚前性行为的警惕，增强其自我保护意识。

4.反馈　由学生举例在身边看到的、听到的由于诊疗失误或医患沟通障碍导致的冲突事件，并请学生总结该事件可能造成的危害，同时提出应对的方案。

三、课堂实录

1. 提高医患沟通水平，建立医患互信。

师：我的一位朋友，2016 年新婚（33 岁）即到国外访学 1 年。2017 年 5 月回国，开始备孕。1 年过去了，还没动静。2018 年 6 月，微信给我留言，急切咨询。

提问：多久没避孕不怀孕才算不孕？生育力和年龄、压力有关联吗？

一生答：没避孕 1 年而没有怀孕，就是不孕症。生育力和年龄有一定的关系，患者 35 岁，正好是生育力下降的年龄节点。现在很多女性事业心很强，推迟备孕，不知是否会给家庭和睦造成影响？

二生答：正常状态下，未避孕而 1 年以上没怀孕，称为不孕症。这名女性新婚就出国访学 1 年，回国之后才开始备孕，这一点不可忽视。结婚年龄本来就偏晚，还延迟备孕，应该会承受来自长辈的压力。而这种压力，应该或多或少会给患者带来影响。

师：同学们的回答都十分详细。正常状态下，未避孕未怀孕 1 年为不孕症。生育力和年龄有一定的关系，女性 35 岁生育力会明显下降。家庭压力和工作压力，可能会对患者造成一定程度的影响，而不孕不育也可能对当代家庭和睦、社会稳定造成影响。我们面对不孕症患者时，要提高医患沟通水平，建立医患互信，关注可能给她带来影响的相关因素，能在一定程度上提高治疗效果。

[**课堂实效**] 从身边的真实案例入手，吸引学生的注意力，强化不孕症概念，突出主题。鼓励学生主动思考，学会关注信息点，并学会分析各因素是否会和疾病本身有必然的关联。同时也让学生注意到，提高医患沟通水平，建立医患互信，是必要和重要的。

2. 自我保护是建设和谐社会的重要组成部分。

师：我问她月经情况。14 岁来月经，从那时起月经就总是往后推，37～45 天来一次。月经量正常，5 天干净，没有痛经。2016 年新婚（33 岁）即出国访 1 年，2017 年 5 月回国后一直没避孕。2013 年曾经人流一次。

提问：曾经做过人工流产，是否会对日后再怀孕产生影响？

一生答：只要医生技术好，操作熟练、动作轻柔，完全可以避免对日后再怀孕的影响。所以我们要成为技术过硬、责任心强的好医生，为患者提供最优质的服务。

二生答：我认为不只是医生技术问题，患者人流术后的保养和注意休息更关键，所以对患者交代好术后注意事项非常必要。

三生答：我觉得只要做过"人流"，肯定不可避免地会造成伤害。

师：同学们的答案并不一致。婚前性行为导致的人工流产，对青年女性将来妊娠可能造成身体损伤。人工流产只是意外怀孕后的解决方法，如何科学避孕更为关键。我们不仅要对患者进行宣教，也应该让所有的青年女性增强自我保护意识，避免因意外怀孕而承受人工流产对身体带来的伤害。

对于人工流产，医生要严格把握适应证，提高手术操作技术，同时也要嘱咐患者术后充分休息、按医嘱服药，并按时复查。

[**课堂实效**]通过案例和提问，引发学生思考，为本章节后续的展开做铺垫，强化学生的职业使命感。同时也提醒年轻一代女性学会保护自己，避免因意外怀孕而承受人工流产对身体带来的伤害。

3.培养规范意识、服务能力和人文精神。

师：人工流产可能会造成子宫内膜损伤，导致宫腔粘连；还有可能造成输卵管炎症，形成输卵管阻塞。

提问：那么如何判断是否有子宫内膜损伤呢？输卵管通畅检查的方法和意义是什么？如何避免和防范人工流产对日后怀孕的影响？

一生答：做 B 超可以判断是否有内膜损伤吗？看看内膜是不是很薄？

二生答：要知道输卵管是否通畅，据说是要做输卵管造影检查。

师：子宫附件 B 超分为经腹和经阴道两种，我们常规选择阴道 B 超初步判断子宫内膜情况，现在逐渐普及宫腔三维超声，能更准确地了解子宫内膜损伤程度。月经干净后 3～7 天，术前确定无内、外生殖器急性炎症，可行输卵管造影，了解输卵管是否通畅及其形态、阻塞部位。经典的方法是放射线下的输卵管造影，而今逐渐普及超声造影，减少了对患者和医生的辐射伤害。

我们要掌握扎实的专业知识和技能，提高医疗服务本领，增强职业使命感，以患者为中心，为患者提供最优质的服务，减少手术对患者造成的伤害。术前要告知患者手术风险和可能发生的并发症，叮嘱患者术后注意休息和按时复查。如确实发生宫腔粘连或输卵管阻塞，应精确判断并寻求解决方案。

[**课堂实效**]针对现在常见的内膜损伤和输卵管阻塞问题，引导学生学会准确地选择判断方法，掌握扎实的专业知识和技能，提高医疗服务水平，增强职业使命感。临床医生要学会和辅助科室医生多交流，互相学习，共同提高，一起更好地为患者服务。着重培养学生的规范意识、服务能力和人文精神。规范意识：依法行医的法律观念、保护患者安全和隐私；服务能力：胜任工作、医患沟通；人文精神：关爱患者。

四、课后感悟

教师反思：以感性的方式诠释理性的内容，"走脑，更要走心"。根据课程特点，搭建德育平台，在教学过程中同时实现对学生的价值塑造、能力培养、知识传授，"内化于心，外化于行"。

学生感言：我们应该掌握扎实的专业知识和技能，提高医疗服务本领，减少医疗操作对患者可能造成的伤害。提升医患沟通技能，友善对待每一位患者，减少患者的焦虑与不安，要体现以患者为中心的人文关怀。同时也通过了解人工流产对再怀孕可能产生的影响，提升自我保护意识。

（应敏丽）

第四章　中医儿科学 ▷▷▷▷

教学实录一

【专业】中医学　　　　　　　　**【课程】**中医儿科学

【知识点】麻疹的定义、病因病机、诊断、辨证施治及预防调护。

【应用案例】牛痘疫苗之父——爱德华·琴纳（医学类专业课程思政教学案例集：敬业章案例 12）。

一、教学目标

【知识点育人目标】

1. 了解中医治疗新型传染病的方法，培养学生的文化自信。

2. 强调接种牛痘的意义，坚定学生的理想信念。

3. 掌握麻疹的辨证施治，强化学生的科研态度。

【知识点思政元素】

1. 中医百家争鸣治疗新型传染病——培养不断探索、使命担当、自强不息的文化自信精神。

2. 接种牛痘的意义——坚定探索新知、主动思考、不断进取的理想信念。

3. 麻疹的辨证施治——培养刻苦钻研、开拓创新、勇攀高峰的科研态度。

二、教学设计

麻疹是一种严重危害小儿身体健康的急性呼吸道传染病，传染性较强，在未实施计划免疫接种前，常每隔 2 ～ 3 年就有一次大的流行，曾被古人列为儿科四大要证之一。课程基于"急性出疹性传染病：麻疹"的主题，以教学案例为基础，开展以学生讨论为主、教师引导和启发为辅的教学互动过程。教学过程由浅及深，由易到难，通过琴纳接种牛痘预防天花的案例，联系古代预防天花的历史，导入计划免疫的历史；结合琴纳的不断试验，通过对麻疹辨证施治的学习展开实践检验疗效；师生总结，平等交流，以此次新冠肺炎流行以来百家争鸣为例，在防控新型传染病中应贡献中医药的智慧；课后通过线上、线下各个平台反馈，从学生的反馈中促进课程发展更贴近学生兴趣与需求。

1. 导入　自唐代孙思邈用取自天花患者口疮中的脓液敷盖在皮肤上预防天花以来，在漫长的历史长河里，相继采用痘衣法、鼻苗法、旱苗法、水苗法、人痘接种法等方法来预防天花。人痘接种法传到欧洲，英国人琴纳发明了牛痘接种法，使曾经夺去了数百万人生命的天花终于绝迹了。

2. 展开 琴纳在不断试验中证实了牛痘可以预防天花。中医药防治传染病有数千年的历史，麻疹是古代四大要证之一，中医药在麻疹的诊疗实践中不断探索，曲折前进，其能明显改善症状，缩短病程，减少并发症发生，并逐渐形成了丰富的理论流传至今。

3. 总结 琴纳的研究成果被英国皇家学会拒绝，被反对者污蔑，但是他最终证明了自己观点的正确性，在全世界范围内消灭了天花。此次新冠肺炎流行以来，中医药抗击新冠肺炎发挥了重要作用，证实了中医药的优势，因此我们要坚定中医药自信，矢志不渝发展中医药事业。

4. 反馈 中医儿科学课程包含线上、线下多重教学平台，形成师生无障碍交流通道，学生感言课堂效果，便于教师教学的不断改进。

三、课堂实录

1. 牛痘接种试验体现勇于实践的品质，引导学生明白事物的发展不是一帆风顺的。

师：英国人琴纳在小男孩菲普士身上试验，发明了牛痘接种法，使曾经夺去了数百万人生命的天花终于绝迹了。而人痘接种法其实是从中国传入欧洲的，麻疹是古代四大要证之一，传染性极强，现在通过疫苗接种的方法其发病率明显降低。

提问：中国历史上也出现过很多治疗传染病的方法，对我们有什么启示？

一生答：中国历史上相继采用痘衣法、鼻苗法、旱苗法、水苗法等人痘接种法来预防天花。中国的人痘接种法开创了免疫学的先河，我们为先人的智慧感到骄傲。同时我们认识到，医学是一门实践性科学，需要不断实践，反复认识，偶然中存在着必然，就像琴纳发现挤奶女工接触牛痘后不得天花的现象。人痘接种术虽然有效，但牛痘接种术更为有效安全，因此我们要不断探索，做一个认真细致、一丝不苟、善于从小处思考的有心人。

师：同学回答得非常好。清代的《种痘心法》中说："其苗传种愈久，则药力之提拔愈清，人工之选炼愈熟，火毒汰尽，精气独存，所以万全而无害也。"这种对人痘苗的选育方法，完全符合现代制备疫苗的科学原理。它与现在"定向减毒选育，使菌株毒性汰尽，抗原性独存"的原理是完全一致的。客观事物的本质和规律有一个逐步暴露和呈现的过程，要达到对事物由现象到本质、由片面到全面、由不够深刻到更深刻的认识，必然有一个不断地反复实践和认识的过程。牛痘的发现，也是在人痘接种的实践基础上，进一步反复试验完成的，所以认识在数代人的实践过程中不断积累、发展，其趋势是向前、向上的。希望大家要勇于探索，敢于实践。

[课堂实效]中国古代对于人痘接种法的不断尝试、琴纳在健康小男孩身上试验接种牛痘胞浆，都是人类对于疾病进行的探索和实践，启发学生明白真正知晓事物本质是一个过程，人类在不断的实践中反复认识事物，曲折前进，培养学生积极进行探索和实践的精神。

2. 通过接种牛痘预防天花不被当时人们所接受，使学生理解人对事物的认识要受当时主观和客观多种条件的限制，实践是认识的基础。

师：琴纳接种牛痘预防天花的研究结果被英国皇家学会拒绝，刊印发表的论文被相关领域的学者或支持，或怀疑，甚至反对、污蔑。但在一次次的实践后，怀疑和反对都被事实粉碎，牛痘接种在世界范围内推广，天花也最终被消灭。

提问：同学们，请结合麻疹及新型冠状病毒肺炎（简称新冠肺炎），谈谈你们的看法。

一生答：中医药诊治麻疹有数千年的历史。宋以前麻痘疮疹多相提并论，钱乙在《小儿药证直诀》中描述了麻疹的早期症状；明清时期，麻疹成为一个专科，在治疗和预防上积累了宝贵经验；1949 年以来，中西医结合治疗麻疹危重并发症取得很好效果；自麻疹疫苗成为计划免疫项目以来，麻疹发病率明显下降；随着免疫接种、人口流动增加等变化，麻疹的流行规律又发生了改变，出现了轻症麻疹、不典型麻疹、成人麻疹等。麻疹的历史启示我们，人类的认识水平受到实践范围、认识条件的制约，随着实践的发展，认识水平不断提高，不断接近事物的本质。

二生答：自新型冠状病毒肺炎疫情暴发以来，医务工作者也是在不断地探索、实践，从"不明原因肺炎"到成功分离病毒，获得该病毒的全基因组序列，将其命名为"COVID–19"，其速度是非常快的，这得益于我们目前高超的技术水平、便捷的信息交流途径以及在过去积累下来的应对急性传染病的丰富经验。中医药学界的前辈们纷纷应用中医中药预防、治疗新型冠状病毒肺炎，其中不乏临床疗效显著者，在此次全球大考中交出了中医药防治的优异答卷。

师：好的，非常感谢几位同学的分享。确实，人对事物的认识要受当时主观和客观多种条件的限制，认识的基础是实践，实践总是具体的、历史的。在现实中，每个人的实践范围、知识水平、认识能力和实践能力都是有限的，思维能力与思维水平也是有限的。我们对于疾病的认识是在不断发展的，同学们在将来的工作学习中，也要不断重新认识，积极探索，不可因循守旧。

［课堂实效］通过琴纳牛痘接种法逐步被社会所支持、认可的事例，结合教材中"麻疹"相关历史知识及我们正面临的新型冠状病毒肺炎的社会现实，让学生深刻领会认识受到历史水平、实践条件的限制，鼓励学生不断探索，主动思考，树立学生的创新意识，在未来新的历史条件下重新认识疾病，推动诊疗发展，使中医药文化焕发出新的光彩。

3. 通过接种牛痘在全世界推广，天花最终被消灭这一案例，指引学生明白实践才是检验真理的唯一标准，坚定理想信念。

师：虽然琴纳接种牛痘预防天花的观念起初并没有被学术界广泛认可，但随着一次次的实践证明其有效性，接种牛痘最终在全世界范围内推广，天花最终被消灭。

提问：结合麻疹疫苗接种后，不典型麻疹病例增多的情况，说一说我们该怎么办？

一生答：中医药治疗麻疹积累了丰富的经验，提出了"麻不厌透""麻喜清凉"等治疗原则，在预防重症麻疹上有显著的疗效，治法治则也传承至今。而且随着麻疹疫苗的接种，麻疹发病率明显下降，但临床上不典型麻疹病例增多，既然不典型，那就容易误诊，所以我想我们首先需要打好扎实的医学理论基础，然后要有认真细致、一丝不苟的职业精神，要细致地询问病史、仔细进行体格检查、从细微处着手，发现疾病的蛛丝马迹，才能做到不漏诊、不误诊。

师：是的，麻疹疫苗接种后，不典型麻疹病例增多，在临床中容易漏诊误诊，所以我们需要详细地采集病例资料，掌握问诊的技巧，仔细全面地进行体格检查，需要认真负责、一丝不苟、刻苦钻研的职业精神。

[**课堂实效**] 中医药发展至今，疗效是中医药的生命力，实践是检验真理的唯一标准，中医药人要以事实为依据，促进中医药文化的发扬、发展。引导学生坚定理想信念，保持中医药文化自信。疾病是变化发展的，麻疹从古代的四大要证之一，到现在仅为散发，需要同学们了解事物是不断变化的，我们要不断探索新知。启示学生除在实践中检验理论以外，还要充分利用现代科技水平，探索中医药的作用机制和靶点，推动中医药文化的发展，激发学生对科研的兴趣。

四、课后感悟

教师反思：新冠肺炎疫情暴发以来，举国上下全力抗击疫情，中医药充分发挥优势，为守好人民群众的健康之门，起到了至关重要的作用。结合此次社会实际，希望通过琴纳的案例，潜移默化地增强学生的文化自信，引导学生明白认识发展的规律及实践的重要性，培养学生成为中医药文化的传承者、发扬者。

学生感言：中医药在传染病诊治中的表现也让我们深感骄傲，此次新冠肺炎疫情中用于患者的治疗方、用于密切接触人群的预防方、用于普通人群的代茶饮等系列方剂都来源于中医传统经典，但是又不完全照搬经典。传统文化只有在实践中不断发展创新才能有持续的生命力，我们年轻一代要坚定理想信念，努力促进中医药的发展。

（李岚）

教学实录二

【专业】中医学　　　　　　　【课程】中医儿科学

【知识点】川崎病的概述、病因和发病机制、病理、临床表现及辅助检查、诊断与鉴别诊断、治疗。

【应用案例】川崎病发现者——川崎富作（医学类专业课程思政教学案例集：敬业章案例 13）。

一、教学目标

【知识点育人目标】

1. 了解川崎病的发现，培养学生的职业精神。

2. 强调对川崎病后遗症的再认识，强化学生的科研态度。

3. 掌握川崎病的定义，坚定学生的理想信念。

【知识点思政元素】

1. 川崎病的发现——培养一丝不苟、刻苦钻研、精益求精的职业精神。

2. 川崎病后遗症的再认识——强化刻苦钻研、开拓创新、勇攀高峰的科研态度。

3. 川崎病的定义——坚定探索创新、主动思考、不断进取的理想信念。

二、教学设计

川崎病是一种以全身血管炎性病变为主要病理特点的急性发热性出疹性小儿疾病，即皮肤黏膜淋巴结综合征。此病于 1967 年由川崎富作在日本首次报道，为纪念其所做的巨大贡献，故以他的名字命名。课程基于"川崎病的认识"的主题，以教学案例为基础，开展以学生讨论为主、教师引导和启发为辅的教学互动过程。教学过程由浅及深、由易到难，通过导入川崎富作发现、定义、重新认识此病的真实案例，联系生活实际，展开讲述实践与认识的密切关系；师生总结，平等交流，迸发全新火花，形成创新思维；课后通过线上、线下各个平台反馈，从学生的反馈中反思、改进，促进课程发展，更贴近学生兴趣与需求。

1. 导入　儿科医生川崎富作在临床实践中发现了未经报道的新疾病，根据患儿临床表现，当时大家都认为，这个病例可能是个不典型的猩红热，但是川崎富作医生对此存疑、一丝不苟，仔细比较，不断深入发现两者的不同点，显示了其不人云亦云、独立思考、刻苦钻研的敬业精神。

2. 展开　通过长期的病例收集，川崎医生详细了解了此病的临床表现、病因分析及分类情况，并做了定义；随着猝死病例的出现，他又重新认识了此病对冠状动脉的损害。实践出真知，不断对自我提出新的挑战，敢于推翻自己之前的认知，提出新的理论，这是我们作为医生应具有的批判、创新精神。

3. 总结　这个疾病就是我们现在认识的川崎病，即皮肤黏膜淋巴结综合征。因为川崎富作在发现川崎病上所做出的巨大贡献，故以他的名字命名。在医学的道路上，总有些人在不断地攀爬这座望不到顶的高峰，认识和战胜疾病。作为医生必须具备这种刻苦敬业、永无止境、追求真理的精神。

4. 反馈　中医儿科学课程包含线上、线下多重教学平台，形成师生无障碍交流通道，学生感言课堂效果，便于教师教学的不断改进。此外，适当拓展教学内容，培养学生学习中医儿科学的兴趣，思考"中医儿科如何开展传承创新""中医儿科该采用什么方法来治疗川崎病"，引导学生不断思考，开阔学生的思路，对学生将来从事中医儿科学产生积极的影响，培养学生在临床实践中认真负责、一丝不苟的职业精神，刻苦钻研、不断学习的学术精神。

三、课堂实录

1. 通过川崎富作不断探索的故事，引导学生树立认识来源于实践的观点。

师： 在大家一致认为患儿可能是一个不典型的猩红热时，川崎医生仍对此表示怀疑，并在后续收治患者的过程中，发现了与此病例相似的病例，总结了此病的特征。

提问：那么川崎富作在他的临床实践中能提出质疑，不人云亦云，最后总结出了川崎病的特点，给了同学们什么启示呢？

一生答： 川崎富作发现川崎病的临床表现虽然与猩红热有类似之处，但它又有一些独特之处，且在治疗上应用抗生素疗效不佳，这些发现源于川崎富作在临床实践中认真负责的态度、细致入微的观察，并且敢于提出质疑，善于深入思考，所以我们作为医生一定要培养这种不断实践、认真严谨、善于思辨的职业精神。

师： 同学回答得非常好。医学是一门实践的学问，在疾病的诊治过程中，医生需要详细采集病例资料，掌握问诊技巧，仔细全面地进行体格检查。"省病诊疾，至意深心，详察形候，纤毫勿失，处判针药，无得参差。虽曰病宜速救，要须临事不惑，唯当审谛覃思，不得于性命之上，率尔自逞俊快，邀射名誉，甚不仁矣！"这是唐代医学大家孙思邈在《备急千金要方·大医精诚》中对医者的谆谆教诲，我们作为医生，要认真负责、一丝不苟、刻苦钻研。

［课堂实效］ 通过川崎富作对疾病的认识过程，引发学生对认识来源的思考，提升学生的职业素养，在诊疗活动中坚持认真负责、一丝不苟的态度。医学理论扎根于临床实践，在临床上对每个疾病的临床表现、病因病机、处方用药都应该了解、掌握，当遇到不能解释的情况时需充分思考而求甚解，从感性认识到理性认识，再从理性认识到实践，指导治疗。

2. 通过川崎富作在一次次实践之后发现之前结论的错误，修改定义及治疗方案，指引学生追求真理是一个永无止境的过程。

师： 川崎富作用了4年时间积累了50个病例，详细阐述了该病具体的临床表现、病因分析及分类情况，并且将此篇论文发表在1967年的《日本过敏性疾病杂志》上，在学术界引起轰动。

提问：通过自学皮肤黏膜淋巴结综合征、课前搜索文献资料，说说当时川崎对皮肤黏膜淋巴结综合征的认识与我们现在有什么不同，我们有了哪些更深刻的认识？

一生答：川崎富作在仔细认真的工作中发现了一种新的疾病，虽然症状与猩红热相似，但是致病原因不同，治疗方案也完全不同。从发现到认识川崎病，再到制定诊疗方案，其间又补充伴随症状，修改治疗方案。这个过程告诉我们，认识是不断反复和无限发展的过程，在实践中从感性认识到理性认识，再从理性认识到实践，这就完成了一个具体的认识过程，可以说是对某一事物的认识暂时完成了，但是认识并没有到此就结束。医学尤其如此，我们现在还在不断地认识川崎病，了解了川崎病新的研究进展和治疗手段。

师：同学课前的自学工作做得十分充分，回答得十分详细。那么结合认识的过程，谈谈中医学是如何认识和治疗川崎病的呢？

一生答：根据临床表现，其属于中医学温病的范畴，可以采用卫气营血的辨证方法。因为在古籍中没有明确记载川崎病，中医要守正创新，所以在诊治川崎病过程中，我们既可以传承中医温病卫气营血的理论，又要有创新精神。比如见到血小板明显升高、可致冠状动脉扩张的特点，提示有瘀血证，在治疗过程中要贯穿活血化瘀，要融古贯今。

师：中医学古籍中没有明确记载川崎病，但可在卫气营血理论指导下辨证论治，我们在临床治疗上也取得了较好的疗效，因此中医学子要立足传统，守正创新，继承和发扬中医学，而不是遇到一个新的疾病，因古籍中未记载而放弃用中医的方法。我们应该有不断认识、反复实践的精神，去认识和战胜折磨人类的病魔。

[课堂实效] 通过临床对川崎病的不断认识和总结，让学生深刻认识到医学是一个在实践中不断认识疾病的过程，对疾病新的认识又可以指导理论实践。对川崎病病因机制、并发症的认识，可帮助我们早期预防严重并发症的出现，降低患儿死亡率。将传统医学理论应用到"新疾病"，引导学生立足传统、守正创新。课堂通过鼓励学生自学教材理论及检索文献资料，启发学生主动思考，主动探索，增强学生的求知欲望。

3. 在对川崎病的不断认识中揭示认识反复性这一基本的马克思主义哲学。

师：川崎富作在 1967 年发表论文时并没有发现，他定义的这个疾病有严重的后遗症，但在之后他察觉部分病例出现了严重心血管并发症，并主持召集讨论，进一步确认冠状动脉损害也是该病的一个特征性表现。

提问：川崎富作对于疾病并发症的重新认识，对我们的学习、临床有什么样的启示？

一生答：医学是一门不断学习的学问，川崎富作对疾病的实践、认识、再实践、再认识的过程也适用于我们的学习、工作。在学习中我们不但要学好课本上的理论知识，还要在实践中积累、总结，并且要多利用现在便利的渠道，学习最新的文献资料，积累他人的经验，促进交流。对中医学也要不断认识，开拓创新，才有益于医学的发展。

师：好的，非常感谢同学的回答。我也十分赞同医学需要不断学习，希望你们在日后的工作、学习中效仿川崎富作，认真敬业、勤于探索、守正创新，勇于提升自己。

[**课堂实效**] 川崎富作在临床积累中重新认识了自己定义的疾病，是认识反复性的一个体现。事物发展的前进性和曲折性是辩证统一的，认识发展的总趋势也是前进的、上升的。通过川崎富作的故事，开拓学生的思维，使其成为中医药文化合格的传承人，为中医药发展创造新的活力。

四、课后感悟

教师反思：川崎病的发现、发展其实是医学发展的一个缩影，医药工作者立足实践、不断探索是医学发展的重要保证，希望通过此次课程，在掌握川崎病的基础上，潜移默化地让学生形成一丝不苟实践、刻苦钻研理论的素养，树立终身学习的观念。

学生感言：通过这节课，我们学习了一个"新疾病"是如何被发现和逐渐被认识的，如果没有川崎富作的贡献，医学史上可能会在很长一段时间内仍将其认为是不典型性猩红热。我们深深感受到实践、思考、总结的重要性。中医学通过准确辨证论治，可以在"新疾病"上表现出良好的疗效，这也给我们充分的信心，努力继承、发扬中医学。

（李岚）

第五章　中医骨伤科学 ▷▷▷▷

教学实录一

【**专业**】中医学　　　　　　　【**课程**】中医骨伤科学

【**知识点**】股骨头缺血性坏死：晚期股骨头坏死的治疗方法、髋关节置换手术的发展。

【**应用案例**】全髋关节置换术之父——约翰·查恩雷（医学类专业课程思政教学案例集：敬业章案例 11）。

一、教学目标

【**知识点育人目标**】

1. 了解约翰·查恩雷对髋关节置换技术发展的贡献，培养学生的职业精神。

2. 强调髋关节置换材料的发展和创新，强化学生的探索精神。

3. 掌握晚期股骨头坏死的治疗方法，强化学生的职业使命。

【**知识点思政元素**】

1. 约翰·查恩雷对髋关节置换技术的发展——培养严谨工作、刻苦钻研、精益求精的职业精神。

2. 髋关节置换材料的发展和创新——倡导敢于开创、善于创新、勇于钻研的探索精神。

3. 晚期股骨头坏死的治疗方法学习——强化医者仁心、刻苦钻研、严谨勤勉的职业使命。

二、教学设计

股骨头坏死晚期髋关节功能将完全丧失，往往需要通过髋关节置换手术使患者重获关节功能。在全髋关节置换术已经非常成熟的今天，我们不能忘记约翰·查恩雷，他开创了全髋关节置换术的新时代，他设计的低磨损全髋关节假体，是人工髋关节置换术发展历程上的一个里程碑。查恩雷也被誉为现代全髋关节置换术之父。课程基于"医者仁心，严谨钻研"的主题，通过导入约翰·查恩雷为髋关节置换术的杰出贡献案例，联系临床实际，对髋关节置换术发展进行深入了解；师生总结，平等交流，凝聚思想政治感悟。

1.导入　股骨头坏死发生率在我国较高，根据临床分期的不同采取不同的治疗方案，终末期股骨头坏死患者往往需要通过全髋关节置换手术重获髋关节功能。查恩雷开创了全髋关节置换术的新时代，他设计的低磨损全髋关节假体，是人工髋关节置换术发展历程上的一个里程碑，他也因此被誉为现代全髋关节置换术之父。

2.展开　通过对查恩雷医生事迹的介绍，查恩雷医生开创髋关节置换手术及不断改进手术的假体、操作的过程，教育学生通过个人的努力为人类医学事业进步做出巨大贡献。然而，在这个过程中，个人要敢于创新，付出比常人更多的努力，承受更大的压力，展现更高的智慧，克服更多的困难。

3.总结　自然创造了人类，而不幸的是自然也创造了疾病。一些疾病可以治愈，但还有许多疾病给身体带来的伤害是不能治愈的，其中许多涉及骨骼的疾病还未能通过西医学方法来治愈。随着自然科学的进步，人类逐渐认识到，也许可以用人造仿生物替代已损毁的骨骼，使患者重新恢复正常生活。许多医学先驱为此付出毕生的努力，并创造了伟大的医学奇迹，约翰·查恩雷就是其中一位。

4.反馈　课堂分组讨论，教师参与其中，形成师生无障碍交流通道，共同凝练医者仁心、严谨钻研的科学素养以及敢于创新、善于探索的精神。

三、课堂实录

1.医者仁心，救死扶伤。

师：股骨头坏死发生率在我国相对较高，根据临床分期的不同需要采取不同的治疗方案。早期股骨头坏死的患者，股骨头内压力增高，可以通过"股骨头钻孔减压术"降低骨内压，改善股骨头血供，以期恢复股骨头的血供。中期患者的股骨头坏死范围较大，可以通过"股骨头髓芯减压植骨"治疗，通过采用较大直径的钻，对股骨头进行减压，同时在减压后产生的隧道内植入自体的髂骨等，促进骨坏死的修复。对于股骨头晚期并发严重骨关节炎的患者，则需要通过全髋关节置换重建患者髋关节的活动功能，减轻疼痛。

提问："医者仁心"如何在骨科的临床工作中体现？

一生答：我觉得"医者仁心"是医生最重要的基本品德，作为医生，一定要时刻保持"医者仁心"，以减轻患者痛苦为初心，学习医学知识要严谨、认真，提高对自己的要求，不贪念金钱、名誉、地位。髋关节置换能为股骨头坏死患者减轻疼痛、重获功能，就是对"医者仁心"的典型体现。

二生答：我觉得"医者仁心"是医生最基本的品德，作为医学生，也要时刻保持"医者仁心"，学习医学知识的时候要严谨、认真，完全掌握医学知识和医学技能。在行医时，也要尽量解决患者的痛苦。

师：晚期股骨头坏死患者的髋关节疼痛非常严重，关节面严重塌陷，导致髋关节基本丧失活动功能，因此，晚期患者的生活质量非常差。如何解决晚期股骨头坏死患者的痛苦？全髋关节置换手术是目前最有效的治疗方法，我们的医学前辈们正是发扬"医者仁心"的精神，通过一系列的探索和研究，开创了髋关节置换手术。

［**课堂实效**］通过对"全髋关节置换术之父——约翰·查恩雷"案例的了解，引发学生对"全髋关节置换技术"发展本质的探讨，加强对学生"医者仁心"的职业道德素养培养。

2. 严谨工作，刻苦钻研。

师：约翰·查恩雷第一次做髋关节置换术大概是在 1946 年。当时 Judet 假体已经有了较大影响，但是人们仍然更倾向于关节融合术。因为很多患者在置换 Judet 假体后的前几周内，髋关节会发出很响的吱吱声，给生活带来很大不便。约翰·查恩雷观察到髋关节炎的患者更容易发生这种情况，从而推测这可能与摩擦有关。于是，他开始做关节的润滑与摩擦实验。实验发现，软骨的摩擦系数比冰还要小。为了解决髋关节响声的问题，约翰·查恩雷试图寻找一种可以作为人造关节软骨的物质，这种物质既要和软骨具有同样润滑性质又不能被机体排斥。最初，他选用 Teflon（聚四氟乙烯）薄层假体替代髋臼软骨和股骨头表面软骨。这种方法的早期效果很好，3 个月内就可以恢复髋关节的活动范围。

1959 年，约翰·查恩雷在莱庭顿医院（Wrightington Hospital）成立了髋关节外科中心，他对关节置换的每个步骤——材料、磨损、感染、技术都做了详细系统的研究，而且他对患者的随访会一直持续到患者死亡。致敬约翰·查恩雷对髋关节置换技术发展的贡献，引导学生树立严谨、善于钻研的研究精神。

提问：约翰·查恩雷医生在评价自己早期髋关节置换手术疗效时的态度如何？这种态度我们该如何学习？他通过严谨的临床研究逐渐改进髋关节置换技术——临床工作也需要严谨、善于钻研的研究精神。

一生答：约翰·查恩雷医生对于髋关节置换这个新技术的态度是非常严谨的，他在平时的工作中会严密地观察患者，评估新技术的效果，这样就能及时发现新技术的缺陷和不足。

二生答：约翰·查恩雷医生这种严谨、善于钻研的态度非常值得我们学习。我们以后在工作中一定要仔细观察患者的情况，对治疗进行仔细评估。对于那些采用新技术进行治疗的患者，更应多观察、多评估，这就是我们应该具备的严谨、善于钻研的精神。

师：同学们分析得非常好。严谨、善于钻研是我们应该具备的另一种医学精神，因为医生面对的是患者，不是动物，更不是物体，这就要求我们的工作必须严谨。对于新技术的发展，我们更应多加钻研，要完全掌握新技术后，再在患者身体上操作，避免对患者产生不必要的伤害。

［**课堂实效**］通过介绍约翰·查恩雷医生对髋关节置换术的贡献，学习他对于医学技术的严谨和善于钻研的工作态度，加深学生对临床技术发展过程的认识，引导学生在今后的学习、工作中发扬严谨、钻研的品质。

3. 敢于开创，善于探索。

师：1960 年，约翰·查恩雷发表了一篇 97 例低磨损髋关节置换术的报道，影响很大；到 1962 年，共有 452 例各种类型的髋关节置换术记录。然而不幸的是，实际应用中，Teflon 的耐磨损特性很差，磨损碎屑刺激引起周围骨发生严重的骨溶解，并生成肉芽肿，远期效果很差，3 ～ 4 年后不得不翻修。但约翰·查恩雷并没有沮丧气馁，而是仔细研究失败的原因，终于找到了一种真正的低磨损材料，即超高分子量聚乙烯，这也是目前我们广泛使用的髋臼假体或内衬材料。超高分子量聚乙烯的耐磨损特性比 Teflon 高 500 ～ 1000 倍。约翰·查恩雷对超高分子量聚乙烯的磨损特性进行了检测和实验，在 1960 年 9 月成功制造了第一个超高分子多聚乙烯关节。此后，髋关节置换术才逐渐普及起来。

提问：约翰·查恩雷对髋关节置换材料的发展和创新是如何体现敢于创新、善于探索精神的？我们传承中医药事业时还需要创新、探索精神吗？

一生答：约翰·查恩雷对髋关节置换材料的发展和创新的动力正是他的"医者仁心"，正是他更好地减轻患者痛苦的迫切愿望。

二生答：敢于创新、善于探索是医学科学的基本素养，约翰·查恩雷有着严谨的治学态度，同时发扬了勇于探索的精神，不断尝试、试验，寻找最合适的材料。这种精神，是我们要学习的。我们传承中医药事业时更需要创新、探索精神，只有不断创新、探索，才能保持中医药的科学性、先进性，才能更好地利用中医药为中华民族服务。

师：中医药是祖国伟大的知识宝库，随着时代进步，我们需要在传承好中医药知识及实践经验的同时，发扬科学的研究精神，继续对中医药进行发展和创新，才能使之更好地发挥治病救人、为民族复兴保驾护航的作用。非常感谢几位同学的分享交流。

[**课堂实效**] 约翰·查恩雷对髋关节置换材料的发展和创新的示例体现了他敢于创新、善于探索的精神，激发学生在学习、实践中医药理论的时候不忘敢于创新、善于探索的精神。

四、课后感悟

教师反思：了解了约翰·查恩雷对髋关节置换技术的发展所做出的贡献，我们要学习他"医者仁心"的初心、严谨钻研的科学素养、敢于创新和善于探索的宝贵精神。作为一名医学工作者，我们在今后的学习及工作中要努力实践这些宝贵精神，不忘"医者仁心"的初心，认真学习，牢固掌握医学知识，在工作中还要敢于开创和探索，为中医学事业做出自己的贡献。

学生感言：中医药有几千年的发展历史，是我们中华民族的宝贵财富，值得我们骄傲和继承。我们要学习约翰·查恩雷严谨、善于钻研的工作精神，扎实掌握中医药知识，继承、利用好中医药知识和技能，为人民谋健康。我们也要学习约翰·查恩雷创新、探索的精神，利用现代科学思维，继续对传统中医药进行发展和创新，为中华民族复兴贡献自己的力量。

（张善星，董睿）

教学实录二

【专业】中医学　　　　　　　　【课程】中医骨伤科学
【知识点】灾难的自救与急救：发生地震时有效的自救互救，急救手段。
【应用案例】军民在汶川大地震时的急救措施。

一、教学目标

【知识点育人目标】

1. 了解地震中有效的自救互救措施，培养学生正确的价值观。
2. 强调地震中需多方协作、配合，强化学生的协作意识。
3. 掌握地震中伤员的分类及相应的急救措施，树立学生的大无畏精神。

【知识点思政元素】

1. 有效的自救互救措施——培养珍爱生命、尊重生命、坚定信念的价值观。
2. 地震中多方协作、配合——强化团队协作、协同并进、共克难关的协作精神。
3. 医务人员有效的伤员分类及积极的急救措施——树立不畏艰难、无所畏惧、救死扶伤的大无畏精神。

二、教学设计

人类在自然界中生存，在享受其带给我们优良生活环境的同时也需要应对它的"脾气"，譬如地震。地震的危害性在于它的不可预知性及强大的破坏性，与大自然的力量相比，人类是十分渺小的。在日常生活中，掌握必要的自救互救手段十分重要。天道无情，人间温暖，在自然灾害面前，全国人民团结一心，积极地投入抢灾救灾的团队中，给灾区人民带来了希望与温暖。作为医护人员，救死扶伤是本职，在灾难急救过程中，在保证自己安全的前提下，需要充分运用所学知识，全面评估伤员的病情，恪守本职，与死神赛跑，尽自己所能地救治伤员。课程基于"珍爱生命、不畏艰辛、团结协作"的主题，通过导入汶川地震中自救的案例，联系临床实际；围绕对灾情中伤员救治、多方协作等工作展开，使同学们对其有更深入的了解。

1. 导入　地震对于人类来说是一种灾难，其无法预知且破坏力无法估量，往往对人类的生命财产造成重大的影响。灾情中有效的自救互救能够一定程度地降低受伤甚至死亡的风险。作为医学生及医务人员，牢记救死扶伤的初心，积极地配合救治伤员是职责所在。

2. 展开　地震发生后，大量建筑物倒塌，未及时撤离的民众被掩盖在建筑下。此时，医务人员在地震救治中发挥着重要的作用。在他们配合指导下进行搜救，对伤员进行合理的评估分级、采取正确的抢救措施，同时对伤员以及救灾人员进行一定的心理疏导，不仅能够提高救治的成功率，还能解决灾后民众的心理问题。在这个过程当中，需要有坚定的信念，不畏艰辛，更需要各方面团结协作，共渡难关。

3. 总结　自然界能量无穷，有我们可以合理利用的，如风能、水能等，也有会给我们带来灾难性后果的，比如地震。地震给人们带来的不仅是生命、财产的威胁，对人们心理也是极大的考验。随着社会的进步及医学的发展，除了传授正确的自救互救知识外，医务人员还应通过多项急救措施、多部门协同协作，为灾区人民传递希望与温暖。

4. 反馈　课堂分组讨论，教师参与其中，形成师生无障碍交流通道，学生感言课堂效果，便于教师教学的不断改进。

三、课堂实录

1. 珍爱生命，生生不息。

师：地震虽无法避免，但正确的自救互救可有效地提高伤员生存率，为进一步救助赢得宝贵的时间。因此，在地震发生后首先想到的应该是自救与互救。在"5·12"汶川大地震中，安县桑枣中学师生为我们完美地诠释了自救与互救的必要性。地震发生时，全体师生们按照以往应急演练的经验，在短短的 1 分 36 秒内成功有序地疏散了2200 名师生，在这场灾难里无一伤亡。

提问：如何理解珍爱生命？

一生答：我认为每个人的生命都来之不易，因为它只有一次，所以不珍惜的话就对不起自己以及关心我们的人；再者，生命并不完全属于自己，所以我们没有权利浪费它。

二生答：我认为每个人都是一个生命体，珍惜生命是我们的本能，何况我们还是医学生，我们的本职工作就是救死扶伤，所以更应该珍爱生命。并不是每一个人都拥有从生到老的生命，全球每年有那么多的绝症患者都坦然接受现实，努力并积极地生活，我们更没有理由不去珍爱生命。

师：生命是神圣的个体，放眼世界，生命无处不在。而正是生命的生生不息，才使我们的世界明媚灿烂，五光十色；也正是因为拥有了生命，地球在宇宙中才变得独一无二。所以我们应该珍爱生命，不论是自己、亲友还是陌生人，也无论是弱小的动物还是植物，都应以珍爱之心去对待。

［**课堂实效**］通过学习汶川安县桑枣中学师生成功自救的案例，激发学生们学习地震自救互救相关知识的兴趣，加深学生们对"珍爱生命"的认识与理解。

2. 团结协作，共渡难关。

师：汶川地震发生在下午，持续时间为 2 分钟，当时大部分人都处于室内工作或学习状态，随着地震的发生，大量建筑物倒塌，未及时撤离的民众被掩盖在建筑下。

地震发生后，全国各地的武警官兵及医护人员赶赴一线，实施早期的急救。由于道路封堵以及天气原因，救灾人员的到达也受到了阻挠。政府出动大量挖掘机、货车等连夜抢修道路，在短时间内开辟出一条可供救灾人员通过的道路。伤员的搜救、临场分类以及急治工作由军警和医护人员共同完成。采用先进的设备探查每一寸土地，寻找被掩埋的伤员，发现伤员后，在医护人员的指导及防止伤员二次损伤的前提下进行挖掘。

如：针对四肢长时间受压迫的伤员，先绑上止血带后再进行进一步挖掘；对口鼻遭沙土掩埋者，先清理头面部再进行下一步挖掘。

针对灾后患者的心理问题，特别组建了一支心理精神卫生团队，专门针对伤员及救灾人员的悲观、悲痛、恐惧等情绪进行心理辅导，在解决了灾后民众心理问题的同时，也维持了现场的急救秩序，保证现场有序、及时，不受干扰。

提问：为何做事需讲究团队协作，共克难关？

一生答：通过这个案例不难看出，不同的人群发挥着各自的作用，例如：政府履行了组织调配的职能，军警调用了其先进的设备，在医务人员专业的指导下，通力协作完成搜救，而这些部门的作用皆是不可替代的。

二生答：这个案例告诉我们，光靠单方面的能力是远远不够的，任何事物都有其存在的价值。只有团结协作，各方发挥自我所长来弥补他方之短，才能更有效率、更全面地完成搜救工作，在生活和工作当中亦是如此。

师：同学们理解得非常好。俗话说"术业有专攻"，团结协作的精神在今后的学习、生活及工作中更是至关重要的。每个人在社会中皆有其一定独立性，又都有与其他事物的关联性，只有多方合作、协同并进才能更好地发挥个人的价值。

[**课堂实效**] 通过介绍汶川地震中多方通力合作的搜救过程，学习何谓团队协作精神，加深学生们对团队概念的认识，引导他们在今后的生活、工作中时刻牢记团队及协作的重要性。

3. 不畏艰辛，挽救生命。

师：伤员在被发现或挖掘出来后，医护人员需现场进行评估和抢救，根据伤情轻重分别标记。①红色：表示伤情十分严重，随时可致生命危险，为急需进行抢救者，也称"第一优先"，如呼吸心脏骤停、气道阻塞、中毒窒息、活动性大出血、严重多发性创伤、大面积烧烫伤、重度休克等。②黄色：伤情严重，应尽早得到抢救，也称"第二优先"，如各种创伤、复杂或多处的骨折、急性中毒、中度烧烫伤、已陷入昏迷或休克等。③绿色：伤员神志清醒，身体受到外伤但不严重，疾病发作已有所缓解等，可容稍后处理，等待转送，也称"第三优先"。④黑色：确认已经死亡，不做抢救。根据标记将患者转送至不同区域等待进一步治疗。

全国各地医院均组织大批医生前往汶川，极短时间内在灾区建立了临时医院，涵盖了内科、外科等各大科室，应用分级负责、责任到人、协作抢救治疗的模式救治伤员。将危重伤员分别送入抢救区的各病区，若抢救区"负载"已满，则将危重伤员送入手术区、术后病员康复治疗区或轻伤病员治疗区进行抢救。需要急诊手术抢救生命的伤员，可边抢救边手术，有的实施损伤控制性手术，主要优先解决危及生命的损伤。骨折伤员，早期手术主要是针对开放性损伤的早期清创和骨折外固定治疗；根据情况采用石膏或外固定架等进行固定，使骨折保持稳定；四肢挤压及毁损伤，紧急切开减压或修整截肢。需要专科实施确定性治疗及伤情较重或伴有心、肺、脑等器官基础疾病的伤员，应先积极处理基础疾病，待病情较稳定后再及时转送到就近医院。

提问：灾情救治过程中，伤员分类的意义是什么？

一生答：以4种颜色代表不同伤情的紧急程度，可以让有限的医疗资源救治更多紧急、棘手的伤员，将现场有限的人力、物力和时间，用在抢救有存活希望者的身上，提高伤病员存活率，降低死亡率。

二生答：地震这种大型灾害涉及的伤员数量较多，而参与救治的医务人员数量有限，这是伤员救治中的一个重要矛盾，而伤员分类可以有效地缓解这个矛盾，让有限的医疗资源得到较好的分配。

师：同学们回答得都非常好。在整个案例的学习中，我们作为医学生，要始终保持对医学知识的渴望，打好基础的同时需怀着不畏艰辛、团结协作的精神投身于今后的医务工作中。

[**课堂实效**]正确的伤员分类能够有效地解决伤情救治时的诸多矛盾，是长时间以来人类应对灾情而总结出的宝贵经验，学生们在学习理论知识的同时，要善于开阔视野、独立思考，怀着一颗珍爱生命的心，在今后的医务工作中不畏艰辛、团结协作。

四、课后感悟

教师反思：通过此次汶川地震搜救事件的学习，我们初步了解了医务人员在地震期间的职责和义务，在伤员的转运、分级及具体的救治过程当中，需充分做好医务人员的本职工作，尽最大努力挽救生命。不仅如此，也让我们更加意识到生命的可贵，坚定珍爱生命、救死扶伤的初心，更要树立不畏艰辛、团结协作的职业精神，在今后的学习、工作以及生活中发光发热，为医药卫生事业献出自己的一分力量。

学生感言：天灾无情人有情，生命无价而珍贵。每一个生命都应该得到尊重，因为它来之不易，也因为它独一无二。珍爱生命是我们选择中医学并从事临床工作的初衷，救死扶伤是我们的职责所在。医学是一个不断发展的学科，有很多未知的、疑难的领域还需不断探索，中医学亦是如此，中医学的发展不仅仅是一味地传承，也需要创新，我们应该不畏艰辛、团结协作、善于思考，让中医药事业不断发展。

（张善星，董睿）

第六章 中医耳鼻咽喉科学 ▷▷▷▷

教学实录一

【**专业**】中医学　　　　　　　【**课程**】中医耳鼻咽喉科学

【**知识点**】中医脏腑解剖理论的革新、各类活血化瘀法的应用、活血化瘀方的临床疗效。

【**应用案例**】富有革新精神的中医学家——王清任（医学类专业课程思政教学案例集：诚信章案例2）。

一、教学目标

【**知识点育人目标**】

1. 了解王清任创建的崭新的脏腑解剖体系，提升学生的职业精神。

2. 强调王清任造就并发展的血瘀理论，强化学生的探索精神。

3. 掌握王清任确立的疗效显著的临床方剂，培养学生的科研态度。

【**知识点思政元素**】

1. 王清任对人体脏腑解剖的研究——提升事必躬亲、兢兢业业、求真求实的职业精神。

2. 王清任创造性地发展了血瘀理论——强化科学严谨、一丝不苟、精益求精的探索精神。

3. 王清任对活血化瘀方的反复实践——培养刻苦钻研、勇于创新、勇攀高峰的科研态度。

二、教学设计

梁启超评价王清任是中国医界极大胆革命论者，其人之学术，亦饶有科学的精神。课程基于"王清任的脏腑解剖革新和血瘀论的创立"主题，以教学案例为基础，开展以学生讨论为主、教师引导和启发为辅的教学互动过程。教学过程由浅及深，由易到难，通过导入王清任对人体脏腑细致观察的真实案例，联系生活实际；对继承并创造性地发展了血瘀论及活血化瘀法的王清任，展开活血化瘀法与临床疗效的探讨。

1. 导入　介绍王清任通过长达四十多年的观察和研究，把所观察到的人体脏腑形态绘制成《亲见改正脏腑图》，体现严谨治学、实事求是的精神对于科学研究的重要性。

2. 展开　王清任认为："古人曰'既不能为良相，愿为良医'，以良医易而良相难，余曰不然，治国良相，世代皆有，著书良医，无一全人。"所以他不畏权贵，不迷信前人的理论，探索创新，从而创立了血瘀论和诸多临床上行之有效的活血化瘀方。突出强调青年学生在学习中应充分调动和发挥自身能动性，不拘泥于古训，不迷信于权威，敢于创造出新的观点和技术，敢于成为时代的"弄潮儿"，从而推动认识和实践的发展，推动整个社会的进步。

3. 总结　王清任创立的无论是解剖论还是血瘀论，均亲身实践数十载，这也体现了实践唯物主义的精髓，在两百多年前的封建社会，能做到这一点也是难能可贵的。所以著名学者范行准评价道："就他伟大实践精神而言，已觉难能可贵，绝不逊于修制《本草纲目》的李时珍。"

4. 反馈　中医耳鼻咽喉科学课程，包含线上、线下多重教学平台，形成师生无障碍交流通道，学生感言课堂效果，便于教师教学的不断改进。

三、课堂实录

1. 人体脏腑的研究——严谨治学。

师：《医林改错》是一本记录脏腑形态的书。王清任在阅读古代医籍时发现经典医籍中记载的脏腑形态存在诸多错误。为了观察脏腑结构，王清任曾去乱葬岗观察暴露在外的尸体。他 30 岁那年，恰逢河北滦州小儿痢症流行，多有病死小儿，贫穷之家大多用竹席裹埋。由于那里流行不深埋小儿尸体的乡俗，尸体多被野狗拖咬，内脏外露，王清任不嫌臭秽，每天都去观看小儿的脏腑形态。后来，他还在奉天和北京三次去刑场偷偷观察刑尸及其内脏，以了解人体脏腑结构。经过长达四十多年的观察和研究，王清任把他所观察到的人体脏腑形态绘制成《亲见改正脏腑图》，连同相关医学论述，著成《医林改错》。

提问：王清任不怕脏和累，事必躬亲，反复观察人体脏腑结构，从而绘制成《亲见改正脏腑图》，这是怎样的一种精神？

一生答：我觉得就是职业的道德和科学的精神在驱动着王清任进行不懈的医学探索。

二生答：有史料记载，王清任对人体脏腑构造的观察十分仔细，每次观察后随即画图实录，有疑义时，不怕麻烦，继续动手解剖验证，直到认为找到正确的答案，这是一种十分严谨的治学态度。

师：同学们的回答很正确。王清任的医著《医林改错》就是其反复推敲、仔细斟酌、亲临实践，耗时 42 年而成的，充分体现了其科学严谨的治学精神。严谨治学，最重要的是实事求是精神。求是，就是根据已有的事实、材料，寻找正确的结论。我们在科学的道路上探索求知，对一个症状，一个体征、一个病名、一篇史料、一个原理、一个结论，都要认真查索、准确无误。严谨治学是科学精神的体现：科学精神的主要表现是人的求真、求实、求是、不迷信、不偏执、不故步自封、不裹足不前、一丝不苟、精益求精、勇于创新，努力发现真理并坚持真理，愿意为真理而献身。

[**课堂实效**] 通过对王清任脏腑解剖学的深度探讨，引发学生在医学求知路上树立正确的学习观念，增强学生的医学科学精神，医学关乎患者生命健康安全，唯有坚持正确严谨的医学理论，一丝不苟、兢兢业业，才能更好地为人民群众的健康事业服务。

2. 发展了血瘀理论——勇于革新。

师：《医林改错》中提到致病因素中"血瘀"的重要性，在诸多"久病""怪病"中，如果从瘀着手治疗往往收到奇效。据清光绪十年《玉田县志》载："有一人夜寝，须用物压在胸上始能成眠；另一人仰卧就寝，只要胸间稍盖被便不能交睫，王则用一张药方，治愈两症。"

提问：如何认识王清任"血瘀理论"的发展创立？

一生答：从史志记载和《医林改错》中的记述来看，王清任的"血瘀论"不是凭空臆想的，而是继承了前人的相关理论，并探索求新，最后才形成的。

二生答：我觉得王清任不是一个迷信前人理论的人。有一个案例能说明问题：有一个京官经常头痛，太医们均辨证为"气阴虚"，用药后患者病情时好时坏，总不能治愈。王清任接诊后，果断摒弃"权威们"的"气阴虚"结论，而从"气血瘀"着手治疗，取得了很好的疗效。从这个案例可以看出王清任对"血瘀理论"的发展创立是不拘泥于古训，不迷信于权威的。

师：两位同学都回答得非常好。王清任不畏权贵，不迷信前人的理论，探索创新，体现出马克思主义科学的批判精神。马克思指出："辩证法在对现存事物的肯定的理解中同时包含着对现存事物的否定的理解，即对现存事物的必然灭亡的理解；辩证法对每一种既成的形式都是从不断的运动中，因而也是从它的暂时性方面去理解；辩证法不崇拜任何东西，按其本质来说，它是批判的和革命的。如果我们的任务不是推断未来和宣布一些适合将来任何时候的一劳永逸的决定，那么我们便会更明确地知道，我们现在应该做些什么，我指的就是对现存的一切进行无情地批判。所谓无情，意义有二，即这种批判不怕自己所作的结论，临到触犯当权者时也不退缩。"

[**课堂实效**] 通过对王清任"瘀血学说"理论的解读和案例的思考，引导青年学生认识社会进步的发展离不开创新。创新正成为当代世界，特别是中国经济社会发展的重要理念和实践，创新精神也是当今时代精神的核心内容。青年学生在学习科学知识当中应充分调动和发挥自身能动性，不拘泥于古训，不迷信于权威，敢于创造出新的观念和技术，敢于成为时代的"弄潮儿"，从而推动认识和实践的发展，推动整个社会的进步。

3. 疗效显著——反复实践。

师：经过几十年的钻研，本着"非欲后人知我，亦不避后人罪我"，"为愿医林中人，……临症有所遵循，不致南辕北辙"的愿望和态度，王清任于清道光十年（1830年）即他逝世的前一年，著成《医林改错》一书（2卷），刊行于世。《医林改错》继承并创造性地发展了血瘀论及活血化瘀法的研究，所著方剂虽不多，但是十分实用，所有立法及组方均经过王清任本人反复实践及论证，治学十分严谨。其中的处方目前仍广泛地应用于临床各科，包括中医耳鼻咽喉科学。

提问：《医林改错》中载活血化瘀代表方一共才 4 个，但仍是目前行之有效，并广泛应用于临床各科的"妙方"，请问这对我们医学生有哪些启示？

一生答：《医林改错》是王清任历经 42 年研究著成的，"血瘀理论"具有很高的学术价值和重大的影响，其学术思想体现了早临床 – 多临床 – 反复临床的内涵，也就是体现了从实践到理论，再从理论到实践的科学精神。

二生答：王清任认为一些无证可辨的病症可以从"瘀"论证而取得奇效，临床上跟师抄方时遇见一些耳鸣耳聋的患者，除了"鸣、聋"以外，无其他特殊体征，舌脉也平和，这时候老师从瘀论治每获良效也体现了血瘀论的精髓。

三生答：实践出真知，再好的理论也需要通过临床实践的反复论证。王清任的活血化瘀法虽然载方不多，但是均经过无数次临床应用，反复调整方药，才使得整个活血方完美精准。

师：好的，非常感谢几位同学的观点分享。从实践中来，到实践中去——实践是认识的目的，是检验真理的唯一标准。正是王清任的反复临床实践才最后形成一系列活血化瘀的名方。习近平总书记说："把坚持马克思主义和发展马克思主义统一起来，结合新的实践不断作出新的理论创造，这是马克思主义永葆生机活力的奥妙所在。"我们只有进行孜孜不倦的实践和探索，才可以既继承和发扬中华优秀传统文化，运用和发展马克思主义的科学实践观，从而推动中医学的进步和发展。

[**课堂实效**] 王清任创立的活血化瘀方，虽然方药不多，但都经过亲身实践数十载，这体现了实践唯物主义的精髓。此案例教育青年学生在探索科学的道路上，需运用马克思主义辩证唯物实践论，牢记实践是认识的基础，认识依赖于实践，实践对认识具有决定作用。只有反复实践，才能达到对复杂事物的正确认识。

四、课后感悟

教师反思：通过本案例，使青年学生在对医学知识的探索中树立马克思主义的世界观和方法论，同时培养学生严谨的治学态度、科学的创新精神和反复实践的能力。

学生感言：弘扬民族文化，挖掘继承中医学并发扬光大，是我们青年中医学生的使命。干在实处永无止境，走在前列要谋新篇，勇立潮头方显担当，希望我们的中医人能以马克思主义的基本理论武装自己，以习近平总书记的讲话为座右铭，开创出中医学事业的新篇章。

（魏炯洲，李斌）

教学实录二

【**专业**】中医学　　　　　　　　【**课程**】中医耳鼻咽喉科学

【**知识点**】耳眩晕的定义和西医学的对应范畴；"耳石症"的定义；"耳石症"的治疗。

【**应用案例**】"耳石症"手法复位发明者——约翰·艾普利（医学类专业课程思政教学案例集：敬业章案例14）。

一、教学目标

【**知识点育人目标**】

1. 了解"耳石症"发现的过程，培养学生的探索精神。

2. 强调约翰·艾普利发明"耳石症"手法复位过程，强化学生的科研态度。

3. 掌握约翰·艾普利"耳石症"的手法复位方法，提升学生的职业使命。

【**知识点思政元素**】

1. "耳石症"发现的过程——倡导热爱科学、一丝不苟、精益求精的探索精神。

2. 约翰·艾普利"耳石症"手法复位的发明——培养刻苦钻研、不断探索、勇攀高峰的科研态度。

3. 约翰·艾普利"耳石症"的手法复位方法——强化医者仁心、百折不挠、严谨勤勉的职业使命。

二、教学设计

马克思曾说："最好是把真理比作燧石，它受到的敲打越厉害，发射出的光辉就越灿烂。"真理的发现往往充满了崎岖坎坷，对于真理的坚持必然遭受嘲讽排斥，但是真理就是真理，这些冷嘲热讽只能成为它永放光芒的助燃剂。"耳眩晕"是耳鼻喉科常见的疾病。课程基于"实践出真知、真理需坚持"的主题，以教学案例为基础，通过导入约翰·艾普利发明"耳石症"手法复位治疗的方法，并最终得到认可的过程，引导学生树立严谨的科学探索精神和对真理执着追求的精神。

1. 导入　耳眩晕是耳鼻喉临床中常见的疾病，"良性位置性阵发性眩晕"即"耳石症"是其中的典型病例。

2. 展开　"耳石症"可见于各年龄段的人群，患者常感到短暂的眩晕、恶心、眼球颤动并偶尔伴有呕吐，由于其反复发作的特点，往往令患者苦不堪言。约翰·艾普利在长期的临床及科研过程，发明了"耳石症"手法复位治疗。

3. 总结　"耳石症"的手法复位发明是艾普利医生在长期的临床知识经验积累上经过认真严谨的科学研究后取得的伟大发明。但其发明之后并未得到时代的认可，甚至遭到某些同行的挖苦讽刺，然而艾普利医生并没有因此而放弃中断研究，而是用实际的治疗效果来证明自己所坚持的是正确的，并最终获得学术界的认可。

4. 反馈 课程包含线上、线下多重教学平台，形成师生无障碍交流通道，学生感言课堂效果，便于教师教学的不断改进。通过本案例，我们从相关耳鼻喉科的名人医学故事中诠释了马克思主义的哲学原理，即认识来源于实践和坚持真理的重要性。案例在讲授时要重点培养同学们热爱科学、学习严谨的态度，树立马克思主义的哲学世界观，并教育学生善于运用科学的方法和思维去认识事物和问题，从而培养同学们不断探索的科学精神。

三、课堂实录

1. "耳石症"手法复位的发明——大胆假设，小心求证。

师："耳石症"这种阵发性的眩晕疾病对患者来说是身心同病的双重折磨。当时的医生对于这个疾病没有找到良好的治疗办法，甚至只能采取手术切除前庭神经的方法，但是手术切除的同时也带来了巨大的副作用。艾普利医生发明了手法复位后使得这一疾病得到了有效的治疗，为人类的健康做出了巨大的贡献。

提问：艾普利寻求治疗眩晕的方法时，有没有草率行事？他是如何做到的？

一生答：艾普利显然没有草率行事，他通过长期的临床实践及细致入微的研究，得出结果后再进行研究，如此反复螺旋上升。

二生答：我觉得艾普利医生能够取得如此大的成就，跟他对科学的热爱精神是分不开的，正是由于对于科学的热爱，才能促使他不断学习研究，为以后取得的成绩埋下成功的种子。

三生答：我觉得艾普利医生除了对于科学和实验的热爱之外，他还是一个非常有科学精神的人。因为对于科学和实验的热爱，他大学时期就参与了早期人工耳蜗的开发，这需要对内耳解剖有着非常深刻的了解，正因为有这样的基础才能有足够的敏感性，在参与相关研究的前提下提出了自己的假说，并通过大胆假设、严谨的设计，证实了自己的假说。从现有的知识体系中发现可能存在的未知，并通过研究来证实。正是这种科学精神，才能创造如此伟大的成就。

师：两位同学都回答得非常好。科学的研究成果绝不是一朝一夕所能完成的，它必须有着牢固的实践基础。如同盖一座高楼，先得打好牢固的地基，才能保证楼的高度。如果基础不牢，不但可能楼盖不高，而且随时有可能房倒屋塌。有些人认为自己天资聪颖，对于基础的东西不屑一顾，做研究做学问浮于表面，不求甚解，初期虽然可能独领风骚，然而往往后期乏力，最终泯然众人。正所谓不积跬步无以至千里，不积小流无以成江海。对于科学研究的强烈热爱也是有所作为的重要条件，试想一个人整天从事自己不热爱的工作，怎么指望他能够做出一番成就？必然是做一天和尚撞一天钟，流于表面、敷衍了事。而艾普利医生凭着自己从实践中得到的扎实的知识积累以及对于科学实验强烈的探索精神，敏锐地察觉到"耳石"在"耳石症"中所扮演的重要角色，最终通过实践证实了自己的观点。

[**课堂实效**] 针对艾普利医生发明"耳石症"手法复位的故事进行深度探讨，引发学生思考该如何进行科学研究，引导学生建立正确的科研学术观，从实践中发现问题，

从实践中找到解决问题的办法，并在实践中加以证实。

2. 对真理的坚持——百折不挠，终见光明。

师：艾普利医生发明的耳石手法复位为众多的耳石症患者带来福音，促进了人类的健康发展。

提问：那么，艾普利医生的某些同行为什么要排挤和污蔑他？

一生答：艾普利在众多同行对此疾病一筹莫展的情况下，率先提出耳石复位的理论和有效方法，难免遭人嫉妒。

二生答：耳石复位理论属于新生事物，没有旧有的理论支撑，虽然取得良好的治疗效果，但是难免被同行误解。

师：艾普利医生的耳石复位理论及其发明的手法复位治疗，使得众多耳石症患者得到救治，但正因为是新理论、新方法，难免不被理解。更重要的是触动了部分同行的利益，艾普利的这项发明相当于对旧势力的改革，难免受到旧势力的阻碍。历朝历代中此种例子比比皆是。所以这些抨击嘲讽，更加凸显了艾普利医生的伟大，这些冷眼嘲笑，最终烟消云散，艾普利医生和他的发明将永载史册。正是"尔曹身与名俱灭，不废江河万古流"。

提问：艾普利医生应用自己的方法治疗"耳石症"坚持了几十年，直到世人认可时，他已经 62 岁了，是什么东西支撑着他继续前行？

一生答：艾普利医生发明了"耳石症"的正确治疗方法，解救了广大的耳石症患者，使他们恢复健康，然而却不被同行理解，甚至遭到排斥打击，但是他仍然能够坚持下来。我认为支持他前行的是他对科学的热爱、对病患的悲悯，正是这份仁慈之心，使得他能够坚持到底，百折不挠，最终见到光明。

二生答："宝剑锋从磨砺出，梅花香自苦寒来。"每一项伟大的发明背后都有一段令人难忘的经历，每一次人类历史变革的一小步，总要经历各种风霜磨难。假如没有对真理坚定的信念，艾普利医生绝对不可能在如此多的阻挠打击下坚持多年而从没放弃。艾普利医生能够坚持如此多年，一是其对自己的研究成果充满信心，他的理论和实践是能够经得起时间考验的；二是他对于真理的坚持和自身百折不挠的意志决定的。

师：孟子云"天将降大任于斯人也，必先苦其心志，劳其筋骨，饿其体肤，空乏其身，行拂乱其所为，所以动心忍性，曾益其所不能"。艾普利医生的经历正是这句名言的真实写照，虽发明治疗了"耳石症"的治疗方法，但是不被同行接受，遭受排挤打击，身心摧残，但其不曾放弃、坚韧不拔、不屈不挠，终于用证据回击了所有的质疑，赢得了世人的尊重。实践是检验真理的唯一标准，艾普利医生从实践中来又回到实践中去，虽然饱受阻挠摧残，身心疲累，但是依然能够坚持下去，为什么？我想无外乎几点：一是悲天悯人的情怀。只有拥有对患者的悲悯情怀，才能够坚持不懈地走下去，因为患者需要他，他找到了救治的办法，就要把它传递下去，而且要通过不断研究用实践证明其正确性，希望能够得到专业领域的认可，这样才能更好地推广，造福更多的患者。二是心中有底。所谓心中有底，就是不怕被别人质疑，为什么不怕被质疑？因为有实效来支撑，经过复位治疗，广大耳石症患者得到了有效的救治，事实胜于雄辩，在铁的事实面前，再多的质疑都无用的。悲天悯人的情怀，坚持不懈的精神，救民于疾病中，坚持研究积极推广，不怕打击嘲讽，虽九死犹未悔，这便是苍生大医吧。

[**课堂实效**] 针对艾普利医生发明"耳石症"手法复位后，面对一系列打击污蔑毫不退缩，坚持真理，最终赢得光明的过程，引发学生探讨。培养同学们热爱科学、严谨学习的科学态度，树立马克思主义的哲学世界观，并教育学生善于运用科学的方法和思维去认识事物和问题，从而培养同学们不断探索的科学精神。

四、课后感悟

教师反思：坚持自我不一定是正确的选择，但是坚持真理却永远不会错。艾普利的伟大不只因为发明，还因为坚信。爱因斯坦曾经说："对真理的追求要比对真理的占有更珍贵。"艾普利坚持了自己的信念，用证据回击所有的质疑，顶住了所有的偏见，甚至是恶意的指控，方能走向成功的未来。

学生感言：艾普利医生的经历告诉我们，任何科学研究成果的产生都不是一帆风顺、一蹴而就的。科学研究需要从实践中发现问题，从实践中找到解决问题的办法，并将其升华到理论，再接受实践的检验，如此循环螺旋上升。在研究过程中还要有一颗对真理执着追求的心，绝不能因为遇到艰难险阻就轻言放弃，只有百折不挠，才能百炼成钢。

（魏炯洲，李斌）

第七章 经络腧穴学 ▷▷▷▷

教学实录一

【专业】针灸推拿学 　　　　　　【课程】经络腧穴学

【知识点】针灸学的起源和发展。

【应用案例】

1. 针灸铜人——中医药文化走向世界的见证（医学类专业课程思政教学案例集：爱国章案例1）。

2. 针灸被列入"人类非物质文化遗产代表作名录"。

一、教学目标

【知识点育人目标】

1. 了解针灸学的起源，培养学生对祖国文化的热爱之情。

2. 强调针灸学的传承与发展，培养学生的民族自豪感和专业自信心。

3. 掌握针灸学的内涵建设，培养学生的传承创新思维与能力。

【知识点思政元素】

1. 针灸学起源于我国，历史悠久——热爱祖国传统医学，珍惜民族瑰宝。

2. 针灸学传承数千年，得到全球认可——增强民族自豪感，树立职业自信心。

3. 针灸学内涵丰富，发展前景广阔——传承与创新，为学科发展做贡献。

二、教学设计

1. 导入　通过导入习主席向世界卫生组织赠送"针灸铜人"和针灸"申遗"成功这两个事件，学习习主席的致辞："要继承好、发展好、利用好传统医学。"培养学生树立热爱中医学和立志学好针灸的专业热情，提升文化自信。

2. 展开　介绍针灸学的发展经历了漫长而曲折的过程。在春秋、战国、秦、汉时期，针刺工具由砭石、骨针发展到金属针具，特别是九针的出现扩大了针灸的实践范围，促进了针灸学术的飞跃发展，针灸理论也不断得到升华。清初至民国时期，针灸医学由兴盛逐渐走向衰退。中华人民共和国成立以来，十分重视继承发扬中医学遗产，制定了中医政策，并采取了一系列措施发展中医事业，使针灸医学得到了前所未有的普及和提高。

3. 总结 针灸学科之所以历经数千年考验，经久不衰，并且在现代社会获得全世界认可，广为流传，是因为本学科在理论与实践方面均具备充分的科学性和实用性，具有旺盛的生命力，值得继承和发扬光大。要求学生在今后的学习、工作中，不断钻研、继承创新，为学科发展做贡献。

4. 反馈 经络腧穴学课程包含线上、线下多重教学平台，形成师生无障碍交流通道，学生感言课堂效果，便于教师教学的不断改进。

三、课堂实录

1. 针灸是中国古代文化标志之一。

师：2010年11月16日，联合国教科文组织保护非物质文化遗产政府间委员会第五次会议在肯尼亚首都内罗毕召开，会议审议并通过将中国的申报项目"中医针灸"列入"人类非物质文化遗产代表作名录"。这个项目的成功申报是对中国传统医学文化的认可，对进一步促进"中医针灸"这一宝贵遗产的传承、保护和发展，提高国际社会对中华民族优秀传统文化的关注和认识，增进中国传统文化与世界其他文化间的对话与交流，保护文化多样性都具有深远的意义。中医针灸孕育于中国传统文化土壤，是中国传统医学的重要组成部分。它以天人合一的整体观为基础，以经络腧穴理论为指导，运用针具与艾叶等主要工具和材料，通过刺入或熏灼身体特定部位，以调节人体平衡状态而达到保健和治疗的目的。针灸延绵数千年传承至今，不仅是一种保健和医疗的技术，更是人类探索自然界与宇宙知识最具代表性的文化表现形式之一。它凝聚着中华民族的智慧和创造力，是中华民族优秀文化的代表之一，已成为我国具有世界影响力的文化标志之一。针灸不仅在中国被广泛采用，还流传于世界许多国家。

2017年1月18日，国家主席习近平与世界卫生组织总干事陈冯富珍，共同见证中国政府和世界卫生组织签署《"一带一路"卫生领域合作谅解备忘录》，并出席中国向世界卫生组织赠送针灸铜人雕塑仪式。这个浑身布满穴位的铜人雕塑，顿时吸引了世界的目光。习近平主席在赠送针灸铜人雕塑仪式上的致辞中指出："我们要继承好、发展好、利用好传统医学，用开放包容的心态促进传统医学和西医学更好融合。中国期待世界卫生组织为推动传统医学振兴发展发挥更大作用，为促进人类健康、改善全球卫生治理做出更大贡献，实现人人享有健康的美好愿景。"

提问：以上两个事件说明了什么问题？

一生答：针灸是中国古代文化的载体。作为中国传统文化的杰出代表，不少被中国传统文化深深吸引的外国学子来中国正是通过中医针灸来触摸和感受文化的，而国外很多民众也借助针灸这个看得见、摸得着的实践形式来了解和认识中医文化。中医针灸，作为中国传统文化的杰出代表，正在成为中国文化走向世界的"名片"和使者。

二生答：习主席将针灸铜人作为国礼赠送给世界卫生组织，说明我们中医针灸是一件令国人自豪的瑰宝！我们的祖先在解剖医学尚不发达的古代，能够制作出如此精准而精美的铜人模型，足以体现中华民族的智慧。

师：两位同学都回答得非常好，但是针灸走出国门、走向世界并非一帆风顺。记得

2001 年有一部电影叫《刮痧》，故事发生在美国，一个华人家庭的孩子感冒生病了，爷爷用中国老家的办法给孩子刮痧治疗，引来美国邻居和当地社团的指责抗议：怎能这样虐待孩子？甚至把中国爷爷告上法庭。啼笑皆非、剑拔弩张中，迥异的东西方文化背景造成的激烈冲突，引来无数叹息共鸣。电影的最终结局还算不错，误会消除，美国人也了解了"刮痧"背后的中国传统文化。针灸在不少国家和地区的推广运用中也曾有过类似遭遇。其实，囿于历史、传统、风俗、文化等因素，东方与西方也好，国与国之间也罢，甚至民族与民族之间，类似对"刮痧"的误解，对"针灸"的不解，对"中医"的费解，比比皆是。现在快 20 年过去了，大众对祖国传统医学的知晓度和接受度都大大增加，这与国家对中医针灸的政策扶持是密切相关的。2020 年新冠肺炎疫情中中医参与度非常高，这也为中医学的发展带来了机遇和挑战。

　　[**课堂实效**] 以上两个事件展示了世界和国家最高层面对针灸学的认可、尊重和保护，也让同学们明白了针灸除了本身具备的医学学科属性外，也代表着中国和中国文化，激发了学生作为一名针灸传承者的荣誉感和历史使命感。

　　2. 针灸的发展与国家兴衰、政府扶持有密切关系。
　　师：针灸学是在漫长的历史过程中形成的，其学术思想也随着临床医学经验的积累渐渐完善。1973 年长沙马王堆三号墓出土的医学帛书中有《足臂十一脉灸经》和《阴阳十一脉灸经》，论述了十一条脉的循行分布、病候表现和灸法治疗等，已形成了完整的经络系统。《黄帝内经》是现存的中医文献中最早而且完整的中医经典著作，已经形成了完整的经络系统，即十二经脉、十五络脉、十二经筋、十二经别以及与经脉系统相关的标本、根结、气街、四海等，并对腧穴、针灸方法、针刺适应证和禁忌证等也做了详细的论述。尤其是《灵枢》部分所记载的针灸理论更为丰富而系统，其主要内容至今仍是针灸学的核心内容，故《灵枢》又被称为《针经》，《黄帝内经》也成为针灸学术上的第一次总结。晋代医学家皇甫谧潜心钻研《内经》等著作，撰写成《针灸甲乙经》。书中全面论述了脏腑经络学说，发展并确定了 349 个穴位，并对其位置、主治、操作进行了论述，同时介绍了针灸方法及常见病的治疗，是针灸学术的第二次总结。明代是针灸学术发展的鼎盛时期，名医辈出，针灸理论研究逐渐深化，也出现了大量的针灸专著，如《针灸大全》《针灸聚英》《针灸四书》，特别是杨继洲所著的《针灸大成》，汇集了明以前的针灸著作，总结了临床经验，内容丰富，是后世学习针灸的重要参考书，是针灸学术的第三次总结。

　　清初至民国时期，针灸医学由兴盛逐渐走向衰退。清代后期，以道光皇帝为首的封建统治者以"针刺火灸，究非奉君之所宜"的荒谬理由，悍然下令禁止太医院用针灸治病。1840 年鸦片战争后帝国主义入侵中国，加之当时的统治者极力歧视和消灭中医，使针灸受到了更大的摧残。尽管如此，针灸的治病效果深得人心，故在民间仍广为流传。民国时期政府曾下令废止中医，许多针灸医生为保存和发展针灸学术这一中医学文化的瑰宝，成立了针灸学社、编印针灸书刊、开展针灸函授教育等。近代著名针灸学家承淡安先生就为振兴针灸学术做出了毕生贡献。在此时期，中国共产党领导下的革命根据地，明确提倡西医学习和应用针灸治病，在延安的白求恩国际和平医院开设针灸门诊，开创了针灸正式进入综合性医院的先河。

中华人民共和国成立以来，十分重视继承发扬中医学遗产，制定了中医政策，并采取了一系列措施发展中医事业，使针灸医学得到了前所未有的普及和提高。1987年，世界针灸学会联合会在北京正式成立，针灸作为世界通行医学的地位在世界医林中得以确立。2010年11月16日，中医针灸被列入"人类非物质文化遗产代表作名录"。

提问：清初至民国时期针灸曾两次被政府下令废止，为何又能发展至今？

一生答：这要得益于广大针灸从业人员对本学科的保护，以及针灸本身的疗效和实用性在民间深得人心。

二生答：得益于中国共产党的英明领导，并不像清初至民国时期的政府，崇洋媚外，缺乏民族自豪感和自信心，歧视中医和针灸。

师：同学们的回答都十分到位。针灸是一门起源于我国的古老而珍贵的科学，不但在我国民间代代相传，而且早在公元6世纪，就已经传播到日本和韩国，16世纪左右开始传入西方，并且在其他各国生根发芽，这充分体现了这门学科旺盛的生命力。现在随着我国综合国力的提升，针灸医学的发展也迎来了前所未有的好时机。

[**课堂实效**] 通过针灸学发展的历程，让学生了解一门学科的发展与国家的兴衰、政府的扶持有着密切的关系，启发学生对国家政府的感恩之心。同时，这也体现了针灸学科的旺盛生命力，为学生坚持学好这门课坚定了信心。

3. 针灸的理论发展、技术创新任重道远。

师：近几十年来，国内、国外针灸发展均较迅速，在许多方面都取得了重大成绩。国内发展首先表现在针灸基础研究的兴盛。通过各级各类科研项目，用研究成果较科学地回答了学术界的一些问题，包括穴位存在与否、经穴有没有特异性、针灸的双向调节作用、经穴与体表的联系、经穴与相关部位的联系、灸法的作用特点和机制等。其次，针灸临床运用更加广泛。世界卫生组织不仅重视挖掘且积极推广针灸治疗的优势病种，当前180多个国家和地区广泛应用针灸疗法，促使针灸医学逐步成为主流医学的一个组成部分。再者，国内针灸技术水平不断提高。针灸科室已成为多数三级中医院的重点科室，病床数逐渐增加，不少医院甚至出现一床难求的情况。同时，在传统针灸学的基础上也创造出了不少新的针灸疗法，如浮针、腹针、平衡针、全息针、小针刀等，进一步丰富了针灸学的内容。随着国内、国际针灸学术交流的日益活跃，丰富多彩的针灸技术操作培训，针灸科普知识的广泛宣传，可以说如今无人不知针灸，无人不晓针灸。至此，针灸已从单纯治疗迈入预防及康复领域，针灸治未病思想也得到认可，以针灸学为主的养生保健知识开始被广泛传播。从总体上看，针灸医学几十年来确有很大进步和发展，但没有突破，尤其是理论创新滞后，即针灸理论上没有突破性进展。临床上虽然病员、病床在增加，但病种还比较局限。按照习近平在纪念建党95周年庆祝大会上的讲话提出的"理论创新""技术创新"来说，我们的担子还很重，任务也很艰巨。

提问：我们应该如何为针灸"理论创新""技术创新"做准备？

一生答：我们除了学好针灸学的基础理论外，还应该努力学习相关的西医学基础理论，比如生理学、解剖学、神经病学等，采用交叉学科的思维去解释针灸的原理。

二生答：多实践、多思考，多采用批判性思维阅读针灸相关书籍，善于发现问题、探索问题、解决问题，也可以借助一些现代科技手段去研究经络和腧穴、探索针灸发挥作用的奥秘。

师：感谢同学们的分享，我很赞同同学们的观点。先继承、后创新，不管是理论创新还是技术创新，都是本学科发展的最高层次的要求和目标，这需要我们付出大量的时间和精力，可能需要穷尽一生智慧去努力实现。

[**课堂实效**]同学们了解了当代针灸学在各个方面都取得了飞速发展，也看到了目前存在的不足之处，领悟到当好针灸继承人任重道远，肩负继承、发展、创新的历史任务，必须努力学习、刻苦钻研。

四、课后感悟

教师反思：针灸学历史悠久，象征着中华民族的智慧结晶。针灸学的发展历程艰辛，凝结着无数人的辛勤付出。由于党和政府的保护和支持、学科自身的独特价值、无数前辈的不懈努力，以及广大群众的信赖，使得针灸学科得到了最大程度的发展和传播，迎来了当下最具机遇和挑战的发展阶段。

学生感言：针灸学经历数千年曲折发展之路，现如今全世界对针灸的认可度和使用度，让我们深感骄傲。经过这次课程，我们也深深地感受到了祖国传统医学的伟大，作为继承人一定要珍惜，要更加努力地将其发扬光大。

（陈利芳）

教学实录二

【专业】针灸推拿学　　　　　　　　【课程】经络腧穴学
【知识点】腧穴的概念和分类。
【应用案例】美国干针疗法对传统腧穴的挑战。

一、教学目标

【知识点育人目标】

1. 了解基于西医学理念的新针灸疗法，拓宽学生行业前沿视野。

2. 强调美国干针疗法的产生与发展，培养学生对待新生事物的态度和包容新生事物的胸怀。

3. 掌握腧穴的概念和分类，培养善于分析新生事物的能力。

【知识点思政元素】

1. 尊重美国干针疗法的产生——尊重原创知识产权，恪守职业道德，不哗众取宠、不弄虚作假。

2. 理性看待美国干针疗法的发展——包容新理念新技术，民族的也是世界的，人类是一个健康命运共同体。

3. 明辨美国干针疗法和腧穴理论指导下的针灸的区别——用科学的思维认识新疗法，用求是友善的态度看待新疗法。

二、教学设计

1. 导入　介绍美国干针疗法。

2. 展开　通过美国干针疗法引发学生思考，干针疗法与中国针灸的关系是怎样的？干针疗法是否属于中国针灸的一部分？干针疗法会不会对传统经络腧穴形成挑战？我们应该如何正确认识干针疗法？

3. 总结　干针疗法与中国针灸有着非常密切的关系，其理论基础相当于传统针灸的阿是穴"以痛为输"，工具与中国针灸一样，主治范围相对局限（仅限于肌筋膜疾患），因此在本质上可以说是针灸的一部分。

4. 反馈　对于一些新派生出来的针灸疗法，特别是基于西医学理念的新针灸疗法，同学们抱以一种尊重和包容的心态，以科学发展的眼光看待这个问题，有助于针灸学科的现代化进程。

三、课堂实录

1. 干针源自针灸，是中华文化的现代延伸。

师：美国干针疗法是近年来在西方崛起的新的针灸力量，不知道同学们有没有听说过？

一生答：美国干针疗法就是在局部进行针刺治疗，哪里痛扎哪里。

师：同学回答得不完全正确。美国干针疗法确实看起来是局部针刺，但也不完全是，它基于激痛点理论。激痛点，源于英文的 myofascial trigger point 的中文译名，也有译作触发点的，常被简写为 MTrP，它是指骨骼肌内可触及的紧绷肌带所含的局部高度敏感的压痛点。干针的使用，起初是西医医生从注射止痛药物、生理盐水或葡萄糖注射液（湿针）转变成无任何液体的空心针（干针）的机械刺激，当时还没引起任何争议。但是，当他们使用的工具从空心注射针变成实心针灸针，并且施术部位变成阿是穴的现代版本后，争论便开始了。理疗师坚持干针的渊源不是来自中国针灸，有独立的理论特点和诊疗方法。针灸师则坚持认为干针是从中国传统针灸理论中发展出来的，是针灸的一部分。针对这一点，美国的针灸从业者与理疗师之间展开了旷日持久的辩论。同学们觉得干针疗法与我们中国针灸有关系吗？

一生答：肯定有关系。干针疗法采用针灸针针刺局部激痛点治疗疼痛性疾病，首先从形式上看就是一种针灸疗法。

师：同学回答得非常好。首先针灸针就是中国针灸特有的治疗工具，早在 3000 多年前，我们的祖先能够想到采用针刺体表皮肤的方法来治疗疾病，就是一项很伟大的发明了。美国干针一开始是从激痛点注射疗法发展而来，后来发现，所注射的内容物与疗效无关。因此，直接用注射器，而不用任何内容物进行激痛点注射。这种疗法，后来便称为干针疗法。显然，他们看到了针灸针较注射器更好用，于是就将注射器改成了针灸针。无独有偶，在中国，许多地方以前也将针刺叫作干针。所以美国人在现代发现的这种疗法，其实我们早在几千年前就已经存在了。

[**课堂实效**] 以美国干针疗法的实例，引发学生对于西方新疗法的思考，美国干针尽管理论基础不同于中国针灸，但终究还是借鉴了针刺的方法。这提示学生在创新的过程中要尊重原创、实事求是，引导学生客观科学地了解新事物、分析新事物，同时也要以包容的心态接纳新事物。

2. 针灸在世界范围内的成功，是中华文明传承的必然结果。

师：部分西方学者认为，激痛点是在西医学基础上独立形成与发展的，与传统中医针灸理论无关。同时，为了避开西方有关针灸（acupuncture）的监管，故意将这种针灸疗法，更名为干针（dry needling）。最初只要求物理治疗师学习 20～30 学时，便可行使干针治疗，更不需要经过任何中医针灸理论的学习。后来经过针灸师们的斗争，才适当增加了学时。由于这种疗法在治疗疼痛，尤其是肌筋膜疼痛综合征方面，疗效突出而且迅速，目前在美国有 23 万物理治疗师，还有许多脊医、自然疗法师等都在学习。他们都指望在短时间内能行使这种疗法。因此，这种疗法在西方发展非常快。在美国，由于受到传统中医针灸界及西医针灸界的反对，目前有加利福尼亚州等 7 个州未能允许物理治疗师等以干针的名义行使针灸，但也已有 35 个州同意物理治疗师以干针的名义行使针灸，另有 9 个州情况不明。由于物理治疗师们行使的治疗，可以由保险公司支付，而且，物理治疗师的患者大都是由西医直接介绍过去的，因此，不难想象，短期内将会有许多患者去物理治疗师那里接受这种干针治疗。这种疗法的兴起，对于传统针灸的教育、医疗行业的冲击，也将是不可估量的。干针疗法的迅速崛起，对目前美国的传统针灸师们的行业生存造成了很大的影响。通过以上情况，同学们是否觉得在美国从事针灸行业跟在中国从事针灸行业有所区别？

一生答：区别还是很大的。如果在我国，基于新理论的新针灸疗法也是属于中医针灸，从业人员自然也是中医针灸医生。但是在美国，由于各方面的原因，将其归入现代物理治疗的范畴，大大降低了"针灸从业人员"的准入门槛，对行业冲击特别大。

师：同学的回答非常棒。这说明了国家的政策导向对医学的影响非常大。在我国之所以中医和针灸能够这么普及，跟国家的重视、保护、鼓励以及扶持密不可分，所以我们要好好珍惜，努力学习，把我们的中医事业发展得更好，在各个方面都处于全球领先的水平和地位。

[**课堂实效**] 通过美国干针对在美针灸医生的冲击性影响，引导学生思考，懂得了不同文化背景下，对医学从业人员的不同影响。这启发了学生爱国、爱中医的思想，激发了他们的学习热情，有助于树立正确的职业道德和历史使命感。

3. 干针疗法是中国针灸文化的现代转型。

师：美国干针疗法基于激痛点理论。所谓激痛点是指按压时可出现局部敏感痛点，甚至可引起远端疼痛，有时还可产生感传性植物神经症状及本体感觉障碍的部位。它的产生常与内脏性疼痛、神经根性疼痛及肌筋膜性疼痛有关。有流行病学研究发现，在门诊以疼痛为主诉的患者中，93% 的疼痛与激痛点有关，75% 的疼痛的唯一病因是激痛点。我们的传统针灸是基于经络腧穴理论的，经络是气血运行的通道，腧穴是人体脏腑经络之气输注于体表的部位，是针灸治疗疾病的刺激点与反应点。腧与"输"通，有转输、输注的含义；"穴"即孔隙。所以，腧穴的本义即是指人体脏腑经络之气转输或输注于体表的分肉腠理和骨节交会的特定的孔隙。腧穴分为经穴、经外奇穴和阿是穴三类，功能是输注脏腑经络气血，沟通体表与体内脏腑的联系。所以，同学们觉得，干针疗法的激痛点理论和腧穴理论有何区别？

一生答：我觉得激痛点应该属于"阿是穴"的范畴。激痛点理论比较片面，仅限于肌筋膜相关的疾病；经络腧穴理论更加全面，可以用于指导全身各系统疾病的治疗。

师：同学回答得比较到位。激痛点理论作为干针疗法的灵魂，与传统针灸学的腧穴理论有太多的相似之处。经比较发现，147 块肌肉中的 255 个激痛点，超过 92% 的激痛点与腧穴在解剖上相对应，而 79.5% 的针灸穴位所主治的局部疼痛与其对应的激痛点相似。二者均可以引发类似的线性感传。其中二者完全一致或基本一致达 76%，另有 14% 也有部分一致。其次，二者均可主治肌筋膜相关的内脏性症状，如腹泻、便秘、痛经等。二者在解剖位置、临床主治、针刺引起线性感传等方面，都有着很多的相似性。因此，有学者认为激痛点的发现，是两千多年前中国腧穴的再创新。新近的研究显示，在治疗肌筋膜疼痛方面，激痛点针刺疗法临床疗效也似乎较传统针灸更好。它与包括阿是穴在内的传统针灸穴位无论是主治、针感，还是生理、病理特征、临床主治均有一定的联系，而且，针刺等机械刺激它也可产生类似循经感传的现象。从其临床特征来看，它与传统针灸学中的阿是穴十分类似，但比阿是穴更系统，且有其西医学的理论与临床基础。针灸腧穴的发展史告诉我们，许多经穴是从奇穴发展而来的，许多奇穴是从阿是穴发展而来的。从某种意义上说，所有的经穴都是阿是穴。因此，无论激痛点是与经穴相似，还是与阿是穴类似，都应被视为针刺穴位的一种。也就是说，激痛点针刺疗法应该属于针灸疗法的范畴。而且，我们传统的经络腧穴理论也可以借鉴激痛点理论，使其更加完善。

[**课堂实效**] 通过现代激痛点理论与传统经络腧穴理论的比较，同学们懂得了尊重科学，无论是传统的，还是现代的，都要本着科学、求是的态度，正确、客观地认识新事物、分析新事物，并且善于发现新事物的优点，怀着一颗包容之心去学习、接受，并将其纳入我们的学科体系，使之不断完善。

四、课后感悟

教师反思：当代社会新的针灸疗法层出不穷，这既充实了传统的经络腧穴理论，又给传统理论带来了挑战。美国的干针疗法与中国针灸之间的关系是一个备受争议的话题，不仅是学术层面，还涉及美国相关从业人员的执业情况。正确看待两者之间的关系，有助于培养学生尊重科学、包容大度、求是创新的良好职业品德。让学生了解到不同政治环境下，针灸从业人员的不同境遇，可以培养学生对祖国的感恩之心，激发他们的爱国情怀。

学生感言：在知识更新日新月异的时代，对新疗法和新技术的理论来源和基本特点应该进行科学判断和理性认识，也需要用一颗包容之心去接纳和学习。本着科学求是的态度和尊重理解的包容之心，去吸取新事物的优点，弥补本学科的不足，从而使其更加完善。

（陈利芳）

第八章　刺法灸法学 ▷▷▷

教学实录

【专业】针灸推拿学　　　　　　　　　【课程】刺法灸法学

【知识点】灸法的概念；灸法的特点与种类；灸法的各种操作方法。

【应用案例】针灸铜人——中医药文化走向世界的见证（医学类专业课程思政教学案例集：爱国章案例1）。

一、教学目标

【知识点育人目标】

1. 了解灸法的主要材料艾叶，激发学生对艾灸的学习兴趣，充分了解艾灸的功效。

2. 强调灸法的各种操作方法，培养学生的实践动手能力。

3. 掌握各类灸法的操作方法和适应证，提升学生正确运用灸法的技能水平。

【知识点思政元素】

1. 艾叶与清明节、端午节的密切关系——中医文化是中国传统文化的重要组成部分，塑造学生以中华传统文化为荣的价值观。

2. 灸法的操作注意事项——中国自古就有"大医精诚、医乃仁术"的古训，内含最朴素的医学人文关怀精神。

二、教学设计

1. 导入　北宋的王惟一发明并铸造了两尊针灸铜人用于针灸教学。时过千年，2017年1月18日，国家主席习近平在访问世界卫生组织期间赠送了中医针灸铜人的雕塑。针灸铜人见证了包括针灸在内的中医传统文化在世界范围内的盛行。

2. 展开　在国家日益重视中国传统文化的大背景下，通过对艾叶与清明节、端午节的关联引出对艾叶性味功效的介绍；配合图片，详细讲解灸法的各种操作方法，特别强调操作过程中，医者对患者应具有的人文关怀。

3. 总结　灸法是随着火的应用而萌芽，并在其应用实践中不断发展的。在灸法发展过程中，灸法的主要材料艾草也逐步融入了中国的传统节日清明节以及端午节。灸法的操作由于涉及火的使用，因此要特别注意用火安全，防止烫伤患者或引燃治疗床。在操作过程中，始终需要保有医者仁心的人文关怀精神。

4.反馈 刺法灸法学课程包含线上、线下多重教学平台,形成师生无障碍交流通道,学生感言课堂效果,便于教师教学的不断改进。

三、课堂实录

1. 中医文化是中国传统文化的重要组成部分。

师:针灸铜人见证了包括针灸在内的中医传统文化在世界范围内的盛行。随着中国经济的腾飞和国力的增强,国人需要的不仅仅是经济自信,更需要文化自信。

提问:你如何理解中医文化是中国传统文化的重要组成部分?

一生答:中医理论形成于古代,在发展过程中,通过不断借鉴、吸收、融合中国古代丰富的哲学思想、人文科学、佛学、道学、儒学以及诸子百家学说的精华,形成了具有鲜明传统文化特征的中医理论体系。我们在大一期间学习的《中医基础理论》中的很多知识点就体现了这一点,比如天人合一、阴阳五行就体现了中国朴素的哲学思想。

二生答:中医文化是中国传统文化的一部分。比如我们现在学习的灸法就是一个很好的例子。灸法的主要材料是艾叶,而端午节那天,全国很多地方仍保留着家家户户门前挂艾蒿辟邪的传统。

师:两位同学都回答得非常好。认识理解中医药学,如果仅仅从自然科学的层面,仅仅从医学的角度来认识,显然是片面的、不足的。中医药学科既有自然科学的属性,也有人文社会科学的属性,这是中医药学的一个重要特色。"天人合一""天人相应",是中华传统哲学宇宙观、自然观的重要命题和基本原理之一。具体到我们今天要学的艾灸,请问端午节为什么要挂艾蒿呢?古人认为艾蒿可以辟邪,听起来不可思议,其实这是有一定道理的。因为端午节是农历五月初五,正是蚊虫滋生、瘟疫流行之际。现代研究证明:艾叶中含有的各类挥发油具有很好的杀菌消毒功效,这与古人认为的"辟邪"非常契合。艾叶不仅与端午节有密切关系,与清明节也有着较为紧密的联系。现在的清明节包含了古代的寒食节。寒食节,顾名思义,就是禁火冷食。但清明节一般在仲春时节,这时自然界的寒气还没有完全消退,过多冷食会损伤脾阳。主要成分之一为艾叶的青团就完美地解决了这个问题,因为艾叶性温,入脾经。古人的智慧真是让人惊叹!

[**课堂实效**] 由针灸铜人见证中医走向世界再到艾叶与清明节、端午节的密切关联,给学生传递出对中华传统文化的自信、自豪的爱国情怀。

2. 灸法的改良仍需发扬主动思考、积极探索的精神。

师:灸法既有最常见的艾灸法,也有较为少见的非艾灸法,如灯火灸、黄蜡灸、药锭灸、药捻灸等。而艾灸法又可以分为艾炷灸、艾条灸、温针灸以及温灸器灸。

提问:艾灸法大体可分为四类,请问同学们对这四类的功效运用有何想法?

一生答:根据教材上的内容,艾炷灸可以分为直接灸和间接灸。其中有一种直接灸叫化脓灸,就是烧灼局部皮肤最后化脓。这种灸法虽然对于一些疑难杂症具有较好的疗效,但在操作过程中现在大部分患者都难以忍受灸火带来的疼痛,所以我个人认为化脓灸不太适合现代人。

二生答：我对铺灸很感兴趣，以前见习时也曾看到过。治疗完毕，患者还需住院，因为铺灸的背部第二天会起很多水疱。感觉整个过程给患者造成的痛苦也比较大，长此以往，铺灸会不会被淘汰掉？

师：同学们的回答和个人观点有一定的道理，但又不完全正确。第一位同学提到了化脓灸。的确，目前临床上几乎不用化脓灸，主要是其过程中给患者带来太大的痛苦。加之随着西医学的进步，一些古代认为的不治之症完全可以依靠西医学控制住甚至治愈。第二位同学担心铺灸会被淘汰，其实完全不用担心。中医有几千年的历史，从这个角度来说，它是古老的。但同时它也是年轻的，因为它也在随着时代的进步不断改变。传统的铺灸治疗过程痛苦，恢复的过程也比较难熬，但通过对铺灸的改良，使其局部不发疱，同样能取得较好的疗效，同时更能被广大患者接受。

[**课堂实效**] 中医虽然有着悠久的历史，但它不是亘古不变的古董，而是富有生命力的一门学科，会与时俱进。现代的中医人通过对有关灸法的改良，使其更适合现代人的需求。课堂上通过鼓励学生对各种灸法存在的问题，主动思考、主动探索，增强学生的探究精神，同时明白中医是一门具有生命力的学科。

3."大医精诚、医乃仁术"的医学人文关怀。

师：目前在临床上比较常用的灸法是温针灸。温针灸是针刺与艾灸相结合的一种方法，适用于既需要针刺留针，又需要施灸的疾病。

提问：我想问问同学们，实施温针灸时应注意什么？

一生答：我想主要是防止针柄上的艾段掉下来烫伤患者。见习期间我看到很多老师都喜欢用温针灸，点燃上面的艾段后大多会在针下垫一块纸片，防止艾火掉下烫伤皮肤。

二生答：我的观点也差不多，主要是防止烫伤患者。另外，我还有一个问题，教材上有关温针灸操作的描述中，除了用艾段，也可以在针尾搓捏少许艾绒，但我在临床上从没见过，老师能不能介绍一下这方面的情况？

师：两位同学回答得很好，都提到了不要烫伤患者，这说明大家在上临床之前就有了一定的人文关怀意识。另外，要特别强调一点，艾段应该从下面点燃，不能从上面点燃。只有这样，患者才能在艾段燃烧的整个过程中始终保持一定的温热感。现在临床上见到的温针灸基本上都是用艾段，很少用艾绒搓捏上去。之所以这样，主要是因为相比艾段，搓捏的艾炷艾绒量比较少，患者能感觉到温热的时间较短；其次搓捏不好，针柄的艾绒容易掉下来。因此，现在通常只用艾段。这也正好契合了前面我们说的"包括针灸在内的中医不是一成不变的，它也在随着时代的进步而不断改变"。

[**课堂实效**] 实施艾灸疗法时，很重要的一点是防止烫伤患者。通过学习，引导学生建立"以人为本"的医学人文精神，践行"济世救人、仁爱为怀""大医精诚、医乃仁术"的古训。

四、课后感悟

教师反思：灸法是我国的传统疗法，它与我国的清明节、端午节都有密切的关联。课程从对针灸铜人的介绍引出了对于灸法的介绍，希望通过课程，潜移默化地让学生建立对民族文化的自信以及"以人为本"的医学人文精神。

学生感言：包括灸法在内的中医药经历千年的发展一直传承至今，在发展的过程中与中华传统文化不断融合。时至今日，国内的艾灸保健热仍方兴未艾，国人对于传统医学的热爱也从未改变。通过今天的这次课程，我们也深深感受到了中医药的博大精深，也体会到践行医学人文精神的重要性。

（陈晓军）

第九章　针灸治疗学 ▷▷▷

教学实录

【专业】针灸推拿学　　　　　　　　【课程】针灸治疗学

【知识点】针灸处方和特定穴的临床应用。

【应用案例】

1. 针灸铜人——中医药文化走向世界的见证（医学类专业课程思政教学案例集：爱国章案例1）。

2. 美国针灸热的起源与一篇小小的报道（医学类专业课程思政教学案例集：爱国章案例2）。

3. "飞鱼"菲尔普斯拔火罐留下的红印子。

一、教学目标

【知识点育人目标】

1. 了解针灸热的本质原因，引导学生学好本领、报效祖国的爱国情操。

2. 强调针灸处方是针灸取效的关键，引导学生树立正确的人生观、价值观。

3. 掌握特定穴的特征和针灸处方开具原则，培养学生热爱国粹、传承发扬的精神。

【知识点思政元素】

1. 针灸在国际上享有盛誉——激发学生的爱国情怀。

2. 针灸是中医药文化的典型代表之一——引导学生建立文化自信。

3. 针灸处方精简、手法精准是临床取效的关键——研修工匠精神，指引学生形成正确的人生观、价值观。

二、教学设计

1. 导入　以习近平主席向世界卫生组织赠送针灸铜人，延伸到美国针灸热的起源，由此思考"针灸热"的原因。

2. 展开　针灸取得理想的疗效是"针灸热"的原因。针灸取效的关键在针灸处方，针灸处方包括两大要素即穴位和刺灸法。针灸是中医文化的代表，学好针灸学首先要建立文化自信，其次要坚持"工匠精神"，学习针灸处方、针灸操作，提高疗效。

3. 总结　针灸是在中国历史特定的自然与社会环境中生长起来的科学文化知识，蕴含着中华民族特有的精神、思维和文化精华，涵纳着大量的实践观察、知识体系和技术技艺，凝聚着中华民族强大的生命力与创造力，是中华民族智慧的结晶，也是全人类文明的瑰宝，应该受到更好的保护与利用。针灸处方选穴精简、手法精准是临床取效的关键，其中蕴含的精神应贯穿学习生活工作中，指引学生形成正确的人生观、价值观。

4. 反馈　针灸治疗学课程包含线上、线下多重教学平台，形成师生无障碍交流通道，学生感言课堂效果，便于教师教学的不断改进。

三、课堂实录

1. 针灸走向世界，激发学生爱国情怀。

师：针灸，是中国医药学宝库中最宝贵的遗产之一，中医针灸于 2010 年纳入联合国教科文组织"人类非物质文化遗产名录"，中医针灸的普及率日益提高，逐步走向世界，已成为"世界针灸"。2017 年 1 月 18 日，在瑞士日内瓦，国家主席习近平与世界卫生组织总干事陈冯富珍，共同见证中国政府和世界卫生组织签署《"一带一路"卫生领域合作谅解备忘录》，并出席中国向世界卫生组织赠送针灸铜人雕塑仪式。这个浑身布满穴位的铜人雕塑，顿时吸引了世界的目光。

提问：针灸能在国际上广泛被接受使用，靠的是什么？大家可以思考一下。

一生答：针灸有很好的临床疗效。

师：这位同学说得很对，首先是针灸具有较好的疗效，而且无可比拟。在美国有一个广为流传的故事：1971 年，美国记者詹姆斯·赖斯顿到中国采访，其间因突发急性阑尾炎在北京协和医院治疗。由于术后腹胀，赖斯顿在术后第三天接受了针灸治疗，症状很快得以缓解。赖斯顿将这一经历写成文章发表在美国《纽约时报》头版，引发轰动，针灸由此进入美国大众视野。1972 年，时任美国总统尼克松访华，他的随行医生在北京医科大学附属第三医院参观了针刺麻醉手术。之后，在美国多家媒体报道下，来自中国的针灸和针刺麻醉揭开了神秘面纱，在美国掀起一股"针灸热"。说到针灸热，大家还了解了哪些广为流传的针灸故事呢？

一生答：里约奥运会上，"飞鱼"菲尔普斯带着拔火罐留下的红印子在泳池里勇夺金牌，紫黑色圆印一时抢了金黄色奖牌的风头。"飞鱼"菲尔普斯为代表的部分美国运动员身上的拔罐印痕不仅引爆了媒体的热情，更引爆了广大中医粉丝的爱国情怀。

二生答：在英国，针灸、拔罐等传统技能受到了英国上至王族政要、下至平民百姓的推崇和欢迎。

师：关于针灸的故事还有很多。针灸有一套完整的科学体系，该科学体系与中医理论是密切相关的，是经过几千年临床实践慢慢形成的。随着现在的操作越来越规范，针灸治疗效果也非常确切。目前针灸非常受医学界的欢迎，也逐渐被外国同行所接受。欧美很多国家民众非常愿意接受针灸治疗，国外医学界对于此类研究也越来越多。毛主席曾指出："针灸不是土东西，针灸要出国，将来全世界人民都要用它治病的"。作为一名大学生，我们有责任、有义务将针灸传承好。

提问：那同学们再想一想，针灸怎样才能取得更好的治疗效果呢？

一生答：取穴要准确。

二生答：针刺补泻手法很重要。

三生答：辨证要准确。

师：同学们说得都很有道理。针灸处方是针灸取效的关键。针灸处方是在分析病因病机、明确辨证立法的基础上，选择适当的腧穴和刺灸、补泻方法组合而成的，是针灸治病的关键步骤。腧穴的选取是否恰当，处方的组成是否合理，直接关系到治疗效果。故针灸配穴处方必须在中医学基本理论和针灸治疗原则的指导下，根据经脉的循行分布、交叉交会和腧穴的分布、功能及特异性，结合疾病涉及的脏腑、病情的标本缓急进行严密组合，做到有法有方、配穴精炼、酌情加减、灵活多变。

［**课堂实效**］以鲜活的案例，让学生了解针灸具有较好的疗效是针灸广泛传播的重要原因，通过了解中国针灸在国际上的接受度，激发学生的爱国热情以及学习针灸的兴趣。

2. 学好立法处方，坚守文化自信。

师：针灸处方是在中医理论尤其是经络学说等指导下，依据选穴原则和配穴方法，选取腧穴进行配伍，确立刺灸法而形成的治疗方案。中医是中国传统文化不可分割的一部分，它的理论和实践充分体现了中国传统文化的根本观念和思维方式。中医的养生理念和治疗手段能帮助人们恢复健康，人们可以通过中医养生和治疗疾病的直观体验来体会阴阳五行、道法自然的哲学智慧和"道"的意义，同时也能看到中国传统文化的实践意义。中医针灸穴位既蕴含丰富的中医药文化，又包含了实用的临床治疗意义。特定穴是指十四经脉中具有特定名称、特殊含义和特殊治疗作用的腧穴，治疗效果极其显著，是针灸治疗疾病的首选要穴。经历代医家长期实践及不断总结，已形成较为完整的体系。

提问：以中医针灸为代表的中医文化已经在世界上 180 多个国家和地区传播使用，具体来说针灸有哪些特色呢？

一生答：针灸有自己的理论体系，包含经络学说、腧穴理论等。

二生答：针灸有独特的技术，主要包括各种针具、针刺操作技术、灸法、拔罐法等。

三生答：针灸治疗疾病谱广，内、外、妇、儿科疾病都可使用针灸治疗。

师：针灸特色可概括为理论上的特色、技术上的特色和治疗病种的特色。2010 年，中医针灸"申遗"成功，给国人带来很强的自信心。针灸有着丰富的中医文化代表性，具有很强的实践性和技艺性，让人"看得见、摸得着"，被国际医学界了解得较多，便于被外国人理解。中医针灸成功列入"人类非物质文化遗产代表作名录"，不仅将使早已满载传奇的毫针和艾叶为更多世人所分享，也将为整个中医药事业的发展设定全新的历史坐标。中医的背景是文化，思维是哲学，理论是科学，临床是技术。2017 年中国政府和世界卫生组织签署《"一带一路"卫生领域合作谅解备忘录》，跟随"一带一路"的步伐，中医药逐步走向世界。在此过程中，作为针灸人，我们要继承好、发展好、利用好传统医学，用开放包容的心态促进传统医学和西医学更好地融合。我们不仅要讲好针灸故事，还要讲好中医药故事，更要讲好中国故事。

［**课堂实效**］针灸疗法对许多疾病具有显著疗效，作用确切而副作用极小，可以广泛应用。针灸作为中医药文化的代表，作为国人智慧的结晶，经历了几千年的积淀。我们应坚信中医药等民族瑰宝的巨大价值，充满信心地向世界推广、与世界分享，乐于交流互鉴、合作共赢。

3. 工匠精神是中医之魂。

师：针灸处方包括两大要素，即穴位和刺灸法。针灸教学有一个很重要的领域，就是针灸取穴。取穴准不准，用文字去表述腧穴部位是有局限性的。古人很早就意识到这个局限性，当时为了弥补，就配上了图形，用图形的方式表示腧穴的位置。此次中国向世界卫生组织赠送的针灸铜人，在古代就是一种指导实践的"神器"。针灸铜人是宋代王惟一医师在天圣年间铸造的，故也叫宋天圣针灸铜人。在此铜人身上，准确地刻画出了14条经脉的定位和分布在这些经脉线上的354个穴位。在宋代，铜人是针灸医生用于指导针灸实际操作和考试的教具。使用时，在铜人体表涂蜡，体内注入液体，操作者取穴进针。如果取穴部位准确，则液体流出；如取穴有误，则针不能入。这个古老而精准的"神器"也一直流传至今。

提问：那么，在宋代怎样才能做出如此精致的铜人呢？

一生答：说明宋代的冶炼及制造技术已达到非常高的程度。

二生答：体现了王惟一及当时的工匠们精益求精、追求卓越的精神。

师：如此精致铜人的问世确实是工匠精神的体现。工匠精神是中医之魂，用匠心叩开博大精深的中医之门，中医药这个宝库才能重放光彩。作为医者，就是要把每一个病例的诊疗过程当作一个产品的制作和打磨过程，每一次的立法处方都要力求精简，每一次的针灸操作都要做到手法精准，将认真精神、敬业精神贯穿始终，精雕细琢，达到最理想的治疗效果。

［**课堂实效**］工匠精神是中医之魂，用匠心叩开博大精深的中医之门，以工匠精神贯穿针灸诊疗全过程，将认真精神、敬业精神融入学习、生活中，引导学生形成正确的人生观、价值观。

四、课后感悟

教师反思：针灸是一门实践性很强的学科，针灸治疗学是针灸基础知识的综合运用，学好针灸治疗学是传承针灸技艺的重要环节。但从课程思政的角度，更需要培养学生以下观念：①针灸起源于中国，了解针灸的发展及国际传播有利于学生增强民族自豪感，激发爱国热情。②针灸是中国传统文化的重要组成部分，中医针灸的传承发展需要学生有高度的文化认同及文化自信。③中医针灸有独特的理论体系，学习过程要细心、精心、耐心，用匠心叩开博大精深的中医之门。

学生感言：针灸是中国的也是世界的，针灸是中国文化的优秀代表，作为新时代的学生，有责任、有义务好好学习，传承中医针灸，传承发展中医传统文化。

（张全爱）

第十章　推拿手法学 ▷▷▷▷

教学实录

【专业】针灸推拿学　　　　　　　　【课程】推拿手法学

【知识点】推拿手法学的发展历史；单式手法的操作和运用；推拿手法的人体操作。

【应用案例】一指禅推法的传承和发展。

一、教学目标

【知识点育人目标】

1. 了解推拿手法的起源，深刻理解实践是理论的源泉和动力。

2. 强调一指禅推法的发展过程，引导学生建立中医的传承思维精神。

3. 掌握一指禅推法的发展和在新领域的应用，引导学生关注新时代推拿手法的守正创新、与时俱进。

【知识点思政元素】

1. 推拿手法的起源——培养学生重视实践、重视临床的求真务实的职业精神。

2. 推拿手法的传承——培养学生精益求精的工匠精神。

3. 推拿手法的创新——培养学生对中医药文化的传承创新能力。

二、教学设计

1. 导入　一指禅推拿历史悠久，在历史的演变中经历了萌芽、发展、繁盛、衰落、继承等起起落落，其间甚至濒临后继无人之境。从一指禅流派的"起起伏伏"中，感触中医学术流派的传承需要一代代人的努力与付出。对于我们来说为了避免重蹈历史的覆辙，更应时刻警示，认真继承流派精髓，为流派的传承付出一份自己的努力。

2. 展开　一指禅推拿流派早期以一指禅推法为主，民国后期逐步发展，至今其基本手法为12种：推、拿、按、摩、搓、抄、滚、捻、缠、揉、抖、摇。其中以一指禅推法作为最主要的手法。由此体现，任何一种手法的形成和运用都不是短时间内完成的，需要几十代推拿医生的不断发展，把一个手法做到极致就是成功，内含精益求精的工匠精神。

3. 总结　一指禅推拿在中医辨证论治的前提下，通过经络的双向调节作用，发挥其定穴准确、指力柔和、渗透力好等特点；以指代"针"，从而充分发挥人体经络的内外调节作用。一指禅推拿手法的变化多样，在中医辨证论治、治病求本的理论指导下取穴、分解组合手法，使之成为复合手法，犹如君臣佐使之汤剂。其具有取穴精准，点线面分明的特点，形成一指禅推拿的"理法方药"。指引学生关注新时代推拿手法的守正创新、与时俱进。

4. 反馈　通过示教课演练、模拟医院实际操作、志愿者服务、线上线下反馈、手法操作见习等途径了解学生对手法的掌握和运用情况，适时改进教学方法和手段。尤其是通过见习、志愿者服务等活动，让学生真实体会到手法的疗效，及其通过自己的手法运用后解除了患者病痛后的成就感，能够激发学生的学习热情，培养学习的主动性和创造力，达到"春风化雨""润物细无声"的教学效果。

三、课堂实录

1. 探索维艰，越是艰险越向前。

师：推拿起源于日常生活，实践出真知。

提问：在学习推拿手法之前有哪位同学接触过通过手法来解除病痛的案例？

一生答：我记得自己小时候走路时不小心头撞在门上肿起来一个包，大哭。我妈过来用手帮我在肿的地方揉了几分钟，估计我妈没学过手法，也不知道这个就是揉法的雏形，揉过以后疼痛立马减轻了，肿也消了许多。

二生答：我有一次去爬山，下山的时候把脚扭伤了，不能行走，痛得很厉害，脚背也肿起来了。当时一个同行的室友让我把脚浸在溪水里半个小时（原始冷敷），疼痛减轻了许多。然后室友帮我用手擦脚背和脚踝，擦过后疼痛进一步减轻了，肿也退下去了，再休息一会儿竟然能够自行行走了。

师：两位同学结合自己日常生活中的经历，谈了自己初步接触手法的体会。其实上面讲到的揉和擦就是我们以后要学习的重要手法，无非是讲得更深入，学得更加细化，操作更加规范。大家以后在学习和临床工作过程中要认真学习和观察手法的操作和运用。例如我有一次送医下乡，无意中发现当地有个土郎中用木头锤子在患者背上锤来治疗腰痛，竟然取得了很好的效果，给我很大的启发。只要大家多操作多实践，肯定可以把手法学好。

[课堂实效] 学生在学习手法之前普遍存在一定程度的畏难情绪，通过一段轻松的导入和学生自己经历的案例，增强学生学习自信心。再顺势切入学好手法的关键：实践和操作，让学生明白理论来源于实践，真理就是从实践到理论，然后理论再指导实践的一个不断循环的过程，培养学生探索科学的精神，认识实践的重要性。

2. 把一个手法做到极致就是成功，内含精益求精的工匠精神。

师：一指禅推拿的发展经历了几代推拿医生的不断实践才形成今天的操作模式。根据我们课前布置的作业，哪位同学能介绍一下几个有代表性的一指禅推拿医生或者发展简史？

一生答：李鉴臣，清咸丰同治年间河南人，一指禅推拿先驱。相传李氏曾为宫廷御医，后在江苏一带行医。李氏在扬州，传一指禅推拿医术于丁凤山。丁凤山，又名丁永春，扬州西门人。丁氏擅长骑马射箭，考取武秀才。青年时代，随李鉴臣学习一指禅推拿。丁氏继承了先师的一指禅推拿之精髓，除跌打损伤外，还擅长治疗内妇等杂病，尤其在用缠法治疗喉痹等咽喉部疾病方面，开创一指禅推拿的先河。丁氏早年行医于南京、扬州一带。1911 年迁居上海，丁凤山一生收门徒弟子 13 人。

二生答：王松山，字涟，扬州西门人。18 岁拜丁凤山为师，为其首徒。一指禅推拿的第三代传人，为我国推拿界第一位三级专家。他 23 岁业成，先后行医于杭州、宁波、汉口、镇海等地，后迁居上海并开业。王松山为促进推拿医学事业的继续发展，于 1920 年组建"推拿研究会"，每月组织一次医学讨论，持续数年。王氏同时为上海神州医学会和上海中医协会的会员，先后在上海中医学院附属曙光医院、上海市第十一人民医院和上海中医学院附属推拿门诊部任推拿医师。王氏较系统地继承了一指禅推拿学派的真传，在实践中不断创新，擅治头痛、头晕、胃肠疾病及小儿急惊风等。在治疗上，他强调手法刚柔相济，柔和渗透。

师：同学们的课前准备工作都做得很好，查了许多资料，回答都十分详细，使大家加深了对一指禅推拿的了解。医学的发展历经坎坷，正是经过一代代中医人的不断努力下，才能够很好地发展到今天。

[课堂实效] 了解一个手法的发展脉络，对于理解和学习手法非常重要。习总书记指出：中医药学包含着中华民族几千年的健康养生理念及其实践经验，要遵循中医药发展规律，传承精华、守正创新。我们要让学生传承的是精华，只有了解了发展史，懂得曲折的过程，才能很好地传承。

3. 中医药的创新离不开传承，是在传承基础上的创新。

师：大家刚才都谈了自己对一指禅推拿发展历程的体会和自己的看法。习总书记也指出中医药学包含着中华民族几千年的健康养生理念及其实践经验，要遵循中医药发展规律，传承精华、守正创新。这里面讲到传承和创新，创新是在传承基础上的创新。

提问：请大家谈谈在一指禅推拿的发展过程中有哪几个创新点？

一生答：丁凤山继承了先师的一指禅推拿之精髓，除跌打损伤外，还擅长治疗内妇等杂病，尤其在用缠法治疗喉痹等咽喉部疾病方面，开创一指禅推拿的先河。王松山较系统地继承了一指禅推拿学派的真传，在实践中不断创新，擅治头痛、头晕、胃肠及小儿急惊风等疾病。在治疗上，他强调手法刚柔相济，柔和渗透。

二生答：钱福卿很强调中医一指禅"易筋经"练功，特别注重推拿医生的精、气、神三者结合的内涵功。王百川首创"推托法""插法""振颤法"等手法治疗胃下垂。王氏的一指禅推法、摩法、振颤法有其独特之处，擅治消化不良、慢性胃炎、胃下垂、慢性结肠炎、失眠等。曹仁发在 1960 年和 1962 年先后负责编写我国推拿学科最早的专业教材《推拿学》《中医推拿学讲义》，开创了推拿教材从无到有的先河。

师：好的，同学们都讲得很好，提炼得也非常好。一指禅推拿之所以能成为目前临床上运用最广泛的手法之一，离不开推拿医生们的不断努力、不断创新。推拿手法的创新主要表现为两种形式，一种是推拿手法操作形式的创新，像缠法和偏锋推法就是，还有一种是该手法治疗疾病范围的创新。你们以后从事临床工作也要在这两方面多下功夫。

[**课堂实效**] 通过这次课堂教学，如课前布置作业预习、课堂分享交流、课堂讨论、老师引导总结等步骤，同学们更牢固地掌握了知识，还通过自己的总结领悟到了其中蕴含的正能量，为以后走向临床、服务社会打下了良好的基础。课堂气氛活跃，在轻松的环境氛围中增强了学习兴趣，激发了创新动力，取得了思政教育和专业教育的双收获。

四、课后感悟

教师反思：推拿手法学是针灸推拿学专业的核心课程，里面蕴含着丰富的思政元素。在教学过程中，如果脱离专业知识讲思政，学生往往领悟不深，效果不理想。在专业课程的教学过程中有机融合思政元素往往可以取得更好的效果，可以培养出更好、更优秀的中医事业接班人。

学生感言：以前觉得专业课比较枯燥深奥，学习难度较大。通过这次课，发现专业课也可以上得这么有趣生动，收获很大。在掌握专业课的同时，还引发了我们思考，鞭策激励我们学得更好、更扎实。

（谢远军）

第二篇 中药学类专业

导读

本篇共收录中药学专业中药学、中药鉴定学、中药药理学、中药化学、中药炮制学、中药药剂学等6门课程共12则课程思政教学实录，供中药学类专业相关课程教师在实际课堂讲授中借鉴参考。

第一章　中药学 ▷▷▷▷

教学实录一

【专业】中药学　　　　　　　　　【课程】中药学

【知识点】苦杏仁（甜杏仁）教学：杏林学子、虎守杏林、杏林春暖等词语的起源、意义。

【应用案例】中医"杏林"之美誉（医学类专业课程思政教学案例汇编：诚信章案例1）。

一、教学目标

【知识点育人目标】

1. 了解杏林借喻医生医术典故轶事的渊源由来，培养学生的高尚医德。

2. 强调药王孙思邈勇敢救治百兽之王，强化学生的科学素养。

3. 杏林春暖、誉满杏林等词语传颂，崇尚中华民族优秀传统美德。

【知识点思政元素】

1. 以杏林借喻医生医术的渊源——倡导敬佑生命、救死扶伤的高尚医德。

2. 孙思邈为虎实施手术——培养严谨细致、开拓创新的科学精神。

3. 虎守杏林的前后过程——塑造感恩怀德、诚实守信的道德情操。

二、教学设计

1. 导入　讲授化痰止咳平喘药苦杏仁时，导入《神仙传》记载董奉在庐山行医济世的故事，重点叙述他在行医时从不索取酬金，每当治好一个重病患者时，就让病家在山坡上栽五棵杏树；看好一个轻病患者，则栽一棵杏树。当杏林的杏子成熟时，董奉在杏林旁边建了个谷仓，并告诉人们，但凡有买杏子的，不用交钱，也不用和他打招呼，只要带来一些谷子，将谷子倒入谷仓，就可以拿走同等重量的杏子。董奉用这些谷子救济周围的贫苦老百姓和接济断了盘缠的路人。

很多年以后，精研医学并兼通玄门典籍，被誉为"药王"的唐代著名医学家孙思邈晚年曾云游于邱县，观其景物优美，民风淳朴，遂流连忘返客寓郊寺，悬壶行医无欲求，施医无类，并承董奉之志为人诊病不收诊费，唯望患者病愈后在寺旁植杏树三株，经年植杏树百亩，郁然成林，杏熟后以杏易谷来济贫。

一次孙思邈出诊归来经过杏林时，遇到了一只猛虎，痛苦万分地向其求医，孙思邈不知它究竟得了什么病，后来见老虎总是张大了嘴让他看，他才了然是异物卡住了老虎的喉咙。诊断定了，可如何治疗却是个问题，孙思邈决定先取出卡喉的异物，为避免老虎在手术过程中因受刺激不肯配合而出危险，他特制了一个医疗器械，置于虎口固定，取出异物后，再敷药、服药，以解除老虎的病痛。痊愈后的老虎感恩戴德，看守杏林。从此留下了医药界的"虎守杏林"传说。

2. 展开 通过两位中医药名人与"杏林"关系的介绍，引发学生思考。董奉和孙思邈的行为堪为医者典范，并且孙思邈在《千金要方》的"大医精诚"中给出了为医的明确要求，医者既要精于业，又要诚于心，重视学术修习的同时，更要注重品德修养，只有德才兼备，才能真正成为一名合格的医生。同时"以谷易杏"的自助式交易方式也彰显了诚实守信的优秀品质。

3. 总结 通过对医家董奉和药王孙思邈两位大家"杏林"佳话的介绍，倡导中医药学生在求学过程中，既要追求高超精湛的医疗技术和能力，又要树立敬佑生命、救死扶伤的医德信念，传承中华诚实守信、感恩怀德的传统美德。

4. 反馈   引导学生通过研读古籍、查阅文献、遍访名医、问询百姓等途径，了解博大的中医药文化，研习精深的中医药知识。整理并分享心得体会，增强中医药文化自信，努力提升自身的职业素养和道德情怀。

三、课堂实录

1. 杏林借喻医生医术典故轶事的渊源由来——敬佑生命、救死扶伤的高尚医德。

师：三国时代，庐山有位名医叫董奉，他医道高明、技术精湛，深得百姓敬重。他为患者施治不计报酬，对于贫病者更是不取分文。董奉与当时的张仲景、华佗齐名，号称"建安三神医"。

在诸多有关董奉传奇般的事迹中，最有影响的乃是他在庐山行医济世的故事。据《神仙传》卷十记载："君异居山间，为人治病，不取钱物，使人重病愈者，使栽杏五株，轻者一株，如此十年，计得十万余株，郁然成林……"同学们从中受到哪些启发？

一生答：杏林始祖、建安神医董奉医术高明、医德高尚、乐善好施、普度众生的博爱精神。历经后世医家长期践行，自觉培育形成的基本医德信念、价值标准和行为规范，是中华物质文明和精神文明的高度统一。

二生答：董奉与杏林的故事是中国道文化和医文化交融的典范，董奉是道医的杰出代表。他高尚的医德和高超的医术感召了后世无数良医贤士，他的宝贵精神品质和精湛的医术，永远值得我们崇敬和学习。

师：同学们回答得非常好。杏林学子们应该从董奉等历代名医名家身上汲取经验以提高中医治疗水平；学习他们大医精诚、敬佑生命、救死扶伤的优秀品质，加强职业修养，提升道德情操。

[**课堂实效**] 通过对"建安三神医"之一董奉的介绍，以及"杏林"含义的讨论，引发学生对于医术精湛、医德高尚名医大家的崇敬和向往；鼓励学生努力掌握中医药专

业知识和技能，在提高自身专业素质和能力的同时，又要提升自己的品德修养。

2. 孙思邈为虎实施手术——严谨细致、开拓创新的科学精神。

师：对于动物的生命，孙思邈同样珍视，但是老虎是猛兽，伸手进虎口去摘除异物肯定是有危险的。孙思邈经过思考，最后想出一个方案：特制一个医疗器械，先置入虎口，使虎不至于在手术过程因受到刺激，忽然不肯配合而出危险。结果，手术非常成功。

现在，人们模仿"医疗器械"缩小制造的串铃，成为行医的"报君知"，并定名为"虎撑子"，一直沿用到近代。以上叙述给同学们启发或者启示是什么？

一生答：虎守杏林的传说有不同版本和大致相同的内容，集中反映了从医者要有大爱，从业时要临危不乱，沉着应对，严谨细致。

二生答：无论科学研究，还是医疗实践，都需要我们善于思考，勤于总结，触类旁通。科学技术进步，医疗产品的迭代升级要求人们勇于探索、不懈追求和开拓创新。

三生答：虎守杏林的传说给我们展示了一幅人类与自然界，尤其人类与动物和谐相处的美丽画卷。我们要热爱自然，善待自然。

师：同学们讲得很好。中医药发展进步离不开科研工作者们持之以恒的不懈追求、勇于探索和开拓创新。希望同学们能够从历代医家身上汲取优秀品质和高尚精神，学好专业知识和技能，将来更好地发展中医药事业，为人民服务。

[**课堂实效**] 通过对受伤老虎救治过程的讨论，以及医疗用具产生与改进情况的了解，使学生们体会到中医药从业者必须严谨细致，更应该具备不懈追求、勇于探索和开拓创新的精神。

3. 杏林春暖、誉满杏林等词语传颂——崇尚中华民族优秀传统美德。

师：如今，技艺精湛的中医大夫常被誉为"杏林妙手"；中医界后起之秀被称为"杏林新秀"；与中医中药有关的趣谈故事统称为"杏林佳话"；而"杏林春秋"则说的是中医历史。人们在称赞有高尚医德、精湛医术的医生时，也往往用"杏林春暖""誉满杏林""杏林高手"等词语来形容。近现代的一些医药团体、杂志刊物也常以"杏林"命名。"杏林"已成为医界的别称。有关"杏林"的佳话，不仅成为民间和医界的美谈，也成为历代医家激励、鞭策自己努力提高医技，解除患者痛苦的典范。请同学们谈谈对"杏林"一词如此深入人心的理解。

一生答："杏林"一词早已成为医界别称，而"杏林"之所以如此深入人心，除了世人熟知杏林始祖、建安神医董奉医术精湛、医德高尚外，还知晓其乐善好施、普度众生的博爱之心、仁爱之行；历代名医名家推崇、效仿、践行董奉的品行，其敬佑生命、救死扶伤、医者仁心和大爱无疆的职业情怀，甘于奉献的高尚精神，为百姓所崇敬和赞扬。

二生答：多年来，民众对于"杏林"一词，早已谙熟于心，推崇备至。"杏林"一词之所以如此深入人心，恰恰是因为它有丰富的内涵，尤其是蕴含了深厚的传统中华民族优秀美德。

师：两位同学回答得都很好。"杏林"一词有广泛的群众基础，具有强大的生命力，为世人所颂扬，更加坚定了我们对中医药文化的自信，也增强了学生们提高职业道德与思想品质修养的自觉性。

[**课堂实效**] 通过对杏林新秀、誉满杏林、杏林妙手、杏林春暖等诸多词语的介绍与分析，使同学们体会到作为传统文化的一部分，中医药文化具有强大生命力，具有深厚的群众基础，增强了大学生的中医药文化自信，坚定了同学们的专业信心，引导同学们努力学习，为中医药事业做出自己应有的贡献。

四、课后感悟

教师反思：通过虎守杏林、杏林春暖、誉满杏林等词语的学习与讨论，教育当代中医药大学生在掌握知识、学习技能的同时，努力提高职业修养，提升道德情操，成为敬业、守信、友善、心怀感恩的杏林学子，勇于努力追求、探索创新，肩负起中医药的传承与创新使命。

学生感言：通过这次课程，我们深深地感受到中医药的博大精深，中医药的传承创新需要我们年轻一代更加努力，我们将以董奉、孙思邈等先贤为榜样，学习继承他们医者仁心、无私奉献、勇于追求探索的精神，心怀感恩、坚守诚信，努力担负起中医药传承创新的重任。

（管家齐，张芯）

教学实录二

【**专业**】中药学　　　　　　　【**课程**】中药学

【**知识点**】陈皮、青皮教学：橘井泉香的起源、含义。

【**应用案例**】医家美誉"橘井泉香"的典故（医学类专业课程思政教学案例汇编：友善章案例 2）。

一、教学目标

【知识点育人目标】

1. 了解橘井泉香的历史背景，培养学生仁慈友善的道德情操。

2. 强调医家苏耽的施救举措，强化学生爱岗敬业的进取精神。

3. 掌握橘井春秋的丰富底蕴，提升学生对中医药文化的认同感和自豪感。

【知识点思政元素】

1. 橘井泉香的历史背景——塑造医者仁心、乐善好施的道德情操。

2. 苏耽心系患者施仁术——培养爱岗敬业、济世救人的工匠精神。

3. 苏耽橘井被宣扬咏颂——倡导中华美德、增强中医药文化自信。

二、教学设计

1. 导入　讲授理气药青皮、陈皮时，导入橘井泉香的典故。相传西汉文帝时，湖南郴州人苏耽，医术精湛、助人为乐，为人治病不收报酬，笃好养生之术，人们称他为"苏仙翁"。有一次，苏耽有事外出，需要三年才能回来。因此他对母亲说："明年天下会发生一场大的瘟疫，咱院子里的井水和橘树就能治疗。患者如恶寒发热，胸膈痞满者，给他一升井水，一片橘叶，煎汤饮服，立可痊愈。"后来的情况果然如苏耽所言，天下瘟疫流行，生病的人不计其数。同时，由于天灾连年，土地歉收，当地的农民们食不果腹，衣不蔽体，哪有钱请郎中和抓药，而且当地官员们也都没有什么作为，导致病死的人不计其数。此时苏母记起了儿子的话，便广而告之苏耽留下了药方能治疗该病。因为苏耽平时就很有名气，故周边的患者都来求橘叶井水治病，甚至千里之外的人也慕名而来。服用橘叶井水的人，也都立刻痊愈，不再受瘟疫的折磨。

2. 展开　通过"龙蟠橘井""橘井泉香"的介绍，引导学生思考，优秀中医药文化需要继承和弘扬。中医药知识博大精深，行之有效，需要学生们认真学习和研究，熟悉和掌握。

3. 总结　通过对医家苏耽"龙蟠橘井""橘井泉香"典故的介绍，倡导杏林学子在奋发读书的过程中，既要掌握精湛的医术，又要仁慈友善，爱岗敬业，颂扬中华美德。

4. 反馈　指导学生研读古籍医案、调研民众、关注媒体等，感知中医药文化，学习中医药知识。整理并分享心得体会，增强中医药文化自信，努力提升自身的思想品德。

三、课堂实录

1. 橘井泉香的典故——医者仁心、乐善好施的道德情操。

师：后人以"橘井泉香"或"龙蟠橘井"来歌颂医家治病救人的功绩，医家将其书写在匾上以明志。请同学们结合"橘井泉香"的具体内容，谈谈你所受到的启发有哪些？

一生答："橘井泉香"或者"龙蟠橘井"等词语画龙点睛地提示，医术高明、医德高尚的杏林大家，深受世人的敬仰和传颂，值得我们学习。

二生答：苏耽指出"患者如恶寒发热，胸膈痞满者，可用井水一升，橘叶三片。"以上预测和治疗，说明中医药自古就有救治传染病的历史。

师：同学们回答正确，杏林学子们应该从苏耽等名医大家身上汲取经验以提高中医治疗水平；学习他们医者仁心、乐善好施、甘于奉献等优秀品质，加强道德修养。

[**课堂实效**] 通过对苏耽的介绍，"橘井泉香"的讲述，激发学生们对医术精湛、医德高尚名医大家的崇敬和向往，激励大家努力掌握中医药知识，提升自己的品德修养。

2. 医家苏耽的施救举措——爱岗敬业、济世救人的精神。

师：司马迁《史记》载：有一年，天下大旱，遭遇蝗灾。皇帝下令诸侯，不必向朝廷进贡，散发仓库的粮食来救济贫民，允许平民可以出粮买爵位。《湖湘疫病史研究》揭示官方整体反应消极，只有少数官员做出有限的个人努力；民间医生是医疗救治的主角，但也存在良莠不齐、人员不足等客观现实，民间自助是最主要的疫病救治力量，尽管实际效果并不突出。这就是"橘井泉香"这则典故所对应的背景，也表明这个典故在历史上确实存在，不仅仅只是一个传说。以上叙述给同学们启发或者启示是什么？

一生答：大难当头，疫情肆虐，以苏耽为代表的医家们愿意担当、敢于担当，开展积极救治或者救助患者的工作，体现了爱岗敬业精神和济世救人、救死扶伤的博大情怀。

二生答：因为苏耽预言瘟疫的盛行，并提前给出了方子治疗疾病，可以看出中医具有预防和治疗的作用，很早就有了先例，也体现了苏耽精湛的医术。我们要努力学好专业知识和技能，为将来更好地开展工作打下坚实基础。

师：两位同学讲得简洁明了。中医药事业的发展离不开就就业业的工作者，爱岗、敬业是优秀中医药文化传统，同学们要传承发扬。也希望同学们能够从历代医家身上汲取更多的优秀品质，学好专业知识和技能，更好地为中医药事业服务。

[**课堂实效**] 通过对橘井泉香的内容再讨论，使学生们体会到中医药从业者应该爱岗敬业、敢于担当，成为一名医德高尚、医术高明的白衣天使。

3. 苏耽橘井、橘井泉香、悬壶济世等词语的传颂——体现中医药文化自信和中华民族传统美德。

师："橘井泉香"出自西汉刘向所撰的《列仙传》之《苏耽传》。清代陈梦雷的《古今图书集成》就将其收入《医术名流列传》之中，流传甚广。至今湖南郴州市东北郊苏仙岭上的苏仙观、飞升石、鹿洞，以及市内第一中学内的橘井，都是纪念苏仙的遗迹。"橘井泉香"一词与"杏林春暖""悬壶济世"一样，在中医学界脍炙人口。过去医家常常以"橘井"一词或橘、杏并用来为医书取名，诸如《橘井元珠》《橘杏春秋》等，寓意深刻。请同学们谈谈对这些词语的感悟。

一生答：琳琅满目的典故用词之所以如此深入人心，除了世人熟悉并推崇的医术精湛、医德高尚的先贤苏耽，更是因为其后的医家推崇、效仿、践行苏耽的品行——医者仁心、乐善好施、济世救人、甘于奉献等精神，百姓们对此崇敬和赞扬有加。有如此广泛共识的词语，具有强大的生命力，为世人所普遍接受。

二生答：世人对于"橘井泉香""苏耽橘井"等，早已谙熟于心，推崇备至。"橘井泉香"等词语之所以如此深入人心，恰恰是因为它们有丰富内涵，蕴含着深厚的中华民族传统美德和中医药文化。

师：同学们回答得非常好。"龙蟠橘井""苏耽橘井"等有广泛群众基础的词语，具有强大的生命力，这便更加坚定杏林学子们对中医药文化的自信，增强同学们提高职业道德与思想品质修养的自觉性。

[**课堂实效**] 通过对"龙蟠橘井""悬壶济世"等词语的宣扬，使同学们体会到中医药文化具有强大生命力，具有广泛的群众基础，增强了杏林学子的中医药文化自信，坚定了同学们的专业信心，引导同学们奋发向上，努力学习，为中医药事业做出更大贡献。

四、课后感悟

教师反思：通过对"橘井泉香"典故的介绍，"龙蟠橘井""悬壶济世"等词语的解释，教育中医药大学生在掌握知识、学习技能的同时，努力提高职业修养，提升道德情操，成为敬业、友善的杏林学子，为中医药的传承与发展做出更大贡献。

学生感言：通过这次课程，我们深深感受到中医药文化的丰富多彩，传承和发扬中医药文化需要我们年轻一代更加努力，我们将汲取名医名家的学识与经验，学习他们医者仁心、乐善好施、救死扶伤、无私奉献等精神，努力担负起中医药传承和创新的重任。

（管家齐，张芯）

第二章　中药鉴定学 ▷▷▷

教学实录一

【专业】中药学　　　　　　　【课程】中药鉴定学

【知识点】中药鉴定学的任务，中药品种整理与研究，中药不良反应。

【应用案例】龙胆泻肝丸毒性事件调查（医学类专业课程思政教学案例集：诚信章案例3）。

一、教学目标

【知识点育人目标】

1. 了解中药同名异物、异物同名多来源现象，增强学生的责任感与使命感。

2. 强调不断发现的中药不良反应，强化学生的辩证性思维。

3. 掌握马兜铃酸的研究历史、木通药用历史变迁，培养学生的科学态度及批判性思维。

【知识点思政元素】

1. 药材品种的现状——正本清源、澄清混乱品种，保障用药安全有效，增强责任感与使命感。

2. 药材用药的安全与有效——建立药性与毒性量的辩证性思维。

3. 药材药用历史、研究过程的变迁——提升实事求是的科学态度，与时俱进，有选择继承的批判性思维。

二、教学设计

2005版《中国药典》一部取消了关木通的药用标准，收载木通科植物木通、三叶木通或白木通的藤茎为木通。2020版《中国药典》一部又再次取消了马兜铃、天仙藤这两种含马兜铃酸的药材标准。课程基于"中药鉴定学的任务——澄清混乱品种"这一主题，通过本案例导入课程，通过教师摆出案例，提出问题，学生深入思考，小组讨论本案例的深刻内涵，深入理解中药同名异物、异物同名多来源现象以及中药不良反应等，在此基础上教师结合学生讨论总结，引发更深入思考，如本案例中在医药制度上存在的问题，课后通过学生交流，找出学生兴趣点及改进之处。

1. 导入　2003年，有记者发表了一篇报道《龙胆泻肝丸——清火良药还是"致病根源》，迅速在社会和医药界引起轩然大波。随后全国各大媒体纷纷转载报道了服用龙胆泻肝丸会造成肾脏损害的新闻。2003 年 3 月，龙胆泻肝丸事件其中一个受害者向法院提起损害赔偿诉讼，随后百余名龙胆泻肝丸的受害者委托某律师事务所起诉同仁堂。"龙胆泻肝丸事件"给百余名患者造成了严重的肾脏损伤，必须靠血液透析维持生命。龙胆泻肝丸中所用木通历代本草中存在不同药用记载，关木通等一系列含马兜铃酸的药物所导致的马兜铃酸肾病陆续有报道，本事件后，《中国药典》逐步取消了这一系列药物的国家药品标准。

2. 展开　"龙胆泻肝丸事件"涉及药材真伪、药材多品种问题，药品不良反应监测问题，如何看待传统中医药在现代的继承与发展等问题。

3. 总结　龙胆泻肝丸事件反映出中药一个长期历史遗留问题，即中药同名异物、异物同名多来源混杂现象，历代本草中记载的品种多有不同，中药鉴定学的首要任务即是正本清源，澄清混乱品种，做到药效统一，保障人民用药的安全与有效。这也是每一个中药人的使命与责任。《中国药典》5 年一修订，是在继承传统中医药精髓的现代基础上，运用现代科学技术继承性发展，不断探索、创新的过程。

4. 反馈　中药鉴定学课程包含线上、线下教学平台，同学可以通过多途径反馈教学效果以及对课程的看法，从而利于教师掌握学生兴趣点及观察视角，进一步优化课程。

三、课堂实录

1. 通过学习中药同名异物、异物同名多来源现象，引导学生正本清源、澄清混乱品种，保障用药安全有效，增强责任感与使命感。

师："龙胆泻肝丸"事件的始末，是由于中药品种混乱，品种误用对患者造成不可逆转损害的事例。肇事者"木通"有多来源：一为木通，即木通科植物五叶木通 *Akebia quinata*（Thunb.）Decne.、三叶木通 *Akebia trifoliate*（Thunb.）Koidz. 的干燥藤茎；二为川木通，即毛茛科植物小木通 *Clematis armandii* Franch. 或绣球藤 *Clematis montana* Buch.–Ham. ex Dc. 的干燥藤茎；三为关木通，即马兜铃科植物东北马兜铃的干燥藤茎。

提问：同学们如何看待中药中常出现的同名异物、异物同名现象，有何建设性意见？

一生答：我觉得中药中同名异物、异物同名的现象是历史遗留下来的。中国幅员辽阔、资源丰富，又有丰富多彩的各地方言及文化，同种药材不同地域就会有不同的俗名，不同的用药习惯，久而久之就会出现这种现象。

二生答：要解决这个问题，首先需要我们掌握中药鉴定学知识，准确识别药材，明确品种；其次，国家层面上组织对常用中药材品种进行整理与研究，制订相应的标准来加以规范。

师：同学们回答得非常好，也抓住了要点。中药种类繁多，来源十分复杂，加上各地用药历史、用药习惯的差异和中药名称的不统一，造成"同名异物"（homonym）、"同物异名"（synonym）现象十分普遍而严重，如同名为"贯众"的药材原植物有 9 科 17 属 50 余种蕨类植物。一些名贵的中药材，如冬虫夏草、天麻、西洋参、野山参、麝香、牛黄等，在市场上还经常出现各种伪品，如用淀粉铸造的"冬虫夏草"、用土豆加工成的"天麻"、用人参加工成的"西洋参"等。此外，同一中药，在不同地区名称往往不一，造成众多的同物异名现象，如爵床科植物穿心莲 *Andrographis paniculata*（Burm.f.）Nees，又名一见喜、四方莲等。因此，如果缺乏中药鉴定知识，可能会造成中药来源不一或鉴定错误，轻则造成资源浪费，重则出现毒副作用甚至威胁患者生命。《中国药典》收载的中药中亦尚存在不少中药为多来源的情况，如大黄、麻黄、甘草等，对它们进行鉴定更需要有丰富的中药鉴定学知识。所以我们学习中药鉴定学的首要任务就是正本清源，澄清混乱品种，做到药效统一，保障人民用药的安全与有效，也是每一个中药人的使命与责任。

中华人民共和国成立后，通过 3 次全国中药资源调查及品种整理工作，基本摸清了我国 20 世纪 80 年代天然药物资源的种类分布和民间应用情况，先后出版了一大批中药鉴定的重要专著，如《中华人民共和国药典》《中药志》《中药大辞典》《全国中草药汇编》《新华本草纲要》《中国本草图录》《原色中国本草图鉴》《中国中药资源》《中国中药资源志要》《常用中药材品种整理和质量研究》《中华本草》《中国民族药志》等。在"七五""八五"期间（1986—1995），由国家科委、国家中医药管理局组织，在楼之岑教授和徐国钧教授领导下，组织国内众多医药院校、科研机构对 220 类（专题）中药材进行了系统的品种整理和质量研究，研究内容包括本草考证和文献查考、药源调查、分类学鉴定、性状和显微鉴定、理化分析、化学成分、采收加工、药理和毒理等各项研究。

［课堂实效］通过对中药同名异物、异物同名多来源现象进行讨论，使学生了解这种现象所带来的危害，引导学生学好中药鉴定学知识，正本清源、澄清混乱品种，保障用药安全有效，增强学生的责任感与使命感。

2.通过不断发现的中药不良反应，引导学生思考药性与毒性的辩证关系。

师：近年来关于关木通等一系列含马兜铃酸的药物所导致的马兜铃酸肾病陆续有报道，其他一些中药及中药注射剂不良反应也不断被发现，如何首乌、胖大海、厚朴、云南白药等。

提问：如何看待近年来不断见于报道的中药不良反应？

一生答：俗话说"是药三分毒"，少数中药具有不良反应也很正常，中药注射剂的不良反应可能是由于中药成分过于复杂，给药途径不适应的缘故。解决途径应该是加强不良反应监测，及时监测，及时报告，尽量减少伤害事故的发生。

师：是的。近年来影响较大的中药不良反应案例继比利时中药减肥事件、新加坡黄连事件、日本小柴胡汤事件、英国千柏鼻炎片和复方芦荟胶囊事件、马兜铃酸肾病事件、鱼腥草注射液事件、何首乌事件之后，又有中药材熏硫、汉森制药"槟榔入药"、云南白药与"乌头碱"、同仁堂多种中成药含朱砂、肝小静脉闭塞病事件等。中药毒性是指药物对人体的有害效应或损害作用，为中药的不良反应，但并不是所有的中药都有毒性；有毒中药专指那些药性强烈，安全剂量小，用之不当或药量超过常量，即对人体产生危害，甚至可致人死亡的中药。药性与毒性是一个量的辩证关系。这些不良反应案例也反映出在国家药品监督方面、中医药药品说明书、药品不良反应的监测制度、药品召回制度等方面存在一定问题，还需不断探索完善。中药虽然有一定的不良反应案例，但在长期的人类与疾病斗争过程中，对预防、治疗疾病及人类保健起到了重要作用，也必将继续为人类生命健康服务。

［课堂实效］通过对中药不良反应的讨论，使学生认识药性与毒性的辩证关系，强调要重视对不良反应的监测，减少伤害事故的发生。

3. 通过马兜铃酸的研究历史、木通药用历史变迁，引导学生树立实事求是的科学态度以及批判性思维。

师：龙胆泻肝丸中所用木通在历代本草中存在不同药用记载。明代以前为木通，清代记载有山木通、小木通、大木通、川木通，现代《东北药用植物志》首次出现关木通，20 世纪 50 年代，关木通成为主流商品，1963 版《中国药典》收载关木通、木通、川木通，1997 ～ 2000 版《中国药典》收载关木通、川木通。由于龙胆泻肝丸事件，2005 版《中国药典》取消了关木通的药用标准，收载木通科植物木通、三叶木通或白木通的藤茎为木通。

提问：结合马兜铃酸的研究历史、木通药用历史变迁，谈一下你们的心得体会。

一生答：马兜铃酸的研究历史说明对药物、对事物的认知都有一个不断探索、不断否定、重新建立和不断完善的过程，我们应该实事求是，发现问题及时修正。

师：同学回答得很有道理。由于认知水平及技术所限，我们对事物的认识总是不全面的，相对的。案例中的"肇事者"马兜铃酸从最早发现具有一定药理作用，再到其毒性的逐渐被认识，说明我们在学习研究中应坚持实事求是，培养批判性理性思维，热爱我们传统中医药，不因现有的不足而持全盘否定态度，也不应盲目全盘继承，而应关注学科最新前沿及进展，在继承中发展，继承中创新，才能使传统中医药焕发新的活力。药典每 5 年一修订，也是在继承传统中医药精髓的基础上，运用现代科学技术继承性发展，不断探索、创新的过程。

［课堂实效］通过对马兜铃酸的研究历史、木通药用历史变迁的分析，使学生认识到事物是在不断发展变化的，培养学生实事求是的科学态度以及批判性思维。

四、课后感悟

教师反思：中药鉴定学的任务是在第一堂课绪论当中就会涉及的内容，良好的开端是成功的一半，比起枯燥说教，引用身边发生的社会热点案例更加触动人心，会自然而然引发同学思考讨论，感受到自身承担的重任。开课伊始，就建立起正确的学习态度，在后续的学习中不断精进自己的业务能力与职业素养。

学生感言：本案例触目惊心，一下子感觉到自己的肩头沉甸甸的。健康所系，性命相托。传统中医药的精髓需要继承，但不能全盘西化，这还需要我们药学生不断努力，我们也明确了自身的责任与以后的发展方向。

（汪红，黄真）

教学实录二

【**专业**】中药学　　　　　　　　　　【**课程**】中药鉴定学

【**知识点**】冬虫夏草的鉴别，代用品。

【**应用案例**】"柯氏冬虫夏草"陷入"假虫草门"。

一、教学目标

【**知识点育人目标**】

1. 了解"假虫草门"事件的过程，培养学生的职业道德。

2. 强调中药资源的保护，增强学生资源保护意识。

3. 掌握代用品的概念及使用，提升学生的批判性思维。

【**知识点思政元素**】

1. 药材真伪——培养依法工作观念，能以国家医药管理法规和行业准则规范自己的职业行为。

2. 资源保护——增强多层次、多途径开发利用中药资源，使资源可持续性发展利用的意识。

3. 药材代用品——强化求真求知、开放思想的批判性思维。

二、教学设计

2008 年，柯氏冬虫夏草的发明人柯传奎被人告上法庭。后工商部门介入调查，查明："柯氏虫草"非冬虫夏草，而其包装上注明的厂家与实际生产地不符，因而受到处罚。课程基于"冬虫夏草代用品"这一主题，通过本案例导入课程，通过教师摆出案例，提出问题，学生小组讨论本案例内容，理解正品、伪品、代用品概念等，在此基础上教师结合问题，引导学生思考本案例中反映出来的问题，通过学生交流及线上、线下平台找出学生兴趣点及改进之处。

1. 导入　"柯氏冬虫夏草"因对成分虚假标注与伪造产地受到应有处罚，其产品对消费者造成了伤害，从此在市场上消失。

2. 展开　"柯氏冬虫夏草"事关药材真伪品、代用品概念，要具备专业知识与技能，在工作中熟练区分，依法正确使用；还涉及资源开发的途径，强调多途径开发新药源，深度开发，保护性开发。

3. 总结　案例中"柯氏虫草"因以人工发酵培育的蝙蝠蛾被毛孢菌丝体粉料成分虚伪标注"冬虫夏草"并伪造产地被处罚，强调学生在工作中养成依法工作的观念，能以国家各项医药管理法规和行业准则规范自己的职业行为。发酵虫草是从新鲜冬虫夏草中分得真菌，经液体深层发酵得到的菌丝干燥片块或粉末。其颜色为黄褐色，有真菌气味，功效类似，可代用。目前已有批准生产的百令胶囊，即为代用品，但在原料中一定要标注为发酵冬虫夏草菌粉。要求同学们具有批判性思维，能掌握正品、伪品、代用品概念及在工作中熟练区分，正确使用。代用品的开发研究，也是开发保护中药新资源的途径。

4. 反馈　中药鉴定学课程包含线上、线下教学平台，同学可以通过多途径反馈教学效果和对课程的看法，从而利于教师掌握学生兴趣点及观察视角，进一步优化课程。

三、课堂实录

1. 依法工作，能以国家医药管理法规和行业准则规范自己的职业行为。

师：2008 年，萧山一农民以"涉及虚假成分标注及伪造产地"将柯氏冬虫夏草的发明人柯传奎告上法庭。后绍兴工商部门介入调查，查明："柯氏虫草"生产的冬虫夏草胶囊实际是人工发酵培育的蝙蝠蛾被毛孢菌丝体粉料成分，实际并没有冬虫夏草，然而在产品包装上标注的主要原料中有"冬虫夏草"。此外，销售冬虫夏草胶囊的包装上注明了"生产单位青海滋华堂保健食品有限公司"，实际生产地是绍兴马鞍镇新闸村的浙江赐福医药有限公司。由于"柯氏虫草"对成分的虚假标注与伪造产地，绍兴工商部门做出没收其 1491006.15 元违法销售所得，并处以罚款 1500000 元。

提问：本案例中，"柯氏虫草"因为什么受到处罚？对我们有什么启示？

一生答：首先是标注虚假成分，明明不是冬虫夏草，在主要成分中却标注有冬虫夏草；其次是伪造产地，生产厂家与实际生产者不一致。

二生答：药品质量是和生命健康相关的，需要我们掌握中药鉴定学的知识和技能，准确识别，才不会上当受骗。

师：同学们说得对。冬虫夏草是知名度很高的一味贵重药材，《中国药典》规定冬虫夏草为麦角菌科（Clavicipitaceae）真菌冬虫夏草菌 *Cordyceps sinensis*（Berk.）Sacc. 寄生在蝙蝠蛾科昆虫上的子座及幼虫尸体的复合体。不仅如此，同学们有注意到吗？这个"柯氏虫草"是健字号的，也就是说，它只是一种保健品，却在广告中宣称"浓缩的柯氏冬虫夏草一天只要吃 6 粒，即能达到每天吃 9 克冬虫夏草的功效，而价格却不到天然冬虫夏草的十五分之一"，因此有虚假广告的嫌疑。同学们在以后的工作中，要严格依法办事，能以国家各项医药管理法规和行业准则规范自己的职业行为。

[**课堂实效**] 通过对"柯氏虫草"虚假广告的讨论，使学生认识到药品真伪鉴别的重要性，引导学生要严格依法工作，以国家医药管理法规和行业准则规范自己的职业行为。

2. 代用品的概念及使用，要求学生具有批判性思维，能掌握正品、伪品、代用品概念及在工作中熟练区分，正确使用。

师：本案例中"柯氏虫草"生产的冬虫夏草胶囊实际是人工发酵培育的蝙蝠蛾被毛孢菌丝体粉料成分，实际并没有《中国药典》规定的冬虫夏草。

提问：发酵虫草菌粉可以以"冬虫夏草"之名经营销售吗？为什么？

一生答：不能。两者有本质上的区别，一个是通过液体深层发酵得到的真菌菌丝粉末，一个是天然形成的真菌与昆虫虫体的复合体，两者在成分上、功效上也不尽相同。

师：同学回答得不错。这涉及代用品的概念。代用品是指与法定品种成分类似，功用相同，临床上可互相代用，并得到法定认可的品种，但必须用本名。发酵虫草是从新鲜冬虫夏草中分得真菌，经液体深层发酵得到的菌丝干燥片块或粉末。其为黄褐色，有真菌气味，功效类似，可代用。我们可以看一下，百令胶囊，其成分即是发酵冬虫夏草菌粉，《中国药典》收载品种，只能用其本身名字，不能标以"冬虫夏草"。同学们在工作中要具有批判性思维，能掌握正品、伪品、代用品概念及在工作中熟练区分，正确使用。

［课堂实效］通过对发酵虫草菌粉和冬虫夏草的分析讨论，引导学生要具有批判性思维，能掌握正品、伪品、代用品概念及在工作中熟练区分，正确使用。

3. 保护中药资源，多途径开发中药资源，使资源可持续性发展利用。

师：我们熟知的中药材代用品有人工牛黄代牛黄，水牛角代犀角，灵猫香、人工麝香代麝香。

提问：同学们认为为什么会出现中药材代用品？如何保护、开发中药资源？

一生答：代的多数是动物类药材，一个可能是资源问题，一个可能涉及动物保护，取药的方式方法不人道。

二生答：由于资源有限，我们要重视中药资源的保护，可以从多种途径开发资源，如从亲缘关系相近的植物中寻找新资源等。

师：同学们要点抓得非常准。是的，中药材代用品的出现，首先是由于资源匮乏，不得已开发新药源，其次是动物类药材涉及动物伦理、珍稀濒危动物保护，植物类药材也会涉及资源保护，所以我们在中药资源开发利用方面，提倡多途径开发新药源，深度开发，综合开发，保护性开发（如利用生物的亲缘关系寻找新药源、从历代医书、本草记载中发掘新药源和开发新药，从民族药、民间药中开发新药源，提取中药有效成分、有效部位开发新药，以某些植物成分作为新药的半合成原料或改造其结构开发高效低毒新药物，从海洋生物中开发新药等），而不是竭泽而渔，破坏性掠夺式开发。

［课堂实效］通过对中药资源保护的讨论，使学生了解中药资源保护和开发的重要性，培养学生多途径开发中药资源，使资源可持续性发展利用的意识。

四、课后感悟

教师反思：《中药鉴定学》教材在讲到各论药材时，基本都是以固定格式介绍药材的四大鉴别，在具体授课时就需要授课教师采用不同方式手段提升学生学习兴趣，增加学习乐趣以达到良好的教学效果，如案例法、对比法、引入视频等。在授课过程中将依法工作、批判性思维、保护中药资源等理念潜移默化地传输给学生。

学生感言：运用案例授课，一方面有具体实例生动形象，一下子就吸引了我们的注意力，形式的变化也不会让我们学习有枯燥填鸭的感觉；另一方面，课程中融入的一些理念也会不知不觉影响我们的学习和工作态度。

（汪红，黄真）

第三章　中药药理学 ▷▷▷▷

教学实录一

【专业】中药学　　　　　　　　【课程】中药药理学

【知识点】中药药理学的概念、学科地位和任务、发展历程。

【应用案例】中国药理学研究创始人——陈克恢（医学类专业课程思政教学案例集：爱国章案例7）。

一、教学目标

【知识点育人目标】

1. 了解中药药理学的发展历程和背景，培养学生的爱国精神。

2. 强调中药药理学的概念和学科地位，增强学生的中医药文化自信。

3. 掌握中药药理学的任务和研究内容，提升学生的科研创新使命感。

【知识点思政元素】

1. 中药药理学的发展历程和背景——塑造文化自信、奋力拼搏、自强不息的爱国情怀。

2. 麻黄碱类肾上腺素作用研究取得的历史性成果——培养信念坚定、严谨求实、大胆创新的科研精神。

3. 中药药理学的研究思路及现代进展——倡导传承精华、守正创新、放眼未来的发展理念。

二、教学设计

本章为绪论，以教师介绍为主，学生参与讨论，通过导入中国药理学研究创始人陈克恢教授求学及研究经历，了解科学家的成才之道；通过介绍麻黄碱的提取及其类似肾上腺素作用的发现，展开中药药理学的概念、研究内容、学科地位和任务以及中药药理学的发展历史，在教师引导下，学生讨论各发展阶段代表成就、技术方法等，培养中药科学研究思维，激发学习及研究兴趣；通过学生课堂陈述、作业情况等反馈课堂教学效果。

1. 导入　介绍中国药理学研究创始人陈克恢求学成长经历。幼年的陈克恢由身为中医的舅父抚养，终日目睹舅父用中药及其汤剂治病救人，耳濡目染，于是对中药的兴趣慢慢滋长。此后陈克恢先后到上海教会办的圣约翰高中、留美预备学校清华学堂（校）、美国威斯康星大学求学。在美国威斯康星大学，对中药由来已久的兴趣驱使下，陈克恢选择了药学专业，其导师爱德华·克莱默（Edward Kremers）非常支持陈克恢的研究，从中国进口了三百磅肉桂叶和二百磅肉桂枝，教陈克恢用蒸馏的办法提取肉桂油，开启了陈克恢的学术之路。此后，在美国医学院的实验室，陈克恢开始他一生中最著名的麻黄素研究。这项研究是从天然产物中寻找先导化合物，进行优化，进而开发新药的一个典范，同时为中药药理学的开创和发展奠定了基础。可以说，陈克恢对中药肉桂的研究是源自兴趣，而对麻黄素、蟾蜍毒素、常山的研究，则是对中药及科学研究的执着。五十余年广泛且深入的研究，最终成就了陈克恢在国际药理学界的地位。

2. 展开　以肉桂和肉桂油、麻黄和麻黄素为例，介绍中药与天然药物的区别，突出中药的特点优势；介绍中药药效学、中药药动学；阐述中药药理学的学科地位和学科任务，以及学科的特殊性、重要性；按时间段介绍中药药理学的发展历史，回顾陈克恢在中药药理学发展史上的贡献，介绍各阶段的代表药物及相关研究方法。

3. 总结　中药是在中医药理论指导下用于防治疾病的天然药物，中药药理学是中药学及药理学的一门分支学科，是中医学和西医学、基础医学与临床医学的桥梁学科，旨在阐明中药药效产生的机制和物质基础，为临床合理用药提供依据；研究新药，促进中药的现代化；发现中药新用途和新药材，促进中药学、中医药理论的发展；阐明中医药理论的现代科学内涵。陈克恢关于麻黄碱的提取及作用研究为中药药理学的发展奠定了基础，中药药理学研究逐渐从单味药拓展到复方，现代科学技术的发展，极大地促进了中药药理学的发展及创新药物的研发。中医药是人类的宝库，传承基础上的创新是原创成果的重要来源。

4. 反馈　学生通过课堂回答、课后作业、网络平台等及时反馈课堂教学效果，便于教师不断改进。

三、课堂实录

1. 增强中医药文化自信。

师：大家已经知道了中药与天然药物的区别，了解了中药药理学的概念和研究内容，可以发现中药药理学与药理学的研究方法等有很多相似之处。

提问：开设中药药理学的意义是什么？

一生答：中药是在中医药理论指导下用于防治疾病的天然药物，它的特点在于中医药理论的指导。中药药理学是中药学的一门分支学科，同时也是药理学的一门分支学科，它有着特殊的地位，是中医学和西医学的桥梁学科、基础医学与临床医学的桥梁学科，中药药理学是阐释中医药理论科学内涵的有效途径。

师：中药药理学具有重要的学科地位，有助于阐明中药药效作用及作用机制，同学们要在学习过程中注意比较中药药理学和药理学的异同点，注重中医药思维，坚持中医药自信。

[**课堂实效**] 通过对中药药理学学科地位的探讨，引导学生进一步思考中药药理学

与药理学的异同点，明确中医药理论指导的重要性，增强中医药文化自信。

2. 中医药传承精华、守正创新。

师：研究新药、促进中药现代化是中药药理学学科任务之一。

提问：那么如何开展中药创新研究呢？如何实现中药现代化呢？

一生答：针对中药传统功效，在中医药理论指导下，采用现代科学技术方法，深入开展中药药效物质基础、作用机理、配伍机制等研究，促进新药开发和中药现代化。

二生答：中药创新研究包括中药复方配伍研究、有效部位研究、现代剂型研究等，要在遵循中医药理论的基础上进行创新、发展。

师：同学们讲得很好。中药创新研究要坚持传承精华、守正创新的理念，传承是创新的基础，要在继承传统中医药精髓的基础上开展中药创新研究，促进中药现代化。

[**课堂实效**] 通过中药创新研究及中药现代化发展途径探讨，帮助学生形成科学思维，明白原始创新源自传承基础上的创新。

3. 热爱祖国，贡献祖国。

师：屠呦呦教授因中药青蒿素抗疟作用的研究而获得了 2015 年诺贝尔生理学或医学奖。

提问：那么大家可知道被誉为"中国药理学研究创始人"的教授是谁？他的代表性研究有哪些？他的身上体现了哪些精神品质？

一生答：被誉为"中国药理学研究创始人"的是陈克恢教授，他的代表性研究有麻黄碱类肾上腺素作用研究，还有肉桂中肉桂油的提取、急性氰化物中毒的解救等。

二生答：陈克恢教授虽然身在国外，但是他心系祖国，经过几十年的奋斗拼搏，在药理学领域做出了重大的贡献，从他身上我们体会到了科学家的爱国主义精神和对中药事业的坚定信念。

师：麻黄碱类肾上腺素作用研究是从天然产物中寻找先导化合物，进行优化，开发新药的一个典范，也为研究和开发祖国医药宝库指明了道路。50 余年广泛且深入的研究，成就了陈克恢在国际学术界的地位，他是 20 世纪国际药理学界的一代宗师，亦是中国药理学界引以为荣的现代中药药理学研究的创始人。1924 年，陈克恢发表了用科学方法从中药麻黄中提取麻黄碱及药理作用的报告。50 年后，屠呦呦发表了用乙醚提取青蒿素及其抗疟药效的报告，2015 年屠呦呦以此项成就荣获诺贝尔生理学或医学奖。虽然他们的目标、条件、机遇、过程各异，但都是用科学方法从祖国的医药宝库中提取出可以治疗人类疾病的有效成分并阐明其药理作用，从而惠及千百万人。

[**课堂实效**] 通过探讨陈克恢代表性研究经历，让学生了解伟大科学家的成才之道以及创新药物的发现途径，学习科学家奋力拼搏、自强不息的爱国精神，对中药事业的坚定信念，以及严谨求实、大胆创新的科研精神，明白自己为"健康中国"所肩负的使命。

四、课后感悟

教师反思：中医药在防治慢性疾病、疑难疾病中具有优势，现代技术极大促进了中药药理学的发展，但近年研究趋势偏向于天然药物研究思路。通过对中药药理学学科地位、学科任务等的分析，希望学生能牢记，中药研究离不开中医药理论，要在传承的基础上开展创新研究。中药创新药物研究耗时漫长，得耐住寂寞潜心研究，并不是所有的研究都能取得像麻黄碱、青蒿素那样的成就，但同学们为之所做的点滴都将有助于人类的健康事业。

学生感言：陈教授的学术之路让我们认识到，中药是个宝库，其蕴含了成千上万的活性成分，只要我们潜心研究，定能从中药中挖掘出像麻黄素、青蒿素这样的药物。新药研发确实不易，除了最初的热情，还需后续持之以恒的努力，同时还需要细心的观察、严谨的求证和大胆的创新。陈教授毕生从事中药及创新药物研究的精神值得我们好好学习。我们作为中医药青年学子，应以陈教授等前辈为榜样，树立远大理想，现在学好知识，打好基础，将来能为我国健康事业尽己微薄之力。

（楼招欢）

教学实录二

【专业】中药学　　　　　　　　　【课程】中药药理学（实验）

【知识点】生大黄、制大黄对肠蠕动作用的异同点。

【应用案例】砒霜从毒药到良药。

一、教学目标

【知识点育人目标】

1. 了解炮制对药物作用的影响，培养学生的中医药思维。

2. 强调生、制大黄对肠蠕动作用的差异，加强学生的合理用药意识。

3. 掌握整体动物肠运动实验方法，培养学生的科研态度。

【知识点思政元素】

1. 炮制对药物作用的影响——培养依法炮制意识和中医药思维。

2. 生、制大黄作用的差异——强化药物作用多重性及合理用药意识。

3. 整体动物肠运动实验方法——培养严谨细致和实事求是的科研态度。

二、教学设计

该课程为实验课，教师简述实验原理目的，学生观察验证；通过导入砒霜作用双重性，展开生、制大黄的作用和成分的异同点及作用机制分析，学生结合实验结果进行总结，并以实验报告形式进行反馈，了解学生掌握情况。

1. 导入　砒霜自古便被认为是"毒药之王"，饮鸩止渴之"鸩"即指放有砒霜的酒，《水浒传》中武大郎因服砒霜而被毒死，可见其毒性之剧。然作为毒药的砒霜，如今却是治疗白血病的良药，同样的药物却具有不一样的功用。砒霜是砒石经升华得到的精制品，其主要成分为三氧化二砷（As_2O_3）。现今市场上常用砒石末代替砒霜，但砒霜毕竟不能由砒石末代替。《本草经疏》载："砒霜，禀火之毒气，复经锻炼……其气则大热，性有大毒也。""气热，性毒"是砒霜发挥药理作用的基础，炮制不当或未炮制到位，将会影响其药效并可能诱发不良反应。有学者对砒霜炮制前后的抗癌作用进行了比较研究，虽然两者体外抗肺癌作用无明显差异，但体内药效及不良反应却仍是未知。我们将通过整体动物实验，从体内观察中药炮制前后作用的差异，分析炮制对中药药效的影响。

2. 展开　大黄为临床常用中药，具有泻热通肠、凉血解毒、逐瘀通经等功效，临床用于便秘、血小板减少症及出血、口腔炎等的治疗。由上可知，同为大黄，却具有不同的功效和不同的临床适应证，这与其所含的成分及炮制导致的成分改变有关。大黄含有结合型蒽醌苷、游离型蒽醌及其衍生物，如大黄素、大黄酸、芦荟大黄素等，其中结合型蒽醌苷为大黄主要泻下成分——泻下作用机制。生大黄含结合型蒽醌苷成分较多，其泻下作用强；炮制后可使结合型蒽醌苷类成分水解为游离型蒽醌类成分，使结合型蒽醌苷类成分减少，从而减轻泻下作用；大黄炭则具有止血作用。通过整体动物实验，我们可直观观察炮制对大黄作用的影响。

3. 总结 结合实验观察，根据所掌握的理论知识，总结形成实验报告。

4. 反馈 学生提交实验报告及课后思考题，反馈知识点及实验技能掌握情况，教师批改后返回学生，了解不足之处，形成师生双向反馈机制。

三、课堂实录

1. 生大黄、制大黄泻下作用比较——药物作用多重性及合理用药意识。

师：大家可能在电视上都看到过砒霜可杀人于无形，但是现在我们知道它还是一味良药。

提问：那么作为毒药的砒霜为什么又是良药呢？说明了什么问题？与我们今天的实验有什么样的联系？

一生答：砒霜可以抗肿瘤，对白血病来说是良药。

二生答：炮制可以改变大黄所含的成分。生大黄具有泻下作用；制大黄泻下作用减弱，具有泻火解毒作用；大黄炭则具有止血作用。

师：同学都回答得很好。药物具有多重性，不同的炮制品作用不同，临床应用时应加以选择，合理使用药物。

［**课堂实效**］通过对砒霜双重作用的了解，让学生延伸了解到大黄因制法不同可产生不同的药理效应。药物作用具有双重或多重性，在用药过程中要注意合理使用，针对不同的适应证选用不同的炮制品，从而保障药物安全有效。

2. 同一药物制法不同，功用不同——依法炮制意识和中医药思维。

师：前面同学回答得很好，同样是大黄，却可以表现出泻下、泻火解毒和止血作用。

提问：那么同种药物产生不同作用的原因是什么？

一生答：生大黄、制大黄、大黄炭是大黄不同的炮制品，通过炮制可以改变中药的作用。

二生答：炮制可以改变大黄所含的成分，比如制大黄中具有泻下作用的结合型蒽醌苷变为游离型，结合型蒽醌苷类成分减少，从而使其泻下作用减弱。

师：同学都回答到点子上了。炮制是中医药的一大特色，炮制可以改变药物作用，同学们在研究中药时要注重中医药思维，后续在实验中请同学们仔细观察，比较生、制大黄的作用是否有差异。

［**课堂实效**］通过分析同种药物产生不同作用的原因，进一步加深学生对炮制可以影响中药成分及作用的认识，加强依法炮制、炮制到位的意识，培养学生的中医药思维。

3. 生大黄、制大黄对肠蠕动作用差异分析——培养学生细致观察能力，严谨细致和实事求是的科研态度（实验过程中）。

提问：在实验过程中观察到了什么现象？为什么会出现这种情况？

一生答：生大黄组炭末在肠道的推进距离比制大黄组要长，可能与炮制改变了大黄泻下成分的结构有关。

二生答：我们两组小鼠炭末在肠道的推进距离差异不是很明显，可能跟小鼠吃了饲料及肠道已有内容物有关。

师：好的，同学们在实验中要注意仔细观察，实事求是地记录实验现象，并且要对观察到的实验现象进行思考分析，要养成良好的实验态度和习惯。

[**课堂实效**] 通过让学生仔细观察，测量生、制大黄组小鼠肠道情况及炭末在肠道的推进距离，分析异同点，可让学生进一步直观了解生、制大黄泻下作用的差异，理解炮制对于药物作用的影响；同时，通过对未出现作用差异的情况进行原因分析，促进学生形成细致观察的习惯，培养其科学探索精神。

四、课后感悟

教师反思：炮制是影响中药成分及其药理作用的因素之一，同一药物可因炮制方法的不同，而产生不同的作用。通过这堂实验课，不仅要培养学生的实验技能，还要教会学生正直为人，自然万物是药还是毒，取决于如何用及用它的人，增强学生合理用药意识，生、制中药饮片应根据临床适应证的不同而加以区分；强化依法工作的意识，炮制药材一定要炮制到位；培养学生严谨细致、实事求是的科研态度和习惯。

学生感言：通过实验观察，我们直观了解了炮制对药物作用的影响。当前临床有的药物在常用剂量下未出现应有效应或出现不良反应，可能跟药物炮制的不到位有关，现代科学技术有助于揭示中药炮制理论的现代科学内涵，我们也进一步体会到了在中药药理学实验中要具备中医药思维以及严谨细致的科研态度。

（楼招欢）

第四章　中药化学 ▷▷▷▷

教学实录一

【专业】中药学　　　　　　　【课程】中药化学

【知识点】青蒿素的研究历史、化学结构、理化性质、提取方法、结构改造。

【应用案例】青蒿素：中医药给世界的礼物——屠呦呦（医学类专业课程思政教学案例集：爱国章案例 8）。

一、教学目标

【知识点育人目标】

1. 了解青蒿素研发灵感的获得，提升学生的中医药思维。

2. 掌握青蒿素的研发历程，培养学生的敬业精神。

3. 强调屠呦呦诺贝尔奖主题演讲，增强学生的爱国情怀。

【知识点思政元素】

1. 从古代医籍中获得灵感发现青蒿素——倡导传承精华、守正创新的思想理念。

2. 青蒿素漫长艰辛的研发历程——培养爱岗敬业、无私奉献、不懈追求、开拓创新的精神。

3. 青蒿素：中医药给世界的礼物——塑造爱国主义情怀，坚定中医药自信。

二、教学设计

课程以"青蒿素研究实例"为主题，通过导入屠呦呦研发青蒿素的典型案例，对屠呦呦从古代医籍中获得灵感，经过数十年的艰辛付出和创新实践，最终研发成功抗疟药物青蒿素并获诺贝尔奖的历程展开讨论，在师生交流总结过程中，增强学生爱国情怀和中医药文化自信，培养学生敬业奉献、不懈追求、勇于探索、开拓创新的精神；课后通过线上、线下平台反馈教学效果，促进教学改革，进一步提高学生的专业素养和职业精神。

1. 导入　在介绍倍半萜类化合物青蒿素时，导入屠呦呦研发青蒿素的案例，包括青蒿素的研究背景、研发历程以及青蒿素的获奖等。

2. 展开　对屠呦呦从古代文献中获得灵感、青蒿素研发过程、获诺贝尔奖等进行展开，引导学生思考讨论：中医药是中华民族的瑰宝，需要我们传承精华、守正创新，要坚定中医药文化自信，同时要与时俱进地发掘和发扬其"精华"；科研工作是十分艰辛和漫长的过程，会遇到许多困难和挫折，只有坚持不懈和努力探索，才能战胜困难，才能获得成功。

3. 总结　青蒿素等研究实例证明，中医药在疾病预防、治疗、康复等方面具有独特的优势，为人类健康做出了重要贡献。通过该案例激发学生学习和研究中医药的兴趣，同时在学习和研究过程中面对困难和挫折要坚持不懈、持之以恒，培养学生爱国、敬业、奉献、创新等精神，担负起中医药传承创新的使命。

4. 反馈　引导学生阅读古籍、查阅文献等，了解从传统中医药中研发新药的案例，结合学生自己的实验和科研经历，通过线上、线下途径进行分享交流，根据学生的反馈情况，教师不断改进教学。

三、课堂实录

1. 从古代医籍中获得灵感发现青蒿素——传承精华、守正创新。

师：屠呦呦和同事们通过翻阅中医药典籍、寻访民间医生，搜集整理出包括青蒿在内的640多种药物为主的《抗疟单验方集》，对其中200多种中草药380多种提取物进行筛查，后来从晋代葛洪《肘后备急方·治寒热诸疟方》中的"青蒿一握，以水二升渍，绞取汁，尽服之"获得灵感而发现青蒿素。请同学们谈谈中医药文献在中药新药研发中的作用。

一生答：屠呦呦通过整理历代中医药典籍，走访名老中医，收集了大量用于防治疟疾的处方，最终从晋代葛洪《肘后备急方·治寒热诸疟方》中的"青蒿一握，以水二升渍，绞取汁，尽服之"获得灵感而发现青蒿素，这些文献的收集和解析为青蒿素的发现提供了很好的基础。中医药有着悠久的历史，经过几千年临床应用证明是有效的，值得我们去发现挖掘，不断发展创新。从传统中医药文献中发现线索是新药开发的一个有效途径。

师：屠呦呦在经历了很多次实验失败后，通过改用低沸点的乙醚制取青蒿提取物，最终成功获得青蒿素。请问改用乙醚制取青蒿提取物的依据是什么？对我们的科研工作有什么启示？

一生答：屠呦呦从葛洪《肘后备急方》有关"青蒿一握，以水二升渍，绞取汁，尽服之"的记载中想到，提取过程中高温可能会破坏青蒿中的有效成分，因此改用低沸点乙醚的方法得到青蒿提取物，最终获得青蒿素，后来鉴定得到的青蒿素结构也印证了它的不稳定性。由此提示我们在科研工作中要善于思考，要在继承的基础上加以改进创新，坚持下去一定会有所收获。

师：同学们谈得很好。中医药是一个丰富的宝藏，需要我们去继承和发展，除了青蒿素外，如黄连素、麻黄碱的开发都是源自《神农本草经》中黄连治痢、麻黄定喘的记载，同学们在学习过程中要注重学习中医药经典，同时要善于自己思考和创新，要传承精华、守正创新，将中医药传承下去并不断发展创新。

[**课堂实效**] 通过对屠呦呦从古代医籍中获得灵感发现青蒿素的讨论，引导学生对

于传统中医药文献和中药新药研发的思考，启发学生既要努力学好专业知识和技能，又要善于在传承的基础上进行创新，领悟传承精华、守正创新的思想。

2. 青蒿素漫长艰辛的研发历程——爱岗敬业、无私奉献、坚持不懈、开拓创新的科学精神。

师：20 世纪 70 年代中国的科研条件比较差，在那样的环境下，屠呦呦和她的同事们熬过了无数个不眠之夜，遇到过无数次挫折失败，在经历了 190 次失败之后，屠呦呦成功地用低沸点的乙醚制取青蒿提取物，并在实验室中观察到这种提取物对疟原虫的抑制率达到了 100%。为了确保安全，屠呦呦及其同事们在自己身上试验药的毒性，通过动物模型和临床观察，证实了青蒿乙醚中性提取物的抗疟作用，为后来青蒿的深入研究提供了重要的依据。从青蒿素的研发历程中同学们体会到了老一辈科学家的哪些品质和精神？

一生答：屠呦呦在经历了多次失败之后，不轻言放弃，终获成功，让我们体会到科研工作的复杂和艰辛，只有在困境面前坚持不懈、努力探索，才有可能获得成功。我们在学习中也会碰到很多困难，不能碰到困难就退缩，要学习老一辈科学家那种面对困难坚持不懈、锲而不舍的精神。

二生答：为了确保药物安全，屠呦呦及同事们不惜在自己身上试验药的毒性，从以身试药的过程中我们体会到了老一辈科学家敬业奉献的高尚品德，是我们学习的楷模。

师：两位同学分析得很好。从屠呦呦研发青蒿素的历程中我们体会到了科研工作之艰辛，希望同学们能够学习老一辈科学家们这种敬业奉献、坚持不懈、勇于探索、开拓创新的精神，学好专业知识和技能，将来更好地为中医药事业服务。

[**课堂实效**] 通过对青蒿素研发历程的讨论，使学生体会屠呦呦等老一辈科学家爱岗敬业、无私奉献、坚持不懈、开拓创新的精神，所谓"一分耕耘一分收获""功夫不负有心人"，引导学生无论在学习还是工作中都要有努力钻研、永不服输、持之以恒的决心和信心。

3. 青蒿素：中医药给世界的礼物——爱国情怀和中医药文化自信。

师：因为创制新型抗疟药——青蒿素和双氢青蒿素，挽救了全球特别是发展中国家数百万人的生命，屠呦呦荣获 2015 年度诺贝尔生理学或医学奖，成为第一个获诺贝尔自然科学奖的中国人。在颁奖典礼上，她做了题为"青蒿素：中医药给世界的礼物"的主题演讲，回顾了青蒿素的发现过程，表示目标明确、坚持信念是成功的前提，学科交叉为研究发现成功提供了准备，文献启示起到了关键作用。中医药是一个丰富的宝藏，值得我们多加思考，发掘提高。中医药从神农尝百草开始，在几千年的发展中积累了大量临床经验，对于自然资源的药用价值已经有所整理归纳。通过继承发扬，发掘提高，一定会有所发现，有所创新，从而造福人类。请同学们谈谈对"青蒿素是中医药给世界的礼物"的认识。

一生答：从屠呦呦主题演讲"青蒿素：中医药给世界的礼物"中，我们体会到了科学家的爱国情怀，她始终牢记自己是祖国的一分子，始终不忘把中医药推广到全世界，她是第一个获得诺贝尔自然学奖的中国人，扬了中国人的国威，我们倍感自豪。

二生答：屠呦呦在演讲中提到中医药是一个丰富的宝藏，通过继承发扬，发掘提高，一定会有所发现，有所创新，从而造福人类，体现了她对中医药事业的热爱。青蒿素的获奖是中医中药走向世界的一个荣誉，极大地推动了中医药走向世界，这更加坚定了我们对中医药文化的自信，同时也深感肩上责任重大，中医药的传承创新需要我们一代代人的付出，我们将努力担负起中医药传承创新的使命。

师：两位同学谈得非常好。从屠呦呦的主题演讲"青蒿素是中医药给世界的礼物"，我们体会到了科学家的爱国情怀以及对中医药文化的自信，希望同学们在未来的职业生涯中，发扬和传承前辈精神，为祖国的中医药事业添砖加瓦。

[**课堂实效**] 通过对屠呦呦"青蒿素：中医药给世界的礼物"主题演讲的讨论，使同学们体会到科学家的爱国情怀和对中医药文化的自信，从而坚定同学们的专业信心，未来担负振兴祖国中医药事业的重任。

四、课后感悟

教师反思：中医药是中华民族的瑰宝，一定要保护好、发掘好、发展好、传承好。通过对青蒿素研发案例的分析讨论，使同学们认识到中医药是可以发挥重要作用的，需要我们用现代科技去发掘它的潜力，并加以提高和创新，同时使同学们了解科研工作之艰辛，引导学生成为有使命、有信念、不懈追求和努力探索的中医药新青年。

学生感言：通过这次课程，我们深深地感受到了中医药的博大精深，中医药的传承创新需要我们年轻一代更加努力，我们将以屠呦呦等老一辈科学家为榜样，学习他们那种爱国、敬业、奉献、创新的品质和精神，努力担负起中医药传承创新的重任。

（陈建真）

教学实录二

【专业】中药学　　　　　　　　【课程】中药化学

【知识点】银杏叶的有效成分、提取方法、质量标准、产品开发。

【应用案例】

1.胶囊里的秘密（医学类专业课程思政教学案例集：诚信章案例 7）。

2.银杏叶事件。

一、教学目标

【知识点育人目标】

1.掌握银杏叶提取物的制备工艺和质量标准，引导学生树立依法工作理念。

2.强调银杏叶事件发生的原因，提升学生的诚信意识。

3.了解"心纯致药淳"的内涵，培养学生的职业道德。

【知识点思政元素】

1.银杏叶提取物的制备工艺和质量标准——树立守法意识和质量意识。

2.银杏叶事件发生的原因——提升诚信意识，倡导诚信风尚。

3."心纯致药淳"的内涵——培养诚实守信、恪尽职守、勇于担当的职业道德。

二、教学设计

课程以"银杏叶研究实例"为主题，通过导入银杏叶事件并结合毒胶囊事件等真实案例，对上述不良事件发生原因、严重后果以及治理措施等展开讨论，在师生交流总结过程中，引导学生牢固树立依法工作和药品质量第一的意识，培养学生诚实守信、恪尽职守、勇于担当的职业道德，理解"心纯致药淳"的内涵；课后通过学生线上、线下等途径反馈教学效果，促进教学改进，进一步提高学生的专业素养和职业道德。

1. 导入　在介绍银杏叶研究实例时，通过展示自制的校园杏林园视频，增加学生对银杏叶的学习兴趣，引出银杏叶的有效成分、活性作用、提取方法及质量标准等知识，进而导入 2015 年轰动全国的中医药行业不良事件"银杏叶事件"，部分企业违反国家生产标准，擅自改变提取工艺，存在"分解药品有效成分，影响药品疗效"风险，随后国家食品药品监督管理总局在全国范围内掀起一场针对"问题"银杏叶提取物安全性风险的彻查风暴。

2. 展开　对银杏叶事件进行介绍后，再引入毒胶囊事件等医药行业重大不良事件，围绕药品生产和质量管理、诚信做人做事等展开，引导学生思考讨论：药品质量关乎人民身体健康和社会和谐稳定，要牢固树立药品质量第一的意识，严格依法生产和管理，保障药品质量；发生上述不良事件的根本原因是部分企业诚信的缺失、道德无底线、法制观念淡漠，其后果是对人民健康和社会稳定带来严重危害，使同学们认识到诚信和责任感的重要性，结合生活、学习和工作实际，引导学生如何做到诚信，理解"心纯致药淳"的内涵。

3. 总结　通过对银杏叶事件、毒胶囊事件等不良事件的分析，使同学们认识到药品质量、诚信、责任感的重要性，引导学生要牢固树立守法意识和质量意识，培养学生诚实守信、恪尽职守、勇于担当的职业道德，做一个讲诚信、有责任、敢担当的医药人。

4. 反馈　引导由学生收集医药食品行业、学术界等因诚信缺失造成的不良事件，分析这些事件对个人、对社会造成的危害，并提出相应的举措，通过线上、线下途径进行分享交流，根据学生的反馈情况，便于教师教学的不断改进。

三、课堂实录

1. 严格依法开展药品生产和质量管理——牢固树立药品质量第一的意识。

师：银杏被称为活化石，有悠久的历史，到了秋天，银杏叶从碧绿变为金黄，是一道亮丽的风景。银杏叶不但观赏价值高，还具有治疗作用，有活血化瘀、通络止痛、敛肺平喘、化浊降脂的功效，对肺虚咳喘、冠心病、心绞痛、高脂血症等有疗效。2015年5月，国家监管部门在飞行检查中发现，部分企业违反国家生产标准，擅自改变提取工艺，用3%盐酸制备银杏叶提取物，而按国家生产标准应使用稀乙醇提取。国家食品药品监督管理总局称，擅自改变提取工艺存在"分解药品有效成分，影响药品疗效"风险，这就是2015年轰动全国的中医药行业不良事件"银杏叶事件"。请同学们结合专业知识分析一下企业为什么要改用3%盐酸代替国家标准中规定的稀乙醇进行提取？

一生答：用3%盐酸提取可节约成本、缩短工艺流程时间，用乙醇提取成本较高且乙醇易挥发，技术工艺要求较高，企业改用3%盐酸提取可降低成本，最终目的就是为了追求经济效益。

师：用3%盐酸制备的银杏叶提取物经检测发现其有效成分和杂质等指标符合质量标准，达到24%黄酮和6%银杏内酯，杂质银杏酸也符合要求，那是否表明其是合格产品？是否安全有效？

一生答：国家标准规定用稀乙醇制备的银杏叶提取物，经过实验和临床研究表明是安全有效的。改用3%盐酸制备银杏叶提取物，虽然黄酮、银杏内酯和银杏酸指标符合要求，但其余成分是否改变、是否提取了有害成分、药效和安全性有无变化等未经过实验和临床验证，缺乏科学依据，存在安全隐患。药品质量控制不仅只是产品质量控制，还包括生产过程控制，采用未经许可的生产工艺是不合法的，不符合GMP规定，生产的产品是不合格的。

师：同学们分析得很有道理。中药有效成分非常复杂，用不同的溶剂提取，得到的成分会有不同，产品的疗效和安全性未经过科学规范的试验评估，存在风险，这种擅自改变生产工艺的行为是违法的。药品质量关系到人民的健康安全，药品质量控制不仅是产品控制，还包括过程控制，我们要牢固树立药品质量第一的意识，严格按照国家标准规定的生产工艺进行生产，再经过严格的产品质量检验，从而保证药品质量。

［**课堂实效**］通过请同学们就企业擅自改变生产工艺的后果进行分析，引导学生要牢固树立药品质量第一的意识，理解药品质量管理的理念，严格按照国家标准规定的方

法进行生产和检验，保障药品质量。

2. 诚信是做人之本、立业之基和治国之道——提升诚信意识，倡导诚信风尚。

师： 食品药品生产安全是我们历来最关注的问题，是关系人民健康的关键问题，但是近年来在医药食品行业发生多起违法造假的事件，对个人、家庭和社会造成严重的危害，大家还能举出一些例子吗？为什么会屡屡发生这些不良事件？根本原因是什么？

一生答： 比如毒胶囊事件。河北某些企业用生石灰给皮革废料进行脱色漂白和清洗，熬制成工业明胶，卖给浙江新昌县药用胶囊生产企业。该企业放弃食用明胶而采用工业明胶进行胶囊生产，经调查发现，所用胶囊重金属铬含量超标，而铬是一种毒性很强的重金属，具有致癌性并可能诱发基因突变，救人的药品变成了害人的"毒药"。

二生答： 还有三聚氰胺事件。某些企业在婴幼儿奶粉中添加三聚氰胺，导致许多婴幼儿变成"大头娃娃"，身体受到严重伤害，给无数家庭带来极大的痛苦，在社会上造成了极为恶劣的影响。

三生答： 发生这些不良事件，反映了部分没有社会责任感的制药企业为了追求短期经济利益而丧失了最基本的道德底线，即"诚信"，诚信的缺失、道德无底线、法制观念淡漠是导致这些不良事件的根本原因。他们为了降低成本，追求利益最大化，置大众健康安全不顾，弄虚作假，违法生产经营，降低产品质量，对人民健康安全和社会稳定造成了严重的后果。

师： 同学们分析得很对。诚信是中华民族的优良传统，自古以来，诚信便是我们做人的准则。孔子曾言："人而无信，不知其可也。"孟子曾说过："诚者，天之道也；思诚者，人之道也。"老子有云："人无信不立，业无信不兴，国无信则衰。"就个人而言，诚信是做人之本，可以让我们受益一生；就企业而言，诚信是立业之基，是兴隆发达的前提；就国家而言，诚信是治国之道，是立国安邦的保障。古代有商鞅"立木取信"、季布"一诺千金"等故事，告诉我们一个道理：诚信是人格中不可缺少的一部分，要在全社会倡导诚信风尚，个人、企业都是社会大家庭的组成细胞，都应该自觉做到诚信，共同努力营造诚信和谐的社会环境。

[**课堂实效**] 通过分析银杏叶事件、毒胶囊事件等不良事件发生的根本原因，让学生理解诚信和责任感对个人、企业和国家的重要性，增强诚信意识和社会责任感。

3. "心纯致药淳"——做一个讲诚信、有责任、敢担当的医药人。

师： 结合实际，请同学们谈谈在生活、学习和工作中如何做到诚信？

一生答： 我们应该从自身做起，从小事做起，诚信做人、诚信做事、诚信学习，养成诚信的良好习惯。在生活中要以诚信规范日常行为，真诚待人、守信用；在学习和实验中要认真负责、实事求是，做实验、写论文要遵守科研道德规范，做到科研诚信、学术诚信，不弄虚作假。

师： 药学院大楼有一条横幅写有"心纯致药淳"，对此同学们如何理解？

一生答： 作为药学专业的学生，今后要从事医药工作，"心纯致药淳"提示我们要怀着一颗诚信和社会责任感的心，尊重科学、实事求是，生产出合格的药品，担负起维护人民健康安全的重任。

师：同学们讲得很好。医药工作者责任重大，我们始终要把质量、诚信、良心、责任心放在首位，讲诚信，讲良心，加强责任感，严把质量关，保障药品质量，维护人民身体健康，做一个讲诚信、有责任、敢担当的医药人。

[**课堂实效**] 结合实际讨论如何做到诚信，培养学生诚实守信、恪尽职守、勇于担当的良好品德，引导学生理解"心纯致药淳"的内涵，做一个讲诚信、有责任、敢担当的医药人。

四、课后感悟

教师反思：药品质量关乎人民身体健康和社会和谐稳定，作为药学专业的学生未来要担负起维护人民健康安全的重任。通过本案例的分析，使同学们牢固树立遵法守法、质量第一的意识，理解"心纯致药淳"的内涵，做一个讲诚信、有责任、敢担当的医药人。

学生感言：作为医药院校的学生，诚信意识和社会责任感对我们来说尤为重要，我们每一个人都应该从自身做起，从小事做起，养成诚信的良好习惯。学校药学院大楼"心纯致药淳"的五个大字，时刻提醒我们应该怀着一颗诚信和社会责任感的心去做人做事。

（陈建真）

第五章　中药炮制学 ▷▷▷

教学实录一

【专业】中药学　　　　　　　　【课程】中药炮制学

【知识点】中药炮制与临床疗效：中药的用药特色、切制与临床疗效、加热炮制与临床疗效。

【应用案例】百年老店"江南药王"——胡庆余堂（医学类专业课程思政教学案例集：诚信章案例8）。

一、教学目标

【知识点育人目标】

1. 了解中医药"戒欺"文化，锻造学生仁心仁术。

2. 强调炮制对临床疗效的影响，树立学生职业道德。

3. 掌握中医药的用药特色，指引学生守正创新。

【知识点思政元素】

1. 药物的真伪——塑造采办务真、修制务精的职业素养。

2. 药物的优劣——倡导不惧烦琐、务求谨慎的工匠精神。

3. 药物的创新——重视传承精华、与时俱进的创新态度。

二、教学设计

《修事指南》记载："炮制不明，药性不确，则汤方无准，而病症不验也。"炮制作为中医用药两大特色之一，亦是中药临床疗效的重要保障。课程基于"炮制与临床疗效"的主题，以教学案例为基础，开展以学生讨论为主、教师引导和启发为辅的教学互动过程。教学过程由浅及深，由易到难，通过导入胡庆余堂真实案例，联系生活实际，对百年传承胡庆余堂前世今生的深入了解展开炮制与临床疗效的密切关系；师生总结，平等交流，迸发全新火花，形成创新思维；课后通过线上、线下各个平台反馈，从学生的反馈中促进课程发展，以更贴近学生兴趣与需求。

1. 导入　胡庆余堂前世今生，以"戒欺"文化立足，推陈出新，"擦面玉容丸""润肌一光散"等药妆产品圈粉年轻人，芝麻丸、红豆薏米丸、阿胶姜枣丸等中药制剂打造良心国药。

2.展开　中药炮制关乎药材优劣，药材决定临床疗效，胡庆余堂"戒欺"理念涵盖方方面面，诚信是立身之本，老字号炮制优质药，而作为中医药人应当塑造正确的职业精神，为中医药开拓发展奠定良好的基石。

3.总结　胡庆余堂以宋代皇家药典《太平惠民和剂药局方》为基础，收集各种古方、验方和秘方，并结合临床实践经验，精心调制庆余丸、散、膏、丹、胶、露、油、药酒方四百多种，著有专书《胡庆余堂雪记丸散全集》传世，至今仍继承祖传验方和传统制药技术，保留了大批的传统名牌产品。胡庆余堂国药号作为全国唯一一家双国宝单位，以诚信戒欺立身于世，传统制药工艺、炮制方法守正创新，胡庆余堂经久不衰。

4.反馈　中药炮制课程包含线上、线下多重教学平台，形成师生无障碍交流通道，学生感言课堂效果，便于教师教学的不断改进。

此外，适当拓展教学内容，介绍交叉学科，培养学生科研兴趣，开阔学生科研思路，将学生对中药炮制学的兴趣延伸至学生将来的生活与工作中。教学过程中始终贯彻"三结合"原则，即"板书与多媒体相结合，理论讲解与形象图解相结合，设置问题与课堂讨论相结合"。通过案例和活动，在潜移默化间将思政教育融入专业教学中，让学生在不知不觉中体验、感受、领悟、升华，实现隐性教育与显性教育的有机融合，让立德树人"润物无声"。引入课程思政案例——百年老店"江南药王"——胡庆余堂，培养学生的中医药文化自信、中药炮制的工匠精神和正确的职业精神以及创新能力。

三、课堂实录

1."戒欺"文化锻造仁心仁术。

师：胡庆余堂崇尚戒欺经营，著名的"戒欺"匾额为创始人胡雪岩亲笔所写店训，他告诫属下："凡百贸易均着不得欺字，药业关系性命，尤为万不可欺。"即做生意讲诚信，老少无欺，贫富无欺，不能有丝毫掺假，"采办务真，修制务精"。"戒欺"是胡庆余堂以"江南药王"饮誉一百四十余年的立业之本，胡庆余堂一直秉持"戒欺"态度，炮制好药，制作良药，为中医临床疗效提供保障，才能成为信誉良好的百年品牌。

提问：那么"戒欺"文化在中药炮制中是如何体现的呢？

一生答：我觉得"戒欺"文化最重要的内涵就是诚信，炮制虽繁必不敢省人工，品味虽贵必不敢减物力，应当是中药炮制产业奉为圭臬的教条。炮制应当牢牢把握火候、辅料等的高要求控制，才能保证中药材的质量和临床疗效。

二生答：其实我觉得"戒欺"文化不仅仅需要在中药炮制中体现，与中医药相关的方方面面都应当做到戒欺，毕竟中医药事关患者生命健康。而从中医药的角度，我也非常赞同上一位同学的回答。中药炮制是保证中药质量的重要环节，而中药市场上以次充好的现象却屡见不鲜，其中有市场监管不当的原因，中药炮制标准缺乏也是重要因素。

师：两位同学都回答得非常好。中药炮制是一门神奇、讲究、苛刻、需要用心的制药技术。中医的疗效，一来依靠医生的技术，二来依靠优质的饮片。"凡是药材，入药前必须经过炮制，中药炮制技术关乎药效"，这是国家级非物质文化遗产"中药炮制技术项目"代表性传承人金世元老先生对于炮制的形容。中药经过炮制，常具有增强疗效、降低副作用、减轻毒性等作用，而炮制过程若未能达到要求，以简代繁，就是对患者的不负责，更是对于中医传统文化的渐渐瓦解，就像川草乌炮制不当引起患者中毒的事件，也是给我们的一个警钟。所以，在未来的职业生涯中，我希望你们能牢记"戒欺"文化，传承前辈精神。

[**课堂实效**] 通过对胡庆余堂立身之本——"戒欺"文化的深度探讨，引发学生对医药人的诚信思考，增强学生的职业道德素养，中医药关乎患者生命健康安全，唯有坚持诚信戒欺才能为患者所信任，得到患者和市场的支持。

2. 对比炮制对临床疗效的影响，引导学生建立诚信负责的职业精神。

师：《景岳全书》收载的柴胡疏肝散是中医经典名方，主治肝气郁结而致的胁肋疼痛和痛经，它的处方包含醋柴胡、芍药、枳壳、炙甘草、川芎、醋香附和醋陈皮。

提问：如果将其中的醋柴胡、醋香附、醋陈皮改为生品，对于方剂药效会有什么样的影响？

一生答：柴胡生用升散力较强，以解表退热为主，醋炙后则以疏肝止痛为主；香附生用上行胸膈、外表肌肤，多入解表剂，而醋炙后增强疏肝止痛作用；陈皮醋炙后增强理气运脾作用。因此三味药采用醋炙法，符合柴胡疏肝散用于肝气郁结的治疗目的。

二生答：醋炙能引药入肝、增强疏肝止痛作用，醋炙后药效入肝经，增强了柴胡疏肝散的疗效。

师：同学们的回答都十分详细。中药炮制对临床疗效主要是通过对其四气五味、升降沉浮、偏性等方面的影响来达到增效减毒的目的。以醋炙为例，中药醋炙可以引药入肝，增强疏肝解郁作用，同时经过醋炙后，药材中的化学成分更易于溶出，有利于增强疗效。

[**课堂实效**] 通过传统名方柴胡疏肝散的方药变换对比，让学生深刻认识到中药炮制与疗效的关系。临床用药各类方剂，君臣佐使各有章法，药物炮制方法的随意更改不仅会造成疗效降低，更是对中药资源的浪费。课堂通过鼓励学生探索中药不同炮制品入方剂产生的不同疗效，主动思考，主动探索，增强学生的求知欲望。

3. 胡庆余堂新型商品层层推出，指引学生关注新时代中医药人的守正创新、与时俱进。

师：江南药王胡庆余堂经历一百四十多年经久不衰，是因为对制药工艺难以想象的严苛和顺应时代的推陈出新。当年胡雪岩为了让《局方》紫雪丹发挥出应有的药效，不惜血本，命能工巧匠打造金铲银锅，为了让药效有保障，让有经验的采购人员奔赴全国各地采购道地药材；同时在社会的快节奏发展中，胡庆余堂始终坚持创新，不断推出符合时代需求的各类方剂，如在民国期间风靡一时的擦面玉容丸，2018年又推出了"中国费列罗"芝麻丸，更是能与年轻人接轨，通过直播方式宣传中医药文化。

提问：那么，胡庆余堂接轨过去未来，守正创新，对于中药炮制的发展有什么样的启示？

一生答：中药炮制是中医药不可或缺的组成部分，胡庆余堂守正创新的模式其实也可应用于中药炮制之中。其实随着社会技术的发展，类似微波加热炮制等许多新的技术已经逐渐运用到中药炮制之中，非常有利于中药炮制的现代化发展。

二生答：中药炮制的守正创新，我觉得除了对传统炮制工艺的深入思考研究，更需要新技术、新方法对炮制技术进行优化创新，如果能制定高效安全保证疗效的炮制标准，对于中药炮制的发展一定会更加有利。

师：好的，非常感谢几位同学的分享。我也非常赞同中药炮制新技术的运用和炮制工艺的优化，就是在古代，中药炮制也是经过一代又一代的临床验证摸索得出的技术，所以，老师也期待未来你们能成为中药炮制创新发展的主力军。

[**课堂实效**] 胡庆余堂重视临床疗效，将保证临床疗效的炮制工艺、制药技术、药材质量视若性命，胡庆余堂的守业尽责是其长盛不衰的重要因素。同时从新时代的思想开拓中医药发展方向和独具特色的创新的发展模式，激发学生的奇思妙想，为中医药发展创造新的活力。

四、课后感悟

教师反思：中药炮制是临床疗效保证的重要环节，中医药人的工匠精神和职业道德是患者生命健康安全的重要保证。课程希望通过胡庆余堂真实案例的讲述，潜移默化地让学生重视"戒欺"文化、职业素养和创新精神，成为中医药文化合格的传承人。

学生感言：中医药经历千年坎坷不休，在这次的疫情中，中医药的表现也让我们深感骄傲，经过这次课程，我们也深深地感受到了中医药走到今天的不易，而中药的发展还需要我们年轻一代更加努力。

（梁泽华）

教学实录二

【专业】中药学　　　　　　　　　【课程】中药炮制学

【知识点】中药炮制的起源与发展。

【应用案例】"世号仙翁，方传肘后"——葛洪（医学类专业课程思政教学案例集：敬业章案例 25）。

一、教学目标

【知识点育人目标】

1. 认识中药炮制文化起源，培养学生潜心好学、乐于观察的敬业精神。

2. 了解中药炮制传统经典，培养学生勤学思考、守正创新的研究精神。

3. 掌握中药炮制历史发展，培养学生善于观察、见微知著的学习精神。

【知识点思政元素】

1. 中药炮制的代代传承——塑造严谨治学、孜孜不倦的奉献精神。

2. 中药炮制的经典传承——深刻理解理论联系实际的学习态度。

3. 医药技术的创新发展——重视尊重事实、细致入微的科研精神。

二、教学设计

葛洪作为我国东晋时代著名医药学家，一生著作 530 卷，其中包括流传至今的中医经典《抱朴子》和《肘后备急方》。诺贝尔奖获得者屠呦呦在发现青蒿素的演讲中提道："当年我面临研究困境时，又重新温习中医古籍，进一步思考东晋葛洪《肘后备急方》有关'青蒿一握，以水二升渍，绞取汁，尽服之'的截疟记载。"可见，经过一千多年的沉浮，中医传统经典对于今天中医药研究依然具有启发意义。

课程基于"中药炮制的起源与发展"的主题，以教学案例为基础，开展以学生讨论为主、教师引导和启发为辅的教学互动过程。教学过程由浅及深，由易到难，通过导入葛洪的平生故事激发学生学习兴趣；展开以葛洪为榜样联系自身学习状态，做到反思自省；师生总结，平等交流，迸发全新火花，形成创新思维；课后通过线上、线下各个平台反馈，从学生的反馈中促进课程发展，以更贴近学生兴趣与需求。

1. 导入　葛洪的生平故事，"陷居罗浮，优游养导，世号仙翁，方传肘后"。葛洪读书涉猎甚广，知识渊博，深得乡人敬佩，称其为抱朴之士，他遂以"抱朴子"作为自号，一生常有归隐山林炼丹修道、著书立说之意，晚年更是毅然放弃自己关内侯的高位，在广东罗浮山中隐居，炼丹采药之余著书立说。

2. 展开　葛洪治学严谨，为编写著作，自经史百家到杂文短章，共读书近万卷，同时，葛洪不仅重视从书本中学习知识，还重视走到群众中去学习他们的实践经验。他一生著作 530 卷，其中《肘后备急方》就有许多是医学文献中首次记载的病症经验，为后世的中医药研究提供了大量的文献基础。

3. 总结　葛洪的成就除了书本知识的学习外，还有不断在生活中学习人民群众的实践经验，在实践中进行细致入微的观察和研究，身为医学生的我们，要学习葛洪的这种精神。

4. 反馈　中药炮制课程包含线上、线下多重教学平台，形成师生无障碍交流通道，学生感言课堂效果，便于教师教学的不断改进。

此外，适当拓展教学内容，介绍交叉学科，培养学生科研兴趣，开阔学生科研思路，将学生对中药炮制学的兴趣延伸至学生将来的生活与工作中。教学过程中始终贯彻"三结合"原则，即"板书与多媒体相结合，理论讲解与形象图解相结合，设置问题与课堂讨论相结合"。通过案例和活动，在潜移默化间将思政教育融入专业教学中，让学生在不知不觉中体验、感受、领悟、升华，实现隐性教育与显性教育的有机融合，让立德树人"润物无声"。引入课程思政案例——"世号仙翁，方传肘后"——葛洪，鼓励学生勤勉好学，培养严谨细致的研究精神。

三、课堂实录

1. 葛洪的刻苦好学。

师：葛洪在《抱朴子外篇·勖学》对自己的苦读有详细的记载，"孜孜而勤之，夙夜以勉之，命尽日中而释，饥寒危困而不废，岂以有求于当世哉，诚乐之自然也"。正是他的刻苦好学，成就了其深厚的底蕴，使其包括《肘后备急方》在内的百余著作流传至今。《肘后备急方》《抱朴子》等中医药经典著作，不仅在中医临床上具有指导意义，对于中药炮制亦是意义非凡。

提问：那么作为医学生的我们，从葛洪身上学到了什么？在中药炮制行业中应当怎么体现？

一生答：身为医学生的我们也要学习葛洪的这种刻苦钻研的精神。正是他的刻苦好学成就了流芳百世的《肘后备急方》，能让屠呦呦先生从中汲取灵感，得到治疗疟疾的新方向。身为中医药行业的接班人，葛洪先生是我们的榜样，中医中药相辅相成，中药炮制是中药材质量保障的重要一关，因此，在中药炮制行业中，中医药人更应该将扎实的理论知识实践于中药炮制之中。从他身上，我们看到了中医药学生应该努力的方向。

二生答：身为中医药院校的学生，我们深知只有医学知识足够扎实才能给患者足够的安全感，葛洪先生读万卷书行万里路，知识渊博备受赞誉和信任也给了我们一个重要的启示。作为医药行业的工作者，只有拥有足够的知识储备，足够勤勉好学，见微知著，才能得到患者的信任。而中药炮制行业也一样，中药人的深厚底蕴，是保证药材质量的前提。

师：两位同学都回答得非常好，能从榜样身上联系生活实际。葛洪作为我国著名的医学家，他不拘泥于书本知识，融会贯通实践经验，开拓创新；将这些经验详细整理著书流传后世，更是他的社会责任、医者仁心的重要体现。《肘后备急方》中的截疟记载让屠呦呦探索到了抗疟疾的新思路，老师也希望在座的各位，能站在前人的肩膀上推陈出新，为中医药的发展开创美好的未来。

[**课堂实效**] 通过对葛洪刻苦好学、勤勉笃行的深度探讨，引发学生对医药人的职业素养和社会责任的深思。打铁还需自身硬，作为与生命健康紧密联系的行业，唯有保持紧迫感，时刻学习，对自己高标准高要求，才能以让患者放心的能力武装自己，成为让患者赞誉放心的行业专家。

2. 葛洪的学以致用。

师：葛洪在继承和发展前人成果的基础上，结合自身临床经验，为许多疾病探索了新的治疗方法。而诺贝尔奖获得者屠呦呦在发现青蒿素的演讲中提及"当年我面临研究困境时，又重新温习中医古籍，进一步思考东晋葛洪《肘后备急方》有关'青蒿一握，以水二升渍，绞取汁，尽服之'的截疟记载"。其中的"（绞、捣）取汁"为比较有特色的中药炮制方法之一，屠呦呦先生也正是受此启发，采用低温提取的方法，从青蒿中高效、快速地提取了青蒿素。

提问：那么，上述这些对于你们有什么样的启发？

一生答：中医药经典著作是前人经验的重要总结，经历了千百年的时间洗礼，具有重大的研究价值。不仅仅是"取汁"炮制，如枇杷叶去毛、斑蝥去足翅、炮附子等多种炮制方法沿用至今，依旧体现着强大的生命力。而葛洪和屠呦呦先生都是在前人的经验上取得了巨大的成就，可见，经典古籍的启发意义远远超出我们的想象。

二生答：葛洪和屠呦呦在前人经验中发现新思路、开拓新方法，是他们善于思考、善于观察、潜心钻研的重要体现，这样的精神对于中医药科研人是十分重要的。

师：非常好。我国的中医药文化历史悠久，在千年的历史长河中熠熠生辉，不仅是因为前人的艰苦开拓，更是一代又一代的中医药人推陈出新的延续和发展。作为新时代的中医药人，你们拥有着大量的资源，相信在未来，一定能为中医药事业的发展做出巨大贡献。

[**课堂实效**] 葛洪、屠呦呦两位前辈对于传统古籍十分重视，亦从传统古籍中获得开辟新思路的养分。这也给现代年轻的中医药人非常大的启示，传统文化并非过时，守正创新是这门古老医药学科的重要方向。

3. 葛洪对多种传染病的发现与认识。

师：今年年初，我们经历了一场巨大的疫情，在这场疫情中中医药发挥了巨大的优势。而葛洪所著的《肘后备急方》，最早记载一些传染病如天花、恶虫病症及诊治，书中认为"伤寒、时行、温疫，三名同一种。……其年岁中有疠气兼夹鬼毒相注，名为温病"，并立"治瘴气疫疠温毒诸方"一章，记载了辟瘟疫药干散、老君神明白散、度瘴散、辟温病散等治疗、预防温疫的方剂。书中对天花（天行斑疮）症状、结核病（尸注、鬼注）等的记载，也是医学文献中最早的相关记录。葛洪不但明确记载了病状和发病过程，而且明确无误地指出它们的传染性。所以，称葛洪为"传染病学专家"，一点儿也不过分。

提问：那么同学们对于葛洪关于临床经验的总结，发现和认识众多传染病的病症和发病过程有什么看法？

一生答：葛洪通过临床经验的总结发现和认识众多传染病的病症和发病过程，在那个没有显微镜的时代是非常了不起的事。同时，在这样艰难的情况下，葛洪先生的深刻认知也让我们觉得惭愧，作为新时代的医药学专业学生，拥有那么多先进的设备和前人的经验，却无法像葛洪一样见微知著，为中医药的发展做出如此巨大的贡献。

二生答：今年年初的疫情，让许多人看到了中医药的价值，而且从疫情的战果来看，中医药的确有着不可替代的治疗作用。然而，到目前为止，中医药的处境依旧不容乐观，未来的发展需要我们年轻的一代更加努力，以葛洪、屠呦呦为榜样，探索中医药新道路。

师：同学们的回答都十分深刻，从古至今中医药在维护人类健康中起到了重要的作用，我们要继承发扬前人留下的宝贵经验，潜心研究、坚持不懈地发展创新，更好地发挥中医药的价值。

[**课堂实效**] 葛洪大量的知识积累和临床经验是他能见微知著、发现多种传染病病症和治疗方法的重要原因，以当前疫情让学生深刻认识到中医药传统文化的强大生命力，提高文化自信，更要让学生知道中医药的发展需要年轻一辈孜孜不倦的研究精神。

四、课后感悟

教师反思：葛洪从小就热爱学习，又不断在生活中学习人民群众的实践经验，同时，他会对客观事物做深入细致的观察，并擅长对观察到的现象进行系统总结。葛洪为中医药行业做出的巨大贡献，显然离不开他那一份潜心好学、乐于观察和善于实践的精神！

学生感言：中医药工作者的职业素养不仅仅表现在对工作态度的认真、负责，作为一名中医药学生，疾病的种类千千万万，药物效果各不同，我们不能止步于学校里所学的知识，而应该时刻保持一颗勤奋、好学的心，通过不断地求知问道，丰富自身的才学，才能治愈更多的病患，为人类社会贡献自己的一分力量。

（梁泽华）

第六章　中药药剂学 ▷▷▷▷

教学实录一

【专业】中药学　　　　　　　【课程】中药药剂学

【知识点】注射剂：乳状液型注射液。

【应用案例】中药静脉乳剂首创者——李大鹏（医学类专业课程思政教学案例集，敬业章案例1）。

一、教学目标

【知识点育人目标】

1. 掌握李大鹏院士研发抗肿瘤中药静脉乳剂康莱特注射液的历程，培养学生的敬业精神。

2. 强调李大鹏院士对国产中药静脉乳剂的重要贡献，引导学生领悟"传承精华，守正创新"的内涵。

3. 了解李大鹏院士节衣缩食办厂的背景，培养学生的创业精神。

【知识点思政元素】

1. 李大鹏院士研发康莱特注射液的过程——弘扬努力奋斗、不怕困难、坚持不懈的敬业精神。

2. 李大鹏院士对中药静脉乳剂的重要贡献——领悟"传承精华，守正创新"内涵，注重传承与创新的有机统一。

3. 李大鹏院士办厂的背景——发扬吃苦耐劳、甘于奉献、艰苦创业的精神。

二、教学设计

课程以"乳状液型注射液"为主题，以教学案例为基础，开展以学生讨论为主、教师引导和启发为辅的教学互动过程。教学过程由浅入深，由易到难，通过导入李大鹏院士研发"康莱特"真实案例，联系生活、学习与工作实际；通过对李大鹏院士克服重重困难，以现代高新科学技术提取中药薏苡仁有效成分并制备成供静脉输注的乳剂这一艰难过程的深入了解，展开传承与创新的关系；在师生交流总结过程中，进一步受到敬业精神的熏陶和震撼，深刻理解创新创业精神；课后通过线上、线下各个平台反馈，促进课程的改进和发展，使之更贴近学生的兴趣和需求。

1. 导入　在讲授乳状液型注射液时，导入李大鹏院士研发"康莱特"的历程。李院士一直对中医药有着浓厚的兴趣，在筛选抗恶性肿瘤中药过程中发现，薏苡仁提取物既能抑杀肿瘤细胞，又能提高免疫功能。后来经过无数次的实验，终于在薏苡仁中提取、分离到了一类活性化合物。然而，就在李院士踌躇满志地开发薏苡仁提取物时，一场灾难骤然降临，实验室里用于提取薏苡仁油的溶剂因高温发生爆炸，差点儿断送了他的生命！休养了两年多之后，李院士坐着轮椅又来到了实验室，他强忍着伤痛，日夜奋战，抗肿瘤中药静脉乳剂——康莱特注射液终于成功问世！李院士又将原本用于买房的钱投入办厂之中。后来李院士领衔解决了当时国际上的研究热点——超临界二氧化碳萃取薏苡仁油的关键技术难题，避免了传统工艺用有机溶媒提取带来的危害。李院士研发的康莱特注射液可供人体动脉、静脉输注，填补了中药静脉乳剂的空白。

2.展开 李院士在研发抗肿瘤中药静脉乳剂康莱特注射液过程中，遭遇实验室爆炸、身体严重受伤，他坚持坐着轮椅忍着伤痛重新回到实验室继续研发工作；办厂初期经费严重缺乏，就把家里买房的钱用于办厂。在克服重重困难之后，康莱特注射液终于成功问世！李院士以现代超临界二氧化碳萃取技术取代传统的有机溶剂提取技术，在弘扬祖国传统医药学、振兴民族医药工业方面真正做到了传承而不泥古、创新而不离宗。李院士承受巨大的压力，经过坚持不懈的努力，终于取得这项科学成就。

3.总结 习总书记说，中医药是中华民族的瑰宝，一定要保护好、发掘好、发展好、传承好，要"传承精华，守正创新"，李院士在弘扬祖国传统医药学，振兴民族医药工业方面做出了巨大的贡献。"传承精华，守正创新"就是要传承中医的思维方式，传承大医精诚的精神，同时要与时俱进，不断汲取当代科技发展的精华产物，让中医药学历久弥新。同学们应做到传承而不泥古，创新而不离宗。

4.反馈 中药药剂学课程除了线下课堂教学，还开通了学习通、QQ、钉钉等线上学习平台进行学习，通过线上、线下多种途径布置作业、进行答疑，师生随时可以进行交流，教师根据学生的反馈情况，不断进行教学改进。

通过李大鹏与"康莱特"案例，将敬业与创新等思政元素融入中药药剂学课程教学中，让学生在不知不觉、潜移默化中体验、感受、领悟和升华。教师于无形之中润物无声地践行立德树人，培养学生的敬业精神和创新精神。

三、课堂实录

1.爱岗敬业是事业成功的基础。

师：李院士在研制康莱特注射液的过程中，实验室不幸发生爆炸，他全身85%的皮肤、肌肉、血管被烧伤！这场灾难让惜时如金的李院士不得不中断实验，在医院和家里休养了两年多的时间。在那两年间，李院士坐在轮椅上想得最多的一个问题是：我今后是靠国家养着，还是继续自己的科学研究？最终李院士还是坚持坐着轮椅来到了久违的实验室，他强忍着伤痛，带着团队又开始了新的冲刺。经过300多天的日夜奋战，一种抗肿瘤的中药静脉乳剂——康莱特注射液终于成功问世！

提问：李院士在爆炸中受伤之后，为什么不待在家靠国家养着，而是回到实验室继续科研？是什么力量支撑他忍着伤痛继续工作？

一生答：虽然李院士受伤之后可以不工作，靠国家养着，但是这样就不能有自己的事业，不能实现弘扬祖国传统医药学、振兴民族医药工业的理想，对中药事业的执着和热爱支撑着他不顾身体的伤痛坚持回到实验室继续科研。

二生答：孟子说，天将降大任于斯人也，必先苦其心志，劳其筋骨，饿其体肤，空乏其身，行拂乱其所为，所以动心忍性，增益其所不能。要干一番事业，必定要呕心沥血，意志坚强，甘于吃苦，勇于奉献，才能有所成就，不可能一帆风顺就成就事业。

师：两位同学回答得都很好。古往今来，事业上有成就者，大多离不开两条：一是强烈的事业心和责任感；二是锲而不舍的勤奋和努力。这两条的结合就是敬业精神。李院士就是凭着对中医药事业的热爱，对弘扬祖国传统医药学、振兴民族医药工业理想的执着，凭着坚强的意志和锲而不舍的精神，才取得了事业的成功。同学们无论在学习或工作中，都应该树立远大的目标，并为之而不懈努力，不轻言放弃。

[**课堂实效**] 通过对李院士爆炸中受伤之后忍着伤痛，再次到实验室继续科研的思想根源的探讨，培养学生的敬业精神。

2. "传承精华，守正创新"让中医药学历久弥新。

师：李院士在研发康莱特注射液时，采用有机溶剂提取传统中药薏苡仁中的有效成分。公司办起来之后，李院士曾经发过誓：一定要改良薏苡仁油的提取分离工艺，以超临界二氧化碳萃取薏苡仁中的有效成分。经过不懈努力，反复实验，最终成功解决了超临界二氧化碳萃取中药有效成分中的关键技术难题，并将其成功应用于中药有效成分的提取分离。

提问：李院士为什么要改良薏苡仁油的提取分离工艺？对于我们从事中药研发有什么指导意义？

一生答：用有机溶剂提取，存在爆炸的安全隐患，李院士就曾经被严重烧伤；而且成本高，有机溶剂会残留在提取物中。超临界流体萃取技术具有不燃、无毒等特性，非常适用于中药脂溶性有效成分的提取分离，所以李院士要改良薏苡仁油的提取分离工艺。

二生答：超临界流体萃取操作简单，提取分离一步完成，而且也是当时国际上的研究热点，被列为中药高效提取分离现代化的关键技术，尤其适用于脂溶性中药有效成分的提取。由此我们得到启发，在中药的研发过程中需要不断地创新，应用新技术是创新的内涵之一。

师：两位同学回答得都很好，指出了传统溶剂提取法的不足和超临界流体萃取法的优势。中医药是中华民族的瑰宝，我们需要传承，在中药新药的研发中，我们不但要传承中医药宝库中科学、合理和具有优势的元素，还要吸收、采纳现代的先进技术，不断创新，才能开发出更多更有价值的新药。传承不能泥古，创新而不离宗，只有这样，中医药才会与时俱进，不断发展。

[**课堂实效**] 通过对李院士改良薏苡仁油的提取分离工艺的目的和意义的探讨，培养学生的创新精神，同时使学生明白传承不能泥古，创新而不离宗。

3. 节衣缩食为哪般——吃苦耐劳、甘于奉献、艰苦创业。

师：李院士开发出康莱特注射液后，争取到了"办厂"的批文，但苦于没有资金。李院士悄悄将家里用于买房的钱投入办厂之中……，而当时他一家三代人挤在 27m² 的斗室里生活。

提问：李院士把家里买房子的钱用于办厂给我们什么启迪？

一生答：李院士是一个事业心极强的人，他全身心地投入中药事业中，甚至把家里买房的钱也投入进去，坚持不懈，百折不挠，最终取得事业成功，从中我们看到了他身上甘于奉献的精神。

二生答：一个人要想有所成就，要守得住清贫、耐得住寂寞，李院士为了创业，即使自己过艰苦的生活也不在乎，他这种吃苦耐劳、艰苦创业的精神特别值得我们当代大学生学习。

师：两位同学总结得很好。理想很丰满，但现实往往很骨感。干事业往往不可能一帆风顺，李院士为了事业吃苦耐劳，甘于奉献，事业上该花的钱就花，生活上能节约的钱就节约。理想是帆，正因为李院士对弘扬祖国传统医药学、振兴民族医药工业这个理想的追求，他才能执着于自己的事业，艰苦创业，成就事业。

[**课堂实效**] 通过对李院士将买房的钱用于办厂这件事的讨论，培养学生吃苦耐劳、甘于奉献、艰苦创业的精神。

四、课后感悟

教师反思：中药静脉乳剂对技术和质量的要求都很高。课程希望通过李大鹏院士以现代高新科学技术提取中药有效成分并制备成可供人体动脉、静脉输注的乳剂，填补了中药静脉乳剂的空白这一曲折经历和真实案例的讲述，引导学生深刻领悟"传承精华，守正创新"的内涵，潜移默化地培养学生的创新精神和敬业精神，成为中医药的合格传承人。

学生感言：中医药是中华传统文化的瑰宝，但要传承、创新和发展中医药，需要充分发挥聪明才智，做出巨大努力，承受巨大的压力，同时还要坚持不懈，不轻言放弃。今天，唯有我们好好学习，未来才能担负起中医药传承、创新和发展的重任。

（吴素香）

教学实录二

【专业】中药学　　　　　　【课程】中药药剂学

【知识点】注射剂：概述。

【应用案例】中药注射剂质量问题（红花注射液、喜炎平注射液）。

一、教学目标

【知识点育人目标】

1. 了解中药注射剂质量问题，提高学生的药品质量意识。

2. 强调中药注射剂的发展前景，增强学生的责任感、紧迫感和使命感。

3. 掌握药品质量控制点，引导学生树立质量源于设计（QbD）的理念。

【知识点思政元素】

1. 中药注射剂质量问题——提高依法工作观念和药品质量意识。

2. 中药注射剂的发展前景——增强中药药剂现代化研究的责任感、紧迫感和使命感。

3. 药品质量控制点——树立质量源于设计（QbD）的理念。

二、教学设计

课程以注射剂概述章节中的"注射剂质量要求"为主题，以教学案例为基础，开展以学生讨论为主、教师引导和启发为辅的教学互动过程。教学过程由浅入深，由易到难，通过导入 2017 年山西振东安特生物制药有限公司红花注射液和江西青峰药业有限公司喜炎平注射液质量问题真实案例，联系生活、学习与工作实际；通过对两个注射液质量问题产生原因和导致严重后果的深入了解，展开严把药品质量关的重要性、紧迫性和艰巨性；在师生交流总结过程中，进一步提高药品质量意识，进一步认识学生肩负的提高药品质量的重任；课后通过线上、线下各个平台反馈，促进课程的改进和发展，使之更贴近学生的兴趣和需求。

1. 导入　2017 年山西振东安特生物制药有限公司红花注射液和江西青峰药业有限公司喜炎平注射液质量问题。2017 年 9 月 23 日，国家食品药品监督管理总局（CFDA）紧急发布《关于山西振东安特生物制药有限公司红花注射液和江西青峰药业有限公司喜炎平注射液质量问题的通告（2017 年第 153 号）》。

2017 年 8 月底，山西振东安特生物制药有限公司生产的红花注射液（批号：20170404）在山东、新疆等地发生 10 例寒战、发热等不良反应。江西青峰药业有限公司生产的喜炎平注射液在甘肃（涉事批号：2017041303）、黑龙江（涉事批号：2017042303）、江苏（涉事批号：2017061003）共发生十多例寒战、发热等严重不良反应。经药品检验发现，发生不良反应的注射液热原不符合规定。

经查，山西振东安特生物制药有限公司生产的涉事批次红花注射液共销往山西、江苏等 10 省（区）。江西青峰药业有限公司生产的涉事批次喜炎平注射液共销往北京、天津、河北等 28 省（区、市）。

当时国家食品药品监督管理总局责令两家企业立即召回上述产品，停止上述产品销售，并彻查药品质量问题原因，针对查明的原因进行整改。在未查明原因、未整改到位之前不得恢复销售。山西、江西省食品药品监督管理局负责监督上述措施的落实，并对相关药品生产企业立案调查，依法严肃查处违法违规行为。

2.展开　中药注射剂与其他中药剂型相比，具有生物利用度高、疗效确切、作用迅速的特点。中药注射剂在抢救神志昏迷、不能口服的重症患者和急救等方面，一直发挥着独特作用。但中药注射剂的不良反应历年来饱受争议，其安全性问题也一度成为舆论焦点。针对中药注射剂是否安全的问题，不少专家也发表过不同的看法。有专业人士认为，中药成分本身的有效性和安全性尚且是未知数，通过静脉注射，必然存在安全隐患。知名药师冀连梅曾发文表示："注射液中出现热原的主要原因是原料带入。因中药注射剂的原料是各种中药，来源复杂，而中药注射液又不要求纯化到单一成分，因此中药注射液容易产生热原，这是中药注射液先天的缺陷。"因此，解决中药注射剂的质量和安全性问题任重而道远，学生不仅要牢固树立药品质量意识，还应该立志肩负起中药药剂现代化发展的时代重任。

3.总结　2017 年山西振东安特生物制药有限公司生产的红花注射液和江西青峰药业有限公司生产的喜炎平注射液均发生十多例寒战、发热等严重不良反应。检查结果表明是热原不合格，根源在于药品生产企业没有严格药品生产质量管理，切实承担起药品安全主体责任；另一原因是中药注射剂成分复杂，容易产生热原。因此，除了要牢固树立药品质量意识，严把药品质量关，还要加强对中药注射剂的基础研究，从根本上解决中药注射剂不良反应多的问题。

4.反馈　中药药剂学课程除了课堂教学，还有通过学习通、QQ、钉钉等线上学习平台进行学习，通过线上线下途径布置作业、答疑，师生随时可以进行交流，教师根据学生的反馈情况，不断进行教学改进。

通过 2017 年山西振东安特生物制药有限公司红花注射液和江西青峰药业有限公司喜炎平注射液质量问题案例，将课程思政元素融入专业教学中，无形之中润物无声地践行立德树人，让学生在不知不觉、潜移默化中体验、感受、领悟和升华，引导学生树立药品质量意识，增强学生的责任感、紧迫感和使命感，同时鼓励学生立志肩负起中药药剂现代化发展的时代重任。

三、课堂实录

1. 只有严把药品质量关，才能保障人民用药安全、有效，维护人民身体健康。

师：2017 年 8 月底，山西振东安特生物制药有限公司生产的红花注射液（批号：20170404）在山东、新疆等地发生 10 例寒战、发热等不良反应。江西青峰药业有限公司生产的喜炎平注射液在甘肃（涉事批号：2017041303）、黑龙江（涉事批号：2017042303）、江苏（涉事批号：2017061003）共发生十多例寒战、发热等严重不良反应，检验结果表明为药品热原不符合规定。

提问：请同学们谈谈对这两起中药注射剂质量问题的看法。

一生答：药品质量关乎人民的生命安全，药品生产企业应该遵守药品管理相关法律法规，严格药品生产质量管理，严把药品质量关。

二生答：除了药品生产企业要严把药品质量关外，药品监管部门也必须以对人民群众高度负责的态度，全面履行监督责任，依法处置，确保公众用药安全。

师：两位同学回答得都很好。药品从业人员要养成依法工作的观念，以国家各项药品管理法规、行业准则规范自己的职业行为，尊重生命，正视医学伦理，充分认知中药应用的终极目的是保障人类持续的健康，严把药品质量关。

[**课堂实效**] 通过对两起中药注射剂质量问题的探讨，提高学生的依法工作观念和药品质量意识。

2. 中药注射剂的发展前途光明，道路曲折。

师：针对中药注射剂是否安全的问题，不少专家也发表过不同的看法。有专业人士认为，从中药中提取的多种成分的有效性和安全性是未知的，通过静脉注射，必然存在安全隐患。另有专业人士认为，因中药注射剂的原料来源复杂，成分复杂，因此容易产生热原，这是中药注射液先天的缺陷。

提问：请同学们谈谈对中药注射剂发展前景的看法。

一生答：热原可以通过原料、溶剂、容器具带入，制备过程中污染、灭菌不彻底或包装不严也会产生热原；而中药注射剂的原料来源复杂，成分复杂，容易产生热原，也许创新改革工艺是一条行之有效的提高中药注射剂安全性的路径。

二生答：应该对中药注射剂进行更深入、更系统、更全面、更科学的研究。中药注射剂企业应该联合起来，国家也应该加大投入，集中力量解决中药注射剂安全性问题，中药注射剂还是很有前途的。

师：两位同学回答得都很好。中药注射剂安全性问题，应该从不同的角度去看。首先是中药注射剂自身存在的缺陷，即药材来源复杂、成分复杂，导致容易产生热原和安全性问题。但中药注射剂的疗效也是有目共睹的，因此，应该对中药注射剂进行更深入、更系统、更全面、更科学的研究，以更好地解决中药注射剂的安全性问题。另外，药品不良反应报告数量多了，也意味着我们掌握的信息越来越全面，对药品的风险更了解，风险更可控，对药品的评价更加有依据，监管决策更加准确，并能最大限度地加以避免，也是保证医疗安全的重要措施。因此，虽然目前中药注射剂还存在一些问题，但是前景还是很好的，同学们应该努力学习，争取在不久的将来承担起解决这些问题的重任。

[**课堂实效**] 通过对中药注射剂存在的问题和发展前景的探讨，鼓励学生努力学习，承担起研究中医药、发展中医药的重任。

3. 树立质量源于设计（QbD）理念。

师：两起中药注射剂质量问题是药品生产企业没有严把质量关，让不合格的药品出厂了，造成使用的患者产生严重不良反应。

提问：药品的质量到底应该通过什么来控制？

一生答：药品检验是一种事后的行为，药品质量是通过生产过程控制来实现的。严格按照生产工艺进行生产，最终产品再经过严格的质量检验，才能保证药品质量。

二生答：首先要优化筛选出最佳的处方、工艺，再严格按照生产工艺进行生产，最终产品再经过严格的质量检验，这样才能控制药品质量，保证所生产的药品是符合预期目标的。

师：同学们回答得都很好。近年来，国际上药品质量管理的理念不断发生变化，从"药品质量是通过检验来控制的"到"药品质量是通过生产过程控制来实现的"，进而到"药品质量是通过良好的设计和生产来保证的"。这意味着药品从研发开始就要考虑最终产品的质量，在处方设计、工艺路线确定、工艺参数选择、物料控制等各个方面都要进行深入研究，积累数据，并依此确定最佳的处方和工艺。

［**课堂实效**］通过对药品质量控制点的探讨，使学生树立质量源于设计（QbD）的理念，从产品的最初设计到中期的质量监管，从而做到全过程的质量控制，是每个中药从业人员应该牢固树立的药品质量意识。

四、课后感悟

教师反思：中药注射剂是一种重要的剂型，但只有安全有效、疗效确切、质量可靠的中药注射剂，才能更好地起到治病救人的作用，真正给病人带来福音。希望通过中药注射剂质量问题的讲述，于无形之中提高学生的药品质量意识，让学生树立质量源于设计的理念，承担起研究中医药、发展中医药的重任。

学生感言：中医药是中华民族的瑰宝，中药注射剂在人们战胜疾病的过程中发挥过重要作用，出现了质量问题和不良反应，不应该回避，也不应该放弃，而是要积极面对，努力解决问题。除了要严把质量关，还要从研究的源头抓起，筛选出最佳的处方和工艺，以保证生产出高质量的药品。因此，我们要努力学习，肩负起中医药研究和发展的重任。

（吴素香）

第三篇　临床医学类专业

导读

　　本篇共收录临床医学专业内科学、外科学、妇产科学、儿科学、全科医学概论、医学心理学等6门课程共12则课程思政教学实录，供临床医学类专业相关课程教师在实际课堂讲授中借鉴参考。

第一章　内科学 ▷▷▷▷

教学实录一

【**专业**】临床医学　　　　　　【**课程**】内科学

【**知识点**】肺部感染的诊断及治疗。

【**应用案例**】李兰娟院士抗击疫情事迹，以及疫情中各行各业人们的感人事迹。

一、教学目标

【**知识点育人目标**】

1. 掌握肺部感染的诊断思路，进行社会责任感教育。

2. 掌握肺部感染的治疗原则，进行规则理性教育。

3. 了解新型冠状病毒肺炎（简称"新冠肺炎"）研究的最新进展，进行爱国主义教育。

【**知识点思政元素**】

1. 肺部感染的诊断思路——种下"责任"的种子，懂得担当的意义。

2. 肺部感染的治疗原则——培养困境中自律自强、不屈不挠、沉着应对的心理素质。

3. 新型冠状病毒肺炎研究的最新进展——感恩无私奉献的医务工作者，感知"中国"力量，激发家国情怀。

二、教学设计

1. 导入　肺炎是由于各种致病物质作用于肺部而导致的肺部感染性疾病。其典型的症状有发热、咳嗽、咳痰、胸闷、呼吸气短等，严重的肺炎也可能出现呼吸衰竭，甚至引起心功能衰竭、肝功能衰竭，所以一旦明确诊断肺炎，应尽早进行抗感染治疗，早期有效的抗感染治疗，对大多数肺炎都是有效的。肺部感染也常常与流行病、传染病相关。这里不得不提新冠肺炎疫情的防控，中国对疫情的严格把控及成效在世界范围内有目共睹。2019 年年底疫情发生以来，涌现出不少抗疫英雄，作为其中最有代表性之一的李兰娟院士，经历"非典"疫情之后再次披荆斩棘，投身到抗击新冠肺炎疫情的战争中来。

2. 展开　列举李兰娟院士在抗击疫情中的事迹：①率先提出"封城"：吸取在"非典"疫情期间的宝贵经验，提出封锁武汉交通，防止疫情进一步扩散；②无私奉献：年逾古稀，坚持不断地向上级部门申请加入抗疫，除夕之夜，没有跟家人团聚，简单吃了饺子便继续埋头工作；③坚信科学的力量：为国家培养年轻一代的医学骨干，带领团队在征服新冠病毒的过程中创造一个个科研突破。

3.总结 李兰娟院士的感人事迹告诉我们：坚持奋斗、无私奉献，做一个有担当、有责任感的医生。

4.反馈 案例分享结束后，及时进行反思及小组讨论，学生需要思考老师提出的与案例相关的问题，然后进行分组讨论，选小组代表对思考和讨论的结果进行分享发言。

二、课堂实录

1.大疫面前，无私奉献，敢为人先。

师：刚才讲到了肺部感染的诊治。2019年年底，中国武汉暴发影响广泛的新冠肺炎，疫情消息曝出，北京震动、全国震动、世界震动，李兰娟和钟南山一起，逆行武汉考察疫情。多年的经验让李兰娟感到事态严重，她向武汉政府提议"不进不出"。随后，她果敢地向中央建议"武汉必须封城"，通过切断传播途径来预防和控制传染病的流行。切断传播途径的主要措施有隔离和消毒。每种传染病都有其相对固定的传染期，此期间传染源需要隔离。根据传染性强弱和传播途径，可采取不同的隔离措施。对于传染性强、病死率高的传染病要进行严密隔离，例如鼠疫、霍乱等。消毒是切断传播途径的重要措施，根据不同传染病采用不同的消毒方法。同学们可以查阅一些资料，了解此次疫情采用的消毒隔离措施标准。

封城，在中国的疾控史上从未有过，连2003年"非典"时期也没有。万一判断有误，李兰娟一生的名誉和声望恐将毁于一旦。她不是不知道事关重大，但在她心里，人民高于一切，生命重于泰山。自新冠肺炎疫情暴发那天起，她的万千关切集中于病患、防治和不断变化的疫情。她，冒着被感染的风险，武汉、北京、杭州三地跑，出诊、开会、出差、接受采访，释疑解惑，坚定人心，每天睡眠不超过3小时。她，在千家万户高举团聚酒杯的除夕夜，从北京参加完疫情会议返回杭州，在机场吃了份饺子，这就是年夜饭，这张照片流传出来，人们再一次为她动容。她，73岁的老院士，却坚持带队驰援武汉，"这一次，我来当一个医生，武汉有很多危重症患者，需要人工肝等支持治疗。战'疫'不成功，我就不撤兵"。

提问：从李兰娟院士坚持提出封城这一举动中，我们学到了什么？

一生答：我觉得这体现出李兰娟院士具有高度社会责任感及大无畏的精神，若疫情没有她预料得那么严重，那么她的这一举动定会对个人造成恶劣的影响，但是她顶住压力，坚持提出"封城"。可见在家国大义面前，她认为自己的名利不算什么，人民的生命安全最为重要，体现出她强烈的社会责任感。

二生答：其实我觉得李兰娟院士能坚决做出"封城"的判断，跟她扎实的专业知识和丰富的临床经验密不可分。

师：两位同学都回答得非常好。李兰娟院士无疑是抗疫战斗中最有表率作用的先驱模范。其实，在这场疫情防控战中，人人都是战斗的主角。在全国，警察、保安、机关人员、社区工作者……他们都坚守在各自的工作岗位上。引导同学们从他们的身上学会"担当"。什么是担当？接受并负起责任。医生的逆向而行是担当；警察的以身许国是担当；教师的废寝忘食也是担当。引导学生去理解，当国家面临灾害、当人类面临困难时，什么能做，什么不能做，都要成为一种共识，成为一种品格，成为一种不可以遗忘的集体记忆。

　　[**课堂实效**] 对事迹 1 的深度探讨，引发学生对无私奉献、敢为人先的社会责任感的思考，增强学生的职业道德素养。

　　2. 以身示范，关爱儿童，铸就民族精神。

　　师：2020 年 4 月 27 日，由全国少工委（中国少年先锋队全国工作委员会）主办，浙江省团委（中国共产主义青年团浙江省委员会）、浙江省少工委（中国少年先锋队浙江省工作委员会）等承办的少先队开学第一课在浙江举行。李兰娟院士在课堂上讲述了抗疫故事，教授防疫知识，浙江省全体少先队员同步收看。"人类的生存史就是与感染病斗争的历史……"系着少先队队员送上的红领巾，李兰娟用 PPT 为孩子们介绍起新冠病毒的特征和临床表现。从 4 万余各地医护人员奔赴武汉到火神山、雷神山医院的建立，从"四抗二平衡"救治策略到外防输入、内防反弹的措施，李兰娟结合自身经历回顾抗击疫情的全过程，告诉少先队员们要铭记为国家和人民挺身而出的英雄。当下正是复学季，她又向孩子们科普与人交流保持 1.5m 以上的社交距离、在密闭和人口聚集的地方佩戴口罩、多开窗通风、勤洗手、注意咳嗽礼节、加强体育锻炼等 7 条日常防护措施。

　　提问：疫情之下，人人自危，那么李兰娟院士为什么在疫情如此严峻、工作如此繁忙的状态下还要坚持为少先队员讲授防疫知识呢？

　　一生答：少年儿童是祖国的未来，是中华民族实现民族复兴的生力军，李兰娟院士为少先队员讲解防疫知识的举动，为他们讲述全国各地医护人员奔赴武汉抗疫的过程，不仅能让少年儿童加强对新冠肺炎疫病及防控的认识，更能在他们心里形成中华民族面对大灾大难顽强无畏、一方有难八方支援的民族精神，在他们幼小的心灵里种下民族精神的种子，将来在他们长大成才后，才能肩负起民族复兴的重任，成为新一代的民族脊梁。

　　二生答：李兰娟院士作为浙江省医务工作者的杰出典范，塑造了敢为人先、迎难而上、勇立潮头的大医形象，以古稀之年奔赴抗疫一线，还为少年儿童现身说法，向社会不同人群宣传健康知识，为我们医学生树立了榜样，使我们坚定了自己的努力方向，明白了自己肩上的责任和使命。

　　师：同学们的回答都十分精彩。看来经过李兰娟院士的案例学习，同学们都明白了自己肩上的使命和责任。作为医生不仅要有扎实的医学知识、高超的临床技能，更要有以天下为己任、关爱社会、关爱弱势群体的使命担当，希望同学们以李院士为榜样，朝着自己心中的目标不断努力前行。

　　[**课堂实效**] 对事迹 2 的展开讨论，对学生的规则理性教育及健康心理教育有了较好的效果，毕竟疫情人人身在其中，所获得的感悟更是切身的、深刻的，这些真实的经

历，比从书本中学到的知识更为宝贵。

　　3. 感恩社会，从我做起。

　　师：席卷中国大地的新冠肺炎疫情中，涌现出不少感人至深的事迹。73 岁的李兰娟院士，每天只睡 3 个小时，她的防护服上写着"武汉加油"；"没有特殊情况，不要去武汉"，84 岁的钟南山院士义无反顾地冲向疫情一线；"这辈子我为什么，不就是为了病人嘛"，86 岁的董宗祈坐着轮椅出诊；92 岁的敖忠芳仍坚守一线，她说："我现在还能干得动……"年龄并不能阻挡他们火热的衷肠，他们虽然都已经到了颐养天年、含饴弄孙的年龄，现在却是全国人民最信任的人。

　　提问：体会前辈们热诚的悬壶济世的高尚情操，给我们什么启示？我们又该做些什么呢？

　　一生答：在这场没有硝烟的战役中，涌现了一大批让初遇困境的我们感恩众多的"守护者"，如无数坚定"逆行"的医务工作者跟时间赛跑，与疫情赛跑的勇敢的建设者，还有不畏严寒、昼夜值守的公安干警、社区工作人员，默默无闻、及时消除城市垃圾和传染源的环卫工人。当然，还有我们教育系统每天上报各种疫情防控信息，密切关注学生学习和心理的教育工作者……非常时期，这些都是我们应该感恩的人。我们要利用这些宝贵的资源，学会求知、做人、感恩社会，感激父母的艰辛付出，感恩老师的培育教导，在今后的生活中，爱家庭、爱父母、爱祖国。

　　师：好的，非常感谢大家的分享，我也非常赞同。山河无恙，人间值得！那些为我们拼过命的医护人员，那些平凡人的守望相助，那些温暖的瞬间，都值得我们铭记，更值得同学们、未来的医务工作者们学习，希望你们成长为有知识、有品德、有作为的新一代建设者。

　　[**课堂实效**]我们常说"世界是课本"，眼前发生的一切就是一本最好的教科书，经历也是最好的老师。战"疫"中的许多人、许多事，我们真真切切地看到、听到、感受到。疫情之后，同学们对祖国母亲的热爱更深了。我们伟大的祖国，有许许多多伟大的、无私奉献、爱岗敬业的人们，相信没有什么困难能抵挡一个英雄辈出的民族，当火车驶出隧道，迎面而来的必是光明！

四、课后感悟

　　教师反思：这是职业精神的彰显，这也是爱国情怀的集中张扬，致敬平凡的英雄！这也是一堂生动的爱国主义教育课，平凡而伟大的李兰娟院士，用挺身而出筑牢了坚实的战"疫"屏障！还有无数的白衣天使、抗疫英雄，他们每个人的名字都值得被铭记，每一个故事都值得被聆听。一个个城市向"零"靠近，一个个"连降"的捷报频传。他们以"提灯精神"，为我们点亮了胜利的曙光。

　　学生感言：在这次的疫情中，国人的表现也让我们深感骄傲。经过这次课程，我们也深深地感受到了祖国的伟大，祖国的发展更需要我们年轻一代继续努力。

（黄晟）

教学实录二

【**专业**】临床医学　　　　　　【**课程**】内科学
【**知识点**】结核病诊疗。
【**应用案例**】来自全科医生的人文关怀——爱德华·特鲁多案例（医学类专业课程思政教学案例集：爱国章案例 9）。

一、教学目标

【**知识点育人目标**】
1. 了解结核病的诊疗及研究发展历程，培养自强不息、永不放弃的精神。
2. 掌握对结核病患者的关怀照护技能，培养医学人文关怀精神。

【**知识点思政元素**】
1. 结核病的诊疗及研究发展历程——塑造鼓励探索、勇攀高峰的生活态度。
2. 对结核病患者的关怀照护技能——培养关爱患者的医学人文思想。

二、教学设计

1. 导入　通过对美国医生、结核病先驱爱德华·特鲁多生平事迹的讲述，引入本节课的教学内容——结核病的诊治。

2. 展开　通过人物的生平事迹引发学生思考：人物的贡献，人物的先进事迹给予我们的启示，医务工作应该怎样在工作中践行关爱患者的高尚品质？发扬爱国、敬业、坚持不懈、永不放弃的奋斗精神。

3. 总结　塑造鼓励探索、勇攀高峰的生活态度，树立正确的价值观以及良好的职业素养，培养关爱患者的医学人文思想。

4. 反馈　由学生举例在身边看到的、听到的良好医患关系的案例，并请学生总结提炼今后在医学工作中应做到对患者的人文关怀有哪些要素。

三、课堂实录

1. 培养关爱患者的医学人文思想。

师："有时去治愈，常常去帮助，总是去安慰。"这个墓志铭，给我们什么启示？

一生答：有时去治愈，这体现的是特鲁多医生对人类苦难的敬畏之心。面对患者所遭受的痛苦，作为医者，要做到常常去帮助，用专业的医疗技术帮助患者摆脱疾病所带来的痛苦。

二生答：常常去帮助，这体现的是特鲁多医生助人之心的高尚品质。无论患者的病情有多么严重，无论医生能够提供给患者的帮助有多小，无论是多么沮丧、无助、挫败、绝望……作为医者，都应该去关心患者。

三生答：总是去安慰，说的是，无论患者的病情是多么轻微，作为医者都不能怠慢，要去安慰患者，体现了特鲁多医生对人类苦难的悲悯之心。

师：面对人类所遭受的苦难，面对疾病的痛苦，"有时去治愈，常常去帮助，总是去安慰"诠释了特鲁多医生对患者的爱与慈悲，这种精神贯穿始终，体现了一个医者高尚的人文情怀。

[**课堂实效**] 以最早的也是最为著名的体现医者仁心仁术的启示语，引发学生对于现代医学人文关怀的思考，从侧面培养学生对医生这一职业由衷敬畏及对将来工作必备的职业素养。

2. 培养自强不息、永不放弃的精神。

师：针对结核病，特鲁多做了什么？他为什么要这么做？

一生答：①创办了第一家专门的结核病疗养院"村舍疗养院"，在19世纪末期的美国，走在了结核病治疗和研究领域的前沿；②美国首位分离出结核杆菌的人；③创办"结核病大学"，对患者生理和心理上的许多照料方法至今仍被沿用着。

二生答：给我的启示是，治疗并不总意味着治愈某种疾病，它更重要的在于体恤和减轻患者痛苦，提高患者生命质量。医生不仅仅要关注客观指标，更要关注患者体验，体现以人为中心的全科医学照顾。同时对目前未能治愈的疾病，要树立高远志向，以敢于担当、不懈奋斗的精神进行科学实验，积极追求新的治疗方案、诊疗措施，造福人类。

师：同学们说得都很对。安静、平静、宁静和无欲无求的力量，对人们身心健康的作用不可估量，这也许就是老子提倡"致虚极，守静笃"的真实价值所在。

[**课堂实效**] 通过案例，一方面使学生深刻认识到积极探索、努力做好科研工作是现代医学不可忽视的一项重要工作，扎实形成崇尚创新、鼓励探索的科学精神，才能不断推动医学的发展进步；另一方面，使学生认识到拥有自强不息的人生态度、树立正确的价值观，对走好人生的道路是多么重要。

3. 树立爱国、敬业、友善的道德操守与行为准则。

师：如何评价特鲁多的贡献？

一生答：毫无疑问他是现代医学结核病的先驱，拯救了无数的生命。

二生答：他开创了医患沟通的先渠。

三生答：他崇高的道德品性值得后辈学习。

师：很好，看来同学们都颇有感悟。从他的身上，我们看到许多今后职业生涯中必须具备的素养：①爱国：在职业生涯中，坚持一切为人民健康服务的宗旨；培养核心价值观，包括利他主义、追求卓越、淡泊名利；创立 Adirondaec Contage Sanatorium，服务患者，使患者受到良好的照顾，这是一件利国利民的好事。②敬业：热爱自己的职业；具备严谨、细致和敏锐的洞察力；真诚守信，责任心强；能够自律、廉洁公正；认识和杜绝任何与营利性质相关的行为；公平而合理地运用各种医疗服务资源。③友善：具有同情心，患者至上，维护患者权利、隐私和利益。

［**课堂实效**］通过对特鲁多完整生平事迹的讲述，使同学们认识到一位伟大医者的一生，无论多坎坷，无论多险阻，都能披荆斩棘，勇往直前，不仅成就了自己，也造福了人类，从而真正使医者的良好道德在青年学生心中萌芽。

四、课后感悟

教师反思：特鲁多医生的名言，概括了医生救死扶伤的职责和医生对待患者的高尚情操，成为医生所遵从的行医准则。通过案例的讲解，学生认识到：①作为一名医生，应当以自强不息、奋斗不止的态度要求自己，在生活和学习中顽强拼搏，不断奋进；②关爱患者，做患者的精神支柱；③建立良好的医患沟通关系。

学生感言：对常挂在嘴边的话"有时去治愈，常常去帮助，总是去安慰"，有了更深刻的理解。现代人对健康的定义是不仅躯体没有疾病，还要有完整的生理、心理状态和社会适应能力；治疗也不仅仅是针对疾病，更要呵护心灵。首先要把患者看成是一个人，给予足够的尊重、理解和重视，学会换位思考。

（黄晟）

第二章 外科学 ▷▷▷

....

教学实录一

【专业】临床医学　　　　　　　　【课程】外科学

【知识点】我国肝胆外科发展史；肝脏疾病的诊断与治疗。

【应用案例】"中国肝胆外科之父"吴孟超生平事迹。

一、教学目标

【知识点育人目标】

1. 了解肝胆外科的发展史，培养学生百折不挠的意志品质。

2. 掌握肝脏解剖学特点及肝脏疾病的诊断思路，培养学生爱岗敬业的精神。

3. 掌握肝脏疾病的治疗原则，培养学生无私奉献的精神。

【知识点思政元素】

1. 肝胆外科的发展史——明白科学发展道路崎岖不平，培养学生百折不挠的意志品质。

2. 肝脏解剖学特点及肝脏疾病的诊断思路——养成爱岗敬业、踏实工作、实事求是的工作作风。

3. 肝脏疾病的治疗原则——培养对医疗事业无私奉献的精神。

二、教学设计

1. 导入　讲述中国肝胆外科发展史，以肝脏解剖"五叶四段"经典理论、肝脏肿瘤诊断金标准和指南推荐治疗方案引入中国肝胆外科之父吴孟超的事迹，通过吴老身上的诸多闪光点，激发学生敬佩之情，为后面的教学内容打好基础。

2. 展开　列举吴孟超生平事迹：①创造性提出"五叶四段"解剖学新见解，奠定了中国肝胆外科的理论基础，其团队更是设立了我国近代肝脏肿瘤诊断金标准和治疗方案；②仅用时 7 年，吴孟超团队就将中国的肝胆外科水平从学术空白提升至世界前列，创造了世界外科医学界的奇迹；③据不完全统计，吴老一生中大大小小的手术拯救了超过 16000 位患者；④在退休之前已经 96 岁高龄，仍然坚持每周完成 3 台手术；⑤退休时发言："虽然退休了，但只要组织需要，只要病人需要，我随时可以进入战位，投入战斗！我觉得我身体还可以，所以我有信心，也有决心。"引发学生思考，是什么力量在支持着吴老不忘初心、砥砺前行，是怎样的意志力，能让吴老兢兢业业，锐意进取，坚持一生。

3.总结　通过学习吴老的生平事迹，让学生了解严谨务实、爱岗敬业是做一个好医生的必要条件，为医学无私奉献是正确的价值观。

4.反馈　由学生举例在身边看到的、听到的医生的工作状态，并请学生讨论自己踏上医疗岗位之后，应如何做一名合格的好医生。

三、课堂实录

1. 中国肝胆外科发展史以及肝脏肿瘤诊断金标准和指南推荐治疗方案。

师：同学们都知道肝脏是人体重要的免疫器官，肝脏根据"五叶四段"来划分区域，但是这一标准是谁建立的呢？

一生答：是外国人吗？

二生答：好像看过是中国设立的标准。

师："五叶四段"的标准是中国提出来的，提出这一理论的人就是有着"中国肝胆外科之父"之称的吴孟超院士，而且，近代肝脏肿瘤诊断金标准和指南推荐治疗方案的设立也和吴院士息息相关。

一生答：吴院士还在给人看病吗？

师：吴院士已经去世了，但他退休的时候，已经是 97 岁高龄了。在退休的那一天，他说："虽然退休了，但只要组织需要，只要病人需要，我随时可以进入战位，投入战斗！我觉得我身体还可以，所以我有信心，也有决心。"可见吴老是多么敬业，多么热爱医生这个职业。

二生答：吴老这一生应该有很多事迹吧？

三生答：吴孟超院士的确是值得尊敬，就是具体有哪些事迹不太清楚。

师：20 世纪 50 年代，中国是肝炎、肝癌高发地区，但肝胆学研究长期是一片空白，直至新中国成立时，中国还没有单列的肝胆外科，肝脏手术更被视为禁区。1958 年，某外国医学代表团来中国医院参观时傲慢地预言："中国的肝胆外科要达到世界先进水平，起码要 30 年。"当晚，吴老彻夜难眠，"国不强、遭人欺"的滋味袭上心头。他连夜赶写向院党委递交了一份向肝胆外科进军、成立攻关小组的报告。报告完成之际，窗户正透进第一缕晨光。报告写完，吴老意犹未尽，又提笔写下 16 个字：自力更生，艰苦奋斗，奋发图强，勇攀高峰。从此，中国的肝胆外科研究奋起直追，不管遇到怎样的艰难曲折，吴老团队始终充满战斗的激情、保持冲锋的姿态。我国的肝胆科研技术在短时间内达到了国际领先水平，吴老团队的努力功不可没。

[**课堂实效**] 讲述我国肝胆外科发展史，肝脏经典解剖理论、肝肿瘤诊断金标准和治疗方案的设立，从被国外轻视到短时间达到国际领先水平，引发学生爱国热情；同时吴孟超院士的事迹也激励学生学习吴老求实敬业、爱国爱岗的精神，对学生形成良好的品格有深远的意义。

2. 爱岗敬业、实事求是是外科医生安身立命之本。

师：吴孟超院士的事迹举不胜举，这里我就介绍一部分最具代表性的。①创造性提出"五叶四段"解剖学新见解，奠定了中国肝胆外科的理论基础。②主刀成功完成了我国第一例肝脏手术，并且在 1983 年为一名仅 4 个月大的女婴切除了肝母细胞瘤，创下了世界肝母细胞瘤切除年龄最小的纪录；据不完全统计，吴老一生中大大小小的手术拯救了超过 16000 位患者。③在退休之前已是 96 岁的高龄，仍然坚持每周完成 3 台手术！④在成立肝胆外科研究团队后，仅用时 7 年，吴孟超团队就将中国的肝胆外科水平从学术空白提升至世界前列，创造了世界外科医学界的奇迹。

一生答：落后就要挨打，这个道理永远都存在。

二生答：在当时中国经济和科技水平都远远落后于世界其他国家的时候，吴老勇于担当的精神非常值得我们学习。

师：同学们说得都很对。吴孟超院士不仅勇于临危请命，更是将敬业爱岗、兢兢业业、刻苦钻研的精神贯穿了他的一生，他的身上无时无刻不闪耀着人性的光辉。将来踏上医疗工作岗位时，我们都应该学习吴老的精神，爱岗敬业、实事求是地做好医疗工作。

[课堂实效] 通过吴孟超院士的具体事迹，一方面促使学生学习吴孟超院士爱岗敬业的精神，培养实事求是的工作作风；另一方面，更使学生深刻认识到医学工作不是凭一时的热情就能做好的，更需要常年的坚持和不懈的努力。

3. 敬业爱岗、无私奉献是做一名好医生的敲门砖。

师：吴孟超院士身上有 3 个部位最能体现他的精神。①指：吴老右手食指畸形，这是因为常年握持血管钳，将指骨压迫变形了，但即使变形了，也依然灵活，为了能再多帮助一个生命，只要吴老手握手术刀，这双连写字都有点颤抖的手，顷刻就变得无比"稳、准、狠"。这是一双能托起患者生命的手。②足：吴老的右足第二趾畸形压在大踇趾上，这是在几十年手术生涯中，长时间站立，足趾用力抓地的结果。在平时的生活中，吴老走路也需要有人搀扶，可是一站上手术台，他硬是站成了一道牢不可破的生命防线，屹立不倒。吴老变形的脚趾，会让人看了由心底产生一股莫名的心酸。③面庞：吴老的面庞，是百年仁心的铭刻，庞眉皓发，满目慈爱。他的面孔，曾给了多少绝望的面孔以希望。脱下白大褂，谁也不会想到，就是这样一位老人，创造了中国医学界乃至世界医学肝胆外科领域的无数个第一。

一生答：吴孟超院士真是中华民族的脊梁。

二生答：吴老为中国现代医学奉献了一生。

师：的确，现在的价值观很多时候强调付出就必须有回报。可是在当时国家困难，资金和资源都紧缺的年代，吴孟超院士带领团队攻克一个又一个难题，创造一个又一个成果的时候，他可曾提起过回报？这样的奉献精神，在当下，真的是太少了，可正是这无私奉献的精神，才成就了吴老光辉的一生，不是吗？我们从吴老的事迹中，是否能学到一点儿什么呢？

一生答：我们身边也有工作异常繁忙的医疗工作者，他们为了患者，早出晚归是常态，甚至有整夜加班抢救患者的。在这些人身上，我们都可以看到和吴老一样的爱岗敬业、无私奉献。可以这么认为，要想做一个合格的好医生，爱岗敬业、无私奉献就是最好的敲门砖。

师：这位同学理解得很到位，选择了医疗这一行，爱岗敬业、无私奉献是基本的职业道德。

[**课堂实效**] 通过吴孟超院士光辉的一生，引发同学们的思考：怎样做一个合格的好医生？保持敬业爱岗，实事求是的作风意义何在？作为一个不久之后即将踏上医疗岗位的学生，吴孟超院士身上有哪些东西是值得我们一生学习的？解决了这些问题，才是真真正正给青年学生上了一堂合格的课。

四、课后感悟

教师反思：吴孟超院士已经逝世，但他光辉的一生将永远照耀着我们的医学之路，他的精神将不断指引我们前行，他生前的一言一行将激励我们不断探索，不断为祖国的医疗事业添砖加瓦。课程希望通过学习吴老的事迹，潜移默化地让学生明白怎样去做一个好医生，为将来从事医学工作打下良好基础。

学生感言：通过本堂课我们知道，吴孟超院士的一生，贯穿着爱国爱岗、敬业求实、刻苦钻研、无私奉献的崇高精神。对于医者来说，个人的得失事小，患者的健康大于一切，我们必须实事求是，立足根本，去伪求真，用我们的专业知识为患者带去健康。

（马红梅）

教学实录二

【**专业**】临床医学　　　　　　　　　　【**课程**】外科学

【**知识点**】外科无菌术。

【**应用案例**】

1. 输血疗法的开拓者（医学类专业课程思政教学案例集：敬业章案例 9）。

2. 白求恩在中国教授输血技术，成为群众血库，最后死于败血症的故事。

一、教学目标

【**知识点育人目标**】

1. 了解外科无菌术的发展史，培养敬业严谨的工作作风。

2. 掌握输血疗法的应用，培养博爱无畏的国际人道主义精神。

【**知识点思政元素**】

1. 外科无菌术的发展史——培养学生敬业爱岗、严谨求实的工作作风。

2. 输血疗法的应用——激发学生博爱的价值观，培养国际人道主义精神及"大无畏"的探索精神。

二、教学设计

1. 导入　通过讲述白求恩在中国教授输血技术，成为群众血库，最后死于败血症的故事，英国约瑟夫·李斯特（Joseph Lister）是外科消毒手术之父，首次真正将消毒、防腐的概念引入医学史，激发学生的兴趣，从而引入本节课的教学内容——外科无菌术在外科学中的重要性。通过讲解外科无菌术的发展过程，让学生了解如果缺乏无菌观念，将会带来何种严重后果，从而认识到无菌术的重要性。

2. 展开　引发学生思考，对于当时而言，输血技术在中国还是较为少见，只有少数几家医院开展。为什么白求恩会在当时那么艰难的条件下，向大家传授输血技术，并成为群众血库，最终却死于败血症？在学生学习的过程中，真正让学生心中确立大无畏的精神和国际人道主义精神，同时认识到无菌术在外科学中是多么的重要，需要仔细对待，树立其敬业严谨、实事求是的医学作风。

3. 总结　外科学无菌术课程的教学目的是掌握无菌术的概念、目前常用的消毒方法，通过学习，让学生形成严谨对待手术的观念，以及由此所形成的实事求是，保持诚信的正确价值观。

4. 反馈　由学生举例在身边看到的、听到的涉及手术感染的事件，并请学生总结该事件造成的危害，同时提出应对的方案。

三、课堂实录

1. 外科无菌术发展史。

师：同学们都听说过白求恩吗？

一生答：听说过。

二生答：他的胸外科医术在加拿大、英国和美国医学界均享有盛名。1938 年 3 月 31 日，白求恩率领一个由加拿大人和美国人组成的医疗队来到中国延安，毛泽东亲切接见了白求恩一行。1938 年 11 月至 1939 年 2 月，白求恩率医疗队到山西雁北和冀中前线进行战地救治，4 个月里，行程 750km，做手术 300 余次，救治大批伤员。1939 年 11 月 12 日因败血症医治无效在河北省唐县黄石口村逝世，终年 49 岁。

师：对，这位同学对白求恩有着很好的了解。你们知道吗？当时白求恩又被群众称赞为"群众血库"。知道为什么吗？

一生答：老师，不知道啊，白求恩最终又为什么会死于败血症？给我们讲讲吧。

师：好。1938 年 6 月，白求恩在五台县松岩口军区后方医院讲授输血技术。"输血"在当时是一个比较新鲜的技术，中国在大城市只有少数几家医院才能开展。在野战医疗条件下输血，是人们连想也不敢想的事情。白求恩首先详细讲述了采血操作、标准血型制作、血型鉴定、配血试验、储存、运输、保管等基本知识，接着推来一名胸部外伤的患者，32 岁的卫生部部长叶青山第一个献了血。验过血型，白求恩让叶青山和患者头脚相反躺在床上，拿出简易输血器。带着针头的皮管连接在他们靠紧的左右两臂静脉上，皮管中间有一个三通阀门，阀门上连着注射器。白求恩把阀门通向叶部长，抽拉针栓，殷红的鲜血便流入注射器，再转动阀门，血液便流入患者体内。大家热烈鼓掌，战地输血在中国军队野战外科史上第一次取得成功。第二个患者推来了，白求恩主动躺在了他的身旁不容置辩地说："我是 O 型血，抽我的。"白求恩因此被群众称赞为"群众血库"。1939 年 11 月，白求恩在抢救八路军伤员时感染了败血症，最终抢救无效死于败血症。

一生答：白求恩是医生，为什么会感染败血症？

二生答：白求恩在战地上实行的输血技术和目前现行临床上的输血流程是不一样的吧？

师：白求恩在战地使用的输血技术和目前临床上使用的输血技术是不一样的，临床上给患者输血，是需要经过严格的无菌操作、检疫检测、消毒的。当时因为条件困难，是无法做到的。因此在目前医疗技术看来，这种输血是不可取的。白求恩死于败血症可能也是由于当时医疗技术及条件所限，无法做到真正无菌，所以更容易感染。可见在当代医疗条件下，我们更应该做好无菌术。但是白求恩这种大无畏的国际人道主义精神是值得我们学习的，现在我们国家有大量的医生在世界各地从事国际医生的工作，发扬救死扶伤的精神，就像当年的白求恩同志一样。你们想要成为这样的医生吗？

全体学生答：想！

师：好，那我们就要先打好基础，掌握好扎实的本领，将来才有机会成为那样的国际医生。

[**课堂实效**] 讲述了白求恩在中国的故事，引发学生思考，使学生懂得大无畏的奉献精神、国际人道主义精神；同时由于白求恩死于感染的败血症，侧面反映外科无菌技术的重要性。培养学生敬业认真的做事态度，即使条件恶劣，也需要严格遵循外科无菌技术，不然会带来严重后果。

2. 敬业认真、诚信严谨、实事求是是外科医生安身立命之本。

师：外科无菌术发展到今天，大家都觉得是很简单的事，肯定不会有什么问题，但是在它发展之初是十分艰难的。

塞麦尔维斯于 1818 年出生在布达佩斯附近的一座小城中，在获得医学博士学位后，他成了维也纳综合医院第一产科诊所的产科医生。这家医院有两家产科诊所，第一产科诊所除了负责产妇的分娩之外，还承担着教学的任务，而第二产科诊所只负责产妇的分娩。

塞麦尔维斯工作之后惊奇地发现，在第一诊所里经过医生或者医学生接生的产妇，因产褥热死亡的比例高达 13%～18%，而在第二诊所经过助产师接生的产妇，产褥热的死亡率只有 2%，这个现象让塞麦尔维斯百思不得其解，直到有一天，他的一个朋友在解剖尸体时划伤了手指，很快这个朋友表现出类似于产褥热的症状，没过多久就去世了。朋友的离去让塞麦尔维斯突然意识到，第一诊所产褥热的高死亡率可能跟医生有关，因为这些医生常常在解剖完尸体之后，手也不洗就奔赴产房接生了。为了验证自己的这个想法，塞麦尔维斯专门设计了一个实验，比较的就是负责接生的医生是否洗手对产褥热死亡率的影响。果不其然，如果医生在接生之前用漂白粉（次氯酸钙）溶液洗手，那么产褥热的死亡率就会降到 2%。再后来，塞麦尔维斯开始用漂白粉清洗手术器械，这让产褥热进一步降低到了 1%。第一诊所的产褥热死亡率竟然比第二诊所的死亡率更低了，这简直是令人欢欣鼓舞的事情。然而，塞麦尔维斯的领导们并不支持他的结论。因为，这似乎是把产妇的死亡怪罪在医生头上，医生是治病救人的，怎么能害死了产妇呢？此外，当时盛行的病因学理论是瘴气论，也就是空气中的有毒物质是感染的源头，跟塞麦尔维斯提出的接触感染也是相违背的。总之，塞麦尔维斯提出医生在给产妇接生前用漂白粉洗手、清洗医疗器械的做法，在当时"正统"的医生看来，就是离经叛道！在维也纳综合医院备受冷落的塞麦尔维斯，不得不回到了布达佩斯，先后在一家医院做产科主任和一所大学做教授。

不论职位如何变化，唯一不变的是，塞麦尔维斯始终不遗余力地宣传他的理论！1861 年，他出版了《产褥热的病因、概念和预防》一书，然而这本书也没有多少被医疗机构所采纳。在此书出版后的第四年，塞麦尔维斯就去世了，而且非常可悲的是，塞麦尔维斯死得也很惨。有的史料记载，他是因为被人殴打之后死于败血症；还有史料记载，他是因为精神失常在疯人院去世的。

1865 年 8 月 12 日，一个名叫格林利斯的小男孩，因为被马车撞伤而被送到了李斯特所在的格拉斯哥皇家医院。当时，这个不幸的小男孩儿左腿上破了一个非常大的口子，断裂的胫骨就从这伤口中穿了出来，情况非常严重。

如果再按照"可称道的脓"那一套理论来治疗，这个小男孩儿可能就这么默默地死去，不会在历史的长河中泛起任何水花了。幸运的是，李斯特医生帮他把骨头接上之后，又用浸过亚麻籽油和石碳酸（苯酚）溶液的绷带包扎伤口，然后再把受伤的左腿固定，保持 4 天不动。之后每隔一段时间就重新包扎伤口，直到伤口愈合。6 周以后，这个小男孩的骨折痊愈了，李斯特的手术也成功了！

至于为何李斯特会联想到用石碳酸浸过的绷带包扎伤口，则要归功于法国的微生物学家路易·巴斯德。李斯特在读了巴斯德关于酿酒酵母的论文后深受启发，认为防治术后感染的最好方法，就是在细菌进入暴露的伤口之前就把它消灭掉。而在当时，石碳酸已经被人们用到了污水处理中，这就是现成的消毒剂。在这之后，李斯特又开展了很多例石碳酸消毒处理的外科手术。直到 1867 年，这位严谨的英国医生才把自己的研究成果发表在了《柳叶刀》杂志上，系统地介绍了自己的经验。李斯特指出，细菌感染是病原因素。在伤口愈合期，感染和化脓都是不正常的，并且没有任何益处。他毫不留情地批判、蔑视"可称道的脓"的旧理论。随后，李斯特又提出外科医生在手术时用石碳酸溶液洗手、给患者用石碳酸冲洗伤口，再用石碳酸浸过的纱布包扎等消毒和防腐的方法。然而，李斯特的这些理论并没有在一开始就受到医学界的欢迎。直到 1870 年，普法战争暴发，在战场上的实践才让他的理论得到了认可。当时的德国（普鲁士）军医采用了李斯特的理念，而法国军医则忽视了李斯特的方法，结果是德国军医的治疗效果比较好。李斯特也因为自己的伟大发现而被维多利亚女王授予了男爵的爵位，还获得了普鲁士的最高勋章 Pour leMérite。

到了 19 世纪后期，外科医生们已经用上了各种各样的防腐剂和防腐术。口罩、橡胶手套和手术衣的使用，也减少了感染的风险。手术室的环境也不再像以前的"operating theatres"那样杂乱无章了，取而代之的是干净整洁、有供暖和通风的手术室。这一切的进步都让手术的感染率大大降低。无菌术的雏形就这样形成了。

提问：这两个案例告诉我们什么呢？

一生答：外科无菌术在发展过程中必然有一个认识过程，如果认识不够，那么处理就肯定有缺陷，就容易造成不良后果。

二生答：外科手术在现在看来如此简单，但发展过程中的条件并没有现在这么完善，很多人一开始还不是那么接受这个理念。

师：同学们说得都很对。首先，外科手术发展到今天的程度，是现代医学不断发展的一个结果，在当时的环境之下，手术条件和术后管理都还未成熟，所以手术风险是很大的。我们从事医学工作，有些事情看似很小，但是如果处理不好，可能会带来严重的后果。因此在面对任何疾病时，我们都应该保持谨慎态度，严谨诚信，实事求是地做好医疗工作，而工作中谨慎的态度来源于对职业的高度责任感和认同感，来源于爱岗敬业的精神。同学们，我们从事的是人类最崇高的职业之一，它处处体现人性的光辉。我国外科学之父裘法祖曾经说过："德不近佛，才不近仙者不可为医。"我们要对生命常怀敬畏之心，才能永远在工作中谨小慎微，如履薄冰，才能减少工作中出现差错的机会。

[**课堂实效**] 通过两个案例，一方面使学生深刻认识到外科无菌术发展的艰辛历程，对外科手术心存敬畏，形成科学严谨的外科心态；另一方面，使学生认识到外科手术看似简单其实不然，在面对外科手术时，必须保持敬业认真、诚信严谨、实事求是的医学作风。

四、课后感悟

教师反思：外科无菌术从无到有，经历了近200年，时至今日，已经成为外科手术的基本技术，但是我们应该了解，能达到现有的高度，离不开先驱的不断努力、探索和改善，才有了今天外科学的成功。希望通过这些真实案例，潜移默化地让学生形成大无畏的奉献精神，人道主义精神以及严谨实事求是的作风，为将来从事医学工作打下良好基础。

学生感言：通过本节课我们知道，外科无菌术看似很小，其中的各项操作要求也容不得有丝毫的马虎。只有在严格遵守各种手术规范，并正确实施治疗方案的前提下，外科手术才能取得良好的治疗效果。对于医者来说，患者的健康大于一切，我们必须拥有"仁心"，才能习得"仁术"，更要懂得"仁爱"。

（马红梅）

第三章　妇产科学 ▷▷▷▷

教学实录一

【专业】临床医学　　　　　　　　【课程】妇产科学

【知识点】输卵管妊娠的临床表现、临床诊断。

【应用案例】

1. "万婴之母"——林巧稚（医学类专业课程思政教学案例集：友善章节案例1）。

2. 未婚女性宫外孕误诊死亡新闻报道。

一、教学目标

【知识点育人目标】

1. 熟悉输卵管妊娠的临床表现，培养严谨务实的工作态度及爱岗敬业精神。

2. 掌握输卵管妊娠的诊断依据及诊疗思维过程，培养学生人文关怀精神。

【知识点思政元素】

1. 输卵管妊娠的临床表现——树立医疗工作的风险责任意识，培养严谨务实的工作态度及爱岗敬业精神。

2. 输卵管妊娠的诊断依据及诊疗思维过程——培养学生诊疗过程中注重医患沟通的意识及人文关怀精神。

二、教学设计

1. 导入　课堂上，通过"未婚女性宫外孕误诊死亡新闻报道"案例导入激发学生兴趣，吸引学生的注意力。引出"输卵管妊娠"疾病的临床特点，并提出问题："什么原因导致输卵管妊娠？为什么会误诊？"引发学生积极思考。

2. 展开　在讲授知识点的过程中，通过典型案例，分组讨论，促进同学们思考，运用所学知识，解决临床中的实际问题，如输卵管妊娠的鉴别诊断、治疗方案等，能够根据适应证，制定药物/手术治疗的方案，并注重医学人文素养的培养。同时引入妇产科学先驱林巧稚真实事迹——面对"输卵管妊娠"时的担当，师生平等交流，培养学生奋斗精神及敬业友善的职业素养。

3. 总结　从林巧稚的第一次输卵管妊娠手术这个案例中，我们看到了妇产科先驱"救死扶伤"的敬业精神和大医情怀，对她来说"病人永远最重要"。林巧稚曾说过"我随时随地都是值班医生，无论是什么时候，无论在什么地方，救治危重的孕妇，都是我的职责。"她一直坚定这种信念，兢兢业业地守候在这个岗位上，献身医学事业；教导后辈学医之人，必定精勤医术，兢兢业业，并时刻谨记"治病救人"的教诲。

4. 反馈　通过课堂提问、案例分析了解学生本次课程知识掌握情况；课后布置思考题，提供网络资源，促进同学们自主学习思考；培养学生奋斗精神及敬业友善的职业素养。

三、课堂实录

1. 培养奋斗精神，增强专业责任感。

师：同学们，一说起"输卵管妊娠"这个疾病，大家会想到"宫外孕"，那么它会出现哪些危险的情况呢？

一生答：会大出血，有生命危险。

二生答：会晕厥，血压下降。

三生答：会剧烈腹痛。

师：三位同学都回答得非常好，下面我们来看一则新闻报道，"29岁未婚女子宫外孕遭误诊死亡，医疗责任谁承担"。同学们可以带着问题来看新闻。思考一下，"新闻中的年轻未婚女性为什么会被误诊？""什么原因导致输卵管妊娠？""如果你是值班医生，该如何抢救病人？"

新闻的大概内容是这样的：宫外孕被当作急性肠炎来治疗，29岁的未婚女子徐某因误诊而丧命。据徐先生夫妇说，2010年10月21日20时许，女儿徐某突发腹痛并伴有恶心呕吐症状，被送至某医院就诊。值班医生诊断为中度贫血、急性胃肠炎等，并以治疗急性肠胃炎和解痉镇痛方式留院进行药物治疗。其间，女儿多次发生休克。22时许，徐某腹部、股部疼痛加剧，值班医生只给她注射了止痛药，但病情根本没有好转。

次日0时，女儿丧失意识，血压为零，值班护士只是遵医嘱继续输液。家属多次请求，值班医生才来到诊室，但只打了止痛针。徐先生夫妇说，女儿神志不清，他们只好叫120救护车。急救人员在运输的途中初步诊断是失血性休克，怀疑宫外孕。后女儿被转至上级医院抢救，于10月22日3时许被宣告死亡。经所转医院确诊，徐某是宫外孕导致左输卵管峡部破裂，而造成失血性休克死亡。

一生答：医生的天职是治病救人，但是新闻中的女性却因误诊丧失生命，难道没有办法可以避免吗？

二生答：是值班医生学医不精，还是患者隐瞒病情？医生有没有和患者好好沟通。

三生答：如果早点儿确诊，马上抢救治疗，也许结局会不一样。

师：同学们的见解都有一定的道理。徐女士就诊的第一家医院在对患者的诊疗过程中有过错，存在检查及鉴别诊断不充分而未能及时明确患者病情及对病情的严重性估计不足的不当，导致延误诊断和治疗，也有同学所说的沟通不足。因此作为医学生一方面我们要不断提高自己的医术水平，另一方面我们要有更强的责任心和职业道德，与患者及其家属做到充分沟通。

[**课堂实效**] 以触目惊心的新闻案例，引发学生对于输卵管妊娠疾病的重视，树立

医疗工作的风险责任意识。临床医生对于妇科急腹症，特别是输卵管妊娠，要培养临床诊治思维，早诊断、早治疗，挽救患者生命，更从一个侧面培养了奋斗精神，增强专业责任感。

2. 养成严谨求实、兢兢业业的工作作风。

师：同学们，讲到输卵管妊娠，不得不提到我们伟大的妇产科先辈林巧稚教授，她被人们尊称为"万婴之母"，不仅医术高明，她的医德、医风、奉献精神更是有口皆碑，在她心中，"病人永远最重要"。当时还只是值班医生的林巧稚，独立完成了她的第一例手术，是救治一位急诊输卵管妊娠大出血的患者。作为一个下级医生，林巧稚的这次"僭越"，承担着巨大的风险。一旦手术出现不测，意味着她的职业生涯也许会中断，也许在很长时间里，她都走不出失败的阴影。医学很残酷，医学又很温情。术后的患者慢慢睁开了眼睛，当她看见了守候在身边的林巧稚，满怀感激地道谢："谢谢你！"这一时刻，林巧稚的心中充溢着幸福和满足。手术很顺利，这和她平时的努力学习是分不开的，也有她对"治病救人"使命的理解，还有对多年习得医术毫不含糊的自信。在以后的岁月里，每到危急时刻，林巧稚出于性格，也出于责任，像第一次手术一样，她曾有过多次挺身担当。

提问：听了林巧稚的故事，同学们有什么感想？

一生答：林巧稚教授"病人第一"的敬业精神值得我们学习。

二生答：只有平时的努力学习，才能在关键时刻帮助患者，解决问题。

三生答：林教授的医德、医风、奉献精神是我们医学生学习的榜样。

师：同学们的回答都十分正确。对于医生来说，"病人永远最重要"。我们要学习林巧稚教授献身医学事业，兢兢业业地守候在这个岗位上，在学医的道路上一直坚持。

[**课堂实效**] 通过介绍林巧稚教授的事迹，培养学生奋斗精神，严谨求实、兢兢业业的工作作风，使医学生在医德、医风、奉献精神方面得到质的提升。

四、课后感悟

教师反思：妇产科学是一门实践性很强的临床学科，严谨缜密的临床诊疗思维需要经过不断反复地临床实践逐步建立。教师要把学习的主动权还给学生，引导学生自主学习，树立输卵管妊娠早诊断、早治疗意识，减少误诊。同时培养良好的医疗道德和严谨的医疗活动作风；树立医疗工作的风险责任意识；注重医患沟通，关怀患者，养成严谨求实、兢兢业业的工作作风。课程通过对林巧稚医生真实案例的讲述，潜移默化地让学生"德行并重"，培养精湛的医术和高尚的医德，培养学生爱岗敬业、诚信友善的职业素养，增强专业责任感，成为优秀的临床工作者。

学生感言：经过这次课程，我们也更加坚定了学医的信念。林巧稚说："我随时随地都是值班医生，无论是什么时候，无论在什么地方，救治危重的孕妇，都是我的职责。"患者把最宝贵的生命交给了医院，所以医疗工作不能有半点马虎和轻率。医学的发展需要我们年轻一代更加努力，并时刻谨记"治病救人"的教诲，砥砺前行。

教学实录二

【专业】临床医学　　　　　　【课程】妇产科学

【知识点】影响分娩的四大因素：产力、产道、胎儿及社会心理因素；分娩的临床经过及其处理。

【应用案例】

1. 我国助产教育的开拓者——杨崇瑞（医学类专业课程思政教学案例集：爱国章案例 5）。

2. "8·31 榆林产妇跳楼事件"。

一、教学目标

【知识点育人目标】

1. 理解影响分娩的四大因素，培养严谨求实的工作作风。

2. 掌握分娩的临床经过及其处理原则，培养珍视生命的精神。

【知识点思政元素】

1. 影响分娩的四大因素——培养严谨求实、兢兢业业的工作作风。

2. 分娩的临床经过及其处理原则——培养珍视生命、关爱患者的人文关怀精神。

二、教学设计

1. 导入　通过介绍"中国近代妇幼卫生事业创始人、中国助产教育的开拓者——杨崇瑞"案例激发同学兴趣，引出"正常分娩"的临床特点，并提出问题："什么原因会影响分娩？什么情况下孕妇能够顺利分娩？"引发学生积极思考，同时点燃医学生热爱祖国、学习医学先辈的思想火花。

2. 展开　在讲授知识点的过程中，通过典型案例，分组讨论，促进同学们思考，运用所学知识，解决临床中的实际问题。如理解影响分娩的四大因素：产力、产道、胎儿及社会心理因素，理解分娩的临床经过及其处理，并注重医学人文素养的培养。同时导入"8·31 榆林产妇跳楼事件"新闻报道，师生平等交流，教师帮助学生树立良好的心理素质和思想道德素质，注重社会心理因素对分娩的影响，培养学生具备处理正常分娩诊疗过程中的社会健康宣传知识及人文关怀。

3. 总结　这个案例中，我们关注到"产力宫缩痛"以及"社会心理因素"对分娩的影响。贯穿妊娠期保健的整个过程的健康教育，对于孕妇的妊娠和分娩至关重要。医务人员需同时关注孕妇身体健康和心理健康，使分娩更加人性化，以提高正常分娩率、降低难产率，从而有效降低母婴死亡率、患病率，提高孕产妇生命质量，达到孕产妇健康、围产儿安全的目标。

4. 反馈　通过课堂提问、案例分析了解学生本次课程知识掌握情况；课后布置思考题，提供网络资源，促进同学们自主学习与思考。通过线上课后测验巩固所学知识，从学生的反馈中促进课程发展更贴近学生兴趣与需求。

三、课堂实录

1. 不忘初心、继往开来，为祖国妇幼卫生事业做贡献。

师：同学们，讲到"正常分娩"，我们会想到民间老百姓常说的话"生孩子就像是在鬼门关走了一回，仿佛一只脚踏进了棺材"。这说明妊娠和分娩虽是瓜熟蒂落的过程，但也充满各种危及母胎健康和安全的风险。在中华人民共和国成立前，在古代，产妇生子缺少现代医学的条件，存在很大的风险，哪怕过程顺利，如果接生的器具不卫生，或是脐带包扎不好，胞衣清除不净，母子被感染，也容易导致死亡。

现代我国妇幼卫生事业的发展，离不开无数医学先辈的努力和无私奉献。杨崇瑞是我国妇幼保健事业和助产教育的先驱者之一，她毕业于北京协和医学院，是中国第一位医学女博士。她一生赤诚爱国，执意追求，无私奉献，开创中国妇幼卫生事业，造福人民。20 世纪 20 年代，她就悉心关切民众妇幼卫生问题，满怀对祖国、对人类、对妇女、对儿童的挚爱和高度的社会责任感，面对旧法接生造成母婴高死亡率的严酷现实，选择妇幼卫生为自己的终生事业。从此，她孜孜不倦地为之奋斗，百折而不挠。她开我国助产教育之先河，创办了我国第一所助产学校，示范全国，从改造旧式产婆入手，带动各地有志之士相继兴办助产教育，并为我国培养了一代新型助产人才，首建一支妇幼保健骨干队伍，推广新法接生，从而大大降低了产褥热和新生儿破伤风的发病率，降低了妇婴死亡率。她有一颗强烈的民族自尊心、自信心，矢志富国图强。她崇尚科学事业，苦心攻读医学，远渡重洋深造。中华人民共和国一成立，她便辞绝国际卫生组织的高薪聘用，克服重重阻力，毅然回国服务。她把自己半生的科学积累和实践经验融合于新中国妇幼卫生事业之中，把自己的生命化为一片爱国的光和热，为国家增添光彩。这种爱国精神是十分可贵的，也是令人敬佩的。

提问：听了杨崇瑞的故事，同学们有什么感想？

一生答：我们非常幸运地出生在新时代，有一代又一代的医学先辈为祖国的妇幼保健事业建设而奋斗，我们要向他们学习。

二生答：我们纪念杨崇瑞，学习杨崇瑞，要发扬杨崇瑞爱国、爱社会主义的精神，无私奉献的精神，立志献身于振兴中华的宏伟事业。

三生答：不忘初心、牢记使命，这也是对我们医学生的要求。

师：同学们的回答都十分详细。正是医学先辈们的不断努力、奋斗，祖国妇幼卫生事业才能发展得如此迅速。同学们，我们要不忘初心、继往开来，为祖国妇幼卫生事业尽自己的一分力量。

[**课堂实效**] 杨崇瑞热爱祖国、热爱人民、热爱她终生为之奋斗的妇幼卫生事业。通过杨崇瑞的事迹，引导学生加强热爱祖国、爱岗敬业、诚信友善的职业素养，培养奋斗精神，使医学生在医德、医风、奉献精神方面得到提高。

2. 关爱孕妇，促进自然分娩，保障母婴健康。

师：同学们，分娩主要指从产妇出现规律性子宫收缩到胎儿、胎盘被娩出的整个过程，它主要有四个方面的影响因素，即产力、产道、胎儿及社会心理因素。子宫收缩力是产力的主要部分，会产生宫缩痛，常被老百姓形容为"不是普通的疼痛，而是十级疼痛"。

之前有一则"榆林产妇跳楼事件"的新闻报道再次将"生孩子有多痛"的话题带上了热搜，引起我们的关注。新闻的大概内容是这样的：2017 年 8 月的最后一天，陕西榆林 26 岁孕妇马某从医院产房坠楼，因伤势过重，抢救无效身亡，连同她腹中的胎儿。逼迫她结束自己生命的，疑似是临产难忍的疼痛。家人被拒于产房门外，没人知道大肚隆起的马某是怀着怎样的绝望，爬上那扇高达 1.3m 的窗户。生产当天的一段监控视频显示，她曾两次走出产房，扶着肚子痛得跪地，这是她留给世界的最后影像。

提问：同学们，大家看了这则新闻，有什么感想？！

一生答：新闻太震撼了，有人会因为宫缩痛而选择结束生命。

二生答：见习的时候看见医生或护士指导孕妇进行拉玛泽呼吸法，可以帮助她们在分娩过程中，通过呼吸来放松和转移注意力，达到减轻疼痛的目的。

三生答：太让人惋惜了，两条生命就此结束了。作为医生，我们一定要学好专业知识，关心孕妇，帮助更多的人。

师：同学们回答得非常详细。由子宫收缩引起的疼痛，会贯穿整个分娩过程。医生需要对孕妇和其家属进行健康宣教，要对分娩的疼痛有充分的思想准备。分娩是自然的生理现象，分娩痛是生理性疼痛，一般人都可以忍受。但是生产时必须经过一段时间的剧痛，如果没有充分的思想准备，孕妇会被意料不到的疼痛打垮。

此外在分娩过程中，社会心理因素可引起机体产生一系列变化从而影响产力，亦是决定分娩的重要因素之一，大喊大叫会使产程延长，做好身心准备有助于忍受疼痛。

分娩时对待疼痛要有积极心态，不必害怕、焦虑，可进行自我暗示和自我安慰。医生应安慰产妇，耐心讲解分娩的生理过程，尽量消除产妇的焦虑和恐惧心理，帮助产妇掌握分娩时必要的呼吸法练习和躯体放松技术，也可求助于现代无痛分娩的技术来帮助孕妇。

[**课堂实效**] 陕西省榆林市孕妇忍受不了宫缩疼痛跳楼的事让大家都很痛心，这是一则触目惊心的新闻悲剧，折射出的问题值得我们思考。虽然是一个极端的个案，但让每一人都深思"不要以为生孩子很简单"。医务人员在关注孕妇身体健康的同时，更应该对孕妇的心理问题给予足够的重视。如何让分娩更加人性化，且充满温度，再用这种温度来消除孕妇对未知的恐惧，从而保障医患双方的权益，迎接新生儿平安健康地来到这个世界，是每一位妇产科医生努力的方向。

四、课后感悟

教师反思：晋代杨泉云，"夫医者，非仁爱之士，不可托也；非聪明理达，不可任也；非廉洁淳良，不可信也。是以古今用医，必选名姓之后。其德能仁恕博爱，其智能宣畅曲解。贯微达幽，不失细小，如此乃谓良医"。精湛的医术和高尚的医德都是一位良医必备的优秀品质，尤其是妇产科医生。课程希望通过杨崇瑞医生真实案例的讲述，潜移默化地让学生"德行并重"，充满仁爱之心，关爱生命，肩负神圣的职责，迎接新生命的到来。此外，妇产科学是一门实践性很强的临床学科，教师要把学习的主动权还给学生，引导学生在理论和实践中自主学习。同时培养学生自觉践行社会主义核心价值观；培养学生热爱祖国、热爱专业，能珍视生命，关爱母婴健康，具有人道主义精神。在分娩过程中，注重医患沟通，养成严谨求实、兢兢业业的工作作风。

　　学生感言：经过这次课程，我们对每位孕妇妈妈都充满了敬畏之情，孕育新生命是一桩伟大的事业。同时也更加坚定了我们学医的信念，要向杨崇瑞学习。杨崇瑞医生为祖国的妇幼卫生及助产教育事业奋斗终生。她曾经用一句朴实而真挚的话，说明为什么要选择从事助产事业："我是一个女人，我最关切的当然是女人的安危疾苦，这是最基本的一点。"这让身为医学生的我们受到深深的感动和鼓舞。

（盛少琴）

第四章　儿科学 ▷▷▷▷

教学实录一

【专业】临床医学　　　　　【课程】儿科学

【知识点】儿科的医患沟通。

【应用案例】

1. 为"乞丐"一家治病的医生——叶天士（医学类专业课程思政教学案例集：诚信章案例 5）。

2. 儿科医疗纠纷事件——迟到的沟通。

一、教学目标

【知识点育人目标】

1. 了解患儿情况及家长心理，培养仁爱恻隐的品质。

2. 了解儿科诊疗的临床思维特征，培养医患沟通意识及共情能力。

【知识点思政元素】

1. 患儿情况及家长心理——培养学生关爱患者、仁爱恻隐的品质，视患者的痛苦为己之事。

2. 儿科诊疗的临床思维特征——加强学生的共情能力，培养医患沟通意识。

二、教学设计

1. 导入　导入叶天士案例、儿科医疗纠纷事件 1 例。

2. 展开　通过叶天士案例引发学生思考，为什么叶天士可以受到众多患者的爱戴？其医格魅力让中医千年不衰，熠熠生辉？为什么叶天士可以有和谐的医患关系，而我们现在的医患矛盾却层出不穷？通过 1 例儿科医疗纠纷事件引发学生思考，如果学生处于家长的角度，会不会有同样的行为？为什么儿科是医患纠纷重灾区？我们医生应如何提升自身的诊疗水平和医患沟通能力？

3. 总结　儿科学的教学目的是培养合格的临床医生，具备一流的临床思维，但也要培养学生仁爱救人、重义轻利、平等待人、精心诊治的医德。

4. 反馈　由学生举例在身边看到的、听到的涉及医患纠纷并造成医生伤害的事件，并总结该事件可能造成的危害，同时提出应对的方案。

三、课堂实录

1."仁爱救人"是一位医者必须具备的基本道德准则，也是医患沟通的良好基础。

师：叶天士有没有听说过？

一生答：听说过，但不是很清楚。

二生答：好像是古代名医？

师：对，这位同学有一个大致的了解。叶桂，字天士，是清代著名医学家，四大温病学家之一，史书谓其"贯彻古今医术"。叶桂世医出身，从小承受家学熏陶，祖父名时，长于儿科，其父阳生，轻财好施，医术高明，祖、父两代皆精通医术。叶天士是一个只收诊金，不贪钱财的好医生。有一次，叶天士行医途中遇到一户靠乞讨为生的人家，一家人都感染了风寒，叶天士为他们诊治，并开药方。临走时，乞丐掏出了怀中仅有的几文铜钱付了诊金，叶天士照单全收。收完诊金后，反问乞丐："你不是乞丐吗？为什么不乞讨呢？"乞丐恍然大悟，赶紧向叶天士乞讨，叶天士拿出一锭纹银给乞丐，乞丐一家感激不已。纵观古今名医，无一不是恪守"医者，义也"的医德，叶天士曾因为给土匪崔七治病而被官府问罪。但是叶天士却认为，生命面前只有患者，义无反顾地医治好了身中毒箭的崔七，并晓之以理，动之以情，帮崔七驱散了心魔，并最终成为国家栋梁，直到为国为民捐躯。江南瘟疫肆虐的时候，叶天士亲赴疫区，走进患者和百姓中间，施诊施药，即使病倒了，也坚持为患者看病。试问，为何叶天士可以受到众多患者的爱戴？其医格魅力让中医千年不衰，熠熠生辉？为什么叶天士可以有和谐的医患关系，而我们的医患矛盾却层出不穷？

一生答：现在的患者也比较难沟通，不理解我们医生。

二生答：那我们该如何做？

师：《内经》中就曾斥责过看病草率的庸医，指出"诊病不问起始，忧患饮食之失节，起居之过度，或伤于毒。不先言此，卒持寸口，何病能中，妄言作名，为粗所穷"。我们身为医生，如何做到仁心仁术？在我们的工作中，总会遇到患者身处痛苦的时候，此时，我们哪怕只有一句安慰的话，一点点力所能及的帮助，都是展现我们友善真诚的一面，更不用说尽心尽力地医治他们。医生和患者之间彼此缺少了友善和沟通，就会产生各种各样的矛盾，甚至逐渐升级产生对立。目前社会上由沟通不良引起的医患纠纷其实很多时候是因为医生对患者缺乏耐心、爱心导致。

［**课堂实效**］以案例引发学生对于仁爱救人和医患沟通的重视，医生要有"仁爱"和"恻隐"之心，才能视患者的痛苦为己之事，如果有急病求医者，才会全心去救治。正如孙思邈在《备急千金要方·大医精诚》中所说，医生要有"一视同仁"的美德，才能为良好的医患沟通打下基础。

2.高质量的医疗技能和水平有助于取得患者信任，为医患沟通清除障碍。

师：前几日，在某院的儿科病房里，一位女士抱着1岁左右的孩子愤怒地训斥医生："你们太不负责任了，我儿子的病为什么越治越重？是不是你们把我儿子当成了教科书、实验品了！我要告你们！"。

该患儿叫桐桐，1岁，十分聪明健康，桐桐的妈妈王女士常常为自己的孩子感到自豪。天有不测风云，前几天，桐桐突然上吐下泻，这可急坏了王女士，抱着儿子住进了医院，医生迅速确诊为"小儿急性腹泻、轻度脱水、心肌受累"，给予抗炎、补液、营养心肌药物等对症治疗。针扎在儿子的头上却痛在王女士的心上，她以泪洗面、度日如年。因患儿发病急、病情重，医生又请来科主任会诊，主任边看边让所带研究生听诊体会患儿肺部喘鸣音、湿啰音，还讲解患儿病情将如何进一步发展，这可气坏了王女士，你们医生拿我儿子当教科书啦！当时出于情面王女士还是忍了。3天过后，儿子的病情果然不见好转，而且还加重了，是啊！为什么治疗效果不好不换药？你们是不是真的把我儿子当成实验品了！给我们办出院，我要到纪检部门告你们，我一定要为儿子讨个说法！因而，出现了前面的一幕。

医院有关部门十分重视王女士的投诉，立即深入调查，事实马上清楚：医生对患儿病情告知欠佳，导致王女士对儿子的病情、治疗行为不理解。怎么办？医院立即组织专家对患儿桐桐的病例进行讨论，邀请患儿母亲王女士旁听，听后王女士如梦方醒，误解源于医患沟通不到位导致王女士对治疗行为不理解。事情发展到这里时，王女士主动撤除了自己的上访，并表示对医院的调解十分满意。

提问：从这个案例中，我们可以学到什么？换位思考——假如我是孩子家长，会不会做得更过分？

一生答：一边是社会各界对医患沟通的期待，一边是医生态度的不积极，两者之间形成明显的落差，这是不应该的。虽然医患沟通存在这样或那样的困难，但是医生一定要重视医患沟通，提高医患沟通的积极性，把医患沟通作为自己重要的工作来做。

二生答：医生水平提高了，如果治疗马上见效，可能家长不会投诉。

师：同学们说得都很对。高质量的医疗技能和水平有助于取得患方信任，是改善医患关系、进行有效医患沟通的重要环节。医生是患者的健康卫士，患儿因病就医，家长最关心的是孩子疾病的治愈、恢复健康，这就要求医务人员精益求精地钻研医学知识，提高为患儿服务的医疗水平，赢得患儿及家长的信任，从而有效地避免或减少医疗责任事故和技术事故的发生。对患儿家长的安慰和解释是治疗过程中非常重要的一部分。家长带孩子来看病目的是为了解除病痛，希望了解孩子得了什么病，为什么会得病，还希望了解最佳治疗方案等等。如果只是简单地说"没什么大问题"那样的话，肯定不会令患儿家长满意。医生需及时将自己对疾病的判断、将要采取的治疗措施、存在几种治疗选择、各种选择的利弊等信息向患儿家长做通俗易懂的解释和说明，在此基础上取得他们的信任。这样可以避免很多不必要的医患纠纷。

[**课堂实效**] 通过案例，使学生深刻认识到了精湛高超的医疗技术和良好的沟通能力的重要性，不但取得了患者的信任，也可以避免不必要的纠纷。

3. 如何在仁心仁术、医术高超的基础上提升医患沟通能力。

师：请同学们讲讲，你们觉得该如何提升自己的儿科医患沟通能力？

一生答：常言道，世界上没有一片树叶是相同的。在临床工作中，医务人员所接触的患儿也各不相同，其家庭背景千差万别，用千篇一律的方法对待患儿及其家长显然是行不通的。医务人员要根据不同患儿的情况，具体问题具体分析，有针对性地与患儿及其家长进行沟通。

二生答：儿童在不同的年龄阶段心理发育不一，因此在患病时的反应也不一样，医务人员要依据各年龄段的特点，通过不同的方式与其进行有效的沟通，建立良好的医患关系，同时还必须重视与家长的沟通。

三生答：医务人员应从患儿的面部表情、动作、态度中进行细致的临床观察，及时发现病情变化，发现病症所在。

四生答：医生、护士平时要面带微笑，声音柔和、亲热地称呼孩子的名字或乳名，注意语言的亲和性，与患儿建立良好的医患关系，取得患儿的信任，成为患儿的知心朋友。沟通时还要充分体谅患儿父母及亲属的心情，学会换位思考，与之进行有效的沟通。

师：很好，大家说得都不错。尽管孩子是病人，但家长在医患关系中起着举足轻重的关键作用。从某种意义上说，病虽然生在孩子身上，但家长的感觉却比生在自己身上还要着急紧张，因此，与患儿的沟通在很大程度上讲是与患儿家长的沟通。现代医学模式下，要求我们医生沟通时要从家长的角度出发，设身处地想一想，充分体谅患儿父母及亲属的心情，与之进行有效的沟通，以疾病事实为基础，本着实事求是的原则，真实、准确地进行表述。如果患儿病情严重，如白血病、恶性淋巴瘤等，虽然对家长会造成很大的思想负担，但是医生必须如实交代病情，实事求是地讲清疾病的严重性，解除家长的疑虑和侥幸心理，使其正视现实。一旦确诊，医生有必要同时会见患儿双亲。医务人员与家长之间的谈话应避免让患儿听到，不应在患儿面前流露出消极情绪。若医生过于"善心"，交代病情时只是和颜悦色、轻描淡写地说上几句，会使家长误认为病情很轻微，可能会引起不必要的纠纷。对患儿存在和可能产生的心理障碍，应及时与家长沟通，通过与家长配合，予以耐心解释、启发、诱导、鼓励。

[**课堂实效**] 通过这些真实的案例，引发同学们的思考，"是否自己习以为常的行为符合我们医者仁心仁术的道德规范""如何更合理、有效地提升我们的医疗水平""如何更有效地和患儿及家长做好沟通"？从而让学生明白，仁爱救人、平等待人、水平高超又善于沟通的医生才能在医学的道路上走得更远！

四、课后感悟

教师反思：儿科学的教学目的是培养合格的临床医生，具备一流的临床思维，更需要培养学生以下的品德和能力。①仁爱救人、重义轻利、平等待人的品德；②精湛的医术和高超的诊疗水平；③具备良好的医患沟通能力。

学生感言：总而言之，日常工作中的良好医德医风，精湛高超的医疗技术，主动、耐心、热情的工作态度，亲切美好的语言、行为，在很大程度上可以影响患儿及家人的思想、情绪，树立其对医务人员的信任和对治疗的信心，建立良好的医患关系，以此达到有效的医患沟通。

（章殷捷）

教学实录二

【专业】临床医学　　　　　　　【课程】儿科学
【知识点】儿童重症呼吸道疾病。
【应用案例】儿科门诊就诊案例。

一、教学目标

【知识点育人目标】

1. 掌握儿童重症呼吸道疾病的诊断思路，培养学生勇于探索的品质。

2. 掌握重症呼吸道疾病临床治疗原则，塑造学生精益求精的精神。

【知识点思政元素】

1. 儿童重症呼吸道疾病的诊断思路——培养学生博极医源、勇于探索的品质。

2. 重症呼吸道疾病临床治疗原则——塑造学生坚守初心、精益求精的精神。

二、教学设计

1. 导入　导入儿科门诊收住病房案例1例。

2. 展开　通过儿科门诊收住病房案例引发学生思考，为什么该患者在求诊过程中被其他医生拒绝？为什么案例中小王医生力排众议将该患儿收住入院？对于如此难沟通的家属，该三甲医院为什么能妥善处理并且最终得到家属的认同与称赞，还送了该科室"医术精湛、医德高尚"的锦旗？

3. 总结　通过案例启发学生真正理解诚心救人、不畏困难的职业精神，同时思考如何有效地进行临床诊治工作。

4. 反馈　通过对案例的分析，请同学们讨论如何应对类似情况，怎样减少类似情况的发生。

三、课堂实录

1. 坚守初心，治病救人。

师：前几日，在某院的儿科门诊，大厅里一片狼藉，很多小朋友和家长在候诊区等待，到处都是"哇哇哇"的哭声、家长哄劝声、护士分诊声，地上还有一片呕吐物。这时，一个女子抱着一个孩子，急匆匆冲过来，嘴里不停地喊着："让一让，让一让，快救救我的孩子，今天你们要是不给我们先看，我就站在门口不走了，大家谁都别想看！"并瞪着医生说："你还不先给我看，你没看见孩子哭不出来了吗！"眼看着周围等待的家长就要围上来吵了，小王医生赶紧安抚了大家，问了这个患儿的情况。

原来这个孩子叫晨晨，出生3个月，发热3天了，咳嗽，呼吸气急，夜间也睡不着，老是闹，怎么哄也哄不好，也不吃奶了，小脸红红的，嘴巴干干的，去了好几家医院，都说要拍片，还要住院治疗，家长不干了，我们娃娃一向好好的，怎么发个烧你们就让住院？一定是想我们多花钱，跟医生吵了一架回家了。现在，晨晨比之前烧得更厉害了，呼吸气急，连哭声都只有一点点的呻吟了，这下爸爸妈妈吓坏了，赶紧跑到儿科门诊来，就出现了刚刚那一幕。

一看才知道，晨晨这个病还真是重，呼吸气急，都有三凹征、点头样呼吸了，满肺都是湿啰音、哮鸣音，心率很快，出现了奔马律，氧饱和度只有 85%，小王医生诊断为"肺炎、心力衰竭"赶紧收住入院，给晨晨吸了氧、做了雾化，又吸了痰，患儿呼吸才顺畅了一点儿。抽血检查的时候晨晨爸爸来了，他很生气："我们才 3 个月，就要抽这么多血，他都已经病成这样了，还不赶紧抢救！我们不抽血，但是要抢救，救不好看我不揍你！"小王医生赶紧叫来科主任，科主任问清楚情况，又给晨晨仔细做了检查，跟晨晨爸爸认真解释病情，患儿现在的情况必须抽血检查，这对治疗很重要，后来晨晨爸爸终于同意检查、打针。经过几天的强心、抗感染等治疗，晨晨已经能脱氧了，奶量也慢慢多了起来，到出院的时候晨晨爸爸还送了锦旗过来，上书"医术精湛、医德高尚"，并写了感谢信。

提问：从这个案例中，我们可以学到什么？

一生答：从这个案例中我发现小王医生很厉害，检查了一下就给出孩子的诊断并判断出病情，医学基本功扎实，在家长态度不好的情况下也能从容处理，毫不畏惧，很有责任感，对患者认真负责。

二生答：我最佩服的是小王医生看到这么不合作的家长还敢将患儿收入病房。你看，这个小孩前面去看病的时候家长都是跟医生吵了架的，爸爸还这么凶，万一打人了可怎么办，真是做到了"救死扶伤、爱岗敬业"的职业精神，让我对医生这个职业瞬间有了崇高的尊敬感。

师：对，两位同学说得很好。单看这个患儿的情况，已经达到住院的标准了，再看这个家长，很不配合，在治疗的时候会有这样那样的不合理要求，尤其是家长的威胁，小王医生不仅能平静对待，还积极救治，真正做到了以"治病救人"为己任，不畏风险，不辞辛劳。《大医精诚》谓"凡大医治病，必当安神定志，无欲无求，先发大慈恻隐之心……不得瞻前顾后，自虑吉凶，护惜身命"。所以，在未来的职业生涯中，我希望你们记住这个案例，记住"健康所系、性命相托"的使命，苦患者之所苦，治疗时不畏病情危困，不可瞻前顾后。

[**课堂实效**] 以案例促使学生进行深度讨论，引发学生对选择医生这个职业"初心"的思考，增强学生的使命感和责任心。医生的所作所为关乎患者的生命健康，唯有坚守初心，治病救人，不畏困难，才能够真正为患者所信任。

2. 博极医源，精益求精。

师：针对刚刚的案例，面对这样一个病情危重、家长不配合的情况，怎么处理才是对患者最有效的治疗？

一生答：我觉得要跟家长分析患儿的病情，让家长认识到患儿检查、治疗的重要性，让家属充分理解，这样在治疗、操作时才能心无旁骛，也能为患儿进行治疗方案的选择和优化。当然，这要求医生本身要有扎实的临床知识，才能提供各种治疗方案。

二生答：我觉得医生、护士的操作能力和水平也很重要，比如吸氧、吸痰等都是即时操作，做得好可以立竿见影，家长看到也会提高对医生、护士的信任度，尤其在抢救的时候，医嘱执行能力决定了患者的病情，熟练、轻柔又高效的操作抵得上千言万语。

师：是的，同学们说得都很对。高质量的医疗技能和水平有助于取得患方信任，是改善医患关系、进行有效医患沟通的重要环节。作为医生，一方面要从自身着手，不断学习新技术、新知识，努力提高技术水平，刻苦钻研、博极医源，对相关操作要做到手到擒来、精益求精；另一方面，加强同患者的沟通，不做刻板式交流，丰富谈话的方式和语言，可以避免很多不必要的纠纷。

[**课堂实效**] 通过案例中对患儿的诊疗措施，使学生从点滴工作中认识到了精湛高超的医疗技术和良好的沟通能力的重要性，主动思考，主动探索。

3. 引导学生不畏艰难、勇于探索。

师：漫漫人生路，在你们未来的职业生涯中，也会遇到很多病情不明确的情况，我们是将患者转诊到其他医院呢？还是要在条件允许的情况下继续探索呢？

一生答：我认为如果患者在病情允许的情况下，我们还是要多接诊、多观察、多管理，从实践中学习，同时可以更深层次地理解理论知识，丰富经验，为以后的临床工作做好积累。

二生答：其实，不止是在临床接诊工作中，在平时我们也可以进行各种讲座及操作技能比赛等不同形式的训练，模拟各种病情，尤其是危重症，迎难而上，不断强化各种技能，在工作中不断追求新层次、新高度。

师：是的，非常感谢几位同学的分享。医学是一个不断探索、不断更新的学科，虽然未知的内容很多，但是，我们在临床工作中多接触、多了解、多思考会带给我们很多不一样的体验。这时候，如果我们有不畏艰难、勇于探索、执着追求的精神，那么，不止在工作中，在生活中也会有不小的收获。

[**课堂实效**] 通过案例，引发同学们的思考，"在以后的工作中，究竟怎样对待医学的未知性"，是止步不前，还是勇于探索，从而让学生明白，勇于探索未知、永远保持好奇，才能在医学的道路上不断进步。

四、课后感悟

教师反思：儿科学的教学目的是为了培养优秀的临床医生，为祖国花朵的生命健康保驾护航。课程通过真实案例的讲述，潜移默化地让学生坚定"治病救人、不畏困难"的初心，秉承"博极医源、精益求精"的信念，坚持"不畏艰难、勇于探索"的科学精神，方能成就一代大医。

学生感言：医学是未知大于已知的科学，经过这次课程，我们深深地感受到医生在工作中的不易，在保卫生命健康的工作中，需要我们年轻一代继续努力。

（章殷捷）

第五章　全科医学概论 ▷▷▷▷

教学实录一

【专业】临床医学　　　　　　　【课程】全科医学概论

【知识点】以人为中心和以疾病为中心的区别与联系；患者角色、患病体验、患病行为。

【应用案例】来自全科医生的人文关怀——爱德华·特鲁多（医学类专业课程思政教学案例集：爱国章案例9）。

一、教学目标

【知识点育人目标】

1. 了解以人为中心的照顾，培养学生的同情心。

2. 理解患者角色、患病体验、患病行为及患者期望，培养学生医者"初心"。

3. 理解并尊重患者权利，培养学生医患沟通能力及人文关怀精神。

【知识点思政元素】

1. 以人为中心的照顾——培养学生同情心，主动维护患者权利、隐私和利益。

2. 患者角色、患病体验、患病行为及患者期望——培养学生医者"初心"，坚持一切为人民健康服务的宗旨。

3. 患者权利——培养学生医患沟通及良好的医患关系处理能力，促进人文关怀精神的养成。

二、教学设计

1. 导入　通过介绍特鲁多案例，对学生提问：①特鲁多为什么要创立美国第一家专门的结核病疗养院？②根据此案例，你认为以人为中心的照顾与以疾病为中心的照顾有什么区别和联系？③如何评价特鲁多墓志铭——"有时去治愈，常常去帮助，总是去安慰"？

2. 展开　治疗并不总意味着治愈某种疾病，它更重要的在于体恤和减轻患者痛苦，提高患者生命质量。医生不仅仅要关注客观指标，更要关注患者体验。作为医生要具有同情心，维护患者权利、隐私和利益，坚持一切为人民健康服务的宗旨。

3. 总结　评价特鲁多案例，特鲁多能敏锐观察，结合自身，找到治疗结核病的方法和策略，同时用科学的方法，建立实验室分离病原菌。这体现了他的敬业精神，热爱自己的职业；具备严谨、细致和敏锐的洞察力；认识和杜绝任何与营利性质相关的行为；公平而合理地运用各种医疗服务资源。他的墓志铭——"有时去治愈，常常去帮助，总是去安慰"，体现了他具有同情心、同理心，以及对患者的人文关怀。

4. 反馈　引导学生感悟当代社会涌现的各类爱岗敬业、医者仁心的现实案例，鼓励学生向时代楷模学习，激发他们学习榜样的动力。

三、课堂实录

1. 具有同情心，维护患者权力和利益。

师：特鲁多为什么创立美国第一家专门的结核病疗养院？

一生答：特鲁多当时自己也是结核病患者，但当时医疗条件差，他看到有跟他一样的患者，但得不到很好的照顾，于是向朋友借了 400 美元，创立了结核病疗养院，体现了他作为一个医生的同情心，同时也体现了他无私奉献的精神。

二生答：结核病在当时是不治之症，得了结核，相当于被判了死刑，患者不仅有身体上的痛苦，更要忍受精神上的折磨。他感同身受，创立结核病疗养院，为结核病患者提供了一个避难所，维护患者的尊严，无私奉献。

三生答：我之前看过关于麻风病的历史。在古代由于医疗条件差，得了传染病相当于被判了死刑，结核病我想也是一样，周围的人们对传染病患者的反应是闻风丧胆，就连医生对结核病也是忧心忡忡。特鲁多能在周围人们不理解的眼神中，散尽家财，建立结核病疗养院，不仅仅是同情患者，做到既关注疾病也关注患者，更是一种无私奉献的精神。

四生答：特鲁多自己也是得了结核病，所以能理解患者角色、患病体验、患病行为及患者期望，同时不仅仅关注疾病，也关注患者本身情况，借钱建立结核病疗养院，体现了以人为中心的照顾，这种无私奉献的精神也值得我们大家学习。

师：各位同学说得都非常好。以人为中心的照顾，既关注疾病，也关注患者，尊重患者、理解患者，维护患者的权益，这些都不是挂在嘴上说说的，要切实履行作为医生的义务；而要做到这些，没有同情心是不行的，只有具备同情心、同理心，才能感同身受、理解患者，才能做到无私奉献，一切为人民健康服务，切实维护患者权利和隐私。

[**课堂实效**] 以具体案例导入，引发学生进行换位思考，结合授课内容，使学生理解疾病、疾患、患病，理解患者角色、患病体验、患病行为及患者期望，最重要的是教导学生要具备同情心、同理心和无私奉献的精神，切实做到维护患者权利和隐私。

2. 严谨、细致和敏锐的洞察力，以及科学的实验方法。

师：特鲁多为什么能找到治疗结核病的方法和策略？为什么能建立实验室，分离病原菌？

一生答：特鲁多能从自己休假然后结核病好转这一现象中，总结找到治疗结合病的方法和策略，体现了他善于思考、总结的特质，这是我们以后做医生应该要具备的品质。

二生答：分离病原菌，在那个年代、那种条件下是非常不容易的一件事情，他能分离出病原菌，除了遇到困难不放弃外，还必须有科学思维、科学的实验方法，这也是未来对我们医生非常重要的东西。

三生答：他分离出结核杆菌，但是我们查了他并没有因此得诺贝尔奖，也没有隐瞒实验结果，而是分享给大家，体现了他淡泊名利、坚持卓越、热爱自己的事业等崇高精神。

四生答：他散尽家财，在朋友们的支持下，建立了结核杆菌实验室，是世界上第一个分离出结核菌的实验室，体现了他热爱自己的事业，追求科学真理的精神，杜绝任何与营利性质相关的行为，淡泊名利，能公平而合理地运用各种医疗服务资源。

师：对，其实作为医生而言，追求卓越也是很重要的品质，未来在临床上会碰到很多尚未解决的问题，需要大家具备严谨、细致和敏锐的洞察力，并且淡泊名利。做科研非常枯燥，要能耐住性子，热爱自己的事业，这样才能专注于专业，有所成就。

[**课堂实效**] 此案例中特鲁多用科学的方法，建立实验室，分离病原菌。体现了他的敬业精神，具备严谨、细致和敏锐的洞察力，杜绝任何与营利性质相关的行为，公平而合理地运用各种医疗服务资源。

3. 坚持一切为人民健康服务的宗旨。

师：如何评价特鲁多墓志铭——"有时去治愈，常常去帮助，总是去安慰"？

一生答："有时去治愈，常常去帮助，总是去安慰"是特鲁多的墓志铭，是他去世后人们对他的评价，我觉得是对他一生无私服务社会和人民的总结。

二生答："有时去治愈，常常去帮助，总是去安慰"说明特鲁多不仅仅关注疾病，也关注患者，体现了他对患者的人文关怀，这种人文关怀不仅仅表现在具体临床上，还表现在追求科学上。

三生答：我的观点跟上述两组类似，墓志铭是人们对特鲁多品质的总结，是我们值得学习的地方。

四生答：我觉得这不仅仅是对他关怀患者的总结，还是对他在结核病疾病治疗和病原菌研究上的高度赞赏。他创立的结核病研究所，目前为止仍是世界上研究结核病最先进的研究所，造福全人类。

师：是的，所以坚持一切为人民健康服务的宗旨，是他内心的原动力。

[**课堂实效**] 通过该案例讨论，分析具体行为代表的深层次含义，使同学们认识到在今后执业过程中，要坚持一切为人民健康服务的宗旨。

四、课后感悟

教师反思：以人为中心的照顾是全科医疗有别于专科医疗的特性。从课程思政的角度，更需要培养学生以下能力：①既关注患者也关注疾病；②以人为中心的照顾；③理解患者角色、患病体验、患病行为及患者期望；④改善患者尊医、就医行为；⑤尊重患者权利：从问诊和倾听开始。在临床实践过程中，"有时去治愈，常常去帮助，总是去安慰"不仅仅是一句口号，更是实实在在的具体措施，是医生人格魅力的体现、医生职业品质塑造的基石。

学生感言：通过特鲁多的案例，理解患者角色、患病体验、患病行为及患者期望，最重要的是作为一名医生，既要关注疾病，也要关注患者，要具备同情心，同理心，具备无私奉献的精神，切实做到维护患者权利和隐私。特鲁多的敬业精神，具备严谨、细致和敏锐的洞察力、淡泊名利、杜绝任何与营利性质相关的行为，公平而合理地运用各种医疗服务资源，坚持一切为人民健康服务的宗旨。这些都是值得我们学习的品质。

（李琰华）

教学实录二

【**专业**】临床医学　　　　　　【**课程**】全科医学概论
【**知识点**】家庭的定义、功能、资源、压力事件、生活周期，家庭对健康的影响。
【**应用案例**】
1. 垃圾分类分出来的患者。
2. 难以控制的高血压。

一、教学目标

【**知识点育人目标**】
1. 了解以家庭为单位的照顾，培养学生的同情心和利他主义精神。
2. 熟悉家庭对健康的影响，坚定一切为人民健康服务的宗旨。

【**知识点思政元素**】
1. 以家庭为单位的照顾——培养学生的同情心和利他主义精神。
2. 家庭对健康的影响——增强学生以患者健康为中心的理念。

二、教学设计

1. 导入　通过案例引导学生思考：①作为医学生，你觉得这两个案例中的患者，为什么不能有效控制疾病？②全科医生了解及关心患者家庭，一遍遍家访，给予他们无私帮助，你有什么感触？

2. 展开　疾病的发生、发展、痊愈与家庭息息相关，故治疗疾病不应仅仅关注疾病本身，疾病的治疗需要家庭的配合与协助，家庭功能失调会导致疾病的预后不良，故维持家庭功能也需要全科医生的关注。作为医生，要同情理解患者，对患者痛苦感同身受。作为医学生应该努力学习医学知识，以便将来更好地为患者服务；成为医生后，要敬业，切实做到以家庭为单位的照顾。

3. 总结　通过病例讨论、案例分析，进行家庭评估，认为家庭功能缺失是患者疾病产生的原因，同时也是患者疾病难以控制的原因，应通过全科医学协调者角色，当家庭资源不足以应对时，协调社会资源，帮助家庭功能恢复，从而治愈疾病。同情并关注患者及其家庭，坚持一切为人民健康服务的宗旨，利他主义，追求卓越。

4. 反馈　全体学生感言，全科医生"以人为本"的照顾，强调对于"疾病""病患"和"患病"三个词汇都要理解研究，应同时重视"疾病"和"患者"范畴，以患者为中心、需求为导向。

三、课堂实录

1. 具有同情心，坚持一切为人民健康服务的宗旨。

师：我们先来学习下垃圾分类分出来的患者和难以控制的高血压两个案例。作为医学生，你们觉得这两个案例中的患者，为什么不能有效控制疾病？

一生答：这两个案例中的患者都缺乏家庭关心，或者说，疾病的发生与家庭很有关系。第一个案例，父母双亡，居住环境差，是诱发他哮喘的主要原因；第二个案例，家庭压力和经济压力，是他不能服药及控制血压的原因。医生如果单纯治疗疾病，那他回家以后还会复发，所以要关心了解他的家庭，然后对他的家庭做评估，进行干预。这是全科医生要做的事情，但是目前全科医生并没有做到，我觉得要深入了解患者及其家庭，同情患者，不要觉得烦，害怕做不到，害怕有难度，就放弃了去干预他的家庭，不了了之。

二生答：我也认为是这样。家庭在疾病发生发展过程中起到至关重要的作用，所以全科医生要关注家庭，但一方面社区资源并没有集中在全科医生手中，另一方面，全科医生对家庭的认识也不够，我们要学习全科以家庭为单位照顾的理念。此外，仅仅有理念还不够，要有热情去做这个事情，服务人民群众。

三生答：目前全科以家庭为单位照顾的理念并没有深入人心，我们要宣传这样一个理念，这样才能更好地服务患者。

四生答：我非常同情这两位患者的遭遇，原来除了看病，还有这么多、这么重要影响疾病发生发展预后的事情。我们今后要更加关心患者，设身处地地为患者着想，要不厌其烦地上门了解患者家庭，对能干预的家庭提出建议，更好地服务患者。

师：大家都很有爱心，有同情心，所以你们已经具备作为一名医生最珍贵的品质，只有善良的人，才能感同身受，更好地为患者服务。

[课堂实效] 以具体案例导入，引发学生进行思考，结合授课内容，使学生理解家庭对疾病发生发展预后的重要性，从而关心、同情患者及其家庭，更好地为患者服务，体现一切为人民健康服务的宗旨。

2. 利他主义，追求卓越。

师：案例中全科医生了解及关心患者家庭，一遍遍家访，给予他们无私帮助，对此你有什么感触？

一生答：我觉得这两位医生都是非常优秀的全科医生，关心患者，无私帮助，令人感动，我们以后也要像他们那样敬业。

二生答：我觉得这两位医生非常善良，有同情心，对自己管的患者非常关心，对自己的工作尽心尽力，追求卓越的精神值得我们学习。

三生答：两位患者最后在这两位医生的帮助下，最终走出家庭，走向社会，与社会接轨，真正体现了全科以家庭为单位的照顾。另外，这两位医生是非常优秀、非常敬业的医生，他们把全科以家庭为单位的理念，实施到极致，利他主义，追求卓越。

四生答：我也是今天才了解到，原来很多患者不配合是有家庭原因的，所以还是要关心和了解患者，要跟他们交心，不能因为他们不配合，就反感，戴上有色眼镜。

师：我听了你们的表述，也很感动。其实有时候患者不配合治疗，并不是不听话，或者依从性差，也许是家庭等这些客观原因使他们没有办法遵照医嘱，所以，要真正了解患者，才能真正治疗患者，作为医生，一切有利于患者健康的事情，都要去做。另外要敬业，把自己的专业做到极致。如果大家在各行各业都能做到极致，何愁我们的国家不能成为最强的国家。

[**课堂实效**] 通过该问题讨论，联系书本知识，分析全科医生在以家庭为单位的照顾中，家庭的几个分期特点及具体照顾措施，培养同学们关心患者，追求卓越的精神。

四、课后感悟

教师反思：家庭在疾病的发生、发展、治疗等过程中起到非常重要的作用，要更好地服务患者，就要了解患者的家庭结构、家庭功能缺失情况、家庭周期情况及家庭压力事件情况，即既关注患者也关注家庭，同时同情和关怀患者，利用社会资源，为患者谋福利，解决患者家庭问题，从而更好地服务患者健康。这不仅体现了一名医生的善良品质，更体现医生的敬业精神，以及利他主义，追求卓越的品质。

学生感言：通过这两个案例，我们不仅认识了家庭在疾病的发生、发展、治疗等过程中起到非常重要的作用：要更好地服务患者，就要了解患者的家庭结构、家庭功能缺失情况、家庭周期情况及家庭压力事件情况，即既关注患者也关注家庭。更重要的是，我们在这两位医生身上学到他们善良和敬业的优秀品质，他们把全科以家庭为单位的理念，实施到极致，体现了利他主义，以及追求卓越的精神。另外，只要是有利于患者健康的，他们都愿意去做，体现了一切为患者健康服务的宗旨。今后我们也要向他们学习。现在看到的大多数医生，都只管看病，对患者要求依从性高，殊不知，患者的依从性其实很多时候跟家庭有关系，家庭的情况会影响患者治疗，所以要切实关心患者，找到患者依从性差的原因，从而真正治疗患者，而不仅仅只是"看病"。

（李琰华）

第六章　医学心理学 ▷▷▷▷

教学实录一

【**专业**】临床医学　　　　　　【**课程**】医学心理学

【**知识点**】意志的特征与品质；应激的应对与管理。

【**应用案例**】精神分析创始人——西格蒙德·弗洛伊德（医学类专业课程思政教学案例集：敬业章案例 7）。

一、教学目标

【**知识点育人目标**】

1.掌握意志的特征与品质、与心理应激相关的概念，熟悉应激管理的方法，培养学生健康积极的心理特质。

2.运用科学的方法和思维去认识事物和问题，培养学生勇于探索的科学精神。

【**知识点思政元素**】

1.意志的特征与品质、心理应激相关的概念与应激管理的方法——培养学生对医学的坚定信念，勇于面对各种困难的健康积极心理特质。

2.科学的方法和思维——培养善于发现、敢于开创、勇于探索的科学精神。

二、教学设计

1.导入　通过弗洛伊德精神分析理论形成发展历程的导入，引入本节课的教学内容——意志的特征与品质、应激的应对与管理。

2.展开　从弗洛伊德精神分析理论形成发展的历程，我们看到：他最初是作为一名神经病学家和精神科医生从事歇斯底里病症的研究，开始精神分析的。早期医学实践使他的研究基本上还未超出神经精神病学的专科研究范围，1905 年后，他的研究进入了后期阶段。随着战争的暴发、加剧，他开始意识到自己的发现具有更加深远的意义，社会环境和患者的需求促使了他坚忍的意志，并逐步完善了前期的本能论和人格理论。在这一过程中发生的各种负性生活事件并未压垮弗洛伊德，反而成了精神分析理论形成发展的催化剂。弗洛伊德透过现象看本质，通过不断的探索和实践，使自己的精神分析理论日趋完善，最终为有心理治疗需求的患者带来了治愈的希望。通过弗洛伊德的故事，提示学生良好的意志品质、合理应对压力的机制能在逆境中不断地成长。

3. 总结 通过本案例，我们从弗洛伊德创立精神分析理论的过程中，学习到不断探索的科学精神以及面对生活带给我们的磨难时要积极面对的心态，并要善于运用科学的方法和思维去认识事物和问题。因此，案例在讲授时，重点培养学生对医学的坚定信念，勇于面对各种困难，善于发现，敢于开创，不断探索的科学精神。

4. 反馈 由学生举例自己在生活、学习或临床上遇到的困难，说说自己是如何去克服困难的，结合本节课所学内容评价分析自己当时处理的方式是否合理。

三、课堂实录

1. 磨炼意志，克服困难。

师：弗洛伊德在 1873 年进入维也纳大学学医，专攻精神病学，不久后开始从事精神分析研究。精神分析学产生于 19 世纪末 20 世纪初，那是个科学变革的时代。弗洛伊德的一生，经历了许多具有世界历史意义的重大事变。他目睹了人类历史上的战争、流血、厮杀等人性的阴暗面，亲身遭受到统治政权残忍的民族歧视和迫害，他的四个姐妹都死于纳粹集中营，曾经举家流亡英国。这些惨痛的经历影响了他对人性的看法，进而影响了他的思想理论的形成和发展。当时科学技术的发展也直接影响了他思想的形成，使他在人类文化进步的土壤中汲取了营养。正是在这两方面因素的共同作用下，经过长年累月的勤奋执着探索，弗洛伊德建立了他的精神分析理论学说。

提问：弗洛伊德在创立精神分析理论过程中遇到哪些生活上的困境？是什么样的精神支撑着他在"恶劣的环境下"仍然不断进行探索？

一生答：弗洛伊德在创立精神分析理论时本就处在动荡不安的时代，经济上的压力、生活的困境，还经历了战争、纳粹的迫害、亲人的死亡等重大磨难，接二连三的打击使得弗洛伊德饱受折磨。虽然他学医是生活所迫，但在行医的过程中明白救死扶伤的意义，不断地探索、研究，从而逐渐建立精神分析理论，这与他作为一个医生致力于解除患者苦痛的坚定信念分不开。

二生答：我非常赞同上一位同学的回答。一个人的意志行为具有自觉目的性并与克服困难相联系，弗洛伊德意志坚强，虽经历种种磨难，但不断追求、探索科学的精神一直指引着他前进的脚步。他爱岗敬业，懂得将心比心，尽力去研究更好的治疗方法，努力治愈与自己有着相同经历和创伤的人群。

师：两位同学都回答得非常好。不同的人面对相同的困难、压力会出现不同的反应，这与每个人应对压力存在不同的应激中介机制有关，而人的认知评价、应对方式、社会支持、人格特征和文化背景等因素直接或间接地起作用。意志的个体差异也很大，主要表现在意志品质的不同，意志品质包括自觉性、果断性、自制性和坚持性。大家在生活、工作中会经历各种困难，希望大家能像弗洛伊德一样不被现实的压力压垮。

[**课堂实效**] 通过对弗洛伊德创立精神分析理论的经历，增强学生从事医学的职业道德素养，引发学生对意志行为、压力应对的思考。

2. 不断探索、刻苦钻研。

师：弗洛伊德在后期修正了自己的精神分析理论。他早期将人的心理结构划分为意识、前意识和潜意识（或可称为无意识、下意识）3个层面。随着研究的不断深入和理论的臻于完善，他修正了以前的本能学说，提出了具有两极性的两类本能学说，即生的本能和死的本能学说。在1923年发表的《自我与本我》一书中，他进一步完善了早期的人格理论。此时他的心理结构被表述为"本我、自我、超我"3个术语，分别对应早期的"意识、前意识、潜意识"。

提问：弗洛伊德是如何使精神分析理论逐渐趋于完善的？

一生答：弗洛伊德通过不断的探索、钻研，并与临床实际相结合，逐渐完善早期的精神分析理论。后期看到战争给人类带来心灵创伤，精神障碍的高发病率使得弗洛伊德重新开始了关于人的本能思考，并逐步完善、修正精神分析理论。

二生答：精神分析理论的逐步完善与弗洛伊德注重理论与实践相结合分不开，同时他有着坚忍的意志，纵使生活窘迫，也不忘探索问题的本质。

师：同学们回答得都非常好。我们现在坐在这里学习着跟医学相关的所有理论知识，为你们以后进入临床夯实基础，但只有理论知识是做不好一个医生的，还需要很多的实践机会，患者是我们最好的老师。相信大家都知道"异病同治，同病异治"，我们要学会透过现象看本质。希望大家在以后的临床工作中认真仔细，善于思考，发现问题，勇于探索。

[**课堂实效**]弗洛伊德在临床实践中理论与实际相联系，不断探索，在生活的磨难中也不停止对科学的钻研，引导学生善于运用科学的方法和思维去认识事物和问题，注重理论与实践相结合，培养善于发现、敢于开创、不断探索的科学精神。

3. 合理应对压力，从身边做起。

师：弗洛伊德在面对各种压力性事件时并未被压垮，反而促使他不断完善自己的理论，这与他合理地应对压力有关。

提问：请同学们举例，结合自身情况，谈谈你们在面临压力性事件时是如何应对的？是否从中受到启发或有所获益？

一生答：之前在临床见习的时候，跟着一个老师门诊，因为没有叫号系统，我就帮忙叫号，当时有一个患者，我叫了名字好多次都没有人进来，我以为是走开了，就先叫了后面的患者进来就诊，后来这个患者觉得自己等待太久了，就来问看到几号了，发现已经看到后面的号子了，就有些不高兴，并责问我为什么没有叫他的名字，我跟他解释叫了好几次，他不相信。说自己一直坐在这里都没有听到叫我的名字，没叫就没叫，为什么要骗人，并且要去投诉。我当时觉得挺委屈的，他这样不讲理，我也很不客气地与他争执起来，心想着反正我也不是这家医院的，你想投诉就投诉吧……事后回想当时稍微远一点的地方是有一个人坐着低头玩手机，想想虽然自己没有做错，但是不是会有更好的解决方式，当时如果我跑过去问一下是不是就不会有后面的争执？或者当时自己态度好一点儿是不是也能避免发生后续的事情？我想我以后进入临床一定会在医患沟通这方面尽力处理好。

师：同学举的例子和自我评价都说得很到位。在我们的生活、工作中，都会出现大大小小的压力，进入临床后，如何处理好临床与科研工作之间的关系、如何处理好医患关系等都是需要我们思考的。大家以后进入临床工作也会遇到各种各样的事情，希望大家能不忘初心、牢记使命，做一名合格的医生，爱岗敬业。

［**课堂实效**］通过这些真实存在于身边的细小案例，引发同学们的思考，"面对压力时，自己能否做到积极应对""面对患者的不合理诉求，能否较好地处理医患矛盾"等，从而学会如何在逆境中更好地成长。

四、课后感悟

教师反思：通过案例，我们从弗洛伊德创立精神分析理论的过程中诠释了不断探索的科学精神以及面对生活带给我们磨难时要积极应对，善于运用科学的方法和思维去认识事物和问题。因此，在讲授案例时要重点培养学生对医学的坚定信念，勇于面对各种困难，善于发现，敢于开创，不断探索的科学精神。

学生感言：弗洛伊德的故事让我们明白要在逆境中学会成长，而不是面对压力时选择逃避。作为一名即将成为医生的医学生，要培养好职业道德素养，为人类医学做出贡献。

（陶明）

教学实录二

【专业】临床医学　　　　　　　【课程】医学心理学
【知识点】人文关怀；患者心理需求；医生职业道德。
【应用案例】
1. 油画 *The Doctor* 的来历。
2. 图姆斯箴言。
3. 麦克拉斯医生的选择。

一、教学目标

【知识点育人目标】
1. 掌握患者的心理需求，熟悉患者的权利和义务，塑造学生良好的职业态度。
2. 强调医生的责任和义务，培养学生医疗职业使命感。

【知识点思政元素】
1. 患者的心理需求——塑造学生人文关怀、诚实正直、良知至上的职业态度。
2. 医生的责任和义务——培养学生恪尽职守的医疗职业使命感，做到"有所为有所不为"。

二、教学设计

1. 导入　通过对英国著名肖像画家塞缪尔·卢克·菲尔德斯爵士的油画 *The Doctor* 来历的讲解，引入本节课的教学内容——患者心理和医患关系，点明三个故事中的核心问题——医患相处的艺术。

2. 展开　通过图姆斯箴言引发学生思考，站在医生的角度和患者的角度，对疾病有各自不同的理解。在患者那里，病患是未被医生确诊的，完全由个体体验到的，带有主观色彩的疾病状态；而在医生那里，疾病是已被确诊的，某种客观意义，也就是科学意义上的失序状态。由于这种根本分歧的存在，疾病虽是医患之间"共有"的事实，却有着截然不同的态度与意义。课堂中请同学们结合自身生病经历或陪伴亲人到医院就诊的体验，讨论患者的心理需求，学会换位思考；通过讲解心脏移植专家麦克拉斯医生在巨大压力下坚守职业道德的案例，提醒学生崇尚良知，自觉抵制自私欲念和诱惑，培养诚实、有责任心和正直的职业品格。

3. 总结　医学心理学的教学目的是培养学生从生物-心理-社会医学模式看待疾病，认识到医学作为一门柔性科学，科学和人文不能断裂，技术进步和人道主义不可疏离，从而使学生树立良好医患沟通的信心，以及悲悯仁心、诚实正直的职业价值观。

4. 反馈　由学生举例在身边看到的、听到的医患纠纷事件，共同讨论医患沟通的重要性，并请学生总结该事件可能的原因，同时提出应对的策略。

三、课堂实录

1. 仁心仁术，是医生的职业目标。

师：如果让你画一幅心目中医生的形象画，会是怎样的？

一生答：身穿整洁的白大褂，脖子上挂着听诊器，帅气潇洒！

二生答：神情严肃地凝视各种检查报告和图片……

三生答：慈祥的面庞，柔和的话语。

师：这是英国著名肖像画家塞缪尔·卢克·菲尔德斯爵士的代表作 *The Doctor*，深受中国医学家的喜爱，已成为医学人文的经典画作。这副创作于 1891 年的画作不是凭空而作，而是来源于画家的一段悲伤的人生经历。1877 年，画家的儿子身患重病，延请当时的名医穆瑞来参加诊疗。交往中，穆瑞大夫的医技与道德境界让画家感悟良多，深深地震撼了画家的心灵，尽管他的儿子因为病情恶化而不治身亡，却让画家理解了医学的使命不仅是对病况的施救，还有对患者痛苦的细微体察与关怀，医学是一门"柔性的科学"。画面上穆瑞大夫正用深情的目光在抚慰着病儿，与孩子交流情感，同时为思索更佳的治疗方案而陷入沉思之中。这幅油画展示了医生无论患者贫贱而始终沉着敬业的崇高职业形象。它的复制品被悬挂在很多医院大厅或医生的办公室里，激励着医务工作者为患者的安康而努力奋斗。

一生答：油画中医生专注的表情和充满抚慰的眼神让我印象深刻。

二生答：原来我一直认为医生努力的方向是学术探索，精湛的医疗技术才是受到患者尊重的唯一法宝，油画让我感受到技术以外更为深远、更为长久的医患关系。

师：医学是人学，它不仅仅是人类关于自身形态、功能、代谢现象与规律、生理、病理、药理、诊疗、护理、康复技术体系的构建历程，也是生命中痛苦与关怀、苦难与拯救、同情与悲悯，职业生涯中理性与良知的觉悟、升华的精神构建历程。医院是人性暖流奔涌的地方，拥有无私、责任感、同理心、敬畏心、悲悯心、诚实、冷静、严谨的职业态度是从医必备的能力。

[**课堂实效**] 以一幅油画引发学生们对于医生职业形象的思考，认识到医学的人文精神是医学传统中最为绵长深远的一脉，激发学生们树立仁心仁术的职业奋斗目标。

2. 换位思考，是医患和谐的前提。

师：图姆斯是荷兰裔美国医学哲学家，患有多发性脊髓侧索硬化症，身体处于高位截瘫的境况。作为一名病中的女哲学家，以她特有的病患角色（痛苦体验）、女性身份（细腻观察）、哲人头脑（智慧体悟）打开了另一扇门，以她这段特有的经历与体验写就了一本书，书名叫《病患的意义》，后来成为医学人文的重要著作。在图姆斯看来，疾病是医患之间"共有"的事实，却有着截然不同的态度与意义。前者是"自然的"态度，它与日常生活世界直接的联系前理论体验有关；后者是"自然主义的"态度，它涉及对直接体验的一种根本抽象，即科学的说明。在医患关系中，生活的体验和这类体验的科学说明之间存在的根本性分歧直接与疾病的现象发生冲突，常常表现为对患者世界的漠视，甚至是根本的"歪曲"，由此造成医疗与护理服务过程中无法修补的"缺损"，带来医学认知和伦理生活的"永恒遗憾"。因此，图姆斯在诊室里大声分辩："大夫，你只是观察，而我在体验！"这句话后来成为医学人文的箴言。

提问：从图姆斯箴言的案例中，我们可以学到什么？

一生答：图姆斯说出了作为患者对于疾病的深切感受，原来与医生视角有着这样的不同！怪不得医患之间容易出现误会与冲突。医患之间的充分沟通非常重要！

二生答：医生绝不只是在治疗一种疾病，而是在医治一个活生生、有感情、正为疾病所苦的人。毫无节制地强调技术，很容易忽视医学的人文关怀和悲悯。

师：同学们说得都很对。很多医患冲突都源于把"人"当"物"，见"物"不见"人"，于是各种委屈和困惑便徒然而生。技术本身无错，知识也无错，错在技术与知识的运用中缺乏人性的缀连，缺乏生命感的滋润，也就是说缺乏医学人文的眷顾。作为一个医务工作者，我们必须打通科学与人文之间的学科壁垒，将医疗技术与医学艺术相结合，让患者得到高质量的健康服务。

[**课堂实效**] 通过图姆斯箴言的案例，一方面使学生了解到患者遭受着身与心的双重痛苦；另一方面，使学生认清在疾病面前，医生和患者的目标是一致的，应该加强信任和沟通。

3. 向榜样学习，遵守职业道德。

师：心脏移植专家麦克拉斯医生经过反复思考，决定将宝贵的唯一脏源给予没有任何社会背景的花匠坎贝尔，而非身份显赫的总统高级顾问弗尼斯。面对院长要取消其在医院一切职务的威胁，他回答："我知道，我们已对弗尼斯进行了最好的治疗，可惜他的身体状况并没有达到手术要求。我是一名医生，不是政治家，对任何患者我一视同仁，不管他身份高低。现在，我的职责就是让极其宝贵的心脏能在患者体内发挥最好的作用，让他们活得更长，所以，我选择了坎贝尔。"麦克拉斯在巨大的压力下，始终坚持住了自己的行医准则。请同学们举例，近年来还听说过哪些这样的榜样？

一生答：吹哨英雄李文亮医生。

二生答：钟南山院士，无论 2003 年的 SARS 还是今年的新冠肺炎疫情，他都不顾个人安危，奔赴疫情一线收集资料，敢讲真话。

三生答：还有来自浙江的李兰娟院士。

师：很好，他们有什么共同品质？

一生答：良心。

师：是的。良心是一个人道德品质修养的基础，也是医务工作者为人处世的根本。达尔文说过："良心是人类所有属性中最高贵的一种属性。"一个人有了良心，就能处处从良心出发规范自己的言行举止，就能与人为善；相反，一个人如果良心意识淡薄，甚至丧失良心的话，就会心生邪念，道德、法规、观念也易于崩溃，只要有外界诱惑，就不顾道德、法制约束、蛮横无理、违法乱纪、腐败成性。良心是一切道德赖以维系的前提，是文明社会的基石。

[**课堂实效**] 通过这些实实在在存在于身边的榜样案例，引发同学们的思考，"做一个受人尊敬的医务工作者，必须具备哪些品德""如何更有效地抵制诱惑"，从而真正使医德的培养在青年学生心中生根发芽。

四、课后感悟

教师反思：良好的医患关系是临床疗效满意的重要环节，医生的职业道德、工匠精神是患者生命健康安全的重要保证。课程希望通过三个案例的引入，潜移默化地让学生重视人文关怀、职业素养，将仁心仁术作为不懈努力的职业目标。

学生感言：医疗技术固然重要，医学艺术亦不可或缺，优秀前辈为我们树立了榜样。经过这次课程，我们对重塑良好医患关系建立了信心，医生应该是沟通的主动方，是努力缩短彼此距离的人。

（陶明）

第四篇 公共卫生类专业

导读

本篇共收录预防医学专业中医预防医学、流行病学、卫生统计学等 3 门课程 6 则课程思政教学实录，公共事业管理专业公共事业管理学、卫生事业管理、宏观经济学、管理沟通、会计学原理、电子商务基础等 6 门课程共 10 则课程思政教学实录，供公共卫生类专业相关课程教师在实际课堂讲授中借鉴参考。

第一章　中医预防医学 ▷▷▷

教学实录一

【专业】预防医学　　　　　　【课程】中医预防医学

【知识点】健康的定义和决定因素；中医预防医学概念；中医"治未病"的内涵与技术。

【应用案例】针灸铜人——中医药文化走向世界的见证（医学类专业课程思政教学案例集：爱国章案例 1）。

一、教学目标

【知识点育人目标】

1. 了解中医预防医学的背景，培养学生的爱国精神。

2. 强调中医"治未病"技术，增强学生的中医药自信。

3. 掌握中医"治未病"内涵，增强学生的专业认同。

【知识点思政元素】

1. 中医预防医学的悠久历史——塑造使命担当、团结奋斗、自强不息的爱国情怀。

2. 中医"治未病"技术应用——培养开放包容、使命担当、热爱中医药的文化自信。

3. 中医"治未病"健康理念——强化"上工治未病"理念，增强预防专业认同感。

二、教学设计

1. 导入　通过针灸铜人案例，引入本节课的教学内容——中医预防和中医"治未病"，着重强调中医预防手段的有效性。

2. 展开　讨论中医"治未病"技术在公共卫生和预防领域能发挥的潜在作用，以及潜在结合点。在本案例的基础上，进一步回顾历史，细数中医药在我国公共卫生事业发展中的作用，包括中医药在新冠肺炎疫情中发挥的重要作用、青蒿素的发现对人类战胜疟疾的贡献（2015 年诺贝尔生理学或医学奖）等，激发学生对中医学的热爱、自信和不断探索精神。

3. 总结　与西医相比，在一些疾病的治疗上，针灸优势明显，其具有的高效、安全、经济、可双向调节等特点，被越来越多的国家认可和推荐使用。目前已有 103 个世界卫生组织会员国允许使用针灸，其中澳大利亚、匈牙利等 29 个国家和地区为此制定了法律法规，保障针灸作为临床治疗手段的合法地位。此外，新西兰、瑞士等 18 个国家和地区还将针灸纳入本国医疗保险体系。

4. 反馈　中医预防医学课程使用 QQ 直播课堂、超星平台等线上教学平台，形成师生无障碍沟通通道。课后通过微信、QQ 以及面对面交流等方式，进行师生互动，一方面及时解答学生疑问，另一方面有助于教师了解学生的学习情况。

三、课堂实录

1. 针灸铜人走出国门，彰显大国友谊与担当。

宋代，在针灸理论的教具《明堂图》的基础之上，王惟一发明并制造了针灸铜人。"针灸铜人"简称"铜人"，是指刻有穴名的人体铜像，是形象直观的人体针灸穴位模型。"铜人"既是老师讲授"人体腧穴"课的直观教具，又是学生测试"腧穴定位"的标准答案，在现在的针灸教学中，针灸铜人仍发挥着不可替代的作用。2017 年 1 月 18 日，国家主席习近平在访问世界卫生组织期间，出席赠送中医针灸铜人雕塑仪式，此举为全球健康送上了中华文化的智慧。

师：同学们对整个事件有何看法？

一生答：我看过这个故事，并且习近平主席还做了致辞。他指出："要继承好、发展好、利用好传统医学，用开放包容的心态促进传统医学和现代医学更好融合。中国期待世界卫生组织为推动传统医学振兴发展发挥更大作用，为促进人类健康、改善全球卫生治理做出更大贡献，实现人人享有健康的美好愿景。这是中国热爱人类，对全世界人民友好的壮举。"

二生答：宋代人就发明制作了针灸铜人，体现了中国智慧。我为此感到自豪！

三生答：中医药是中国给世界的礼物，更是中华民族自己的瑰宝。现在对于中医药的研究越来越多，且慢慢步入国际化，受到其他国家的关注。希望在今后的医疗界，中医药可以发光发热。

师：同学们说得好！这是我们伟大祖国的文化。我们有义务把中国文化特别是中医药文化带到海外，让全世界人们认识中医药、了解中医药、接受中医药，充分发挥中医药在治未病中的主导作用、在重大疾病治疗中的协同作用、在康复治疗中的核心作用，让全世界人民享受到中医药所带来的健康保障，最大限度地发挥中医药的优势，造福全人类。

[**课堂实效**] 本案例通过介绍针灸铜人的历史以及习主席将针灸铜人带出国门的故事，激发学生，尤其是中医药院校学生的民族自豪感和深深的爱国情怀。

2. 介绍中医药优势，增强学生中医药文化自信。

随着中医药文化的广泛传播，针灸对于各种常见病及疑难杂症的治疗作用也越来越受到世人的瞩目。如罗马尼亚和日本学者分别发现针刺糖尿病患者的三阴交、中脘、足三里、曲池等穴位，可使糖负荷时的胰岛素分泌增加。上述穴位是治疗糖尿病及其并发症的有效穴位。又如周围性面瘫是一种急性非化脓性感染面神经所致的面肌瘫痪，由病毒、过敏或自身免疫等原因引起。西医学对其目前还没有有效的治疗方案，而针灸却可通过对面神经的良性刺激，改善病损部位的血液循环，消除炎症水肿，调节组织的营养代谢，促进水肿的渗出与吸收，减轻面神经的损伤。

师：与西医相比，在一些疾病的治疗上，针灸优势明显。越来越多的临床证据显示，针灸具有的高效、安全、经济、可双向调节等特点，被越来越多的国家认可和推荐使用。结合课堂中推荐的系列文献，同学们对治未病技术现代化研究及现代应用有什么认识？

一生答：老师推荐了 2016 年在 *JAMA Oncology* 发表的 "Investigation of 2 types of self-administered acupressure for persistent cancer-related fatigue in breast cancer survivors: a randomized clinical trial"。该文通过随机单盲临床试验的设计，验证两种穴位按压方法对乳腺癌预后的作用，是一个可靠性较高的研究，所以在很大程度上说明了中医的穴位疗法等方法可以运用于疾病的预后，提高患者的生活质量。

师：同学说得很到位。这篇文章质量较高，尤其是在干预措施和结局指标的选取方面都遵循了客观且科学的原则。研究结果提示，中医治未病技术在肿瘤术后康复领域是行之有效的，并具有潜在应用价值。

[**课堂实效**] 针灸凝聚了我国古人伟大智慧，值得进一步研究和挖掘，其传播与发扬光大需要我们一代又一代人的不断努力。通过西医无可比拟的疗效证据，激发学生的民族自信、文化自信。

3. 认识中医预防与健康，增强专业认同感和责任感。

师：同学们对中医作用还有哪些了解？

一生答：穴位按压 RCT 一文的研究主体是中医针灸技术对疾病预后的影响，同时我们还认识到中医在疾病预防上也具有举足轻重的作用。

二生答：在今年新冠肺炎疫情防控中，中医药彰显了特色优势，在预防、治疗和康复全过程都发挥了重要作用。钟南山院士也说："我赞成将中医药应用到预防和轻、中症中的缓解，只要没有明显副作用，就可以大胆用。"

师：非常好！的确如此。中医药在国内和国际抗疫战场中均贡献了重要力量。作为负责任的大国，中国及时向世界展示了中医药防治新冠肺炎的重要作用。多种中成药、中药方被列入国家诊疗方案，并被多次推荐。继针灸走出国门后，中药材也开始在海外市场升温。同学们每个观点都提得非常好！其实，不论是寻找经络的物质基础，还是通过 RCT 去检验穴位按压的健康效应，又或是运用网络药理、代谢组学等现代技术研究中药药效或是方剂的药理作用，这些探索过程都给我们以启发，让我们认识到要从系统和整体的角度去看待健康。

[**课堂实效**] 通过对从针灸到穴位按压，中医药在新冠肺炎疫情中的作用，到太极、推拿等"治未病"技术的介绍，使学生理性认识到"治未病"技术种类多样，也有助于学生认识到"治未病"技术的蓬勃发展和巨大应用前景。只有认识到"治未病"技

术的多样性，才能意识到自己知识的局限性，从而激发学生进一步学习和探索的热情；能够对"治未病"技术在其他国家的应用现状进行反思，从而坚定文化自信，自觉承担使命。

四、课后感悟

教师反思：本堂课为大家介绍了针灸铜人的历史以及习主席将针灸铜人带出国门的案例。这是一件让国人引以为豪的大事件，可以激发中医人深深的爱国情怀。正如习主席所说："我们要继承好、发展好、利用好传统医学，用开放包容的心态促进传统医学和现代医学更好地融合。"我们期待与世界卫生组织一道，为推动传统医学的振兴发展发挥更大作用，为全球卫生质量提供"中国处方"，实现人人享有健康的美好愿景。

学生感言：中医"治未病"技术在中国有数千年的应用历史，其防病、养生的效用毋庸置疑，且民众接受度高。因此中医"治未病"技术和预防医学方法的潜在结合点很多，具有广阔的应用前景。

（吴夏秋）

教学实录二

【**专业**】预防医学　　　　　　　【**课程**】中医预防医学
【**知识点**】"治未病"与现代三级预防策略的异同点和结合点。
【**应用案例**】中国近代医学第一人——张锡纯（医学类专业课程思政教学案例集：敬业章案例 28）。

一、教学目标

【**知识点育人目标**】
1. 了解中医发展历程和"治未病"现代创新，培养学生的敬业精神。
2. 强调"治未病"与现代三级预防的异同点，强化学生的科研态度。
3. 掌握"治未病"与现代三级预防的结合点，提升学生的发展理念。

【**知识点思政元素**】
1. 中医发展和"治未病"现代创新——塑造勤学苦练、精益求精、使命担当的敬业精神。
2. "治未病"与现代三级预防异同——培养开放包容、传承精华、守正创新的科研态度。
3. "治未病"与现代三级预防结合——倡导古为今用、洋为中用、与时俱进的发展理念。

二、教学设计

1. 导入　明末清初，正处国难深重、内外矛盾日益激化、西风东渐的历史时期。19 世纪中叶以后，西医大量传入中国，随着传教士的到来，西医书籍的翻译，西医学校、医院的建立，学生留洋的开展，一系列的变化迅猛地冲击了祖国的传统医学。面临这一严峻局面，中医界也随之出现分化。一些人认为中医学已尽善尽美，无须向别人学习；另一些人则认为中医学一无是处，要全盘接受西医学的内容。张锡纯就是在这样的历史条件与背景下逐渐成长起来的一位中医大家。

2. 展开　阐述张锡纯的中医发展和"治未病"的现代创新。张锡纯幼时敏而好学，攻读经史之余，兼习岐黄之书，后因两试秋闱不第，遂潜心医学。在西医大量涌入中国、冲击中医的时候，他以包容的心态接受了西医的某些特长，并始终坚持以中医为本、西医为辅，创造性地提出中西汇通，为中医药的发展做出巨大贡献。由此展开中医"治未病"技术与现代预防技术的潜在结合点。在本案例的基础上，进一步讲述近年来中西医结合的发展，用实际案例诠释"古为今用、洋为中用"的理念和原则。

3. 总结　正是张锡纯对每一味中药的认真研习，能对每一味中药药性功效都精准把握，最后成就了张锡纯精湛的技术，一两味药就能治好病。在漫长潜心研习本草的过程中，张锡纯的医术日益精进，树立了坚定的中医自信。更重要的是，开放、包容的心态使他接受西医，创造性地提出中西汇通，为中医药的发展做出巨大贡献。

4. 反馈 中医预防医学课程使用 QQ 直播课堂、超星平台等线上教学平台，形成师生无障碍沟通通道。课后通过微信、QQ 以及面对面交流等方式，进行课后的师生互动，一方面及时解答学生疑问，另一方面有助于教师了解学生的学习情况。

三、课堂实录

1. 勤学苦练、精益求精，成就"石膏"先生。

师：张锡纯行医期间，为了搞懂并深刻理解每味中药的性味归经、主治功效，每每会对书中的记载提出质疑，并亲自尝验。比如运用一味当归治愈少妇几近闭经案，终知当归补血功效之显；用一味山药治愈濒于死亡妇人，终知山药补虚之力惊人。又比如石膏，《本经》云其性微寒，张锡纯在自己孩子身上应用时发现其性并没有像书上说的那么寒凉，就这样经过一点一点的积累，一次一次的尝试、总结，再应用、再积累，张锡纯用石膏治病达到了出神入化的地步，无人能出其右，被后世称为"石膏"先生。

提问：请同学们思考并讲述哪些特质成就"石膏"先生？

一生答：聪明、好学。

二生答：反复尝试和积累。

三生答：勤奋、努力、敬业。

师：同学们提炼出了核心的要素。的确，正是张锡纯对每一味中药的认真研习，能对每一味中药药性功效都精准把握，最后才成就了张锡纯独特的技术。

［**课堂实效**］从张锡纯潜心研习本草，医术日益精进，到成为"石膏先生"，以及在将近花甲之年应邀担任了中国历史上第一个中医医院——立达医院院长。通过这个案例使学生认识到成功没有捷径，唯有勤学，并激发学生潜心钻研、兢兢业业的从业精神。

2. "治未病"的现代创新——开放包容、传承精华、守正创新、与时俱进。

张锡纯在《医学衷中参西录》自序中写道："人生有大愿力，而后有大建树，一介寒儒，伏处草茅，无所谓建树也，而其愿力固不可没也。老安友信少怀，孔子之愿力也。当令一切众生皆成佛，如来之愿力也。医虽小道，实济世活人之一端。故学医者，为身家温饱计则愿力小，为济世活人计则愿力大。"张锡纯为改变中医固有诊病模式、提高治病效率开创了新的道路与途径。

师：在西医大量涌入中国、冲击中医的时候，张锡纯以包容的心态接受了西医的某些特长，并始终坚持以中医为本、西医为辅，在"治未病"理论中引入了西医预防疾病的概念，创造性地提出中西汇通，为中医药的发展做出巨大贡献。试问在那样的背景条件下，是什么样的勇气与力量促使张锡纯敢于承担如此重任？

一生答：因为他抛弃崇古泥古、故步自封的观点，敢于创新，不全于故纸中求学问。根据史书记载，张锡纯有很强的实践精神，反对空谈。当他发现文献中记载的理论不足以解决当时的临床问题时，他就尽一切可能通过切身体会去寻求知识。

师：非常正确！除此之外，还有他的两个"心"，一是"见彼苦恼，若己有之"的大慈恻隐之心，二是长期勤于钻研总结出中医显著临床疗效的信心！希望同学们日后学习工作中能秉承医者仁心、刻苦钻研、开放包容、与时俱进的精神，推动祖国医学发展。

[课堂实效] 通过本案例，学生感性认识到古代医学大家不拘泥于古法，敢于创新的先进性，体会"开放包容、传承精华、守正创新、与时俱进"的重要性。通过历史典型人物的启发，使每位学生意识到自己的使命，激发进一步学习和探索的热情。

3. 中西医结合的理念和原则——"古为今用、洋为中用"。

张锡纯的故事，让我们明白他以己之力开拓了中西医结合的道路。其实，近年来中西医结合的发展，也在诠释着"古为今用、洋为中用"的理念和原则。

师："治未病"蕴含先进的理念和丰富的方法，对于解决我国现有的卫生健康问题具有非常积极的意义。在张锡纯故事的启发下，请同学们结合自身所学谈谈如何将中医"治未病"和预防医学相结合，如何在公共卫生领域发挥作用？

一生答：现代社会，某些群体因压力过大或者其他因素导致了种种身心疾病，表现为注意力不集中、记忆力下降、认知障碍、失眠等。传统西医只能将其定义为亚健康状态，而没有有效的治疗手段。但中医可以用"治未病"技术，通过太极功法、耳穴治疗、推拿拔罐、针灸治疗等提升人体免疫力，达到养生和保健的效果。因此，在西医无法发挥效果的真空期体现了中医"治未病"技术的价值，成为与现代预防医学方法的潜在结合点。

二生答：中医"治未病"技术在一级预防、二级预防期间可提供有效助力。太极拳、穴位按压易于推广，操作门槛低，同时能放松心情，缓解疲劳，切合一级预防增强个体对抗有害暴露的能力的目标。

师：每个观点都提得非常好！中医"多环节、多层次"的综合调理思路，应对慢性病和人口老龄化具有明显优势。中医"简、便、廉、验"，可有效控制医疗卫生费用开支。面对人口老龄化和慢性病的挑战，应对新发传染病，推进健康中国行动，需要弘扬"治未病"，加快构建中西医结合的现代预防保健体系。在你们的知识体系里面，同时具备了中医治未病和预防医学的思想和内容，希望你们能够在今后的工作中，坚持"古为今用，洋为中用"的原则，不断创新，继续开拓。

[课堂实效] 通过中医"治未病"与预防医学结合的实际运用，有助于学生认识到在未来，传统医学也好，现代医学也好，二者并不冲突。在"古为今用，洋为中用"原则的指引下，二者有效结合，互取精华，方能真正推进医学发展。

四、课后感悟

教师反思：从张锡纯及其著作《医学衷中参西录》这个案例中，我们看到了一名中医师"兼济天下""守正创新"的敬业情怀和"与时俱进、洋为中用"的开拓精神。张锡纯认为助人已属不易，更何况要帮助更多的人，唯有自己付出更多，提高医术，才能惠及更多人。他的《医学衷中参西录》更是影响激励了成千上万的中医学子，是我们为医者终身学习的精神力量。在坚持"古为今用，洋为中用"的原则下，张锡纯以己之力开拓了中西医结合的道路，同时也鼓舞了成千上万中国人的中医自信。

　　学生感言：西医和中医皆以人为本，二者的差异并不大，我认为预防医学的诞生本就是医学家在与疾病斗争过程中对疾病认识的不断凝练升华而出现的学科，具体的不同仅体现在技术操作上，而不体现在思想上。在爱岗敬业基础上，如何把"治未病"的哲学理念和技术方法，与现代科技相结合，用预防医学的语言来表述，使更多非中医背景的人能够接受、理解和运用，是现在要解决的问题，也是我们在今后工作岗位中应该实践和探索的方向。

（吴夏秋）

第二章 流行病学 ▷▷▷▷

教学实录一

【**专业**】预防医学　　　　　　【**课程**】流行病学

【**知识点**】传染病流行的基本环节及其影响因素。

【**应用案例**】中国防疫事业奠基者——伍连德（医学类专业课程思政教学案例集：爱国章案例11）。

一、教学目标

【**知识点育人目标**】

1. 了解伍联德战胜鼠疫的预防意义，培养学生的爱国情怀。

2. 强调流行病学对健康的保护作用，增强学生的专业认知。

3. 掌握传染病流行过程的基本知识，强化学生的科研态度。

【**知识点思政元素**】

1. 伍联德归国领导防疫工作——塑造大爱无疆、勇于担当、无畏无惧的爱国情怀。

2. 流行病学的健康保护作用——增强三级预防、疫情防控、防胜于控的专业认知。

3. 传染病流行过程有效防控——培养挑战权威、求真务实、不懈奋斗的科研态度。

二、教学设计

1. 导入　伍连德通过中国首例鼠疫尸检，终于发现了疫病的元凶——鼠疫耶尔森菌。伍连德认为这次鼠疫的传播方式为呼吸道传播，基本可以排除老鼠作为传染源的可能性。

2. 展开　首先，通过伍连德治鼠疫的全过程引发学生思考——伍连德如何发现传染病流行的三个环节。其次，引导学生思考其他案例，并从中感悟爱国的重要性。爱国主义是中华民族永不枯竭的精神源泉，是每一个中国人自尊、自信、自立、自强的内心依托。

3. 总结　从伍连德治鼠疫的案例中，我们可以看到科学家的爱国情怀。伍连德临危受命，面对黑云压城城欲摧的鼠疫，无畏前行，救百姓于疫情之中，报效祖国。他创造出了有效的防疫、灭疫措施，并且设立医院、防疫所等医院机构，为中国近代医学卫生事业奠定了基础，增强了中国的国际影响力。1935年，伍连德因"在肺鼠疫方面的工作，尤其是发现了旱獭在其传播中的作用"而获得诺贝尔生理学或医学奖的提名。他是世界上第一个被提名诺贝尔奖候选人的华人，也是中国第一个诺贝尔奖候选人。

4. 反馈　适当拓展教学内容，开阔学生科研思路，将学生对流行病学的兴趣延伸至将来的生活与工作中。

三、课堂实录

1. 伍连德战鼠疫，大爱无疆。

师：大家对流行病学有什么认识？

一生答：流行病学可以发现传染源、切断传播途径、保护易感人群。

二生答：流行病学可以研究疾病流行的影响因素。

师：对，两位同学说的都是流行病学作用。我们可以通过伍连德的案例来进一步认识流行病学。伍连德是如何发现传染源的呢？他通过中国首例鼠疫尸检，终于发现了疫病的元凶——鼠疫耶尔森菌。伍连德认为这次鼠疫的传播方式为呼吸道传播，基本可以排除老鼠作为传染源的可能性。随着鼠疫人数的不断增加，疫情变得更加严重，伍连德拜访了当时的俄国传染病医院，希望得到帮助，但他们提供的鼠疫疫苗的效果并不理想。在缺乏有效治疗方法的情况下，只能以预防为主，伍连德立刻采取了一级、二级预防措施：一级措施针对健康人群，找出疾病的危险因素，使健康人群远离这些危险因素；二级措施针对处于危险因素的人群，早发现、早诊断、早治疗。在这次疫情处理中，伍连德设计了棉纱做成的简易口罩，实施了中国医生的第一次鼠疫患者人体解剖，进行了中国历史上首次集体火化，并在世界上第一次提出了"肺鼠疫"的概念，同时还创办了哈尔滨医学专门学校（哈尔滨医科大学前身）。1911 年 4 月 3 日至 28 日，清政府在奉天组织召开了"万国鼠疫研究会"，这是近现代在中国本土举办的第一次真正意义上世界范围的学术会议，各国专家对东北抗鼠疫行动均给予了极高的评价。此后，伍连德没有停止脚步，他建立东北防疫总处和几家防疫医院，出任防霍乱委员会主席，率领东北防疫总处投入霍乱的防治之中，并参与了后续更大规模的鼠疫大流行的防治工作。

这场大瘟疫持续了 6 个多月，席卷半个中国，造成了 6 万多人死亡，比战争灾害的破坏力，都要恐怖得多。伍联德冒着生命危险，冲在认识疫情、抗击疫情的最前线。大爱使然！

[课堂实效] 以伍连德的案例，引发学生对于流行病学这门学科的思考，从书本上枯燥的定义转向对流行病学专业更生动、深刻的理解，更从一个侧面提高学生对预防医学的专业认同感，培养学生爱国的精神。

2. 扩展内容，引导学生建立认真负责的态度。

师：有同学可以举例一些类似伍连德的人物吗？

一生答：屠呦呦，她发现了青蒿素。

二生答：陈克恢，他是中国药理学研究创始人。

师：同学们说得都很对，我就具体说一说屠呦呦和她发明的青蒿素。屠呦呦发现青蒿素的灵感来自晋代葛洪《肘后备急方·治寒热诸疟方》中的"青蒿一握，以水二升渍，绞取汁，尽服之"这段文字。然而，从中药青蒿中发现青蒿素的历程却相当艰辛。青蒿素的提取在当时是一个世界公认的难题，从蒿族植物的品种选择到提取部位的去留存废，从浸泡液体的尝试筛选到提取方法的反复摸索，屠呦呦和她的同事们熬过了无数个不眠之夜，遇到过无数次挫折失败。她当时做了一系列实验，包括尝试水煎浸膏、95% 乙醇浸膏等方法。但是，高温提取会破坏青蒿中的有效成分。1971 年 10 月 4 日，在经历了 190 次失败之后，屠呦呦成功地用低沸点的乙醚制取了青蒿提取物，并在实验室中观察到这种提取物对疟原虫的抑制率达到了 100%。为了验证青蒿素的疗效，确保安全，屠呦呦及其同事们在自己身上试验药的毒性，又通过对动物模型和疟疾患者的临床观察，均证实了青蒿乙醚中性提取物的抗疟作用，尤其是治疗恶性疟的效果，为后来青蒿素的深入研究提供了重要的依据。

早在 1986 年，屠呦呦就在《中西医结合杂志》第 6 期上发表了"继承发扬祖国医药学，为国争光"一文。正是这份对国家、民族、人类文明进步舍我其谁的情怀，正是对国家和人民的热爱，才有了科学创新的动力，才有了数年如一日对科学默默无闻地坚守。

[**课堂实效**] 通过扩展性案例，一方面拓宽学生的知识面，使学生了解与预防医学相关的优秀人物；另一方面，使学生学习这些优秀人物身上爱国的精神，提高自身的道德素养。

3.爱国是我们新时代的需要，也是青年奋斗者所必备的第一素质。

师：那么，以上案例中的主人公为疾病预防做出了巨大贡献，同学们从他们身上学习到什么？

一生答：学习好自己的专业知识，只有这样才可能解决科学的问题并进行探索。

二生答：学习是一方面，态度也是一方面，我们要热爱自己的专业，并在日常学习工作中保持良好的态度，遇到问题不怕失败，不断实践与奋斗。

师：两位同学总结得都很到位。伍连德之所以能够解决科学的问题，是因为他的专业理论非常扎实，并能够细心观察生活，所以同学们也要熟练掌握本专业的知识。另外，就像刚才同学说的，我们还应该热爱自己的专业，无论在学习还是工作中，都要保持认真负责的态度，遇到问题认真思考，发散思维，进而提出科学的解决方案。

[**课堂实效**] 通过这些实实在在存在的案例，引发同学们的思考，学好一门学科除了要掌握知识，还要保持认真的态度。

四、课后感悟

教师反思：流行病学课程的教学目的是掌握传染病流行的基本环节及其影响因素，从而提升学生的专业水平。但从课程思政的角度，更需要培养学生以下能力：增强学生的中国特色社会主义道路自信、理论自信、制度自信、文化自信，立志肩负起民族复兴的时代重任；在厚植爱国主义情怀上下功夫，让爱国主义精神在学生心中牢牢扎根，树立高远志向，历练敢于担当、不懈奋斗的精神，具有勇于奋斗的精神状态、乐观向上的人生态度，做到刚健有为、自强不息。

学生感言：在信息爆炸的时代，信息的真伪优劣需要自己判断，不造谣、不传谣、不信谣，不能人云亦云。这不仅涉及个人的学习与生活，更是涉及个人职业生涯规划、科研功底提升的大事，绝不可照搬照抄他人的科研成果，尊重他人知识产权是科研工作者的基本态度。

（傅传喜）

教学实录二

【**专业**】预防医学　　　　　　【**课程**】流行病学

【**知识点**】疾病的预防控制策略和措施；疾病防治效果评价。

【**应用案例**】牛痘疫苗之父——爱德华·琴纳（医学类专业课程思政教学案例集：敬业章案例 12）。

一、教学目标

【**知识点育人目标**】

1. 了解接种牛痘预防天花的由来，培养学生的敬业精神。

2. 强调疾病预防控制策略的产生，提升学生的学术视野。

3. 掌握疾病防治效果评价的方法，强化学生的专业思想。

【**知识点思政元素**】

1. 发现牛痘预防天花的过程——塑造爱岗敬业、坚持不懈、认真负责的敬业精神。

2. 产生疾病预防控制的策略——倡导不畏失败、刻苦钻研、攻克难关的科学理念。

3. 提出疾病防治效果的评价——强化疫苗防控、群防群控、防胜于控的专业思想。

二、教学设计

1. 导入　爱德华·琴纳提出，从挤牛奶姑娘尼姆斯手上的痘痂里取一点点淡黄色脓浆，接种到男孩菲普士划破的皮肤里可以预防天花。

2. 展开　首先，通过琴纳发明并运用接种的方法预防天花发生的全过程，引发学生思考爱德华·琴纳是如何提出这项措施并评价这项措施的效果。其次，引导学生思考其他案例，并从中感悟敬业的重要性。敬业是职业道德的基础，是一个人对自己所从事的工作负责的态度，只有对自己从事的工作认真负责，才可能从工作中发现新方法促进工作的实施。

3. 总结　从天花遍布欧洲、亚洲引起大规模传播夺取人们的性命，到琴纳发现其具有可控性，并且掌握了预防方法。但琴纳被别人质疑及不被同行认可，在质疑声中，琴纳并没有放弃，反而用一次次试验证明自己观点的正确性，最终取得了胜利。琴纳的成功实践开辟出了一种新的方法预防疾病，为消灭天花做出巨大贡献。爱德华·琴纳作为人类历史上最早成功对疾病进行预防的人，以爱岗敬业作为道德准则，成功为后人接种疫苗并为预防疾病开创先河。同时相关案例也体现了敬业精神的重要性。

4. 反馈　适当拓展教学内容，开阔学生科研思路，将学生对流行病学的兴趣延伸至学生将来的生活与工作中。

三、课堂实录

1. 认识牛痘疫苗之父，培养专业思想。

1796 年 5 月 17 日，爱德华·琴纳从挤牛奶姑娘尼姆斯手上因感染了牛痘而长的小脓包里取了一点点脓浆，然后接种到一个小男孩划破的皮肤里，结果成功地预防了天花，并在此基础上发明了疫苗。

师：结合这一发明牛痘疫苗的案例谈谈你对流行病学的看法？

一生答：流行病学可以提出疾病预防的控制策略和措施。

二生答：流行病学可以评价某措施对疾病防治的效果。

师：对，两位同学说的都是流行病学的作用，我们可以通过爱德华·琴纳的案例来分析。爱德华·琴纳是如何提出接种牛痘来预防天花的想法呢？因为他发现当地的马患了一种脚肿病后，从肿处流出一种透明的脓浆，这种脓浆传到奶牛身上、发作起来比较平和，就称牛痘；而这种脓浆由奶牛传染到人身上，发作起来就是致命的天花。他还发现家乡得天花的人大都是地主、神父和农民，而那些挤牛奶的妇女却从来不患天花。这是因为她们在挤奶时，无意中接触到患天花奶牛身上的脓浆，传染上了牛痘，手指尖便长出一个小脓疙瘩，开始身体略感不适，但很快就好了，没有引起什么不良后果。因此琴纳做出判断：人只要得过一次天花，不论是严重的，还是像牛痘那样轻微的，体内就产生出一种永久抵抗天花的防护能力——免疫力，可以预防天花的发生。这就是为什么流行病学家在描述疾病分布时需要了解疾病在人群中的分布情况，因为描述疾病的"三间分布"可以给疾病防控措施的提出提供思路。那么爱德华·琴纳是如何评价这项措施的效果呢？他是让男孩菲普士划破的皮肤接触挤牛奶姑娘尼姆斯手上的痘痂里的一点点淡黄色脓浆，观察菲普士在随后较长时间里是否感染天花。事实证明菲普士没有染上天花，且从那以后，琴纳还做了一批试验，更进一步证实了牛痘可以预防天花。这就是流行病学家为什么要在人群中评价某措施对疾病防治疗效的效果，因为流行病学的研究对象是人群，只有在人群中观察到了某措施实施后疾病的发病情况，才能得出真实、科学的结论。琴纳研究出了疫苗，这一成功实践为消灭天花做出了巨大贡献。这是流行病学的重要研究内容，因此，发展好流行病学对于社会发展和全民健康举足轻重。

［**课堂实效**］以爱德华·琴纳的案例，引发学生对于流行病学这门学科的思考，从书本上枯燥的定义转向对流行病学专业更生动、深刻的理解，更从一个侧面提高学生对预防医学的专业认同感，培养学生爱岗敬业的精神。

2. 扩展内容，引导学生建立认真负责的态度。

师：有同学可以举一些类似爱德华·琴纳的人物的例子吗？

一生答：周健，他是宫颈癌疫苗之父。

二生答：亚历山大·弗莱明，他是青霉素的发明者。

师：同学们说得都很对。由于宫颈癌疫苗是从预防的角度来控制疾病，更符合我们的专业性，所以我就具体说一说周健和他发明的宫颈癌疫苗。宫颈癌是由病毒感染而引发的癌症，是一种常见的女性癌症，其发病率仅次于乳腺癌。从理论上讲，既然某种疾病是病毒感染导致的，那么就可能发明一种针对这种病毒的疫苗。通常情况下，疫苗都是按这样的思路制作的——通过改造或弱化某种病毒，让它丧失引发疾病的能力，但却能激发身体的免疫系统产生抗体。这样，当真正的病毒侵犯时，免疫系统就可以用已有的抗体来对付这种病毒。然而，HPV（人乳头状瘤病毒）是一种特殊的小 DNA 病毒，不能单独在体外进行繁殖，必须寄生在活细胞内。而且，当 HPV 在活细胞中繁殖时，它的基因会与细胞的基因产生融合。周健作为一位优秀的分子病毒学家，对 HPV 的研究表现出了特别的兴趣，他根据自己的专业知识和实践，提出"把已经有表达和纯化了的 L1、L2（HPV 晚期蛋白、病毒壳膜的主要构成）蛋白放在组织液里，或许可以合成病毒样颗粒"的观点。实践证明，他和其他研究人员成功合成了病毒颗粒，并能诱导机体产生 HPV 抗体。这就是 HPV 疫苗诞生的过程。

"1999 年 2 月底，周健正没日没夜地赶他的科研基金申请，他说有点累，但怎么也想不到 3 月初他就突然离开我们了。死亡证书上写着感染性休克，从此我们家的顶梁柱倒了……"时隔 17 年，周健的遗孀，也是他曾经的科研助手孙小依在接受《第一财经日报》记者采访时依然难掩悲痛，"对不起，我不能再说了，因为我的心在流血。"在妻子和很多同事的眼里，周健的勤奋已经到了一种对自己"苛刻"的地步，为了做一个实验，他可以把自己关在实验室里 10 天不出门，只用方便面和白菜来填饱肚子。周健的勤奋、努力使全世界千百万女性摆脱宫颈癌威胁成为可能。

［课堂实效］通过扩展性案例，一方面拓宽学生的知识面，使学生了解与预防医学相关的优秀人物；另一方面，使学生学习这些优秀人物身上爱岗敬业的精神，提高自身的职业素养。

3. 爱岗敬业是我们新时代的需要，也是青年奋斗者所必备的第一素质。

师：那么，以上两个案例中的主人公都为疾病预防做出了巨大贡献，同学们可以从他们身上学习到什么？

一生答：学习好自己的专业知识，只有这样才可能提出科学的理论并进行探索。

二生答：学习是一方面，态度也是一方面，我们要热爱自己的专业，并在日常学习工作中保持良好的态度，遇到问题不怕失败，要不断实践与奋斗。

师：两位同学总结得都很到位。提出一个问题很简单，但是提出一个科学的问题并能说出依据就不简单了。首先，爱德华·琴纳、周健之所以能够提出科学的问题，是因为他们的专业理论知识非常扎实，并能够细心观察生活，所以同学们也要熟练掌握本专业的知识。其次，就像刚才同学说的，我们还应该热爱我们的专业，无论在学习还是工作中，都要保持认真负责的态度，遇到问题认真思考，发散思维，进而提出科学的解决方案。

［课堂实效］通过这些实实在在存在的案例，引发同学们的思考，学好一门学科除了要掌握知识，还要保持认真的态度。

四、课后感悟

教师反思：流行病学是预防医学的核心课程，课程希望通过对爱德华·琴纳和周健真实案例的讲述，潜移默化地让学生了解什么是流行病学，如何才能学好流行病学，培养学生热爱专业、做事认真负责的敬业精神。

学生感言：学习一门专业不容易，比如流行病学，除了要学习专业知识，打好基础，还要热爱这门专业，时刻保持认真负责的态度，这样才能真正深刻地理解什么是流行病学，才能真正掌握流行病学。

（傅传喜）

第三章 卫生统计学 ▷▷▷▷

教学实录一

【专业】预防医学 　　　　　【课程】卫生统计学

【知识点】卫生统计学的原理与方法。

【应用案例】"品茶实验"与统计学的产生——罗纳德·艾尔默·费希尔（医学类专业课程思政教学案例集：敬业章案例 15）。

一、教学目标

【知识点育人目标】

1. 了解统计学的产生过程和发展，培养学生的敬业精神。

2. 强调统计推理、假设检验思维，塑造学生的专业思维。

3. 掌握统计学方法的设计和运用，提升学生的科学素养。

【知识点思政元素】

1. 统计分析方法的提出和问世——塑造兢兢业业、善于思考、孜孜不倦的职业精神。

2. 统计推理、假设检验的思维——倡导守正创新、概率分析、科学理性的统计思想。

3. 显著性检验、方差分析的运用——培养科学严谨、勇于实践、精益求精的科学素养。

二、教学设计

1. 导入 通过"品茶实验"案例的导入，引入本节课的教学内容——统计学的产生与发展。

2. 展开 费希尔提出许多研究想法，时刻都在强调实验计划的重要性，发表了若干篇举世闻名的论文，提出了显著性检验、方差分析方法等等。他的一生成就与他无论顺境、逆境，始终孜孜不倦、不断探索的努力密切相关。这种精神正是每位学生都要学习的。实践是检验真理的唯一标准，只有在不断的实践中，才能获取真理，获得成就。

3. 总结 统计学课程的教学目的是通过教学使学生熟练应用卫生统计学原理和方法，分析和合理解释医学尤其是公共卫生领域中的资料，通过对事物数量关系的描述和比较，进而认识其内在的规律性。要想攀登科学的顶峰，就要冲破不利条件限制，利用生活所提供的有利条件，并学会去创造新的条件。

4. 反馈　统计学课程包含线上、线下多重教学平台，形成师生无障碍交流通道，学生感言课堂效果，便于教师教学的不断改进。通过案例，在潜移默化间将思政教育融入专业教学中，让学生在不知不觉中体验、感受、领悟、升华，实现隐性教育与显性教育的有机融合，让立德树人"润物无声"。引入课程思政案例，培养学生科学严谨、勇于实践的态度，培养学生掌握统计检验技巧的自信心。

三、课堂实录

1. 阐述统计学方法的提出和问世，培养学生对统计学的兴趣和统计思维。

师：随着科学发展，统计学已经不仅仅是一门学科知识，更是一门技能，广泛应用于社会科学和自然科学的各个领域。作为医学生，掌握统计学方法，学会统计本领，是非常必要的。

提问：大家对统计学有哪些了解？

一生答：听说统计学超级难，一想到统计就想到一堆数据要计算。如何能够培养对统计学的兴趣呢？

师：首先，统计学不等于数学，统计其实主要是思维逻辑，公式看上去很复杂，其实基本上都是现有软件可以实现的，所以不能看到统计就想到数学。培养统计学的兴趣，可以先从统计学奠基人费希尔的品茶故事开始。

费希尔全名是罗纳德·艾尔默·费希尔，英国统计学家、生物进化学家、数学家、遗传学家和优生学家，是现代统计科学的奠基人之一。他曾在洛桑农业试验站做统计工作。在一个茶会上，费希尔将盛有红茶牛奶的饮料递给与会的一位女士——藻类学者谬利埃尔·普利斯特尔博士。但是博士却拒绝接过那个杯子，声称自己只喝先倒牛奶的红茶。"这怎么可能？"费希尔笑道，"不可能有区别。"但博士却不依不饶，声称当然有区别。这时，他们的正后方传来一个声音："让我们检验一下吧，博士！"于是，大家立刻就开始着手准备实验。准备 8 杯奶茶 TM（先倒茶后倒牛奶）和 MT（先倒牛奶再倒茶）各半，把它们随机排成一列让普利斯特尔女士依次品尝，并告诉她 TM 和 MT 各有 4 杯；然后请她指出哪 4 杯是 TM。费希尔设计试验来检验她的说法是否可信。

假设 H：该女士并无鉴别力。其意义是这样的：当 H 正确时，不论女士如何做，她事实上只能从所提供的 8 杯中随机挑选 4 杯作为 TM。从 8 杯中挑选 4 杯，不同的挑法有 70 种，其中只有一种是全部挑对。因此，若该女士全部挑对，则我们必须承认下述两个情况必定发生其一：① H 不成立，即该女士的确有一定的鉴别力；②发生了一件概率只有 1/70 的事件。第二种情况比较稀奇，因而有相当的理由承认第一种可能性。或者说，该女士 4 杯全挑对这个结果，是一个不利于假设 H 的显著证据。据此，我们否定 H。这样一种推理过程就叫显著性检验，是我们统计学这门课程里最基础的统计方法。

提问：通过这个故事，大家对统计学有什么认识？

一生答：听说统计学超级难，一想到统计就想到一堆数据要计算，要做数学题。听了这个故事感觉统计学和数学不一样，并且挺有趣的。

二生答：统计学和生活息息相关，原来日常生活中都可以应用统计。

师：两位同学都回答得非常好！统计学不等于数学，统计其实主要是思维逻辑，检验假设。同学们可能看到一些复杂的统计公式，但那些公式基本上都是有软件可以实现的，所以不要先被吓倒。另外，统计学是应用学科，我们的生活里处处可以用到统计，譬如大家熟知的保险等等。请大家留意观察，多多交流。我希望通过这个故事，大家对统计学有一个全新的认识，培养起对统计学的兴趣和统计思维。

[**课堂实效**] 通过统计学基本方法——显著性检验产生的探讨，引发学生开始认识统计学，并对统计学的意义进行思考，培养学生对统计学的兴趣和推理、假设的统计思维。

2. 阐述统计学的发展过程，引导学生建立敬业、探索的职业精神。

师：费希尔在洛桑农业试验站，考察数据波动的大小来分析是什么因素影响了小麦的质量。他发现了三种影响小麦产量的波动现象，年际波动、稳定波动以及慢变波动。为了同时分析这些因素，使一个试验回答数个问题，最终他提出了方差分析方法，向"任何试验只能研究一个元素，其他元素必须保持不变"的惯常做法提出了挑战。

提问：是什么导致了方差分析方法的产生？

一生答：善于思考，勤于观察。另外，老师，这件事情让我再次觉得生活中处处有统计。

二生答：当时的惯常做法是"任何试验只能研究一个元素，其他元素必须保持不变"。费希尔依然提出多于一种因素的方差分析，是勇于探索，敢于挑战。

师：两位同学的认识很到位。的确，无论从事什么职业，做什么工作，都要善于观察，对观察到的现象问个为什么，是否合理。如果不合理，探索应该如何改进。统计学就是在不断地发现不合理和使之变成合理中进步的。

[**课堂实效**] 通过统计学方法——方差分析产生的探讨，引导学生建立勤于思考的敬业态度和敢于挑战已知的探索精神。

3. 费希尔坎坷的奋斗人生，指引学生守正创新，坚持奋斗的人生态度。

费希尔在六七岁的时候就喜欢上了数学和天文学，在中学时就表现出惊人的数学才华，1909 年进入剑桥大学学习数学和物理，1912 年获得了受人尊敬的"牧人"头衔。他在本科时期发表了论文，用高维几何来解释复杂的迭代公式。可是 1913 年毕业后，他工作上并不是很顺利，曾做过私立中学的教师，开办过小农场。到 1919 年已经没有工作，最终不得已在洛桑农业试验站工作。但是，费希尔最终发表了若干篇举世闻名的论文，提出了显著性检验、方差分析方法等等。他所著《研究工作者的统计方法》影响力超过半个世纪，遍及全世界。他提出了影响全世界的统计学方法，终于在 1933 年得到全世界认可。费希尔 1933 年获得伦敦大学的职位，1943 至 1957 年他回剑桥大学任教，1952 年受封爵士，1956 年出版《统计方法与科学推断》，最后三年则在澳大利亚为国协科技研究组织（CSTRO）工作，并卒于任上。

提问：关于费希尔一生的奋斗和丰功伟绩，同学们感触最深的是什么？

一生答：费希尔有那么高的成就，让人仰视，是我们学习的榜样。

二生答：费希尔的故事价值，不在于他的头衔和成就，而在于他成功之前的一系列努力。

三生答：感触最深的是他逆境中坚持不懈精神。我们也要在顺境中淡然，逆境中坦然，只要坚持，肯定有成功的一天。

师：非常好！也希望同学们能在日后的工作生活中坚持奋斗、守正出新。

[**课堂实效**] 费希尔读书时展现了极高天赋，毕业之后工作郁郁不得志，一直到建立了统计学史上的一座座里程碑，让学生认识到人一生的成就与自身的斗志以及孜孜不倦的努力分不开。更重要的是，让学生学会在逆境中成长，不断探索，在探索过程中善于发现、不断创新。

四、课后感悟

教师反思：统计学是临床和基础科研工作中的重要方法，是探索未知世界的一个强力工具。但从课程思政的角度，更需要培养学生以下能力：①以探索、创新的目光去看待事物，养成科学理性的统计思维和认真严苛的科研习惯；②以实事求是的态度去判断结果的可靠性，从而增强自学功底，避免数据分析错误；③培养发散思维，冲破不利条件限制，创造新的可能性。

学生感言：经过这次课程，我们也对统计学有了新的认识，要在日常学习、生活中善于发现，勤于探索，结合统计学知识进行研究设计，有计划、条理清晰地开展调查研究、收集资料、整理分析，探寻事物的真谛。

（郑卫军）

教学实录二

【专业】预防医学 　　　　　　【课程】卫生统计学

【知识点】统计学的产生与发展。

【应用案例】T 分布和统计界的扫地僧——威廉·戈塞（医学类专业课程思政教学案例集：敬业章案例 22）。

一、教学目标

【知识点育人目标】

1. 了解 T 检验产生的历史和发展，培养学生的敬业精神。

2. 强调统计学概念 T 分布的发现，提升学生的职业素养。

3. 掌握统计学方法 T 检验的运用，强化学生的科研态度。

【知识点思政元素】

1. T 检验的产生——塑造诚实守信、爱岗敬业、兢兢业业的敬业精神。

2. T 分布的发现——提升不求名利、心无旁骛、潜心钻研的职业素养。

3. T 检验的运用——培养热爱科学，勇于创新、乐于实践的科研态度。

二、教学设计

1. 导入 通过统计学界的"扫地僧"案例的导入，引入本节课的教学内容——统计学的产生与发展。

2. 展开 通过 T 分布和统计界的扫地僧——威廉·戈塞的案例学习他不求名利，不断探索科学奥秘的精神，教导每位学生都要热爱学习、热爱科学、勇于创新，用科学严谨的思维来对待任何事物。威廉·戈塞是各位学生学习的榜样，能够默默无闻地开展研究，不求名利。在学生感同身受的过程中，真正让学生认识到勇于实践、科学严谨的重要性，树立其掌握统计检验技巧的决心。

3. 总结 任何研究工作都应有所创新。创新的基础，是新概念的指导和新方法的突破。科研任务的顺利完成需要创新精神和创新思维，培养综合运用知识创造性解决问题的能力。科研能力和创新能力是综合素质的一种表现，不是一蹴而就的，需要贯穿于整个教育培养环节，通过一系列有针对性的培养和实践而形成。

4. 反馈 统计学课程包含线上、线下多重教学平台，形成师生无障碍交流通道，学生感言课堂效果，便于教师教学的不断改进。引入课程思政案例，培养学生科学严谨、勇于实践的态度，树立学生掌握统计检验技巧的自信心；在潜移默化间将思政教育融入专业教学中，让学生在不知不觉中体验、感受、领悟、升华，实现隐性教育与显性教育的有机融合，让立德树人"润物无声"。

三、课堂实录

1. T 分布和统计界的扫地僧——威廉·戈塞。

师：大家有没有听说过一位兼作化学家、数学家与统计学家的英国酿酒师——威廉·戈塞？

一生答：听说过，但不是很了解，听说笔名叫"Student"。

二生答：老师，一个酿酒师和统计有什么关系？

师：是的，他笔名的确是"Student"。1899 年，威廉·希利·戈塞加入了健力士啤酒业。由于戈塞在牛津大学的化学和数学专业背景，他在健力士的主要任务便是研究如何准确估计加入啤酒发酵体系中的酵母菌数量。

当时采用一次抽样的方法确定所加酵母菌数量，即用显微镜观察得到样品中酵母菌的浓度，从而估算整个培养瓶中的酵母菌浓度与数量。这个过程在统计学上叫作一次抽样，但在实际操作中：总体（瓶子）中的酵母菌数量由于菌群的繁殖或死亡在不断地变化，因此如何准确地通过抽样来估算这个总体就成了一个问题。为了解决这个问题，戈塞展开了不断地思考和反复试验。最终，他发现单位体积内酵母菌的数量符合一种概率分布；进一步，戈塞反复计算，设计出了合适的估算公式以用来更加精确地通过抽样来估计总体的酵母菌浓度，从而更加准确地控制加入发酵过程中的酵母菌数量。

一生问：酵母菌菌群数量那么繁多，他是怎么从酵母菌的菌群变化上发现统计学特点的呢？对统计学做出了什么样的贡献？

师：戈塞发现，在实际情况下很多时候并没有办法获得大量的样本资料或者进行大量抽样，而先前提到的皮尔逊的理论却依赖于大量的样本数来估计总体。于是，戈塞开始探寻在小样本量条件下，研究小样本的均值、标准差以及两者的关系，尤其是两者之间的比值并画出分布图。经过上千次重复后，戈塞发现小样本下 T 分布并不服从标准正态分布；于是，根据他的重复抽样数据，计算出了 T 的理论分布，而这一分布就是现今所有统计学教科书中固定的内容：T- 分布，也叫学生氏 T- 分布。

二生问：那为什么说戈赛是"扫地僧"呢？

师：现在只用几行字便描述了戈塞发现 T 分布的实验，说来容易。但是，那个年代没有计算机，没有专门统计软件，所有数据均是实验得来的，没有软件辅助，没有蒙特卡洛模拟，帮助演算，难度之大可以想象。另外，戈塞当时只是啤酒厂的技术员、数据分析师，在别人看来只是一名出色的酿酒师，实际上他是一位隐忍多年的扫地僧级的统计学家。

［课堂实效］通过本案例使学生了解到一位酿酒师竟然建起来被统计学家誉为统计推断理论发展史上的里程碑！虽然是个不起眼的酿酒师，但是他默默无闻地开展研究，心无旁骛地解决问题，不求名利，最终树立起了统计学史上的丰碑。教导学生热爱科学，既要勇于创新又要潜心研究，立志奉献于社会进步和学科发展。

2. T 检验的划时代发现。

戈塞是英国现代统计方法发展的先驱，由他提出的统计学 T 检验广泛运用于小样本平均数之间的差别测试。他曾在伦敦大学 K. 皮尔逊生物统计学实验室从事研究（1906—1907），对统计理论的最显著贡献是《平均数的机误》（1908）。这篇论文阐明，如果是小样本，那么平均数比例对其标准误差的分布不遵循正态曲线。由于吉尼斯酿酒厂的规定禁止戈塞发表关于酿酒过程变化性的研究成果，因此戈塞不得不于 1908 年以 "学生" 的笔名发表他的论文，导致该统计被称为 "学生的 T 检验"。1907—1937 年，戈塞发表了 22 篇统计学论文，这些论文于 1942 年以《"学生" 论文集》为书名重新发行。从此开始，T 检验也正式被称作 "学生氏 T 检验"。

一生问：戈塞在统计学上做了这么重要的贡献，他是专业统计学家吗？

师：除了统计学上的贡献，戈塞也一直在健力士酒厂中发挥着重要的作用。在加入健力士的前 5 年间，戈塞一直在健力士的 "酿酒实验室" 中学习酿造技术。到了 1935 年，戈塞被任命为健力士在伦敦分厂的首席酿酒师，仅仅两年之后，也就是 1937 年 9 月，戈塞成为健力士酒厂总首席酿酒师。然而不幸的是，仅仅一个月之后，戈塞因突发性心脏病去世。

直到今天，在健力士酒厂位于都柏林的旗舰店 Guinness Storehouse 内，还能找到这样一块纪念戈塞的牌子，上面写着 "化学家，统计学家，威廉·希利·戈塞，1876—1937，首席酿酒师，学生氏 T 检验"。同学们通过这个案例，有什么收获吗？

一生答：原来不想搞科研的统计学家做不了破世界纪录的酿酒师！

二生答：生活中再小的事情，用科学严谨的态度来对待，都可能发掘出巨大的能量。要热爱科学，勇于创新。

师：科研与生活中的很多道理是一样的，只要敢于以科学的态度去工作生活，不管做哪一行，有一天你们都会闪闪发光。

[**课堂实效**] 威廉·希利·戈塞在世期间，是啤酒厂的技术员、数据分析师。在别人看来，他只是一名出色的首席酿酒师，但是，他为统计学的发展做出了巨大的贡献。他以学生的笔名发表了大量关于统计的论文，直到死后才被人熟知。威廉·戈塞的经历是各位学生学习的榜样，默默无闻地开展研究，不求名利。

四、课后感悟

教师反思：统计学是科研过程中必不可少的工具，是探索未知世界的有力武器。在学术研究中，医学统计学对医学工作者确实有着举足轻重的作用。但从课程思政的角度，更需要培养学生以审慎的眼光去辨别数据的真实性，养成严肃认真的作风和反复核对的习惯，确保结果的可靠性；此外，要坚持求真务实的科研作风，实事求是。

学生感言：在大数据时代，从不缺乏数据的研究。学会从日常生活中发现探索、勤于思考、深入研究，用学习到的医学统计学的各种方法，对生物现象及影响因素进行统计分析，阐明其规律性。

（郑卫军）

第四章　公共事业管理学 ▷▷▷▷

教学实录一

【专业】公共事业管理　　　　　　　　【课程】公共事业管理学

【知识点】公共责任概念、基本要求、内容及在公共事业管理中的具体运用。

【应用案例】

1.2017 年安徽合肥小学教师体罚学生事件。

2.《中小学教师违反职业道德行为处理办法》修订与实施。

一、教学目标

【知识点育人目标】

1. 了解公共责任的基本内容，培养学生的问题意识。

2. 强调公共事业管理的原则，强化学生的责任意识。

3. 掌握责任意识的重要意义，提升学生处理公共事务的能力。

【知识点思政元素】

1. 公共事业管理学术的源流——塑造鉴古知今、融会中西、勇于担当的问题意识。

2. 公共事业管理的思维特点——培养肩负责任、求真务实的公共责任意识。

3. 教育管理人员的职业道德——倡导肩负责任、勇于担当的时代精神和职业操守。

二、教学设计

1. 导入　先引入孔子与其弟子的故事，揭示孔老夫子身体力行、言传身教、从小事做起的教育之道，对弟子负有教育责任，再由"教师体罚小学生事件"案例导入本次课的主线：什么是公共事业管理的公共责任（主要讨论教育事业的公共责任）；教育管理人员的责任意识、职业道德规范（主要讨论教育管理缺失及原因、责任主体及教育管理人员职业道德规范）。

2. 展开

（1）导入新课。

（2）梳理公共事业管理学发展史，促进学生了解公共事业管理学术的源流，鉴古知今，融会中西，认识中国传统文化，把握世界发展潮流，批判继承中西学术。开拓学生思维，认识中国和世界的发展潮流，批判继承中西学术，应该成为中国精神教育和职业精神教育的一个目标。

（3）由教师体罚小学生事件引出公共事业管理的思维特点及对教育管理人员职业道德的大讨论。

要求：①请学生收集和阅读教师体罚小学生事件材料；②阅读后，分组进行讨论；③各组讨论后，在各组中找1名学生回答讨论的问题。

（4）教师点评。

（5）学生自评。

（6）课堂小结。

让学生总结自己这堂课学到了什么，并进行可视化成果展示，教师加以补充与点评。

3. 总结　本节课在教学环节上首先利用了中国传统文化孔子与弟子的故事，导入本次课内容。在讲授新课过程中，利用"教师体罚小学生事件"案例设置了分组讨论，充分调动了学生的学习积极性，锻炼了学生的动手能力，体现了以学生为本的教学理念，启发学生的发散性思维，培养学生的创新精神。

4. 反馈　由学生举例在成长教育过程中看到的、听到的小学教育阶段（包括幼儿教育）打骂学生，体罚学生，做一些有害于幼儿和小学生的身心健康，造成生理、心理阴影乃至自杀的事件，并请学生总结该事件造成的危害，同时提出应对的方案。

三、课堂实录

1. 传承传统文化，拓宽教学视野：孔子与其弟子的故事。

一天，孔子决定带着他的弟子远行。途中，他们发现了一块破烂的马蹄铁。孔子让弟子把这块马蹄铁捡起来，但弟子懒得弯腰，假装没有听见，径直走了。孔子自己弯腰捡起了马蹄铁，用它在铁匠那儿换来3文钱，并用这些钱买了6个馒头。出了城，师徒二人继续前行。他们经过的是茫茫荒野，人烟稀少。孔子猜到弟子饿得厉害，就把藏在袖子里的馒头悄悄地掉出一个。弟子一见馒头，赶紧捡起来把它吃掉。孔子边走边"掉"馒头，弟子也就只得费力地弯了6次腰。

孔子笑着对弟子说："如果一开始你能按我要求的做，你只要开始时弯一次腰就行了，就不会在后来没完没了地弯腰了。"

师：你觉得师圣——孔子引导培养三千弟子，与我们的学习教育事业公共责任知识有无关系，表现在哪些地方？

一生答：听说过，但不是很了解。

二生答：只知道孔子有三千弟子，据说有杆尺子。

三生答：后世对孔子的评价是著名的思想家和教育家。现在国外有众多以孔子命名的汉语言文化学院。

师：对，孔子对这个学生体罚了吗？让我们进一步了解一下孔子：孔子（公元前551年—公元前479年），姓孔，名丘，字仲尼，祖籍宋国栗邑（今河南省商丘市夏邑县），生于春秋时期鲁国陬邑（今山东省曲阜市），中国著名的思想家、教育家、政治家。他与弟子周游列国 14 年，晚年修订六经，即《诗》《书》《礼》《乐》《易》《春秋》。他被联合国教科文组织评为"世界十大文化名人"之首。孔子一生修《诗》《书》，定《礼》《乐》，序《周易》，作《春秋》（另有说《春秋》为无名氏所作，孔子修订）。相传孔子有弟子三千，其中有贤人七十二。孔子去世后，其弟子及再传弟子把孔子及其所有弟子的言行语录和思想记录下来，整理编成儒家经典《论语》。孔子在古代被尊奉为"天纵之圣""天之木铎"，是当时社会最博学者之一，被后世统治者尊为孔圣人、至圣、至圣先师、万世师表。其儒家思想对中国和世界都有深远的影响。孔子被尊为儒家始祖，随着孔子影响力的扩大，孔子祭祀也一度成为和国家祖先同等级别的"大祀"。这种殊荣除老子外，万古唯有孔子而已。其教育之道无论是对他的同代人，还是后代人，都有很大的影响。

[**课堂实效**] 孔子在教育学生过程中身体力行，言传身教，从小事做起的教育之道更多地展现了真诚、智慧教育学生为本思想和务实进取精神。孔子从实践中总结出来的儒家思想和较为完整的教育理论，给我们的启迪是要树立正确的教育观和社会责任感。

2. 教育责任：一个国家一个民族发展进步的前提。

师：2014 年 1 月 11 日我国通过了新《中小学教师违反职业道德行为处理办法》，由中华人民共和国教育部公布并实施。其中新《中小学教师违反职业道德行为处理办法》中第四条规定，体罚学生和以侮辱、歧视等方式变相体罚学生，造成学生身心伤害的，视情节轻重分别给予教师相应处分。

提问：从"教师体罚小学生事件"案例和新《中小学教师违反职业道德行为处理办法》对于对教师教育管理人员道德操守要求中，我们可以学到什么？

一生答：毕竟是小学生，不懂事的孩子会犯错，体罚是一种变相暴力手段，教师应该以批评教育为主，指出错在哪里、怎么纠正。作为教师应该有社会责任感。

二生答：新《中小学教师违反职业道德行为处理办法》告诉我们教师要按规矩办事，以问责机制落实教师责任追究，以遏制教师体罚行为。

师：同学们说得都很对。问责制的基本含义就是责任追究制度，即对特定组织或个人通过一定的程序追究没有履行好分内之事的公共权力行使者，使其承担政治责任、道德责任或法律责任，接受谴责、处罚等消极后果的所有办法、条例等制度的总称。就公共管理领域来说，问责制适用于政府机构、事业单位等组织管理。问责制能够在很大程度上对组织内部人员进行约束，促使组织成员规范自身行为，尽可能地避免出现责任过失，从而保障组织服务对象，即社会公民的权益。

[**课堂实效**] 本案例所介绍事件中，受害学生家长之所以对于学校方面的回应不满，就是因为学校就涉事教师追责一事的回应过于敷衍，这从侧面证明了当前我国学校等事业单位在公共责任追究和问责机制建设方面存在问题，且这些问题亟待解决。

3. 遵守职业道德规范，就要从身边做起。

师：请同学们举例，你们在身边发现有哪些违反教师职业道德的行为？

一生答：教师收受学生礼金。

二生答：课堂教学不规范，讲一些负面的内容。

三生答：体罚学生，不道德。

师：很好，那这些行为违反了哪些道德要求呢？

四生答：教师收受学生礼金，课堂教学不规范，讲一些负面的内容，这些都是不负责任；体罚学生，更是不道德的，是严重违反教师职业道德的行为。

师：同学们举的例子和最后的总结都很到位，在我们身边存在着很多诸如此类违反道德规范的行为。教师有责任培养学生成为社会发展中的有用人才。

[**课堂实效**] 通过这些实实在在存在于身边的细小案例，引发同学们的思考，"一些习以为常的教师行为是否符合道德规范""教师的社会责任感怎么体现""如何看待教师体罚学生"，从而真正使责任心的培养在青年学生心中形成共识。

四、课后感悟

教师反思：本节课在教学环节上首先将中国传统文化故事导入本次课内容。在讲授新课过程中，利用案例设置了分组讨论，充分调动了学生的学习积极性，锻炼了学生的思维能力，体现了以学生为本的教学理念，启发学生的发散性思维，培养学生的责任意识。从课程思政的角度，挖掘传统经典领域的主题教学资源，从教学"社会调查研究方法"开始，就处处渗透着求真务实的价值导向，确立学生职业的态度和判断，从而养成职业精神。

学生感言：公共事业管理学是一门专业必修课，不仅学习公共事业管理的基本知识，结合社会问题和现象的实际情况处理具体公共事务，充分体现了公共事业管理学课程的思维特点，更重要的是要树立社会主义核心价值观，培养处理公共事务的能力和职业道德素养，为以后步入社会打下坚实基础。

（蒋守渭）

教学实录二

【专业】公共事业管理　　　　　　　　【课程】公共事业管理学

【知识点】社区管理概念、基本要求、内容及在公共事业管理中的具体运用。

【应用案例】

1. 社区居委会直选。

2.《中华人民共和国城市居委会选举法》于 1994 年 10 月 1 日实施。

一、教学目标

【知识点育人目标】

1. 了解社区管理的基本内容，培养学生的社区参与意识。

2. 强调公共事业管理的原则，强化学生的大局意识。

3. 掌握社区管理在公共事业管理中的具体运用，提升学生的民主选举意识。

【知识点思政元素】

1. 社区管理的基本内容——塑造使命担当、团结奋斗、发扬民主的时代精神。

2. 公共事业管理的原则——培养刻苦钻研、开拓创新、构建和谐社会的职业操守。

3. 社区管理在公共事业管理中的具体运用——倡导高瞻远瞩、立足长远、放眼未来的创新意识。

二、教学设计

1. 导入　由"社区居委会直选"案例导入本次课的主线：什么是社区管理（主要讨论社区自治）；社区管理人员的民主选举意识、职业道德规范（主要讨论社区自我管理、自我教育、民主选举及社区管理人员职业道德规范）。

2. 展开

（1）导入新课。

（2）梳理社区管理发展史，促进学生了解社区管理学术的源流，鉴古知今，融会中西，认识中国和谐文化，把握世界发展潮流，批判继承中西学术。开拓学生思维，认识中国和世界的发展潮流，批判继承中西学术，应该成为中国精神教育和职业精神教育的目标。

（3）由社区居委会直选引出公共事业管理的思维特点及对社区管理人员职业道德的大讨论。

要求：①请学生收集和阅读社区居委会直选材料；②阅读后，分组进行讨论；③各组讨论后，在各组中找 1 名学生回答讨论的问题。

（4）教师点评。

（5）学生自评。

（6）课堂小结。

让学生总结自己这堂课学到了什么，并进行可视化成果展示，教师加以补充与点评。

3. 总结　本节课在教学环节上首先利用了中国和谐文化，导入本次课内容。在讲授新课过程中，利用"社区居委会直选"案例设置了分组讨论，充分调动了学生的学习积极性，锻炼了学生的动手能力，体现了以学生为本的教学理念，启发学生的发散性思维，培养学生的创新精神。

4. 反馈　由学生列举在当地社区管理过程中看到的、听到的关于社区居委会直选，体现民主性，构建和谐社区的事例，并请学生总结该事例存在的问题，同时提出应对的方案。

三、课堂实录

1. 传承和谐文化，拓宽教学视野。

社区居委会直选：2003 年 11 月 29 日，宁波市海曙区江厦街道郡庙社区举行社区居委会直选，产生新一届社区居委会。至此，海曙区 59 个社区居委会全部完成直选，是国内首个所有社区居委会实行直选的城区。

海曙区共有 167693 位选民参加了社区居委会选举，居民的平均参选率达到了88.5%。新选举产生的社区居委会成员政治素质、年龄和文化结构都得到进一步优化：平均年龄为 49.2 岁，党团员比例占到 78.1%，大专以上文化程度占 46.7%。来自民政部、同济大学、浙江大学的专家学者多次到选举现场观摩。应邀观摩的中国基层选举问题专家、世界与中国研究所所长李凡对海曙的社区直选工作赞叹不已："这次直选是中国城市社区基层民主建设的一次重大突破，对我国基层民主政治建设的借鉴作用不可低估。"

师：你觉得社区居委会直选，与我们学习的公共事业管理知识有无关系，表现在哪些地方？

一生答：听说过，但不是很了解。

二生答：知道社区居委会主任要选举，但怎么选不清楚。

师：对，社区居委会工作人员需要选举产生。《中华人民共和国城市居委会选举法》第八条规定，居委会主任、副主任和委员，由本居住地区全体有选举权的居民或者由每户派出代表选举产生；根据居民意见，也可以由每个居民小组推选代表 2 ～ 3 人选举产生。年满 18 周岁的本居住地区居民，不分民族、种族、性别、职业、家庭出身、宗教信仰、教育程度、财产状况、居住期限，都有选举权和被选举权；但是，依照法律被剥夺政治权利的人除外。

一生答：居委会成员需要由符合条件的居民直接选举，也就是我也符合条件参与选举。

师：同学们说得都很对。居委会直选作为居民自治的重要组织方式，对于实现群众在社区自治有十分重要的意义，需要居民积极参与，更需要专业的、年轻的大学毕业生直接参与。

[**课堂实效**] 通过本案例所介绍事件，让学生了解《中华人民共和国城市居委会选举法》（简称《选举法》）的内容和相关规定，明确自治机构的基本条件，对直选的具体细节更深入了解，为今后积极参与社区管理打下良好基础。

2. 遵守职业道德规范，就要从身边做起。

师：请同学们举例，你们在身边发现有哪些违反选举法的行为？

一生答：社区居委会选举过程收受礼金。

二生答：选举拉票，不择手段。

三生答：打压、报复居民。

师：很好，那这些行为违反了哪些规定要求呢？

四生答：选举过程收受居民礼金，选举拉票，这些都不符合《选举法》的行为；打压报复不同意见居民，不道德，严重违反《选举法》规定。

师：同学们举的例子和最后的总结都很到位，在我们的身边存在着很多诸如此类违反《选举法》的行为。以上行为违反《选举法》相关条例，严重打击了居民参选的积极性，损害社区自治机构的声誉与形象。因此希望学生能了解自治机构的选举程序，严格遵守《选举法》的规定。

[**课堂实效**] 通过这些实实在在存在于身边的细小案例，引发同学们的思考，"社区居委会参选人行为是否符合规定要求""参选人的社会责任感怎么体现""如何看待参选人打击报复居民事件"，从而真正让民主、和谐意识的培养在青年学生心中形成共识。

四、课后感悟

教师反思：本节课在教学环节上首先将社区居委会直选导入本次课内容。在讲授新课过程中，利用案例设置了分组讨论，充分调动了学生的学习积极性，锻炼了学生的思维能力，启发学生的发散性思维，培养学生的民主选举意识和大局意识。从课程思政的角度，挖掘传统经典领域的主题教学资源，从教学"社会调查研究方法"开始，就处处渗透着求真务实的价值导向，确立学生职业的态度和判断，从而养成职业精神，对学生而言非常必要。

学生感言：公共事业管理学是一门专业必修课，学习公共事业管理的基本知识，结合社会问题和现象的实际情况处理具体公共事务，充分体现了公共事业管理学课程的思维特点，更重要的是要树立社会主义核心价值观，培养学生处理公共事务的能力和职业道德素养，为以后步入社会打下坚实基础。

（蒋守渭）

第五章　卫生事业管理 ▷▷▷▷

教学实录

【专业】公共事业管理　　　　　　　【课程】卫生事业管理

【知识点】卫生服务质量管理及其重要性。

【应用案例】"你会看病吗？"

一、教学目标

【知识点育人目标】

1. 了解卫生服务管理的基本内容，培养学生的服务意识。

2. 强调卫生服务质量的重要性，强化学生的质量意识。

3. 掌握卫生服务质量管理的目标，提升学生的责任意识。

【知识点思政元素】

1. 卫生服务管理的基本内容——塑造使命担当、"以患者为中心"的服务意识。

2. 卫生服务质量的重要性——培养刻苦钻研、开拓创新的质量意识。

3. 卫生服务质量管理的目标——倡导尽责尽职、立足本职的责任意识。

二、教学设计

1. 导入　以"你会看病吗"导入本次课内容：卫生服务质量和质量管理的重要性。

2. 展开

（1）学生讨论：什么是服务和服务质量，卫生服务质量应具备什么样的特征。

（2）互动环节：老师当患者，学生当医生，模仿看病过程。让学生体会卫生服务的实际过程。

（3）讨论和点评：互动环节后，让学生讨论患者感知服务质量好坏通常包含哪些内容，讨论后老师总结出患者感知服务质量的五大属性。

（4）课堂升华：进一步阐述卫生服务质量可以分为基础质量、环节质量和终末质量。卫生服务质量管理应针对服务质量的每个环节和过程制定规则，同时让学生明白卫生服务质量管理应保证实现的 6 个目标。

3. 总结　通过案例让学生认识到卫生服务与其他服务的区别以及卫生服务质量管理的重要性。

4. 反馈　通过案例导入分析，引发学生深入思考，从而掌握本节课的知识点——卫生服务质量管理及其重要性。

三、课堂实录

1. 案例引入，了解卫生服务质量及卫生服务人员提高服务本领的重要性。

"你会看病吗？"如果我冷不丁地问您这么一句，您没准得白我一眼："我又不是医生，怎么会看病？"可是我得告诉您，您还真得学会看病，我在老家的表哥就是因为不会看病，花了不少的钱，受了不少的罪。

表哥的身体本来很壮实，退休后打球、游泳、跳舞、爬山、骑车远游，十分活跃，亲友们都叫他老小伙子。去年春天他突然觉得皮肤瘙痒，去医院看皮肤科，医生说是老年皮肤瘙痒症，治疗了三个多月也没见效，痒得钻心，抓得全身都是血道道。紧接着右肩胛阵阵酸痛，痛得胳膊都抬不起来，就又去看骨科，医生诊断为肩周炎。表哥只当是人老了零件都不行了，没大往心里去，就谨遵医嘱，理疗、按摩、吃药、敷药……一晃又过去几个月，不但无济于事，人也日渐虚弱。后来表哥开始咳嗽，内科医生说是上呼吸道感染，吃药打针好好坏坏又是几个月，痰中就出现血丝了。最后，化验单子开了一大把，抽血、做 CT、验痰……楼上楼下跑了一溜够，检查结果出来了——肺癌晚期。

表哥住院后，总算有幸遇到一位经验丰富、见多识广的年轻女医生。当表哥有气无力地说一开始是久治不愈的皮肤瘙痒，她马上说就应该想到是某些恶性肿瘤的早期信号；表哥说后来肩胛痛，她又说有时肺部的病痛会反射到后背；表哥说后来就开始咳嗽了，她说应该马上照透视呀……听完了病史，她长叹一声说，有些人就是不会看病，比如您，看皮肤科、看骨科、看内科，为什么就想不到肿瘤科呢？说得表哥目瞪口呆。

您看，我们是不是都应该学会看病，要不像我表哥似的碰上几位各管一段的医生，您不是没辙吗？作为医生，按说除了熟知自己的专科外，还应具有较全面的医学知识，不能头痛医头、脚痛医脚。这个要求一点儿不过分吧？

师：谁应该对此事件负责？皮肤科？骨科？内科？患者自己？

一生答：我觉得前面几个医生均有责任，都是头痛医头、脚痛医脚的医生，知识和经验都不够丰富。

二生答：我觉得患者肯定是没有责任的，俗话说隔行如隔山，患者去医院本身就是去寻求专业人士的技术支持，造成这样的局面只能说一部分医务人员的服务能力和服务水平有待提高。

师：两位同学都回答得非常好。卫生服务不同于其他服务，它有自己的特性：组织复杂、分工细、由各类专业技术人员组成；专业化程度高低不同，作业不易统一；流程复杂多变，不易单纯化；每个患者病情不同，处理流程无法统一。一旦失误会造成较严重的后果。

[**课堂实效**] 卫生服务质量是指卫生服务能够符合标准及规定，满足患者需求的程度。其质量好坏直接关系到患者的生命安危。一般认为，卫生服务质量应具备 6 个方面的特征：功能性、经济性、安全性、时间性、文明性和舒适性。

2. 老师当患者，学生当医生，模仿看病过程，感知看病过程中患者的不容易和卫生服务人员的不容易。

师生互动模仿看病过程：挑选某位学生当医生，让老师扮演有不同需求的患者，模仿看病过程。让学生体会到定义服务质量的 3 个关键：服务水平（满足患者的期望）；目标患者（每位患者的期望都能得到满足）；连贯性（任何时候、任何科室都能保持提供同样的优良服务水平）。

师：通过刚才模拟看病过程，大家觉得患者感知服务质量的好坏包括哪几个方面？

一生答：我觉得服务要有效、安全、时间要短、价格便宜。

二生答：我觉得还应包括看病过程要受到尊重、效率要高。

师：同学们的回答都很好。其实面对面服务质量应包括协调、完成任务、评估满意程度三个方面。患者感知服务质量的好坏通常包括 5 个方面，也就是五大属性：可感知性、可靠性、反应性、保证性和移情性。

[**课堂实效**] 通过模仿实际的看病过程，使学生明白患者是多种多样的，需求也是多种多样的，卫生服务人员只有站在患者角度思考问题、替患者着想，才能被各类患者所接受。

3. 阐述服务质量的构成，让学生明白全面质量管理的重要性以及卫生服务质量管理应保证实现的六大目标。

师：1968 年美国人提出质量评价应包含 3 个层次，即结构质量、过程质量和结果质量，也叫基础质量、环节质量和终末质量。大家觉得我们评价卫生服务质量的内容，除了医疗服务过程之外，还应包括什么？

一生答：我觉得还包括口碑、挂号、引导人员的服务以及医院的环境等等。

二生答：我认为还包括就医过程是否舒适文明，以及出院后随访工作的细致与否等等。

师：好的，非常感谢几位同学的分享。质量评价分 3 个层次，很多医院也是通过"三管齐下"来提高服务质量。在基础质量方面，通过"硬件＋软件"夯实医疗服务；在环节质量方面，实施入院到出院全过程的监管；在终末质量方面，用数据来反馈环节上的不足。

[**课堂实效**] 通过本堂课的学习，使学生理解卫生服务质量涉及医院管理的各个方面，所以卫生服务质量管理要推行全面质量管理，也就是全员、全过程、全方位的管理，同时应保证实现 6 个目标：安全性、实用性、及时性、高效率、平等性和以患者为中心。

四、课后感悟

教师反思：通过本堂课，让学生知道卫生服务质量的好坏关乎患者的生命安危。卫生服务人员必须不断学习，提高为人民服务的本领。同时，卫生服务质量的好坏，往往是患者的自我体会和感觉，是患者评价的结果，患者对服务质量的态度随着对医疗服务的深入了解、生活水平的提高、维权等观念的转变而转变。

医院应始终以患者为中心，根据"一切为了患者，为了一切患者，为了患者一切"的原则，根据自身特点，对服务质量的各个环节设计和制定管理规则并严格执行。

学生感悟：改善卫生服务质量管理是一项长期的工作。随着外部环境和患者预期值的变化，现有的管理措施不适应时，医院等健康服务机构要及时发现问题并及时采取措施加以改善。

（倪天文）

第六章 宏观经济学 ▷▷▷▷

教学实录一

【专业】公共事业管理 　　　　　　【课程】宏观经济学（双语）

【知识点】宏观经济指标"实际 GDP"和"HDI"：实际 GDP 与名义 GDP 的关系、我国国民收入核算体系、HDI 和绿色 GDP 等替代指标的可能性。

【应用案例】人类发展指数 HDI 的故事——哪个国家的生活水准更高？

一、教学目标

【知识点育人目标】

1. 了解实际 GDP 与名义 GDP 的关系，引领学生的责任意识。

2. 强调我国国民收入核算体系的两次转变，培养学生的国际视野。

3. 掌握 HDI、绿色 GDP 等替代指标，提升学生的爱国精神。

【知识点思政元素】

1. 实际 GDP 与名义 GDP 的关系——塑造心系民生、服务社会、经世济民、为国立命的责任意识。

2. 我国国民收入核算体系的两次转变——培养立足本国、放眼世界的新时代国际视野。

3. HDI、绿色 GDP 等替代指标——树立为国进取、不断创新、与时俱进的爱国精神。

二、教学设计

国民收入核算是宏观经济学中的三大主题之一"生活水准测度"的主要内容。了解名义 GDP、实际 GDP 以及现行国际通行的国民收入核算体系的主要缺陷和国民收入核算的可能替代指标，是学生理解国民收入核算改革的基础知识，也是后续学习经济增长理论的前续环节。课程基于"国民收入核算指标"的主题，以教学案例为基础，开展以学生讨论为主、教师引导和启发为辅的教学互动过程。教学过程由浅及深，由易到难，通过导入 HDI 案例、联系生活实际，对国民收入核算体系近半个世纪的变迁进行深入了解，掌握实际 GDP 与名义 GDP 的密切关系以及各项替代指标的优劣势；师生总结，平等交流，迸发全新火花，形成创新思维；课后通过线上、线下各个平台反馈，从学生的反馈中促进课程发展，使之更贴近学生兴趣与需求。

1. 导入　HDI 的前世今生，运用 IMF 的统计数据，了解不同国家以及不同时代的生活水准的比较经历了 GNP—GDP—名义 GDP—实际 GDP—人均实际 GDP—HDI 等其他替代指标的过程。

2. 展开　国民收入核算体系几经变迁，已成为全球通行的国民收入核算指标体系，但现行的两种核算方法——支出法和收入法都存在着缺陷。造成这些缺陷的因素导致各国在进行跨地区比较时存在问题，因此，各国都在尝试对国民收入核算进行创新和完善。

3. 总结　不同的核算指标均有其优劣势，尽管 HDI 或 HHI 等指标对现行核算指标有一定的替代作用，但仍不足以成为各国均认可的核算指标。人均实际 GDP 仍是国际认可度较高的用以衡量各国各地区生活水准的宏观指标。绿色 GDP 以及"两山"理论都是我国对国民收入核算体系进行创新性改进的大胆尝试。

4. 反馈　宏观经济学课程综合运用问题导向教学方法（PBL）、翻转课堂、案例教学、团队协作与竞争、数据处理与分析等方法，结合教师独创的 MENST 方法，确保在课堂前、中、后的全程式学习，让每一位学生的积极性被充分调动起来。通过各种数据媒介，信息交流渠道已涵盖教师与学生、学生与学生、教师与教师、教师与国内外同行，初步形成了畅通的信息与意见的及时反馈渠道。

此外，宏观经济学课程的双语教学既实行教学规范化建设，又注重在教学内容和形式上反映经济学本科教学的国际化特征，除引导学生掌握教材中的基本概念、基本推论和结论等之外，还注重数理方法、计量方法及操作能力的培养与训练；坚持本土化原则，实现教学内容与我国国情有机结合，从而使同学们能够真正把握住"洋为中用"的精髓；实现由渗透型双语教学模式向穿插型双语教学模式的完全转换，实现以双语教学为主的教学模式多元化改革与创新；有效提升双语教学的课程思政效果，把双语教学看作是提高管理、营销类专业本科生全面素质和业务能力的一种重要而有效的途径。

引入课程思政案例"人类发展指数 HDI 的故事——哪个国家的生活水准更高"，立足中国国情，注意除重申我国作为一个发展中国家不同于发达国家之处，还要强调在文化背景、制度架构、历史传统等方面存在的巨大差异以及市场经济体系远未完善等，并且指出全英文经济学教材中有关制度与经济结构等方面隐含的假设同我国现实之间存在很大的差异。

三、课堂实录

1. 实际 GDP 与名义 GDP 的关系，引领学生心系民生、立足本国、服务社会。

师：经济统计学家是如何衡量 GDP 及区分名义 GDP 和实际 GDP 的？人们通过支出法和收入法来衡量 GDP，如果没有统计误差，这两个总量应该是相同的，但在实际操作中，却出现统计差异。名义 GDP 是使用当年的价格和本年度总产量进行核算的价值。实际 GDP 是使用基准年的价格和当年的产量核算的总价值。因此，实际 GDP 排除了价格波动的因素，尤其是通货膨胀因素，这使得跨时代进行生活水准的比较成为可能。而人均实际 GDP 则使得跨国进行生活水准的比较成为可能。

提问：为什么跨国比较国民生活水准时不能用名义 GDP，也不能用实际 GDP，而是用人均实际 GDP？

一生答：如果用名义 GDP 的话，意味着价格因素没有被排除，那么各国通货膨胀水平不同，可能会导致两个当年生产了相同数量物质产品或劳务的国家在进行生活水准的比较时，会得出物价水平较高的那个国家生活水准更高的结论，甚至有可能会出现这样一种极端情况：如果 A 国总产量较低，但物价水平较高，B 国总产量水平较高，但物价水平较低，用名义 GDP 进行比较的话，会得出 A 国生活水准较高的谬误结论。

二生答：上一位同学的回答还不够完整，我来进行补充回答。如果用名义 GDP 的话，各国的国民收入总量排名会没什么意义，因为没有扣除物价因素。此外，之所以要用人均实际 GDP 进行比较，是因为国民生活水准的比较还应该排除各国人口有较大差异这一因素。因此，我国如果按实际 GDP 总量进行排名，是排在全球第二，但如果用人均实际 GDP 进行排名的话，情况就没有那么乐观了。

师：两位同学都回答得非常好，各国国民生活水准的比较确实不能用名义 GDP 和实际 GDP，而应该用人均实际 GDP。温家宝总理曾说过这么一句话：中国有 13 亿人口，我们取得的成就除以 13 亿人口，再大的成就都微不足道。而我们中国仍然是一个发展中国家，仍面临很多问题，这些问题乘以 13 亿人口，再小的问题都足以让我们心存敬畏。我们要心系民生、立足本国、服务社会，不能被 GDP 总量排全球第二这个数据一叶障目、盲目乐观，我们要正视中国在过去几十年的经济建设中取得的非凡成就，但更应该看到我们的人均实际 GDP 的排名其实还处在一个较低的水平，一国的综合国力的比较要挤掉物价的水分，不能只看总量，还要看人均实际 GDP。

[**课堂实效**] 通过对实际 GDP 与名义 GDP 关系的深度探讨，引发学生对宏观经济中国民生活水准的责任意识和理性思维的思考，增强学生的时代使命感，国民收入核算理论是理解宏观经济运行原理的第一步，只有科学地进行国民收入核算，才能理性地分析我国国民经济运行过程中碰到的诸多问题。

2. 国民收入核算体系的转变——引领学生树立"立足本国、放眼世界"的新时代国际视野。

师：从我国国民经济核算体系的变化过程看，国民经济核算体系经历了两次大的转变。第一次转变是从物质产品平衡表体系（MPS）向 MPS 和联合国制定的国民账户体系（SNA）并存的混合体系转变；第二次转变是从混合体系向 SNA 转变。

提问：我国国民收入核算体系的两次转变体现在哪些方面？

一生答：第一次转变是在实现了三个方面的突破后才得以完成的。一是在指导思想和理论认识上有所突破，用发展的眼光来看待和运用马克思理论，将生产范围扩展到国民经济所有行业，明确了国民经济核算体系第一次转变的生产范围；二是核算技术上的突破。基于当时人们的思想认识水平以及宏观经济分析和决策的需要，在核算技术上大胆突破，寻找 MPS 和 SNA 的结合点，根据我国当时的实际情况，将国际上存在的两大核算体系有机地结合在一起，并且使之可以相互转换。这样既满足了习惯于使用 MPS 人们的需要，又满足了全面反映经济发展情况的需要。

二生答：第二次转变实现的突破主要集中在加快与国际标准接轨，即完善核算方案、改善核算基础、全面开展实施三个方面。

师：同学们的回答十分详细，看得出来花了不少努力进行资料的查找和汇总。我国国民收入核算体系是以整个国民经济为对象的宏观核算。它源于统计、会计、业务核算，是三大核算的综合核算。国民经济核算体系是对国民经济运行过程及其结果进行全面计算和描述的宏观经济信息系统，每一次转变都是对原有体系的改进和突破。

[**课堂实效**] 国民收入核算体系是不断演进的过程。课堂通过鼓励学生主动探索我国国民收入核算体系的历史变迁以及变迁背后的原因，主动思考，主动探索，增强学生的求知欲望，引领学生树立"立足本国、放眼世界"的新时代国际视野。

3.HDI 与绿色 GDP——宏观经济统计方法不断创新、与时俱进。

师：在国民收入核算指标中，人均实际 GDP 是目前各国采用最多的核算指标。但这一指标忽略了一些商品和劳务，也忽略了一些影响国民生活水准的因素，如平均寿命、环境质量、食品安全、教育水平、国民健康状况、医疗水平等。所以人们一直在寻找人均实际 GDP 的替代指标，可以把这些被忽略的因素包括进去，更好地体现一国或一个地区的生活水准，本案例中的 HDI 和绿色 GDP 即是其中两个典型的例子。

提问：案例中各国的 HDI 和人均实际 GDP 的国际排名为什么会不一致？HDI 和绿色 GDP 在我国的适用性如何？

一生答：从数据上看，以美国为例，其人均实际 GDP 排第三，HDI 排第四。HDI 排名最高的为挪威，我认为这是因为在 HDI 排名较高的国家，国民平均寿命更高，卫生保健的可及性更高，教育水平也较高。此外，HDI 强调获得这些公共服务的公平性。而这些因素是没有包括在 GDP 中的。

二生答：HDI 在我国现阶段很难应用，但绿色 GDP 可以推广，因为绿色 GDP 不但反映经济增长的数量，更反映质量；但迄今为止，全世界还没有一套公认的绿色 GDP 核算模式。实施绿色 GDP 核算体系，无疑困难重重，其中最大的技术困难我认为是定价问题，尤其是自然环境资产的产权界定及市场定价较为困难。

师：好的，非常感谢几位同学的分享。我认同同学们的观点，HDI 很难适用于经济社会发展的现阶段中国国情。但绿色 GDP 可以理解为"真实 GDP"，不但反映了经济增长的数量，更反映了质量，能更为科学地衡量一个国家和区域的真实发展和进步。习近平总书记的"绿水青山就是金山银山"，就是要从政策导向上鼓励全社会走可持续发展道路，打破以往的"唯 GDP 论"，打通"两山"理论的变现通道，正是今后我们国民经济核算要努力的方向。

[**课堂实效**] 人们对国民收入核算体系进行了不断探索，HDI、HHI、绿色 GDP 等都是创新的产物，但哪些适用于我国国情，哪些不适用于我国国情，同学们进行了深层思考。通过讨论，引领学生弘扬爱国主义精神，立志为国进取，树立经世济民的远大理

想抱负，进一步思考"绿水青山就是金山银山"的现实意义。

四、课后感悟

教师反思：这一节为生活水准与国民收入核算的主要内容之一，因为涉及近年来媒体上经常介绍的 GDP 国际排名、"两山"理论的变现通道等热点问题，学生们在学习这一章时会出现较高的学习热情，大部分同学会提出各种问题来和同学、教师讨论甚至辩论，很多学生在临近课堂结束时仍意犹未尽。因此，如何在课堂上控制讨论节奏，引导同学们理性、冷静地运用统计数据来分析宏观经济现象，并在讨论中贯彻教师的课程思政教学意图就显得非常重要。

学生感言：这节课最大的收获就是得到了一种把经济学理论和实际经济学问题结合的思维。要学好这门课程需要我们去关注宏观经济时事新闻，而非纸上谈兵。现在我们看到实事经济新闻，已经在本能地结合自己学过的宏观经济知识分析其背后的原因并思考解决方案了。老师的讲解很灵活，不拘泥于传统教学，也不是完全生搬硬套大道理，不照本宣科，能灵活地联系实际，按照中国的国情进行讲解，更加贴近生活。

（孙艳香）

教学实录二

【专业】公共事业管理　　　　　　　　　【课程】宏观经济学（双语）

【知识点】经济增长和经济发展的关系；我国 40 年经济增长的历史分析（1978—2018）；我国经济增长的源泉和经济发展的动力。

【应用案例】中国改革开放 40 年大事记，你知道几件？

一、教学目标

【知识点育人目标】

1. 了解经济增长和经济发展的关系，引领学生的责任意识。
2. 强调我国 40 年经济增长的历史分析，培养学生的爱国精神。
3. 掌握我国经济增长的源泉和经济发展的动力，开阔学生的国际视野。

【知识点思政元素】

1. 经济增长与经济发展的关系——树立心系民生、经世济民、为国立命的责任意识。
2. 我国改革开放以来的经济增长历程——弘扬爱国主义精神和忧患意识，与祖国同呼吸、共命运。
3. 支撑我国经济增长的源泉与动力——培养学生树立"立足本国、放眼世界"的新时代国际视野。

二、教学设计

经过 40 年的努力，中国经济从崩溃的边缘上升成为世界 GDP 总量排名第二，总体上也已从一个农业国转型为制造大国，同时也基本上完成了从农村社会向城市社会的转型，城镇化率已达 57.4%。中国在 40 年间发生了翻天覆地的变化，是学习和理解经济增长理论的绝佳案例。课程基于"经济增长与经济发展"的主题，以教学案例为基础，开展以学生讨论为主、教师引导和启发为辅的教学互动过程。教学过程由浅及深，由易到难，通过导入改革开放 40 年大事计的案例、联系生活实际；对我国 40 年的快速经济增长进行深入了解，掌握经济增长与经济发展的密切关系；师生总结推动我国经济增长和经济发展的主要动力和目前存在的主要压力，平等交流，迸发全新火花，形成创新思维；课后通过线上、线下各个平台反馈，从学生的反馈中促进课程发展更贴近学生兴趣与需求。

1. 导入　改革开放 40 年的 40 件大事，通过分组讨论，选出对我国的改革开放历程有着决定性影响的 10 个事件。

2. 展开　对评选出的 10 个事件进行背景介绍，结合课程论文"中国与某国经济增长的比较分析（1978—2018）"中的数据，结合新古典经济增长理论，分析推动我国经济增长和经济发展的主要动力和挑战。

3. 总结　我国改革开放 40 年以来，之所以取得全球瞩目的成就，原因在于：选择了适合国情的独特发展道路，坚持了市场取向的改革，推进了融入全球的开放，着力于促进经济发展，维护政治和社会的稳定，制定和实施了一系列发展规划。

4. 反馈　宏观经济学课程综合运用问题导向教学方法（PBL）、翻转课堂、案例教学、团队协作与竞争、数据处理与分析等方法，结合教师独创的 MENST 方法，确保在课堂前、中、后的全程式学习，让每一位学生的积极性被充分调动起来。通过各种数据媒介，信息交流渠道已涵盖教师与学生、学生与学生、教师与教师、教师与国内外同行，初步形成了畅通的信息与意见的及时反馈渠道。

引入课程思政案例"中国改革开放 40 年大事记，你知道几件"，立足中国国情，促进学生深入考虑以下几个问题：作为一个发展中国家，中国是如何在现有的国际秩序下通过和平方式和自身的变革取得巨大成就的？促使中国快速经济增长与经济发展究竟有哪些经验可以总结？这些经验是否还可以在现有的国际政治经济环境中继续沿用下去？中国还会迎来下一个 40 年的高速经济增长吗？

三、课堂实录

1. 经济增长与经济发展的关系，引领学生心系民生、立足本国、服务社会。

师：经济增长是指一国一定时期内产品和劳务量的增加，用来度量的指标是人均实际 GDP。经济发展除包含经济增长外，还包含经济结构的变化、社会结构的变化、环境的治理和改善、收入分配的变化等。所以二者有紧密联系又有很大区别。

提问：经济增长和经济发展的区别在哪里？

一生答：规模不同。经济发展不仅意味着国民经济规模的扩大，更意味着经济和社会生活素质的提高。所以，经济发展涉及的内容超出了单纯的经济增长，比经济增长更为广泛。另外，依据不同，经济发展的财富增长体现在国民生产总值，费用与时间在流通、管理、服务等环节的分配与效率直接影响生产的质量与效率，因此，管理、服务与流通等环节越是精简、廉洁和有效率，就越能促进经济发展。而经济增长通常是指在一个较长的时间跨度上，一个国家人均产出（或人均收入）水平的持续增加。

二生答：我觉得影响因素也不同。经济发展是通过经济结构的改进和优化、经济质量的改善和提高达到经济量的增长，而决定经济增长的直接因素则是投资量、劳动量、生产率水平。

师：两位同学都回答得非常好。经济发展的内涵更广泛，除包含经济增长外，还包含：经济结构的变化，比如产业结构的合理化高度化、消费结构的改善和升级；社会结构的变化，比如人口文化教育程度的提高、寿命的延长、婴儿死亡率的下降；还有环境的治理和改善、收入分配的变化，如社会福利的增进、贫富差距的缩小等。

[**课堂实效**]通过对经济增长与经济发展关系的深度探讨，引发学生对经济社会发展的"质"与"量"的思考。仅是单纯地追求数量的增长是远远不能解决目前我国经济社会面临的主要矛盾的，过去 40 年的高速经济增长让国人都深刻感受到了中国"富起来"的过程，而高质量的经济发展才能让中国"强起来"。

2. 通过对我国 40 年经济增长的历史分析的学习，培养学生的战略思维、理性思维、辩证思维、历史思维。

师：1978—2018 年，中国改革开放走过辉煌 40 载。过去的 40 年，激荡而伟大。回首改革开放之初，中国以羸弱之躯，怀着"摸着石头过河"的心情，成就了一场伟大的革命。40 年，是由一个个瞬间书写完成的一部改革开放史。

提问：改革开放 40 年的 40 件大事里，你了解或听说过哪些事件？这些事件中，你认为哪个事件对我国的改革开放历程有着决定性的影响？

一生答：我认为是十一届三中全会的召开。通过查找资料，我了解到，中国人民面貌的历史性变化，最根本的，就是在党的十一届三中全会重新确立的解放思想、实事求是的思想路线指引下，冲破了长期禁锢人们思想的许多旧观念，摆脱了许多思想上的枷锁和禁锢，振奋起伟大的革新创造精神、开拓进取精神、实干兴邦精神，激发出空前的积极性、主动性、创造性，创造出举世瞩目的发展和成就。

二生答：我认为是 2001 年中国加入世贸组织，给中国国际经济合作和中国经济发展带来深刻的变化和影响。加入世界贸易组织，也标志着中国对外开放由此进入了一个新的发展阶段。

师：同学们的回答都非常好，看得出来在准备课程论文"中国与某国经济增长的比较分析（1978—2018）"时花了不少努力进行资料的查找和汇总，也对我国改革开放 40 年历程进行详细了解，这些大事件在一定程度上影响了我国过去 40 年中经济增长和经济发展的绩效。

[**课堂实效**] 我国改革开放以来的经济增长历程是一个非常适用于本章学习的案例。课堂通过鼓励学生主动探索我国经济增长 40 年波动以及波动背后的原因，主动思考，主动探索，增强学生的求知欲望，引领学生树立"立足本国、放眼世界"的新时代历史视野和国际视野。

3. 支撑我国经济增长的源泉与动力——弘扬爱国主义精神，唤起忧患意识，与祖国同呼吸、共命运。

师：根据国民收入核算的收入法，GDP=C+I+G+NX，所以消费、投资、净出口是拉动经济的三驾马车。在新古典增长理论中，在一个开放经济里，消费、投资和净出口以及技术进步是经济增长的内在驱动力。

提问：三驾马车里，你们认为哪几个因素是今后拉动我国经济增长的重要动力？

一生答：我觉得我国目前经济增长的动力源泉主要是投资。因为消费目前来说不是拉动我国经济增长的动力源泉，但由于我国人口众多，消费存在很大的进步空间。而投资即政府通过一系列的财政预算包括发行国债，对教育、科技、国防、卫生等事业的支出，是辅助性的扩大内需，由于近十年来房地产行业十分火热，房地产泡沫巨大，但政府并不打算戳破泡沫而是推行供给侧改革，鼓励实体经济发展，使经济软着陆。投资可以是我国经济增长的动力源泉。

二生答：我觉得在近年通过净出口很难拉动国内经济增长。从近年统计数据来看，2007 年全球金融危机以来国际经济形势不太乐观，我国曾经是"世界工厂"，净出口曾是拉动我国经济增长最主要的动力。但由于最近物价以及劳动力价格的上涨，人民币升值，会使我国净出口受到打击。所以就目前来说净出口虽是我国经济增长动力的源泉，但其发展空间不大。

师：好的，非常感谢几位同学的分享。作为一个发展中国家，中国在过去 40 年里，在国际秩序下通过和平方式和自身的变革取得了巨大成就。但我们在总结促使中国快速经济增长与经济发展经验的同时，还要考虑这样两个问题：这些经验是否还可以在现有的国际政治经济环境中继续沿用下去？中国还会迎来下一个 40 年的高速经济增长吗？这些问题是开放性问题，需要同学用 40 年来验证我们现在的回答。个体是微观的，能达到什么样的最大化结果，与宏观的经济社会在未来 40 年有什么样的发展密不可分。

[**课堂实效**]我国的改革开放取得了举世瞩目的成就，回顾过去 40 年的历程，总结经济增长与经济发展的"中国经验"是一场很好的爱国主义教育，而直面我国在现有国际经济政治大环境下面临的挑战和压力，引导同学们进行深层的理性思考，通过讨论，引领学生弘扬爱国主义精神，立志为国进取，树立经世济民的远大理想抱负，进一步意识到"与祖国同呼吸、共命运"从来就不是一个空口号。

四、课后感悟

教师反思：宏观经济学课程的双语教学既实行教学规范化建设，又注重在教学内容和形式上反映经济学本科教学的国际化特征，除引导学生掌握教材中的基本概念、基本推论和结论等基本理论架构之外，还注重数理方法、计量方法及操作能力的培养与训练；坚持本土化原则，实现教学内容与我国国情有机结合，从而使同学们能够真正把握住"洋为中用"的精髓；实现由渗透型双语教学模式向穿插型双语教学模式的完全转换，实现以双语教学为主的教学模式多元化改革与创新；有效提升双语教学的课程思政效果，把双语教学看作是提高管理、营销类专业本科生全面素质和业务能力的一种重要而有效的途径。

学生感言：老师不拘泥于常规、别出心裁的教学方式给我们留下了非常深刻的印象，在课堂内外、线上与线下的交流让我们收获颇丰。以前一直害怕需要运用到数学的经济学，上完这门课之后，意识到经济学不单单是一门建立在数学基础之上的学科，更是一种理性的思考方式，可以帮助我们理性地认识这个世界。而通过这节课的学习，更让我们认识到个人的命运与祖国的命运紧密联系在一起，微观的个人与宏观的经济社会是如此密不可分又相互推动。学习的过程要投入大量精力，但在经济学世界里邀游的过程确实是"痛并快乐着"，我们对今后的求学之路甚至是人生也有了更为清晰的规划。

（孙艳香）

第七章　管理沟通 ▷▷▷▷

教学实录一

【专业】公共事业管理　　　　　　　　【课程】管理沟通
【知识点】团队定义；团队阶段；群体分类；团队角色管理。
【应用案例】团队合作——新东方"三驾马车"。

一、教学目标

【知识点育人目标】

1. 了解新东方创始人团队协作的案例，培养学生的团队精神。
2. 强调团队建设的阶段和团队角色，强化学生的人格意识。
3. 掌握团队决策分析的过程，提升学生的沟通能力。

【知识点思政元素】

1. 团队沟通技巧——培养学生沟通能力，激发学生团队合作意识。
2. 团队角色管理——引导学生发现自身才能，塑造良好的人格。
3. 团队决策分析——培养学生沟通能力和创新意识。

二、教学设计

　　团队是由两个及以上具有互补技能的、为了共同目标而相互协调配合的、共担风险的个体组合。课程基于"激发团队合作精神"的主题，以教学案例为基础，开展以学生讨论为主、教师引导和启发为辅的教学互动过程。教学过程由浅及深，由易到难，通过知名的新东方合伙人的故事，并联系生活实际，对团队建设和团队角色管理展开阐述；师生总结，平等交流，迸发全新火花，形成创新思维；课后通过线上、线下各个平台反馈，从学生的反馈中促进课程发展更贴近学生兴趣与需求。

　　1. 导入　新东方三驾马车——三位创始人性格互补，在组织中担任不同的团队角色，发挥着各自的优势，共同造就了新东方的成功。说明团队协作是十分重要的，而由此也可看出，不同团队角色之间的相互协作有助于组织取得成功。

　　2. 展开　人无论在学习或是工作中，往往和他人可能形成一种团队的关系。了解一个团队的相关知识，对于取得团队的成功具有重要意义。团队的相关知识，包括团队定义、团队阶段、团队角色管理、团队决策分析等。

3. 总结　对团队的相关知识进行总结，并将其运用到真实的场景中，如学生的学科竞赛团队、课堂小组作业团队等。将团队管理、团队决策分析运用于学生真实所处的环境进行分析，有助于学生进一步理解课堂内容，也有利于其学以致用，激发学生的团队精神。

4. 反馈　团队管理课程包含线上、线下多重教学平台，形成师生无障碍交流通道，学生可以通过线上反馈课堂效果，便于教师教学的不断改进。

此外，教学过程中始终贯彻"三结合"原则，即"板书与多媒体相结合，理论讲解与形象图解相结合，设置问题与课堂讨论相结合"。通过案例和活动，在潜移默化间将思政教育融入专业教学中，让学生在不知不觉中体验、感受、领悟、升华，实现隐性教育与显性教育的有机融合。

三、课堂实录

1. 新东方合伙人的故事，团队的重要性。

师：众所周知，新东方是中国最大的民营教育机构，而它的创始团队就是俞敏洪、王强、徐小平，被外界称为新东方的三驾马车。新东方三位创始人性格互补，在组织中担任不同的团队角色，发挥着各自的优势，共同造就了新东方的成功。

提问：从其中的故事，你学习到了关于团队的哪方面知识？

一生答：我认为没有完美的个人，但可以有完美的团队。从某种程度上来说，新东方的成功不仅仅是俞敏洪的成功，更是新东方创业团队的成功。一个团队如果想要取得成功，一定需要分工合理，有优秀的团队管理者。

二生答：我也非常赞同上一位同学的回答。新东方团队的成功，我认为是他们合伙人的成功，他们中间可能存在一些互补的作用，从而使得这个团队功能可以协调发挥，从而获得成功。

师：两位同学都回答得非常好。新东方的三驾马车之所以能够驰骋，正是因为他们的团队管理得好，他们的团队角色管理得好。俞敏洪——现实派，始终站在最高层面审视公司未来发展；王强，是新东方理论指导专家；徐小平则为新东方出谋划策，使新东方成为第一个在美国上市的中国教育机构。新东方给我们带来的启示，就是团队的重要性，缺少这里任何一个人，团队可能就不能收获成功。所以，有些事情凭借个人的力量往往无法达成，这时候借助团队的力量，达到 n 个人的力量汇集在一起大于 n 的效果。而团队管理在此时就尤为重要，可以协调每个人的力量。总之在未来的职业生涯中，我希望你们在某些工作上，管理好团队，借助团队的力量，去达成一致的目标。

［**课堂实效**］借助案例，激发学生学习的兴趣，引导学生对于团队以及团队管理重要性的思考，引出思政元素"合作、沟通"等，教导学生不要一味强调个人主义，要在合适的时候，借助团队的力量达到目标。就如当今中国的发展，各个领域、各个项目，都不是一个人的力量推动的，而是一个个团队的力量。"团结就是力量"，学生需要具备团结合作的意识。

2. 介绍团队管理的基本要素，以及不同团队角色承担的责任，促使学生发掘自身的价值。

师：团队角色的类型。贝尔宾将团队角色分为人际取向型角色、行动导向型角色和劳心费智型角色三类。其中人际取向型角色包括协调者、凝聚者和外交家，分别发挥领导、协作、资源调查职能；行动导向型角色包括推进者、实干者、完成者，分别发挥塑造、执行、完善职能；劳心费智型角色包括智多星、监控评估者、专家，分别发挥创新、监督、研究预测职能。不同的角色有各自明确的分工。

提问：你们认为团队中哪个角色更为重要，或者如何去开展团队管理？

一生答：我认为团队中每个人都有他存在的意义，在整体上并无重要之分，而在他们所工作的部门中，他们就是最重要的。

二生答：在第一个同学所说的基本要素的基础上，每个团队的成员都是很重要的，而如何对他们进行管理，我认为主要依据他们不同的角色性格等进行个体化的管理。

师：同学们的回答都对。正如你们所说的，团队中每个人都有存在的价值。例如进行一些比赛、学科竞赛时，有些同学可能认为自己所做的部分不重要，从而轻视自己的价值，这完全是没必要的。一个团队之所以为团队，正是因为每个人汇聚在一起。而针对团队角色的管理，一是取长补短原则。团队成员不可能十全十美，管理者在发挥成员长处时，同时帮助他们完善自身的不足。同时，管理者应用独特的眼光发现成员的闪光点，用人所长，打造高效能团队。二是认可差异原则。团队成员间由于性格特征、办事风格、沟通方式等不同，存在某些差异。管理者应引导团队成员承认差异的存在、彼此包容进步，鼓励成员完成任务。三是弹性管理原则。管理者应引导成员培养集体决策、共担责任、民主管理、自我监督的作风，弹性管理成员的行为，正确处理成员间角色相容与相斥的问题，帮助成员达成团队绩效目标。

[**课堂实效**]通过对团队角色的分析，让同学们意识到团队的成员都是重要的。一个团队如果要成功达成目标，每个人在其中发挥的功能作用都是不可或缺的，大家各司其职，都有各自的价值；教导学生在团队中挖掘自身的价值，充分发挥自己的优势，并且发扬奉献、合作的中华民族传统精神。

3. 团队决策分析，促进学生沟通能力和创新意识。

师：团队解决问题时，成员之间需要面对面或通过电脑辅助媒体进行接触，并依赖于语言和非语言进行相互沟通。在团队决策的过程中，团队成员会因群体思维或群体压力而屈从、退缩或调整自己的真情实感或内心信念，甚至表现出从众行为，严重时会影响团队绩效。

提问：那么我们在遇到群体思维或群体压力时如何打破，并实现团队的创新呢？

一生答：我认为首先需要一个良好的沟通，大家静下来认真思考，对于某些决策可以进行投票。

二生答：选择民主投票方式，进行决策的选择；或者寻找一些专业人士进行再次评判。

　　师：好的，通常来说，当我们遇到这种情况，为了有效地发挥工作团队的作用，降低或避免群体思维的影响，在团队解决问题和做出决策的过程中，应该采取相应的技巧进行控制，如头脑风暴法、德尔菲法、团体具名技术、电子会议等。如头脑风暴法指的是团队成员针对团队中出现的问题畅所欲言、各抒己见，此方法旨在促进不同成员间思想的碰撞、交汇与发散，最大限度地创造和挖掘新观念、新方法、新思维，杜绝任何对这些观点的批评意见，克服团队中阻碍创新想法的从众压力。

　　［**课堂实效**］通过这几类方法的解说，优化了学生所在的一些团队的管理，将课堂所学的知识运用于实践中。当学生在做团队决策时，如科研竞赛团队如何设计实验方案，可以通过这几类方法，最大限度地促进成员间的思想碰撞与交流，有利于激发学生的创新意识，鼓励他们互相吸取各自想法的优良之处，而且也可以有效解决团队中出现的矛盾分歧，营造良好沟通的氛围，更好地激发团队合作精神。

四、课后感悟

　　教师反思：本次思政授课结合案例分析，为激发学生团队合作精神打下良好基础。团队合作精神在哪都必不可少，尤其是当前我国正在向伟大复兴不断迈进，个人的力量在其中是微乎其微的，很多建设项目都是一个个团队在其中推动，若要起到 n 个人在团队中的力量大于 n，从学生时代就对学生们进行团队意识的培养是尤其重要的。

　　学生感言：团队意识对当代青年尤为重要，我们平常往往以自身为中心，学习了这节课以后，对于团队合作，我们有了一个更加清晰的认识，对于团队中的决策创新，也意识到了更好的方法。我相信应用这些方法、这种意识，会对我们日后学习、工作起到莫大的帮助，给我们树立更正确的人生价值观、团队合作观。

（冷志伟）

教学实录二

【专业】公共事业管理　　　　　　　　【课程】管理沟通

【知识点】面谈策略；面谈法则；面谈技巧；如何准备面谈。

【应用案例】电视求职栏目——《非你莫属》（反面教材，通过反面教材进一步促进学生思考）。

一、教学目标

【知识点育人目标】

1. 了解应用案例，培养学生的和谐意识。

2. 掌握基本面谈技巧，强化学生的团队精神。

3. 强调实际案例分析过程，提升学生的人格意识。

【知识点思政元素】

1. 应用案例——塑造完善自身、宽容他人的和谐意识。

2. 沟通面谈技巧——强化和善沟通、包容理解、和谐共处的团队精神。

3. 面谈于不同人群、环境的应用——提升脚踏实地、立足高远的人格意识。

二、教学设计

面谈，是指任何有计划的和受控制的、在两个人（或更多人）之间进行的、参与者中至少有一人是有目的并且在进行过程中互有听和说的谈话。课程基于"如何正确进行面谈"的主题，以教学案例为基础，开展以学生讨论为主、教师引导和启发为辅的教学互动过程。教学过程由浅及深，由易到难，通过导入电视节目的反面教材，增加课堂趣味，并联系生活实际，对不同场景中面谈的技巧和策略以及注意事项展开阐述；师生总结，平等交流，迸发全新火花，形成创新思维；课后通过线上、线下各个平台反馈，从学生的反馈中促进课程发展更贴近学生兴趣与需求。

1. 导入　《非你莫属》节目中，求职者使用不恰当的面谈技巧，不尊重嘉宾和主持人，导致求职不成功。通过教师引导和学生互相讨论，对该求职者进行分析，可以从中学习到面谈中不应该出现的肢体动作，从而进行更深层次的讨论。

2. 展开　人生活在社会中，无时无刻不在交谈。那如何进行面谈，可以让交谈更加顺利，双方都感到愉悦？依据此问题，从面谈定义、目的、准备、方式、策略、技巧等展开阐述。

3. 总结　对面谈过程中需要注意的事项进行总结，并依据现实生活进一步对日常面谈的场景进行分析，有利于学生进一步理解课堂内容，以及分析面谈技巧如何运用。对真实的场景，如学生组织社团面试、实习面试进行讲解，引导学生如何在实际情况中运用所学的面谈方法。

4. 反馈　面谈课程包含线上、线下多重教学平台，形成师生无障碍交流通道，学生可以通过线上反馈课堂效果，便于教师教学的不断改进。

此外，适当拓展教学内容，不仅限于面谈，对于学生提出的生活交谈场景都进行一定的分析，培养学生沟通能力，帮助其树立正确的三观。教学过程中始终贯彻"三结合"原则，即"板书与多媒体相结合，理论讲解与形象图解相结合，设置问题与课堂讨论相结合"。通过案例和活动，在潜移默化间将思政教育融入专业教学中，让学生在不知不觉中体验、感受、领悟、升华，实现隐性教育与显性教育的有机融合，让立德树人"润物无声"。

三、课堂实录

1.《非你莫属》求职节目反面教材，思考如何正确进行面谈。

师：观看短片，求职者在求职的过程中使用不恰当的肢体动作与语言，以及夸大自己的履历，给主持人以及节目嘉宾都造成了不舒适的印象，导致整个面谈过程中双方互相不理解，最终面谈失败。

提问：从这个短片中，你们学到了什么样的处事道理或是对自己日后若是求职进行面谈有什么感想？

一生答：我认为首先是诚信问题，为人处世之道的根本在于诚信。该片中，该求职者为了得到职位，夸大自身的工作经验等，但其后的表现并没有让人如意。我认为日后我走上社会，在与人交流的过程中要诚信待人，不能因为自己想要达成什么目标，而隐瞒欺骗他人，或者夸大自身的能力。

二生答：我也非常赞同上一位同学的回答。除了诚信以外，该求职者并没有做到宽以待人，换位思考，在他和主持人、嘉宾交流的时候，为了阐述自己的观点一味地打断其他人说话。我认为一个良好的面谈，一定是有双方互相的认真聆听，以及宽容他人。我日后进行面谈，首先就会认真聆听他人的想法，每个人的思路都是不同的，若是别人给予我意见，我也会认真聆听，学习其中的道理并完善自己。此外，对于他人在交谈时所犯的错误，我也不会进行批评，而是宽容对其提出一些建议。

师：两位同学都回答得非常好。面谈指是有目的、有计划地通过两人（或更多人）之间面对面的交互式谈话而交流信息的过程。若是想要完成这个过程，两个人的相互倾听是十分重要的。在传递信息的过程中，诚信原则很重要，不能为了某个目标而损害其他人的利益，或是夸大自己。不仅是在面谈交流中，平时我们在生活中，也要时刻牢记诚信的原则，如考试不作弊等等。第二个同学说的要认真聆听他人和宽容他人也很重要。我们在生活中即使不是在面谈的情景下，也有很多人会向你提出建议，这个时候要认真倾听，若是有错，应宽容指出。总之，在未来的职业生涯中，我希望你们能够记得这个短片主人公所犯的错误，引以为戒，并恪守诚信原则。

[**课堂实效**] 对该短片进行深度探讨，引发学生对诚信思考和人与人之间相处之道的思考，教导学生日后做人行事要以诚信为原则，并认真思考倾听他人的建议，取其精华、去其糟粕。

2. 教授面谈的基本要素，培养学生沟通能力。

师：在面谈之前，要了解以下几个元素，即面谈的目的、对象、时间、内容、方式提问等等。依据不同的面谈，进行不同的准备。明确面谈的目的等，如详细的目的：你究竟希望实现什么？你需要寻求还是传递信息？是什么样的信息？该面谈寻求观念或行为改变吗？需要解决的问题的性质是什么？如果无法说服对方，有无让你满意的退路？在面谈的过程中，亦要注意自己的肢体语言、穿着打扮等。

提问：如何利用这些面谈技巧营造人与人之间和谐共处的氛围，锻炼自己的沟通表达能力？

一生答：首先在面谈之前明确老师所说的一些基本要素，如在面谈前需要考虑，此次面谈的主题是什么，以什么为大致内容。可以考虑以下内容：面谈的主题是什么？向对方介绍事情的全貌，还是只需略做提示？是否需要通报最新情况？需要提问的问题有哪些？对方可能提及的问题有哪些？你对面谈内容的控制程度如何？在做好基本的准备后，认真聆听他人的想法，利用自己的肢体语言表达善意。

二生答：在学习了第一个同学所说的基本要素的基础上，我们就要思考，既然已经做好了准备，为什么有时候自己的沟通表达能力还是不够。我认为沟通表达能力与创新意识也有关系。我们在交流的过程中，往往是表达自己的观点。而自己的观点从何而来，大多都是基于一定的知识积累，在此基础上创新，表达自己的观点。

师：同学们的回答都十分详细，特别是第二位同学，能够想到创新意识与面谈之间的一定联系。锻炼沟通能力不难，多阅读、多积累知识素材，将自己的所见所得糅合，创新出自己想要表达的观点。

[**课堂实效**] 通过面谈技巧的教授，让学生了解如何做好沟通这件事情，从而顺利完成面谈或者交流，并深层次地揭示了创新与表达沟通的关系，激发学生们的创新意识，促进学生自身的思考，发表自己的观点。

3. 将面谈技巧用于实处，用于生活。

师：我们学习了如此多的技巧，以前大家认为面谈交流等，只是互相用言语交流而已，现在经过系统的学习，大家发现了其中还有这么多要素存在，是一门值得深究的学问。

提问：那么我们日后在生活或是职业生涯中，如何避免案例中的现象，将方法技巧用于实处呢？

一生答：真理需要实践来检验。我认为，首先我要融入集体中，敞开自己的心扉，和同学们获得更多的交流。其次积极参与社团活动，在社团活动中，完善自己的表达能力，为日后步入社会做铺垫。

二生答：多表达自己，就像现在一样，上课就要积极发言，多与老师、同学沟通。学习到理论知识后，就应该在生活中去检验。

师：好的，非常感谢几位同学的分享，我也非常赞同同学们的想法，从日常，甚至从上课做起，多发言，勇于沟通。相信日后同学们的沟通技巧会有更进一步的提升。

[**课堂实效**] 通过此次课堂的教授，不仅是在课上引导学生建立沟通的自信，使学生能够更加积极发表自身的观点，而且在成长的道路上，帮助学生提升其沟通交流技巧，教会其处世为人之道，在日后的生活工作中，更好地践行社会主义核心价值观中的"诚信、友善"等，并且锻炼其创新思维，增强其勇于表达自身的勇气，引导学生塑造良好的人格。

四、课后感悟

教师反思：本次授课应用案例分析，融入思政的元素，如创新、诚信、人与人之间的关系等等，为学生日后处理人际关系，完成良好的沟通打下了坚实的基础。这不仅仅是一次"面谈知识"课，更是一堂人生的课。

学生感言：面谈交流其实亦有大学问，学好它对我们的人生都具有重大的影响。我们之后会更加重视与人的沟通，锻炼自己的表达能力，构建更加良好的人际关系。

（冷志伟）

第八章　会计学原理

教学实录一

【专业】公共事业管理　　　　　　　　【课程】会计学原理

【知识点】会计基本职能与核算的对象、基本前提、一般原则及具体运用；会计职业道德规范。

【应用案例】

1. 范蠡经商之道与十八法则。

2. 新《中华人民共和国会计法》修订与实施。

一、教学目标

【知识点育人目标】

1. 了解会计职业道德规范的内容，培养学生的职业操守。

2. 掌握会计的基本职能，树立学生的时代担当。

3. 强调会计工作的原则，提升学生的社会责任意识。

【知识点思政元素】

1. 会计职业道德规范的内容——培养求真务实、服务管理的职业操守。

2. 会计的基本职能——树立德成智出、业广惟勤、大胜靠德的时代精神。

3. 会计工作的原则——塑造诚实守信、客观公正的社会责任意识。

二、教学设计

1. 导入　由"范蠡经商"案例导入本次课两大主线：什么是会计（主要讨论会计的职能、目标、作用）；会计人员的职业道德规范（主要讨论会计假设、会计准则及会计人员职业道德规范）。

2. 展开

（1）导入新课。

（2）梳理会计发展史，促进学生了解会计学的源流，鉴古知今，融会中西，认识中国传统文化，把握世界发展潮流，批判继承中西学术。开拓学生思维，认识中国和世界的发展潮流，批判继承中西学术，应该成为中国精神教育和职业精神教育的一个目标。

（3）由范蠡经商之道引出会计的思维特点及会计人员职业道德的大讨论。

要求：①请学生收集和阅读范蠡经商之道材料；②阅读后，分组进行讨论；③各组讨论后，在各组中找一名学生回答讨论的问题。

（4）教师点评。

（5）学生自评。

（6）课堂小结。

让学生总结自己这堂课学到了什么，并进行可视化成果展示。教师加以补充与点评。

3. 总结　本节课在教学环节上首先利用了学生熟知的中国传统文化案例，导入本次课内容。在讲授新课过程中，利用案例设置了分组讨论，充分调动了学生的学习积极性，锻炼了学生的动手能力，体现了以学生为本的教学理念，启发学生的发散性思维，培养学生的创新精神。

4. 反馈　由学生举例在身边看到的、听到的企业主经商中利欲熏心、为富不仁、做一些有损于民众和社会的事情以追求不义之财，进而会计信息造假蒙蔽造成损害的事件，并请学生总结该事件可能造成的危害，同时提出应对的方案。

三、课堂实录

1. 传承中国传统文化，拓宽教学视野。

师：范蠡是春秋末期人，或许大家对范蠡的印象来源于他和西施的一段故事，但其实范蠡同样是一位著名的经济学家、早期商业理论家，也被后世尊为"商父"。他曾三次经商成为巨富，又三次散尽家财。对于范蠡的经商之道你了解吗？了解范蠡以及他从商的经历之后，你觉得范蠡经商的故事，与我们的学习会计学知识有无关系？表现在哪些地方？

一生答：听说过，但不是很了解。

二生答：只知道范蠡辅佐越王勾践"卧薪尝胆"灭吴兴越，在功成名就之后，他却退出政坛，下海经商，并且经商很成功。

三生答：后世对范蠡的评价不光是著名的军事家、政治家，还是著名的思想家和实业家。

师：对，几位同学对范蠡及其经商故事有一个大致的了解。完整的故事是这样的：范蠡（约公元前536—公元前448），字少伯，春秋末期楚国宛地三户邑人（今河南南阳淅川），是著名的政治家、军事家、思想家、实业家。他曾辅佐越王勾践"卧薪尝胆"灭吴兴越，功成名就之后退出政坛，下海经商。他"浮海入齐"，居于定陶，自号"陶朱公"，三次经商成为巨富，后又三散家财，成为商界楷模。其经商致富中有很多经商理论，堪称"中华自古商之祖"。范蠡在创业中始终以诚信和仁义为经营的出发点。到齐国后，他带领儿子和门徒在海边结庐而居，垦荒种田，近海捕鱼，开挖盐田；亲自下地耕作，穿布衣，进粗食；对合作者谦和礼让，对雇工十分慷慨，遇到灾年就减免地租。短短几年间，范蠡成为齐国首富，家资巨万。时遇灾荒，范蠡开仓赈灾，千里之外的灾民都来投奔。范蠡深谙聚财和疏财之道，聚财而裕民。他经商聚集了大量的财富，却三聚三散，乐善好施，周济贫困，司马迁称赞他"富好行其德"（《史记·货殖列传》）。范蠡从实践中总结出来的经商思想和较为完整的经商理论，归纳起来有"三谋"，其经商原则归纳为十八法则，无论是对他的同代人，还是后代人，都有很大的影响。

[**课堂实效**]范蠡在经商致富的同时仗义疏财、施善于乡梓的经商之道更多地展现了范蠡真诚经商、智慧经商的信义为本思想和务实进取精神。范蠡从实践中总结出来的经商思想和较为完整的经商理论，给我们的启迪是要树立正确的财富观和社会责任感。

2. 诚信、道义，是个人安身立命与国家繁荣昌盛的前提。

师：2017年11月4日，我国通过了修改后的新《中华人民共和国会计法》（简称新《会计法》），并以中华人民共和国主席令第81号令公布，自2017年11月5日起施行。新《会计法》删除了关于从事会计工作的人员必须取得会计从业资格证书等规定，但对会计人员的专业能力、职业操守提出了严格要求，对违法会计人员的惩罚措施：5年内不得从事会计工作，或者不得从事会计工作（视情节轻重）。

提问：从范蠡经商案例和新《会计法》对于会计从业人员道德操守要求中，我们可以学到什么？

一生答：范蠡经商的故事告诉我们做企业"德成智出，业广唯勤，小胜靠智，大胜靠德"，并且追求财富不是企业的终极目标。在财富积累的始终，企业都应该有社会责任感、使命感。

二生答：修订后的新《会计法》告诉我们，会计人员要按规矩办事，对企业违法行为不能"为虎作伥"，诚信是对自己负责任，其本质也是对企业负责任。

师：同学们说得都很对。诚信是一种基本的职业道德，道义是一种人生态度，诚信和道义是个人安身立命与国家繁荣昌盛的前提。

[**课堂实效**]追求财富不是人生终极目标。在赤裸裸的物欲面前，不少人把诚信和道义丢在一边。即便在完成原始财富积累后，仍然缺乏回报社会的责任感，反而利欲熏心，更加贪婪，继续为富不仁，做一些有损于民众和社会的事情。时代呼唤"富好行其德"的仁信精神，呼唤"财聚而裕民"的社会责任，企业经营的核心应该在于"德成智出，业广唯勤，小胜靠智，大胜靠德"。培养学生"诚实守信、客观公正"的职业操守以及踏实做人、诚信做事的作风。

3. 遵守信息道德规范，就要从身边做起。

师：请同学们举例，你们在身边发现有哪些违反职业道德的行为？

一生答：商家为了赚钱不择手段。

二生答：产品以次充好。

三生答：会计人员做假账。

师：很好，那这些行为违反了哪些道德要求呢？

一生答：商家为了赚钱不择手段，产品以次充好，这些都是不讲究诚信和道义；会计人员做假账属于不遵守诚信的职业道德。

师：同学们举的例子和最后的总结都很到位，在我们的身边存在着很多诸如此类违反诚信道德规范的行为。诚信和道义等为人处世的原则，也是企业可持续性发展的前提。

[**课堂实效**] 通过这些实实在在存在于身边的细小案例，引发同学们的思考，"一些习以为常的商家行为是否符合道德规范""财富和社会责任感哪个更重要""如何看待做假账"，从而真正让诚信、道义的培养在青年学生心中形成萌芽。

四、课后感悟

教师反思：本节课在教学环节上首先利用了学生熟知的中国传统文化案例，导入本次课内容。在讲授新课过程中，利用案例设置了分组讨论，充分调动了学生的学习积极性，锻炼了学生的动手能力，体现了以学生为本的教学理念，启发学生的发散性思维，培养学生的创新精神。从课程思政的角度，挖掘传统经典领域的主题教学资源，从教学会计学原理开始，就处处渗透着求真务实的价值导向，确立学生职业的态度和判断，培养其诚实守信的职业精神。

学生感言：会计学原理是一门专业基础课，原本认为学习会计纯粹是学习理财知识，通过学习后发现学习该课程，除了要把握会计学课程的思维特点，更重要的是要树立正确的价值观，培养职业道德素养，为以后步入社会打好基础。

（吴美珍）

教学实录二

【专业】公共事业管理　　　　　　　　【课程】会计学原理

【知识点】原始凭证的填制和审核。

【应用案例】安然造假事件。

一、教学目标

【知识点育人目标】

1. 了解原始凭证真实的重要性，培养学生的职业操守。

2. 掌握原始凭证的填制，树立学生的时代担当。

3. 强调原始凭证的审核，塑造学生的社会责任意识。

【知识点思政元素】

1. 原始凭证真实的重要性——培养求真务实、谨慎客观的职业操守。

2. 原始凭证的填制——树立踏实做人、积极做事、服务社会的时代精神。

3. 原始凭证的审核——塑造诚实守信、客观公正的社会责任意识。

二、教学设计

1. 导入　由"安然造假事件"导入本次课内容：原始凭证真实的重要性。

2. 展开　由原始凭证的内容简单介绍引出原始凭证的填制、教学设计与组织。

（1）教学展示：让学生查看企业常用的原始凭证。

（2）互动环节：学生原始凭证展示。

要求学生掌握原始凭证应在什么时间取得或填制、来源及用途、包括基本内容。

（3）实战演练：填制原始凭证。

发给学生两张空白的原始凭证，让学生根据已知信息填制手中的原始凭证；学生填制完凭证后，分组讨论以上问题，并对凭证的内容加以完善；各组讨论后，在各组中找1名学生展示所填制的凭证，并回答讨论的问题。

（4）大家找茬：在投影屏幕上显示出已填制正确3张原始凭证的图例，教师做适当的组织、指导、咨询等。

（5）学生自评与教师点评。

3. 总结　让学生总结这堂课学到了什么，并进行可视化成果展示。教师加以补充与点评。

4. 反馈　朱镕基给国家会计学院题词与讲话：不做假账。让学生结合章前案例讨论做人做事应有的态度。

三、课堂实录

1. 真实性原则锻造学生诚信品德。

师：安然公司会计造假事件中安达信会计师利用法律的漏洞，在不违反会计法规的前提下进行"假账真算"，不仅导致安然公司倒闭也极大地挑战了会计行业的公信力。

提问："假账真算"算不算是做假账？相对"真账假算"其危害是什么？

一生答：我觉得"假账"本身就是假账，再怎么"真算"，其依据是虚假的，无论会计核算的过程如何，都改变不了其黑历史，所以"假账真算"就是假账。

二生答："假账真算"和"真账假算"的区别在于做账的依据不一样，但是"假账真算"和"真账假算"一样都是做假账，对于社会的影响都极差，严重损害了社会利益，挑战了社会公信力。

师：两位同学都回答得非常好。会计造假是非常恶劣的，从小处看是违反会计真实性原则，从大处看是挑战了行业的公信力。所以，在我们未来的职业生涯中，我希望你们做人做事上要恪守本职，踏实做事。

[**课堂实效**] 通过本案例，我们可以教育学生在从事会计工作中要正视会计准则、会计法规，同时也要重视会计信息的产生背景，否则可能出现在不违反会计法规的前提下进行"假账真算"的情况。

2. 通过填制和审核原始凭证练习，引导学生建立认真、负责的职业精神。

师：我们通过小组作业分填制组和审核组分别进行了填制原始凭证和审核原始凭证的练习，这对于我们掌握原始凭证填制和审核要求的客观性、真实性、谨慎性等原则有很大帮助。

提问：通过填制和审核凭证，你对会计工作的基本认识是什么，对你以后的工作有何影响？

一生答：通过填制和审核凭证，我发现会计工作是比较烦琐的工作，所以做账一定要细心和负责。

二生答：会计工作是一种细活，这个对于培养我们认真负责的做事态度有很大帮助，养成这种工作作风会使自己一生受益。

师：同学们的回答都很好。会计凭证尤其是原始凭证是会计工作的起点，只有这个依据真实可靠，才能保证后期的账簿、报表的真实、有效，所以会计工作每一步都需要认真对待。

[**课堂实效**] 通过填制原始凭证和审核原始凭证的练习不仅让学生掌握了会计工作的初步业务能力，也培养了学生要养成认真、负责的工作作风。

3. 通过朱镕基"不做假账"案例讨论升华到学生思政教育目标：诚实做人，踏实做事。

师：朱镕基对于题词一般"惜墨如金"，但是他曾为国家会计学院 3 次题词："不做假账。"他说："我希望每一个中国国家会计学院毕业的学生，永远都要牢记这四个大字！"

提问："不做假账"一而再、再而三地出现在朱镕基的笔下，谈谈你对于会计工作中"不做假账"的认识。

一生答：实事求是、客观公正、诚实守信这本身就是会计人员办理会计事务应该遵守的职业道德。

二生答："不做假账"一再被社会提起，甚至国家领导人也一再强调，说明社会上做假账的现象还是层出不穷，这对社会造成的影响很差，影响了会计行业的公信力。要提高会计行业公信力必须从每个会计人员不做假账开始。

师：好的，非常感谢几位同学的分享，我也非常赞同两位同学的观点，尤其是从做假账引申出会计行业公信力的问题，培养清廉的会计队伍有助于清廉的社会秩序的建立。

[**课堂实效**]"不做假账"是会计工作的基本要求，通过不做假账案例的探讨，引导学生做个诚信的人，培养学生的社会责任感，诚信做人，积极做事，服务社会。

四、课后感悟

教师反思：原始凭证的填制和审核是会计工作的起点和会计工作的重要环节，会计人员的职业道德是会计工作真实的重要保证。课程希望通过凭证填制和审核的练习以及案例的讲述，潜移默化地让学生重视会计工作的"真实性""谨慎性""客观性"等原则，培养学生职业素养和奉献精神。

学生感言：会计工作看似简单，实际上一不小心就会出错，经过这次课程，我们也深深地感受到了无论做什么事情，都要本着认真负责的态度，做人做事，都需要脚踏实地。

（吴美珍）

第九章 电子商务基础 ▷▷▷▷

教学实录

【专业】公共事业管理　　　　　　　　【课程】电子商务基础

【知识点】电子商务对传统法规的挑战；国内外主要的电子商务法规;《中华人民共和国电子商务法》主要亮点。

【应用案例】

1. 全国首例网络交易逃税案。

2. 旅游网站大数据杀熟事件。

3. 互联网反人肉搜索第一案。

一、教学目标

【知识点育人目标】

1. 了解电子商务存在的一些法律问题，明确电子商务法律涉及的范围。

2. 熟悉国内外主要的电子商务法规，培养学生的法律意识。

3. 掌握《中华人民共和国电子商务法》，具有运用电子商务法律分析并解决电子商务实践中相关法律问题的能力。

【知识点思政元素】

1. 电子商务存在的一些法律问题——树立爱国守法、明礼诚信的爱国情怀。

2. 国内外主要的电子商务法规——培养诚信经营、依法纳税的法律意识。

3.《中华人民共和国电子商务法》——恪守职业道德，铭记社会责任。

二、教学设计

1. 导入　通过课堂互动提问来引出现有电子商务存在的一些法律问题：电子邮件有没有法律效力？百度文库属不属于侵权？网上开店要不要缴税？人肉搜索有没有侵犯个人隐私？

2. 展开

（1）系统梳理电子商务立法情况：电子签名示范法（联合国，1998）、电子签名指令（欧盟,1999）、国际国内电子签名法（美国,2000）、中华人民共和国电子签名法（中国，2005）、中华人民共和国电子商务法（中国，2019）。

（2）通过案例分析对 2019 年颁布的《中华人民共和国电子商务法》重点内容解析：①通过全国首例个人利用 B2C 网站交易逃税案的讨论，普及电子商务税收政策，电商经营者要依法纳税，如实申报。引导学生要加强主动纳税意识，树立纳税爱国思想。②通过旅游网站大数据杀熟事件，讨论加强电子商务职业道德建设的重要性，鼓励大学生诚信经营，忠诚地履行社会责任。

3.总结　《中华人民共和国电子商务法》正式实施，将给我们生活带来深远影响，给此前长期野蛮生长的电商行业戴上了"紧箍咒"。大学生应该加强电子商务相关法律学习，培养电子商务法律意识，避免误入雷区。与此同时，要坚守电子商务从业人员职业道德，开展电子商务从业人员职业道德教育，维护和提高电子商务行业的信誉，促进电子商务行业的良性发展。

4.反馈　电子商务课程包含线上学习通、BB 平台两个教学平台，形成师生无障碍交流通道，学生反馈课堂效果，便于教师教学的不断改进。

三、课堂实录

1.电子商务经营者需要依法纳税，纳税是最美的爱国行为。

师：2007 年 7 月，全国首例个人利用 B2C 网站交易逃税案一审判决，被告张某因偷逃税款，被上海市普陀区法院判处有期徒刑 2 年，缓刑 2 年。上海普陀区法院调查显示，2006 年 6 月至 12 月，张某用一家公司的名义在互联网上买卖婴儿用品，采用不开具发票、不记账的方式，偷逃国家税款共计 11 万余元，法院依据偷税罪对其做出判决，处以张某有期徒刑 2 年，缓刑 2 年，罚金 6 万元，公司处罚金 10 万元。看完这个案例，你们最大的感受是什么？

一生答：我觉得这个人有点冤，网上开店的人何其多，网上开店不交税的人何其多，怎么就她被判刑了呢？如果她有罪，很多人也都有罪。

师：你们能不能从案件中找一找关键词，她被判刑的主要原因是什么？

二生答：会不会因为是 B2C 的网站？

师：对，在公司法里规定，只要是公司，不管采取何种经营方式，都有纳税的义务。2019 年 1 月 1 日电子商务法正式落地实施，规定了电子商务经营者必须办理营业执照和依法纳税，并且将微商、代购、网络直播纳入电商经营者范畴，大学生应该树立电子商务法律意识，避免误踩法律雷区。诚信纳税行为是忠诚爱国的应尽职责和义务。民无信不立、国无信不强，纳税人忠诚地履行社会责任，是依法纳税的基石，是"爱国守法、明礼诚信"在经济生活中的生动体现。

[**课堂实效**] 大学生是微商、代购、网络直播的主要群体之一，通过案例讨论教学，普及我国电子商务相关的税收政策，有助于培养大学生的电子商务法律意识，避免误踩法律雷区。爱国不只是一句口号，更体现在实际行动中。努力工作，依法纳税就是最美的爱国行动。

2. 禁止平台大数据杀熟，诚信经营是电商成功的根本。

师：大数据杀熟是指同样的商品或服务，老客户看到的价格反而比新客户要贵出许多的现象。简单来讲，就是你和朋友同时在网上订同一家平台的酒店，结果朋友的订单价格要比你的价格低一些，就因为你使用该平台的次数比朋友多，而平台则会通过大数据对你的资料进行分析，根据你的消费习惯来推荐相应的产品、服务和定价，实行区别化对待，这就是所谓的大数据"杀熟"。旅游网站因连续被曝"杀熟"被消费者诟病，成为"大数据杀熟"的重灾区。

一生答：目前各大知名电商平台均被曝疑似存在"杀熟"情况。

二生答：旅游网站还存在强制捆绑销售的情况，购买机票会默认勾选买保险。

三生答：大数据"杀熟"是否违法？如何整治这种乱象？

师：《中华人民共和国电子商务法》规定，"电子商务经营者根据消费者的兴趣爱好、消费习惯等特征向其提供商品或者服务的搜索结果的，应当同时向该消费者提供不针对其个人特征的选项，尊重和平等保护消费者合法权益"。此后，消费者若再遇到类似的事件发生，电子商务法将为消费者的权益保驾护航，从而让消费者敢于维权，敢于为自身的合法权益争夺话语权。以诚立商，以信兴业，诚信经营是电商成功的基本。要赢得消费者青睐，就要求电商企业抛开"投机取巧"等心态，坚持诚信经营、优质服务，以物美价廉的商品和合理的价格来吸引更多的消费者，这才是真正的成功经营之道。

[**课堂实效**] 大数据"杀熟"属于违法行为，违反了消费者权益保护法中的公平诚实信用原则，侵犯了消费者的知情权。大数据是一把"双刃剑"，用得好可以更好地为消费者服务，提升用户体验。若通过大数据进行违规操作，是一个平台的悲哀，最终将使平台大批用户流失、信任度降低、平台形象崩塌。电子商务的发展离不开诚信经营，学生是未来社会的主体，今天的诚信教育将支撑起明日的诚信社会。

四、课后感悟

教师反思：2019 年 1 月 1 日正式开始实施的电子商务法与每位公民息息相关，本节课通过两个案例对电子商务法中的主要亮点进行了解读与讨论，充分调动了学生的积极性。与此同时，从思政的角度阐述了电子商务依法纳税、诚信经营的重要性。加强电子商务职业道德建设是实施以德治国的重要保证，加强电子商务职业道德建设有助于维护和提高电子商务行业的信誉，加强电子商务职业道德建设有助于促进本行业的发展。

学生感言：很多同学在闲暇之余都会兼职做微商、代购等，通过这次电子商务法律的学习，使我们了解了国家关于电子商务的最新法律规定。电子商务的发展离不开依法纳税，诚信经营。爱国不只是一句口号，努力工作、依法纳税就是最美的爱国行动。

（陈美玲）

第五篇　护理学类专业

导读

本篇共收录助产学专业妇幼保健学、中医围产护理学、助产学、助产心理学、助产人文关怀、助产伦理与卫生法学等6门课程共12则课程思政教学实录，供护理学类专业相关课程教师在实际课堂讲授中借鉴参考。

第一章　妇幼保健学 ▷▷▷

教学实录一

【专业】助产学　　　　　　　　　【课程】妇幼保健学
【知识点】儿童保健工作对象、内容和特点；儿童保健工作的重要性。
【应用案例】我国的儿少卫生事业奠基人——叶恭绍（医学类专业课程思政教学案例集：爱国章案例4）。

一、教学目标

【知识点育人目标】
1. 了解我国儿童保健工作的内容，培养学生的社会责任感。
2. 了解我国儿童保健工作的现状，激发学生的爱国精神。

【知识点思政元素】
1. 我国儿童保健工作的范畴——培养使命担当、终身奉献的责任意识。
2. 我国儿童保健工作的现状——培养全心全意、自强不息的爱国精神。

二、教学设计

1. 导入　"我国的儿少卫生事业奠基人——叶恭绍"作为课程教学中的导入案例，引入本节课的教学内容——儿童保健的对象、内容及其特点。并以此激发学生学习相关课程的兴趣，帮助学生获得知识，调动学生的学习主动性、积极性并在学习过程中产生情感共鸣。

2. 展开　在授课过程中，再次结合案例，逐步引导学生开展小组讨论，鼓励学生积极主动思考，分享个人心得体会。把知识点和思政元素融入具体案例中来讲解，结合实际案例提问并逐步展开讨论。让学生在感同身受的过程中，理解儿童保健工作的意义及重要性；同时结合自身情况探讨今后工作中如何开展儿童健康工作，明确自身的职责所在。

3. 总结　通过本案例，我们从叶恭绍教授的事迹中，学习她爱国奉献的崇高品质，学习她高瞻远瞩的大师风范，学习她严谨的治学态度和精益求精的优良作风。通过案例的引导，勉励学生继往开来，立志奉献于儿童保健卫生事业。

4. 反馈　妇幼保健学课程开展混合式教学，实现线上、线下教学的融通互补和师生之间思想、情感的交流，促进德育教育的无缝隙渗透。在线上平台开设专门的思政讨论区，鼓励学生积极参与案例讨论，分享个人心得和反馈意见。

三、课堂实录

1. 尽心尽责，致力于儿童保健工作。

师：2016 年 8 月习近平总书记在全国卫生与健康大会上提出"要把人民健康放在优先发展的战略地位"，让广大人民群众享受公平可及的健康服务，为人民群众提供全生命周期的卫生与健康服务。所谓全生命周期是指"从胎儿到生命终点"。叶恭绍在儿童青少年卫生、预防医学、科普工作等方面所做出的贡献，不仅造福了千千万万的青少年，更是促进了整个民族健康水平的提高。

提问：叶恭绍教授在儿童少年卫生、预防医学、科普工作等方面，做出了哪些杰出贡献？

一生答：叶恭绍教授创办了妇婴保健所，致力于婴幼儿保健工作。为了给营养不良的儿童加强营养，她反复研究后调制出一种加料豆浆，用以代替牛奶喂养婴儿，而这也为日后更多代乳品的研制奠定了基础。同时，叶恭绍教授非常重视科学普及，积极撰写科普文章，建立青春期健康咨询门诊等。

师：同学们的回答都十分详细。《"健康中国 2030"规划纲要》提出：婴儿死亡率降低到千分之五，5 岁以下儿童死亡率降低到千分之六。而这些目标的实现都离不开前辈们的辛勤付出与实践。她以一己之力推动中国儿童保健工作的发展。叶恭绍教授一直关心儿童和青少年的健康，关心儿童青少年卫生事业的发展。她以高度的责任感和对儿童和青少年的深厚感情，努力开创儿童青少年卫生学科的研究工作，推动这一学科的发展。

[**课堂实效**] 叶恭绍教授科学研究与儿童卫生事业矢志不渝的精神，对科学研究工作严谨认真的态度值得同学们学习。通过案例加深学生对儿童保健工作内容的感性认识，增强学生自主学习和主动服务的责任意识。同时，引发学生对自身责任的思考，有利于培养学生形成正确的价值观，增强助产学生对儿童保健工作的职业认同感。

2. 全心全意，投身于爱国事业。

师：叶恭绍教授还是一位积极的社会活动家。早在中华人民共和国成立初期，她积极热情地参加土地改革、抗美援朝等一系列爱国活动。她积极征求各界人士的意见，向政府部门提出有关文教卫生、残疾儿童、交通安全和环境保护等多方面的建设性议题。同时，她坚持和拥护中国共产党领导的多党合作和政治协商制度，积极参政议政、参与民主监督工作。叶恭绍教授一生勤奋好学、淡泊名利，为中国儿童青少年卫生事业的发展进步做出了巨大贡献。这充分体现了她的爱国之心。

提问：叶恭绍教授作为一名专家学者，积极投身一系列爱国活动。作为一名医学生，请你谈谈如何立足专业，做新时代爱国主义的践行者？

一生答：爱国是炽热的情感、是理性的认知，爱国更应该是每位医学生自觉的行动。作为一名医学生，可以结合自己的专业特点，从自身行动方面诠释爱国主义。把爱国热情转化成学习的动力，认真学好专业知识和技能，在今后的工作岗位上服务人民，服务社会。

师：中华民族之所以伟大，是因为一代代中华儿女继承了"以天下为己任"的爱国主义精神，置"振兴中华"的责任于双肩。叶恭绍教授肩负发展中国儿童青少年卫生事业的使命感和责任感，其认真严谨、不怕困难、百折不挠的精神，激励着我们新一代年轻人要继承、发扬和创新儿童保健卫生事业。

[**课堂实效**] 叶恭绍教授的事迹，深深感动了学生，我们看到了家国情怀，看到了赤诚的爱国之心。通过本案例的教学，帮助学生树立强烈的爱国精神，在今后的学习和临床工作中规范自身行为，学以致用，回报社会。

四、课后感悟

教师反思：充分挖掘教学案例中的思政元素并精心设计相应教学内容，通过理论与实践相结合、显性教育与隐性教育相结合，结合现代大学生的思想特点，重新进行课堂教学设计，将思政教育融入课堂教学环节。本节课案例中，叶恭绍教授呕心沥血，开拓创新，为我国儿童青少年卫生事业做出了卓越的贡献。该案例在课程本身育人功效的基础上，进一步发挥并凸显其价值引领的功能。

学生感言：我们追忆叶恭绍教授在教学、科研及实际工作方面的成就，缅怀她为我国公共卫生教育事业的贡献，感悟她赤诚的爱国之心和为人为学的崇高精神，意义深远。我们将学习和发扬叶恭绍教授一丝不苟、精益求精的优良作风，学习她爱国奉献的崇高品德，以此自我勉励。作为一名助产学生，应该学好专业知识和技能，为推动我国儿童保健工作的发展而努力奋斗！

（屠乐微）

教学实录二

【**专业**】助产学　　　　　　　　【**课程**】妇幼保健学

【**知识点**】妇女常见疾病（宫颈癌）的防治。

【**应用案例**】宫颈癌疫苗之父——周健（医学类专业课程思政教学案例集：敬业章案例17）。

一、教学目标

【**知识点育人目标**】

1. 了解妇女保健工作的内容，培养学生的科学精神。

2. 强调妇女保健工作的意义，提升学生的职业认同。

3. 掌握妇女保健工作的要求，培养学生的团队精神。

【**知识点思政元素**】

1. 妇女保健工作的挑战——培养善于发现、勇于创新、不断探索的科学精神。

2. 妇女保健工作的创新——提升尽心尽责、爱岗敬业、终身服务的职业认同。

3. 妇女保健工作的要求——培养团结协作、同心协力、共同奋斗的团队精神。

二、教学设计

1. 导入　"宫颈癌疫苗之父——周健"作为课程教学中的导入案例，以激发学生学习相关课程的兴趣，帮助学生获得知识，调动学生的学习主动性、积极性及学习过程中产生情感共鸣。

2. 展开　在授课过程中，结合案例，引导学生对宫颈癌的病因、预防等内容展开讨论、分析，鼓励学生积极主动思考，分享个人心得体会。把学习的知识点和思政元素融入具体案例中来讲解，结合实际案例展开学习，从而进一步提高学生的职业认同感。

3. 总结　通过本案例我们从宫颈癌疫苗的发明者——周健博士的事迹中了解科学研究的艰难和曲折。案例加强了学生对宫颈癌疫苗的病理生理基础的认识，培养学生克服艰难困苦的意志和毅力，教育学生要有热爱科学、认真严谨的态度，也鼓励学生弘扬团队协作的精神。

4. 反馈　妇幼保健学课程采用线上、线下多重教学平台，形成师生无障碍交流通道，学生感言课堂效果，便于教师教学的不断改进。

三、课堂实录

1. 不断探索，勇于实践。

师：2016年7月18日，中国首个用于预防宫颈癌的HPV（人乳头状瘤病毒）疫苗获批，而这种疫苗的共同发明者就有一位是中国人——周健博士。周健博士积极推动宫颈癌疫苗的研发工作，与他的团队致力于研究乳头状瘤病毒与癌症之间的关系，并寻找预防和治疗的有效方法以减少癌症的发病率。

提问：那么，周健博士在研制宫颈癌疫苗的过程中，遇到了什么样的技术难题？他最终是如何成功解决的？

一生答：周健博士在研究初期遇到的最大困难就是如何获得HPV。因为这种病毒不能在体外组织液中培养，而在活细胞中繁殖时又要与宿主的细胞基因融合；因此无法在体外看到完整的病毒颗粒。周健博士尝试过许多方法，希望在体外培养这种病毒，以多次失败告终。但他始终没有放弃，并且不断尝试不同的方法，终于在大胆、创新的尝试下，成功在体外合成病毒颗粒。

师：案例讲述了周健博士在研究HPV疫苗的过程中经历多次失败后，却始终不言放弃和继续探究的科学精神。在座的每位同学，在今后的职业生涯中，也会碰到各种各样的困难，面对患者的复杂病情变化，我们都要迎难而上，要本着科学求真的态度，善于思考与钻研，透过现象探究本质，追求卓越，为患者健康服务。

[**课堂实效**]周健博士勇于探索、坚持不懈、不畏困难的科研精神，感染了学生。激励学生结合自身专业特点，在今后的学习和临床工作中，以周博士为榜样，攻坚克难，努力奋斗，不断提升自身专业知识和操作技能水平，为助产服务事业贡献力量。

2.提高能力，增强使命感。

师：周健博士和澳大利亚伊恩·弗雷泽教授一起，发明了世界上第一支预防宫颈癌的疫苗。周健博士及其团队的研究成果，使全世界千百万妇女从中受益。这种疫苗主要适用于适龄女性，接种宫颈癌疫苗后，能有效预防HPV感染，降低宫颈癌的发病率。

提问：通过周健博士发明宫颈癌疫苗的事迹，结合自身专业情况，谈谈你将如何参与妇女保健工作，促进女性健康？

一生答：宫颈癌是常见的妇科恶性肿瘤。随着宫颈癌筛查技术的普及，越来越多的宫颈癌和癌前病变得以早期发现和及时治疗。作为一名助产专业的学生，我可以利用所学专业知识，积极参与妇女保健工作。定期在社区科普"宫颈癌"知识、宣传宫颈癌筛查的重要性、鼓励适龄女性积极接种HPV疫苗。希望通过我们的努力，能够帮助更多女性树立自我保健意识，提高疾病预防知识水平，最终促进女性身心健康。

师：同学刚才的回答说明对我们的助产专业素养和工作内容有了一定的了解。作为一名助产士，我们的职责是维护和促进妇女健康，为社区妇女提供全面保健服务，承担健康教育、健康资讯、咨询服务等工作，在提高女性保健知识方面以及女性"两癌"筛查防治中发挥重要作用。

[**课堂实效**]在"名人效应"的感染下，学生深刻认识到妇女保健工作的意义，也理解女性常见肿瘤疾病（宫颈癌）"三级预防"的重要性。课堂中鼓励学生探讨自身在妇女健康促进中的作用，有利于增强助产学生对助产工作的责任感和使命感，培养学生正确的职业态度和职业道德。

3. 取长补短，通力协作。

师：怀揣着对科学的痴狂与热爱，周健博士在澳大利亚伊恩·弗雷泽教授的邀请下一同工作，一起解决实验难题。两位科学家利用重组 DNA 技术制造出一种外形与 HPV 极为相似的"HPV 病毒样颗粒"，随后其免疫反应也被证明有效。伊恩·弗雷泽教授擅长免疫学研究，周健博士精通病毒学研究，俩人合作共同完成了宫颈癌疫苗技术的研发。

提问：周健博士和澳大利亚昆士兰大学免疫和代谢研究所的伊恩·弗雷泽教授合作研制了宫颈癌疫苗。这种合作态度，给了我们哪些提示？

一生答：一个人的能力是有限的，团队的力量是无穷的。在产科病房，我们有时候可能会遇到产后大出血患者。这时候，我们就需要多学科团队协作来抢救患者，其中有产科医生、助产士、麻醉科医生、检验科医生等各部门人员。我们的助产团队也有不同分工，包括病情观察、给药、开通静脉通路等。临床工作中，每一个病患的康复，都离不开整个团队的努力。

师：好的，非常感谢同学们的分享。我也非常赞同，团队中的个人能力有限，大家应该取长补短，相互协作，共同进步。助产士的团队服务模式，为孕产妇提供连续性服务：孕期保健、产程观察、陪伴分娩、产后指导等。我相信，在座每位同学的成长，会使得我们未来的助产士团队更专业、更强大，每个人的努力，也将会推动助产专业的发展。

[**课堂实效**] HPV 疫苗的研发过程启发了学生们对"团队协作"精神的认识。临床工作中，团队协作尤为重要。因此我们应该鼓励学生在成长过程中不断提升自我，努力成为团队中优秀的一员。只有人人都努力，才会促使团队更优秀。

四、课后感悟

教师反思：课程紧紧围绕"育人"目标，实现知识传授和价值引领相统一。在授课过程中，通过本案例将妇幼保健学课程教学与思政教育有机融合，将医学知识传授与人文素质教育、职业道德教育等多方面相融合，以期达到"立德树人"的目的。

学生感言：人类医学的进步，离不开千千万万前辈们的努力付出。我们会铭记这位为了全世界妇女的健康苦心研究 20 载并做出了杰出贡献的中国科学家——周健博士。通过这次课程的学习，我们也深深感受到自身肩负的责任，将来也愿为妇女保健工作添砖加瓦。

（屠乐微）

第二章　中医围产护理学 ▷▷▷▷

教学实录一

【专业】助产学　　　　　　　　　　【课程】中医围产护理学

【知识点】难产的定义、表现、评估与处理。

【应用案例】孙思邈一针救两人。

一、教学目标

【知识点育人目标】

1. 了解中医适宜技术处理难产的方法——培养学生热爱并学习中医学的兴趣。

2. 强调难产处理时果断沉着的风范——培养学生符合职业道德标准的职业行为。

【知识点思政元素】

1. 准确细致的四诊和辨证——培养重视医德、业精于勤的职业素质。

2. 积极处理急危重症——塑造勇于担当、沉着果敢的职业风范。

二、教学设计

1. 导入　请学生回忆孙思邈"大医精诚"的精神，以传承前辈精神的理念进行学习。随后展示故事情境，路遇抬棺，见血思辨，拦路救人。作为医护人员你会怎么想、怎么做？孙思邈又是怎么做的呢？

2. 展开　逐渐继续展开故事情节，结合本课程内容，引发学生思考、分析，在学习专业知识的同时，渗入思政元素，培养人文素养。在临床工作中建立勇于承担责任、果敢、灵活的做事风格，危急时刻需要一切以患者的利益为中心，把个人得失放到一边，一心赴救，正如孙思邈在"大医精诚"中所说："不得瞻前顾后，自虑吉凶，护惜身命。"

3. 总结　本案例通过介绍"药王"孙思邈一针救两人的传奇故事，激发学生学习中医及中医护理技术的兴趣，教育学生想要胜任临床工作，甚至成为人们敬佩的"神医"，必须踏踏实实掌握好专业知识，并且培养勇于承担责任、珍爱生命、认真严谨、沉着冷静的专业风范，提升人文素养，成为一名具备救孕产妇于危难之中能力的现代高素质助产人才。

4. 反馈　人们都敬佩所谓的"神医"，每个从事医疗工作的人，也都对成为"神医"

心存向往。请学生结合孙思邈的故事及自身的体验，谈谈在当今的社会背景下，如何才能成为"神医"？课后让学生查找产科急救的案例，分析、总结从事产科工作需具备的专业品质及人文素养。

三、课堂实录

1. 培养学生重视医德，不计得失的职业操守。

师：孙思邈是我国晋唐时期著名的医药学家，被后人尊称为"药王"。孙思邈十分重视民间的医疗经验，不断积累走访，完成了中医经典著作《备急千金要方》和《千金翼方》。孙思邈不仅精于内科，而且擅长妇科、儿科、外科、五官科。在中医学上首次主张治疗妇女儿童疾病要单独设科，并在著作中首先论述妇、儿医学，声明是"崇本之义"。孙思邈除了对中医治疗学做出了巨大贡献外，还开创了中医伦理学的先河。同学们最为熟悉的"大医精诚"和"大医习业"就是孙思邈提出的对医德要求的高度概括。

提问：那么，"大医精诚"和"大医习业"在助产专业中应该如何体现呢？

一生答：产科是一个迎接新生命的地方，承载着无数个家庭的希望，同时也是一个高风险、医疗纠纷最多的科室。作为未来的助产士，我们必须要有崇高的医德和高超的专业技能，才能胜任产科工作，不辜负老百姓对我们的期待和信任。

二生答："大医精诚"是中国医学生的"希波克拉底"誓言，我们每一个医学生，不管从事什么专业，都应铭记在心。

三生答：去医院见习的时候，看到产科的老师们工作非常繁忙，分娩是自然过程，没办法挑时间，所以真的是不分昼夜地忙碌。产科常常会面临一些突发的或者紧急的情况，看到临床老师忙碌、果断、雷厉风行的身影，我真的觉得他们非常有魅力，想成为像他们一样的人。我觉得，能够胜任并在紧张的产科工作中获得成就感，首先要有一种信念，一心为产妇着想，不被嘈杂的环境左右，安神定志，一心赴救。其次，大医精诚中的"精"字还代表了精湛的专业技能，只有具备优秀的产科技术才能为产妇提供良好的服务，从而也才能在工作中找到自身的价值。

师：几位同学回答得非常好。"大医精诚""大医习业"出自孙思邈所著的《备急千金要方》第一卷，是论述医德的一篇极重要的文献，为习医者所必读。"大医精诚"论述了有关医德的两个问题：第一是精，即要求医者要有精湛的医术，认为医道是"至精至微之事"，习医之人必须"博极医源，精勤不倦"。古今中外，生育都是人生大事。生子添丁，人人为喜，但是稍有不慎，就有可能喜事变坏事。所以，希望同学们牢记先贤的教诲，以"大医习业"为基础，认真踏实地学习掌握专业知识和技能；在今后的职业生涯中，坚定信念，不忘初心，"若有疾厄来求救者，不得问其贵贱贫富，长幼妍蚩，怨亲善友，华夷愚智，普同一等，皆如至亲之想"，将"大医精诚"融入每一天的工作中。

[**课堂实效**] 以学生之前学习过的"大医精诚"思想导入，引发学生对助产专业需具备的医德、人文素养进行思考，使学生对中医的伦理学规范不停留在书面学习，更能与临床实际相结合，逐步形成"身体记忆"的行为准则。

2. 培养学生勇于担当，沉着果敢的职业风范。

师：下面就跟大家分享一个孙思邈"一针救两人"的传奇故事，来看看他是怎么践行"大医精诚"的。传说有一天孙思邈外出行医，当他经过一个村口时，正巧碰见几个人抬着一副棺材，匆匆地出村子，后边还跟着几个哭哭啼啼送葬的人，情景十分凄凉。孙思邈见棺材抬过来，就停在路边观看。当棺材从他身前经过时，他看到棺材缝里还在向外滴血，血的颜色是鲜红的。孙思邈清楚地看到血的颜色后，不由地思考起来：人死了，血为什么还这样鲜红呢？他根据以往的经验判断，这个人可能还没有死。他没有犹豫，赶忙上前一步按住棺材大喊："且慢！且慢！"送殡的人以为他是疯子，要赶走他。孙思邈还是坚持按住棺材大声问道："棺材里装的是什么人？死了多长时间啦？"棺材后边一位送葬的青年农民见有人来问，哭着说"这是我老婆，半夜里生孩子，遇到难产，孩子没生下来，老婆也死了！你还问这个干啥！"孙思邈说："人要死了，血会凝固的。你们看棺材底下正在滴鲜血，不像是死人的血，你让棺材停一下，我看看情况，或许还能把人救回来呢！"众人说："人早死了，你不要再胡说。"大家都不相信孙思邈的话，仍然抬着棺材匆匆地向前走。孙思邈一再劝说，青年农民才让抬棺材的人把棺材停在路边。

提问：当农妇的丈夫和其他送葬的人都不相信他的话的时候，孙思邈为什么还要坚持己见，苦苦劝说？

一生答：因为孙思邈对自己的专业技能有充足的自信，艺高人胆大。

二生答：因为情况十分紧急，如果再不抢救可能就真的要出人命了。所以他不顾别人的冷眼，甚至都没去想，万一他判断错误或救治不了会导致什么后果，会对自己有什么不利的影响。

师：没错，同学们说得都很有道理。孙思邈被称为"神医"，他"一针救活死人""开棺救妇"的传说流传很广，充满了传奇色彩的故事至今仍被老百姓津津乐道。临床工作中常常面临各种挑战和突发状况，助产专业这方面体现得特别明显，比如分娩进展缓慢、胎心情况急转直下，患者病情突然变化、病情加重等等，作为助产人员应如何及时处理呢？如果优柔寡断、犹犹豫豫，很可能贻误病情，失去最佳的救治时机。因此，培养自己勇于承担责任，果敢、灵活的做事风格是十分重要的，危急时刻需要一切以孕产妇的利益为中心，把个人得失放到一边，一心赴救，正如孙思邈在"大医精诚"中所说："不得瞻前顾后，自虑吉凶，护惜身命。"

[**课堂实效**] 本案例中"药王"孙思邈凭借高超的四诊技术于危机中果敢地做出判断，给学生展现了前辈医家当机立断、勇于承担责任、珍爱生命、不计较个人得失的专业风范，激励着学生追寻前辈的脚步，传承优秀的中医伦理思想。

3. 激发学生持续学习、精益求精的职业追求。

师：我们接着来说故事。众人打开棺材一看，只见一个妇人面黄如纸，没有一点血色，小腹很高，裤裆正向外渗着鲜血，样子十分可怕。孙思邈试了妇人的鼻息和脉象，果然不出所料，年轻妇人的脉搏还在微弱地跳动着。孙思邈立刻取出 3 根银针，1 根刺人中，1 根刺中脘，1 根刺中极，又从药包里取出一点药，给她灌进了嘴里。神奇的事情发生了，抬棺材的人蹲下吸了一袋烟的工夫，年轻妇人就生下来一个胖娃娃，在婴儿的哭声中，产妇慢慢睁开了眼睛，苏醒过来。众人看到孙思邈根据血色的判断，救活了两条性命，都感到十分惊奇，把他当成了神仙，一起跪下磕头。产妇的丈夫看见妻子活了，还安全地生下了小孩，由悲变喜，一边不住地磕着头，一边对孙思邈说："我们一家三口该怎么报答您的恩情呀！"孙思邈连忙让他们起来，说："不必谢我，赶快把人送回家好好调养吧。"说着，孙思邈又送给产妇丈夫一剂药，嘱咐他回去后让产妇喝下。处理好这些，孙思邈便大步向前走去，给邻村的人看病去了。

提问：为什么针刺人中、中极、中脘这三个腧穴，产妇就能醒过来？如果你在临床或者生活中碰到有人说产妇"没气"了，你会怎么处理？

一生答：人中是急救的要穴，有开窍醒神的作用。中极和中脘都是任脉上的穴位，任脉起于女子胞，为阴脉之海，"任"字又与妊娠的"妊"相通，说明任脉与女性的生殖关系十分密切。

二生答：从位置上看，中极正对子宫，中脘里面就是胃，取这两个穴位，也有激发先、后天功能之意。

三生答：如果没有听过这个故事，碰到有人背过气去，我肯定吓得啥都不敢做，最多只知道打 120。但是今天学习了孙思邈的事迹，我知道了开窍醒神的 3 个穴位，之前也听老师讲过针灸急救的一些临床案例，现在如果碰到这种情况，120 还是必须要打，但是在等待的过程中，根据具体情况可以选择一些中医适宜技术进行处理，以争取抢救时间。总之，听了这个故事，我对中医更加有信心，今后会更加努力地学习。

四生答：补充一点，除了可以用毫针刺法外，其实还可以用艾灸、穴位按摩等方法，更为方便实用，也更加安全。

师：几位同学回答得特别好！这则孙思邈开棺救人的故事带有明显的传奇色彩，许多细节也已不可考证。只能根据传说，结合临床进行推断，这名产妇最大的可能是发生了"厥证"这一危重证候。厥证是以突然昏倒、不省人事、四肢逆冷为主要临床表现的一种病证。病情轻者，一般在短时内苏醒，但病情重者则昏厥时间较长，甚至一厥不复而导致死亡。产妇由于难产，产程时间过长，失血耗气；或是由于长时间不能顺利分娩，产妇焦急不堪，急火攻心，气机升降失调，运行逆乱。这些因素均可导致气血不能上达清窍，神明失养，从而出现昏不知人。厥证乃危急之候，当及时救治为要，醒神回厥是主要的治疗原则。孙思邈在当时病情凶险、十万火急的时刻，迅速地做出判断，并施以针灸这种便利、有效的急救方法，短时间内就使产妇开窍醒神，为后续的治疗争取时间。传奇毕竟是传奇，但是也提示我们必须认真踏实地学习好专业知识和技能，并勇于实践，不断积累经验，才能在关键时刻迅速调动出"库存"，做出快速而有效的处理，以应对产科瞬息万变的情况。

[**课堂实效**] 通过介绍"药王"孙思邈一针救两人的传奇故事，唤起学生对传统中医文化的热爱和信心，激发学生学习中医及中医适宜技术的兴趣，教育学生想要胜任临

床工作，甚至成为人们敬佩的"神医"，必须踏踏实实掌握好专业知识，不断实践，不断积累，精益求精，践行"大医习业"的精神。

四、课后感悟

教师反思：孙思邈重视医德，不分"贵贱贫富，长幼妍蚩，怨亲善友，华夷愚智"，皆一视同仁，声言"人命至重，有贵千金"。他认为，医生须以解除患者痛苦为唯一职责，其他则"无欲无求"，对患者一视同仁"皆如至尊"，"华夷愚智，普同一等"。他身体力行，一心赴救，不慕名利，用毕生精力实现了自己的道家医德思想，是中国医德思想的创始人。孙思邈还对良医的诊病方法做了总结："胆欲大而心欲小，智欲圆而行欲方。""胆大"是要有如赳赳武夫般自信的气质；"心小"是要如同在薄冰上行走，在峭壁边落足一样时时小心谨慎；"智圆"是指遇事圆活机变，不得拘泥，须有制敌机先的能力；"行方"是指不贪名、不夺利，心中自有坦荡天地。胆大心小、智圆行方，这是对医者道德行为规范最为精准的概括，需要当今医护人员时刻铭记于心，遵照执行。

学生感言：临床工作中想要做到胆大心细，必须以扎实的理论基础、丰富的临床经验为底气。四诊是通过望、闻、问、切收集患者临床资料的方法，以便进一步分析、诊断病情，为疾病治疗和护理打下基础，具有重要的临床意义。

（肖雯晖）

教学实录二

【**专业**】助产学　　　　　　　　【**课程**】中医围产护理学

【**知识点**】癥瘕的概念、病因、辨证与治疗。

【**应用案例**】为"女佣"治病——朱丹溪（医学类专业课程思政教学案例集：友善章案例 3）。

一、教学目标

【**知识点育人目标**】

1. 强调重视情志致病——培养学生以人为本的职业理念。

2. 掌握癥瘕的护理和治疗——增强学生一视同仁、仁爱为怀的事业准则。

【**知识点思政元素**】

1. 身心同治——引导学生深刻领会中医天人相应、形神一体与生理－心理－社会现代医学模式的契合，以悲悯的情怀理解患者，身心同治。

2. 中病即止——教育学生以病情为实施治疗、护理措施的根本依据，不可以医敛财，心存私欲。

二、教学设计

1. 导入　请学生结合自身经历，谈谈为什么选择助产学专业？选择助产学专业后有没有遇到过困扰？有没有遭遇过有人对助产学专业心存偏见？然后带着问题去听一位古代大医家——朱丹溪，主动关爱妇女，以悲悯济世的大爱情怀为社会地位低下的女佣治疗疾病的故事。

2. 展开　逐渐展开故事情节，结合本课程内容，引发学生思考、分析，在学习专业知识的同时，渗入思政元素，培养人文素养。朱丹溪是一位儒医，具有悲悯济世的大爱情怀和兼济天下的崇高理想。他对病患一视同仁。由于他对劳动妇女的同情和怜悯，由于大爱思想在他脑海中的根深蒂固，他不由自主地去关注妇女、关爱妇女，学习妇科的诊疗知识，悉心地为妇女诊疗疾病，并且效果显著。

3. 总结　朱丹溪除了具备精湛的医术外，还有高尚的医德医风，他的医德对后世医德的发展有着积极的影响。朱丹溪以济世救人、普同一等、仁爱为怀为事业准则，尤其是不拘泥于世俗偏见，主动关爱妇女、同情妇女，并且不断钻研妇科疾病的治疗，不求回报地为贫苦妇女诊疗疾病，并且都效果显著。先贤的人性光辉足够让人感动，并能引发学生思考，感召学生以此为榜样，向光而行。从这个故事中还能感受到朱丹溪的淡泊名利，以及看病时的认真负责，哪怕是对社会底层百姓，也充分地考虑各种因素，结合自己丰富的临床经验，制订了最适合的治疗方法。这也要求医学生必须掌握扎实的基础知识，同时，多临床多实践，才能在面对复杂多变的临床问题时应付自如，灵活地解决问题。

4. 反馈　为了巩固所学知识并拓展知识领域，教师推送 2～3 篇相关文献供学生阅读，并在课程网上平台的论坛版块进行讨论，帮助学生逐步形成科研思维，为今后的科研创新奠定一定基础。

三、课堂实录

1. 培养学生一视同仁、悲悯济世的大爱精神。

师：朱丹溪是著名的金元四大家之一，浙江东阳人，他的学术思想至今对浙派中医有着深刻的影响。关于朱丹溪也有很多传说，值得我们细细品味。当时，东阳当地有一个大户人家，家大业大，人丁兴旺，家里人有个头痛脑热都找朱丹溪看病。一次，朱丹溪又被请去看病，诊治结束后，正准备告辞到下一家出诊，突然看到一个女佣偷偷向他招手，示意他到人少的地方说话。这个女佣朱丹溪觉得很脸熟，但是从来没有说过话，每次到大户人家出诊总是能看到她在东家闷头干活，沉默寡言，感觉好像总是有不开心的事情。此时，朱丹溪已经声名远播，求医者络绎不绝，需要马不停蹄地看病，但看到这名女佣对他发出求救信号，还是停下步伐，了解事由。

提问：朱丹溪出诊工作十分繁忙，为什么还愿意为一名地位低下的女佣停下脚步，耽搁时间？

一生答：身为医生的职责，当别人有需要的时候，他本能地就去做了，应该是没有想太多，比如会不会浪费时间、有没有回报等。我觉得医护人员都应该这样。

二生答：因为"医者父母心"，朱丹溪认为众生平等，不管是达官贵人，还是平民百姓，在医者眼里都应该一视同仁。

三生答：朱丹溪是一代伟大的儒医，他自幼读书，受儒家大爱仁义的思想影响深远。中年从医后，他也始终秉持着"不为良相则为良医"的信念，将普同一等、仁爱为怀的精神贯彻在日常行医的过程中。

师：几位同学说得很到位，非常棒！尤其是有的同学还对朱丹溪的生平有所了解，这是很难得的。中医学有着两千多年的历史，名医大家就像散落在历史长河中的一颗颗耀眼星辰，我们后人在学习的时候，适当地了解一些历史、人物生平，对我们深入理解相关知识是大有裨益的。所以，我再补充一点儿故事发生的历史背景，帮助大家加深理解。在古代，我国妇女地位一直很低，导致妇科也不受重视，很多医生都不愿意看妇科病，觉得晦气，上不了台面。朱丹溪却很同情患病的妇女，除了对治疗内科疾病很有建树外，还潜心研究妇科疾病的诊治，不分男女老幼，毫不吝啬地将健康的福祉带给那些与疾病抗争的人们。

[**课堂实效**] 朱丹溪是一位儒医，具有悲悯济世的大爱情怀和兼济天下的崇高理想，他对病患一视同仁，践行了"大医精诚"的理念，使学生切实地体会到"若有疾厄来求救者，不得问其贵贱贫富，长幼妍蚩，怨亲善友，华夷愚智，普同一等，皆如至亲之想"，"虽曰贱畜贵人，至于爱命，人畜一也，损彼益己，物情同患，况于人乎"。

2. 培养学生共情患者，身心同治的专业能力。

师：接着来看故事。女佣愁眉苦脸地告诉朱丹溪，几个月前，因为与丈夫发生不快，郁闷难舒，心事郁结心头。后来月经竟然不来了，已经停止了 3 个月，而且能摸到小腹渐渐生出肿块，肿块越来越大，现在感觉有炊饼那么大了，摸上去还有点痛。近两天乳头颜色变深还有液体流出。难道是怀孕了？朱丹溪听了女佣的讲述，好心地给她把脉，说："此涩脉也，非孕脉之象。"女佣满脸狐疑："若不是怀孕，岂非大病临头？"朱丹溪晓之以医理，消除她的疑虑恐慌心理，并开了几剂活血行瘀的方药，让她回去服用。

提问：为什么朱丹溪特别了解女佣的心思，能给予很有针对性的治疗和疏导？

一生答：我觉得朱丹溪肯定在平时就特别关注老百姓的疾苦，尤其是对于妇科疾病的病因有深入的了解，"治病求本"，所以要药物治疗与情志调摄同时进行。

二生答：故事中的妇女患病就是情志致病。因情志内伤，肝气郁结，导致气聚血凝，经闭不行，气血凝结而成块，逐渐增大而成癥瘕。朱丹溪有普同一等的思想，所以平时生活及诊病的时候，都有意地观察妇女的情绪、心理活动及其与疾病的关系。逐渐积累之后，朱丹溪对于女性疾病的诊治，身心同治也越来越得心应手。

师：两位同学回答得很好。本案例患者所得的疾病是癥瘕，是由于情志不调导致气血互结于胞中而形成的，护治原则应以行气活血、化瘀消癥为主，同时帮助患者调畅情志。我们常说现代医学模式是生理 – 心理 – 社会模式，其实中医学的模式与现代医学模式十分契合，可以概括为"上知天文、下知地理、中晓人事"，特别强调心理和社会因素对人体健康的影响，在诊治疾病时重视人文关怀、情志调护。

[**课堂实效**] 朱丹溪对劳动妇女的同情和怜悯，充分体现了大爱思想在他脑海中深深扎根，使他不由自主地去关注妇女、关爱妇女，学习妇科的诊疗知识，悉心地为妇女诊疗疾病，深受百姓爱戴。先贤的光辉事迹引领着学生砥砺前行。

3. 培养学生心无杂念、一心赴救的职业素养。

师：过了几天，女佣来复诊，说"药已经吃完了，月经也来了，流出的都是一些黯黑色的血块。肚子里的肿物小了一半，您的药真是神奇，再给我开几付药继续吃吧"。奇怪的是朱丹溪并没有继续给她开药，向她解释："病势已去，勿再攻，只需注意日常调理，待下次行经，当自消尽。"女佣虽然心有疑虑，还是问朱丹溪："那我应该怎么调理呢？"朱丹溪说："最重要的是不要跟丈夫生气，家和万事兴，心情要开朗一点儿。另外，我看到厨房有不少陈皮，花园里有很多佛手，你可以向东家讨一点儿来泡茶喝，对你的病证也有好处。"女佣按照朱丹溪的叮嘱自我调理，没再服药，腹中的肿块果然完全祛除了。

提问：为什么女佣想继续服用中药而朱丹溪却不给她开药？

一生答：因为朱丹溪具有悲悯情怀，能体会到贫苦人民的不容易，想给女佣省钱。

二生答：中医治疗中有一个非常重要的原则叫作"中病即止"，就是"穷寇莫追"的意思。朱丹溪觉得患者的病情已经有了明显缓解，因为月经已经来了，后续可以不用吃药，以食疗和情志调理为主。

师：把两位同学的回答结合起来就很完善了。由于患者病程不长，病势尚不顽固，气滞大于血瘀，故治疗一段时间后，月经恢复，排出黯黑色血块。治疗癥瘕的药物多为攻伐之品，长期应用容易损伤正气，又考虑患者为劳苦的底层百姓，朱丹溪果断地"中病即止"，没有继续开出方子，而是以简便经济的药茶替代，取得了很好的疗效。

[**课堂实效**] 通过分析和讨论案例，学生深刻体会到治疗和护理疾病不是追名逐利，也不能敷衍了事，必须在仔细了解病情之后，分析病患体质特点、心理状况及季节气候等，才能制定出最适合的治疗方案。

四、课后感悟

教师反思：朱丹溪是一位儒医，具有悲悯济世的大爱情怀和兼济天下的崇高理想，展现出伟大的中医先贤对妇女一视同仁、悲悯济世的专业风范和大爱精神。朱丹溪的故事教育学生在复杂的社会中，面对形形色色、富贵贫贱、长幼妍蚩的各种人时，提醒自己面对的都是鲜活的生命，敬畏生命是医者最基本的素质之一。大爱即博爱之心，大爱之心，不分国界，不分种族，作为肩负迎接新生命使命的助产人员，更应该努力为全人类的健康及提升国民人口素质贡献专业力量。

学生感言：助产士应该具有良好的政治素质、人文素养、职业道德，且对母婴心存仁爱之心，即没有任何条件、任何私利，甘于奉献，能够从生理、心理、社会和文化等各方面保护和促进母婴身心健康。通过学习案例，时刻告诫自己坚守初心、关爱孕产妇，成为一名合格的母婴守护神。

（肖雯晖）

第三章　助产学 ▷▷▷▷

教学实录一

【**专业**】助产学　　　　　　　　【**课程**】助产学

【**知识点**】助产专业的历史、现状及展望。

【**应用案例**】我国助产教育的开拓者——杨崇瑞（医学类专业课程思政教学案例集：爱国章案例 5）。

一、教学目标

【知识点育人目标】

1. 了解助产专业的历史背景，培养学生的专业自豪感。

2. 了解助产专业的当前现状，强化学生的爱国大情怀。

3. 掌握助产专业的未来发展，提升学生讲奉献的风尚。

【知识点思政元素】

1. 助产专业的缘起——培养与祖国同呼吸、共命运的爱国精神。

2. 助产专业的发展——塑造守初心、尽职守、勤钻研的敬业精神。

二、教学设计

1. 导入　通过我国助产教育的开拓者杨崇瑞案例的导入，引入本节课的教学内容——助产专业的历史、现状及展望，点明案例中的核心问题——爱国情怀和爱业精神。

2. 展开　通过助产教育的奠基者杨崇瑞的事迹引发学生思考。杨崇瑞认为，助产士的工作为现代女子最重要且最合宜之一的职业，其贡献于妇女界及我民族前途者，必十倍于其他事业。启发学生回溯职业选择的初衷和感悟。杨崇瑞任联合国妇幼卫生组组长时，放弃定居欧美等发达国家的机会，坚持回国继续她的妇幼事业，是怎样的信念指引她的选择；杨崇瑞将"牺牲精神，造福人群"作为第一所助产士学校的校训，她认为高尚的品格是助产士应具备的道德素质，这些职业道德要求是否仍适合当今的助产士；在学生的思辨过程中，激发其对助产专业的忠诚和热爱，自发地将职业理想与时代发展和国家需求紧密相连。

3. 总结　本次课程的教学目的是梳理助产专业发展的历史脉络，追溯前辈的初心和艰辛，加深学生对专业的理解，从而形成爱业、敬业、乐业、精业、勤业的职业精神。

4.反馈 助产学课程应用线上、线下多重教学平台，形成师生无障碍交流通道，学生感言课堂效果，便于教师教学的不断改进。

三、课堂实录

1.前辈对助产工作的尊崇，引发学生的专业自豪感。

师：杨崇瑞博士于1917年毕业于北京协和医学院，是中国近现代史上第一位医学女博士。她是中国近代妇幼卫生事业创始人，中国助产教育的开拓者。她创办了中国第一所现代化的助产学校。1927年，她从美国霍普金斯大学进修回来时，向媒体谈到选择从事助产事业的原因，她说："我是一个女人，我最关切的当然是女人的安危疾苦。"她认为，助产士是现代女子最重要和最合适的一种职业，助产工作对于我们妇女界和民族的贡献，将远胜于其他事业。

提问：你们选择专业时的初衷是什么？谈谈你们对助产工作的看法。

一生答：家人当初考虑的是容易就业。2015年国家实施全面二孩政策后，助产士的缺口很大，学校也开始招收助产专业本科生，父母亲觉得，科班毕业的助产士像妇产科医生一样受人尊重，就选择了助产学专业。从前辈的事迹中，我了解到当初办校的缘起和艰辛，前辈的执着和坚定，以及助产培训后的显著成效——孕产妇和新生儿的死亡率显著下降，深深体会到这份工作的重要性，以及作为一名新时代助产本科生的自豪。

二生答：学校也邀请助产专家和前辈老师们分享了他们工作中的感悟。记得有老师提到，助产士是离产妇最近的人，产妇和胎儿的变化常常发生在瞬间，需要助产士有非常敏锐的判断力和快速的反应能力，一念之间，就关系两条生命的安危，譬如会出现胎心变慢、脐带脱垂、产后出血等紧急情况，只有及时发现和抢救，才能让患者转危为安。因此，助产士专业性更强，责任更大，职业成就感也更明显。

师：同学们讲得很好。杨崇瑞博士回国后放弃妇产科医生的工作，开始从事助产教育，正是从国内外孕产妇死亡率的对比中，敏锐地感知到助产士工作的重要性。作为助产士，我们能在女性生命中艰难险危的时刻，用自己的专业知识与技能为她们保驾护航，这也是一种幸福。

［**课堂实效**］通过学习杨崇瑞的"弃医从教"和对助产工作的尊崇，使学生深深体会到助产士的重要，增强学生对专业的忠诚度。近年来，我国全面恢复助产专业的本科教育，更是时代赋予的难得机遇。

2.激发学生爱国、报国的大格局和大情怀。

师：杨崇瑞博士早年留学国外，后期任职于联合国，多次放弃定居欧美等发达国家的机会，念念不忘贫穷的祖国。回国后，她并未安于一隅做名医生，而是转入全国的妇幼卫生工作，着眼于国家在妇产科领域亟待解决的问题。她以一名医学家的远见卓识和使命感，先后创办60余所助产学校，培养和造就了大批妇幼卫生人才。

提问：你觉得是怎样的信念指引着杨博士的选择？作为新时代的助产士，如何践行爱国主义精神？

一生答：纵观杨崇瑞前辈的选择，她一直期望以满腹才华、满腔热血报效祖国，丝毫不计较个人的得失和"远大前途"，真正做到与祖国和人民同呼吸、共命运。前辈的事迹让我钦佩，也感到羞愧。我们往往终日沉浸在个人的小圈子里，不曾将自身的职业规划放入国家和民族需求的大坐标中。

二生答：是的，以前总觉得爱国离我们很遥远。其实不然，正如习总书记所说"爱国，是人世间最深层、最持久的情感"，她可以渗透到生活的方方面面。作为助产士，要响应国家召唤和孕产妇对行业的需求，譬如目前倡导的"自然分娩、舒适分娩"，需要我们发挥自身的聪明才智，去学习，去探索和创新，从身边点滴做起，竭力改善产妇的体验。未来如有机会赴国外深造，必不忘回来报效祖国。

师：杨博士等老一辈知识分子的爱国情怀，非常真挚动人。作为新时代青年的一分子，我们也要将个人理想同国家民族的前途命运相结合，将个人追求同人民的需要利益相统一，这样才更有价值和意义。我们要让"爱国、担当、奋斗、修为"成为我们身上最显眼的标签，成为有作为的新时代助产人。

[**课堂实效**] 对学生来说，爱国原是一个宏大的命题，但以杨崇瑞事迹作为媒介，爱国情怀变得真切而生动。在案例的感染下，学生似乎越过眼前的琐碎和小我，融入了更崇高和庄严的一种境界，对未来的助产工作，相信也多了一份郑重之情。

3. 启迪学生树立尽职尽责、乐于奉献的职业风尚。

师：杨崇瑞博士将"牺牲精神，造福人群"作为第一所助产士学校的校训。她以自己的实际行动实践校训，数十年滴滴心血倾注在事业上，克勤克俭，将节省下来的钱帮助地方开办妇幼卫生事业。她注重学生的职业道德教育。她认为助产士应具备的基本素质包括健康的体格、丰富的学识、高尚的品格和合作的精神。对于如何培养合格的助产士，她指出，助产士必具备条件为二，学与术是也，二者相辅而行，不可偏废。

提问：杨崇瑞博士提出的职业道德要求，是否仍适合当今的助产士？

一生答：我觉得，虽然时代在变，但对助产士的基本要求仍未改变。譬如奉献精神。老师曾提到，产房工作量大，产妇在夜间临产概率更大，甚至夜班时能接产 10 余个新生儿。助产士要陪伴每位产妇度过漫长的产程，既要配合导乐、非药物镇痛、无痛分娩等不同方式，也要给她们心理上的支持、情绪上的抚慰。在如此紧张、繁忙的状态下，助产士还要细心观察和敏捷应对各类异常情况。因此，我觉得，助产士必须具备高度的责任心和全心全意的奉献精神。

二生答：此外，助产士也需要品格高尚，富有同理心。产妇在分娩过程中，会有强烈的恐惧感和无助感，助产士应理解产妇的感受，用爱心、耐心、细心为她们保驾护航。

师：同学们回答得很详细。的确，全面二孩政策实施后，医院分娩量骤增，助产士的工作强度较大。但要谨记，我们不是在流水线上加工产品，而是帮助产妇和家庭迎接新生命，是一件值得我们付出的、非常有意义的事，这也是支撑助产前辈一生坚守产房的内心信念。另外，我们要以习总书记的教诲为指引，不断锤炼高尚品格，加强内心修养，成为一名高素质的助产人才。

[**课堂实效**] 对于"奉献、舍己为人"精神，青年一代会觉得是过时的东西。杨崇瑞博士以一生的言行作答，牺牲精神依旧可贵和动人。通过课程学生也认识到，我们的服务对象是痛苦无助的孕产妇，更需要彰显"人道、博爱、奉献"精神。

四、课后感悟

教师反思：常言道"知道自己从哪里来，才能获得不竭的动力"。本次课程追溯了现代化助产教育的源头，重温了杨崇瑞前辈的办学"初心"和她的拳拳爱国之心。通过对案例的学习，让学生对选择助产士职业的初心更虔诚、更纯粹、更坚定，同时，激发学生以过硬的专业本领，于平凡细微处，去践行爱国精神。

学生感言：从案例学习中，我们深深感受到，今日的学习机会是来之不易，凝聚了前辈们的心血和厚望。杨博士的精神是我们前行的动力，我们必将承继她提出的校训，乐于奉献，追求卓越，为助产学科的发展添砖加瓦。

（应立英）

教学实录二

【专业】助产学　　　　　　　　【课程】助产学

【知识点】正常分娩：产程的临床表现、处理原则和助产要点。

【应用案例】"万婴之母"——林巧稚（医学类专业课程思政教学案例集：友善章案例1）。

一、教学目标

【知识点育人目标】

1. 了解分娩中助产士的职责，培养学生的敬业精神。

2. 强调正常分娩的处理原则，强化学生的人文情怀。

3. 掌握正常分娩的助产要点，培养学生的职业态度。

【知识点思政元素】

1. 正常分娩的产程观察——培养珍视生命、尽职尽责、关爱产妇的人文精神。

2. 正常分娩的上台接产——塑造坚守初心、热爱专业、勇攀高峰的职业精神。

二、教学设计

1. 导入　通过"万婴之母"林巧稚案例的导入，引入本节课的教学内容——正常分娩中各产程的临床表现、处理原则和助产要点，点明案例中的核心问题——人文关怀和职业精神。

2. 展开　通过妇产科学的奠基者林巧稚的事迹引发学生思考。林巧稚曾教导学生，分娩的产妇把自己和婴儿两条性命都交给了助产士——站得离她最近的人，你甚至没有权利说你饿、你累、你困。作为一名未来的助产士，如何理解这份职业的责任和使命；林巧稚一生约有50年的时光都是在医院的产房中度过的，亲自接生了5万多婴儿，案例中她的言行举止，处处流露着她对孕产妇的真挚情感和大爱精神。在不同的社会环境中，林巧稚始终能突破观念的束缚和社会的歧见，坚持自己的选择，以高超的技术服务他人，促进了中国妇产科学的建立和完善，是怎样的精神支撑着她走过传奇的一生；在案例学习过程中，真正在学生心中确立助产专业的重要性，树立其掌握助产技能的决心。

3. 总结　助产学课程的教学目的是培养合格的助产士，以及与之相应的人文关怀意识与追求卓越的职业精神，从而培养学生对正常分娩的接产能力，从技能储备上令学生坚定对自己专业能力的信心，以及由此所形成的以人为本的正确价值观。

4. 反馈　由学生举例在身边看到的、听到的优秀助产士事迹，以及涉及产房纠纷、产房冷暴力的事件，请学生分析该事件的原因和危害，同时提出应对的方案。

三、课堂实录

1. 提升助产专业忠诚度，自觉夯实专业知识和技能。

师： 林巧稚是中国妇产科学的主要开拓者和奠基人。虽然一生没有结婚，却亲自接生了 5 万多婴儿，被尊称为"万婴之母""生命天使""中国医学圣母"。她告诉学生，助产士肩负产妇和新生儿两条生命，责任重大，不能有丝毫马虎。她说自己生平最爱听的声音，就是婴儿出生后的第一声啼哭，这生命的进行曲，胜过人间一切悦耳音乐。

提问：如何理解助产士的责任和使命？在分娩接产学习中是如何体现的呢？

一生答： 正如林巧稚教授所说，助产士陪伴产妇度过生命中最特殊的时刻，肩负着守望和迎接新生命的神圣使命。在前辈的事迹中，我深深感受到这份职业的价值和意义。此外，正如老师课上提到，全球每年仍有较多的妇女死于怀孕和分娩相关的疾病，而助产士在减少母婴患病和死亡方面可以起到重要的作用，我觉得这就是我们身上担着的一份沉甸甸的责任。

二生答： 我觉得作为一名助产学生，应向前辈学习，将这份责任转化为学习的动力，认真掌握助产人才所必需的知识和技能，尤其是助产士的核心操作——分娩接产，也就是本次课程的内容。从产前的细致观察、耐心陪伴和减轻疼痛，产时的沉着接生，到产后的母婴护理，每一个环节都应郑重对待，尽全力保障孕产妇和新生宝宝的安全。

师： 两位同学都回答得非常好。助产学是一门专业性和独立性很强的学科。助产士能独立进行正常分娩的接产，在工作中有更多的决策权，也有更强的职业成就感和价值感。近年来，我国助产事业得到蓬勃的发展，助产士的行业地位不断得到提升，使产房成为越来越多的助产士抱持初心、默默坚守的地方。但"能力越大，责任越大"，助产士的技术水平和操作能力关系着母婴的安危，进而影响一个家庭的幸福。所以，在未来的学习和职业生涯中，希望你们能谨记责任，传承前辈精神，不断打磨，蜕变成真正的生命天使。

[**课堂实效**] 通过探讨林巧稚对助产士职业的诠释，引发学生对助产士的责任和使命的思考，增强学生的专业忠诚度。助产士的专业水平关乎母婴的生命健康，唯有夯实助产专业知识和技能，才能担当这份责任，实现自身的职业价值。

2. 强调人文关怀，塑造具有仁爱之心的母婴"守护神"。

师： 在近乎半个世纪的产房坚守中，林巧稚教授亲自接生了 5 万多名婴儿，被尊为"万婴之母"。她尊重产妇隐私，对产房语言暴力零容忍，似亲人般对待孕产妇和新生儿，以实际行动践行着"医者大爱、仁心仁术"的精神。

提问：案例中她的言行举止对你有何启示？

一生答： 我被前辈的事迹深深感动。她毕业于中国的医学殿堂，从欧美深造归来，却始终怀着朴素而真挚的情感，毫无分别地对待孕产妇，处处体现"尊重人、关心人、爱护人"的人文精神。分娩过程是产妇一生中最刻骨铭心的经历，也是最痛苦、脆弱和无助的时刻，见贤思齐，作为一名未来的助产士，我也将以爱心、耐心、细心对待孕产妇，尽力让分娩成为她们幸福愉悦的经历，成为一名真正的母婴守护神。

二生答：关于产房语言暴力，我有些疑问。曾经有新闻提到，助产士或产科医生的大声训斥，有助于产妇迅速安静，避免无谓的体力消耗。老师如何看待这个问题？

师：同学们对林教授的事迹都很有感触。人文关怀能力是我们助产士必须具备的职业能力。我们的服务对象是一个个独立而独特的人，在她们最痛苦无助的时候，应该得到尊重、鼓励、陪伴和保护，而不是被当作流水线上的产品接受程序化的操作。任何情况下，都不能粗暴地对待孕产妇，我们要学习林教授，向一切产房暴力 SAY NO！

[**课堂实效**] 细微之处见真情，林巧稚的事迹生动诠释了人文关怀的内涵，让学生深刻认识到人文精神在助产服务中的重要性。课堂通过对新闻中产房暴力的误导进行纠正和讨论，使学生牢固树立人文关怀的理念，自觉自愿地提升人文素养。

3. 培养精益求精、追求卓越的职业态度。

师：早在 1929 年，林巧稚就能突破观念的束缚和社会对女性的歧见，为自己的医学理想而坚定求学，成为协和医院第一位中国女医生。此后更是孜孜不倦地远赴海外知名医院考察深造。回国以后，林巧稚把自己的一切都奉献给了祖国的妇产科事业。她全面深入地研究了妇产科各种疑难病，摸清了诸多妇女疾病的发病规律，促进了中国妇产科学的建立和完善。1955 年，林巧稚当选为首届中国科学院唯一的女学部委员（院士）。她的一生，是极其丰满充实的。

提问：林巧稚教授的人生故事，对你未来的助产士职业生涯有何启示？

一生答：我非常钦佩林教授。她在当时的条件和境遇下，以自身的勤勉敬业、拼搏进取，成就了熠熠生辉的一生。我们有幸处在助产事业蓬勃发展的时代，新理念、新知识、新技术层出不穷。作为新生代助产士，我们绝不能止步于常规的助产技能，要以开放的心态拥抱新事物，精益求精，不断成长。譬如自由体位分娩、无保护接产技术、新生儿早期基本保健等都是近年提出的新观点，需要我们与时俱进，跟上助产发展的潮流。

二生答：除了学习新技术，我们更需要用自己敏锐的洞察力和智慧，去发现和思考助产领域中存在的问题，通过科研循证的方法，不断创新优化，以促进助产学科和专业的发展。

师：两位同学都讲得很好。我们处在一个日新月异的时代，助产专业也获得前所未有的发展契机。我们要以"保障母婴健康、促进自然分娩和温柔分娩"为己任，不断学习，不断创新，勤思考，勇实践，真正成为"母亲最坚定的依赖"，无愧于"生命诞生守护神"的称号。

[**课堂实效**] 林巧稚以一己之力，促进了学科的建设和完善。正是对专业的坚定和热爱，对受病痛折磨妇女的感同身受，促使她不畏艰辛，勇于探索，不断追求，勇攀事业高峰，也实现了自身的价值。她的事迹，极大地激发了学生立足专业、勇于创新、追求卓越的职业精神。

四、课后感悟

教师反思：分娩接产是助产士的核心技能，助产士的人文关怀意识和职业精神是母婴安全和改善分娩体验的重要保证。课程希望通过对林巧稚真实案例的讲述，潜移默化地让学生重视专业能力、人文精神和职业素养，成为一名高素质的助产人才。

学生感言：助产专业的发展几经波折，当下正处于黄金时代。林巧稚前辈的事迹，像一道光，指引和激励着我们。我们必不负时代，不负机遇，扎实学好本领，为母婴健康保驾护航，在平凡的岗位上实现自身的职业价值。

（应立英）

第四章　助产心理学 ▷▷▷▷

教学实录一

【专业】助产学　　　　　　　　【课程】助产心理学

【知识点】心理支持技术：倾听、共情、安慰与开导、解释、建议和指导。

【应用案例】

1. "万婴之母"——林巧稚（医学类专业课程思政教学案例集：友善章案例1）。

2. "8·31"榆林产妇跳楼事件。

3. "庄子与惠子游于濠梁之上。"（《庄子·秋水》）

一、教学目标

【知识点育人目标】

1. 了解助产士心理支持的职责要求，培养学生的爱业精神。

2. 强调各项心理支持的具体实施方法，强化学生职业能力。

3. 掌握各项心理支持技术的具体核心，培养学生的人文素养。

【知识点思政元素】

1. 各项心理支持技术的注意事项——培养学生珍视生命、尽心尽责的职业人文素养。

2. 各项心理支持技术的实施方法——培养学生高度同理心、主动发现患者心理问题的能力。

二、教学设计

本课程以案例榆林产妇跳楼事件为导入，引导学生讨论如何针对孕产妇的心理问题及时展开心理支持技术学习，同时用《庄子》中的典故以及"万婴之母"——林巧稚的故事深入引导学生提高心理职业技术素养。

1. 导入　通过榆林产妇跳楼事件的导入，引入本节课的教学内容——心理支持技术：倾听、共情、安慰与开导、解释、建议和指导等内容。

2. 展开　通过榆林产妇跳楼事件引发学生思考，作为助产心理学课堂教学的引用，在课堂上突出引导学生对"产妇多次要求剖宫产但没得到相关方积极回应"这个问题进行讨论，启发学生思考在面对产妇的心理困境时应该如何从专业的角度去做心理支持，帮助产妇脱离困境，从而避免悲剧的再次发生。在学生讨论的基础上，导入中国传统故事《庄子》中庄子与惠子游于濠梁之上的故事，提醒学生共情并非易事，点出在临床上实施心理技术的注意事项。最后，导入"万婴之母"——林巧稚的故事，用先辈的医德医风对学生进一步熏陶，学习提高心理职业技术素养。

3.总结 各种心理支持技术包括倾听、共情、安慰与开导、解释、建议和指导等技术的应用，是助产士的心理基本功。本次课程教学的目的是通过案例的讨论使学生掌握心理支持技术的各项基本功，同时也培养学生高度同理心、主动发现患者心理问题的能力；在此基础上进一步培养学生珍视生命、尽心尽责的职业人文素养。

4.反馈 教学过程中通过榆林孕妇跳楼事件的悲剧案例，来警醒学生临床工作中要珍视生命，对待患者要尽心尽责，要有高度同理心，及时主动发现患者心理问题的能力，并给予及时有效的心理支持技术。

三、课堂实录

1.倾听患者的需求，尊重患者的感受，尽心尽责是助产士的基本心理职业素养。

师：2017年8月31日，陕西榆林一孕妇疼痛难忍，要求剖宫产遭拒后跳楼身亡的消息在网络上持续发酵，引起各界的关注和热议，大家有没有听说过这事件？

一生答：听说过，但不是很了解。

二生答：好像是家属不同意产妇剖宫产，一定要让她顺产。

三生答：也有家属认为与医院在产程中没有尽职有关系。

师：榆林产妇跳楼事件是一起惨烈的悲剧。关于这件事情，大家都觉得很震惊也很惋惜。事发当晚，许多人在微博针对此事发声，表达难过的心情，并呼吁社会尊重产妇的尊严和感受。《人民日报》对此事也做了评论：制度的完善和落实不仅需要医患双方在医疗行为中承担起应有的责任，更应该在价值观念中凝聚起更多"产房里的共识"。不论是舆论在这起事件中关注的"产妇多次要求剖宫产但没得到相关方积极回应"，由此引发的关于患者自决权的争论，还是在医学界热议的剖宫产临床指征，以及无痛分娩技术在中国发展的困境，这些讨论的背后都折射出一个关键性问题，就是家属、医院乃至社会对产妇的真正尊重。今天我想请大家一起来看看央视独家采访：陕西榆林产妇跳楼事件在场人员还原事情经过。通过事件的还原，撇开前面讨论的其他问题，今天我们从助产心理学的角度，请大家思考，面对榆林产妇跳楼这样的事件，作为助产士，你认为可以做些什么以避免悲剧的发生？如果你是当时产妇的助产士，在产妇面临这个心理困境的时候你可以做些什么对她进行心理支持？

一生答：我们应该去倾听产妇自己真正的需求，而不是完全从医学指征的角度告知产妇可以自己顺产。因为每个个体的感受都是不一样的，我们要从产妇的生理心理和社会需求考虑，这样我们才能真正做到对产妇的尊重，对生命的关爱。

师：那我们怎样才能真正能做到倾听产妇的需求呢？

一生答：我觉得助产士的共情能力很重要，只有我们设身处地站在产妇的角度去思考她面临的困境的时候，才能真正愿意去倾听她的想法，才能深刻理解产妇的心理和具体问题的实质。从访谈过程可以了解到，助产士对产妇的关注可以更多些，而不是很简单地认为生孩子的经历每个人都是一样的，然后就简单粗暴地处理产妇的情绪问题。

二生答：我认为对于我们助产士还要根据产妇的实际心理困境进行及时的安慰与开导。我看了整个访谈过程，觉得他们对待产妇的心理变化不够重视，安慰与开导不够到位，没有根据产妇的个性特点来分析，也没有很好地去评估到底是否有效，可能对产程过程的一些解释也没有完全做到位，和家属的沟通也存在一定的问题，以至于在出事之后出现医患双方说法完全不一致的情况。

师：我觉得同学们分析得非常到位。在实际临床发现和处理患者心理情绪问题的时候，我们一定要做好详细评估，根据患者的个性特点进行分析，也要及时做好针对性的干预是否有效的评估。同时，我也赞成这个同学的观点，在处理患者的情绪问题时，与家属的沟通也是非常重要的，因为家属也可能是造成患者情绪问题的原因，也可能是解决患者情绪问题的关键。对于分娩这件事，所有治疗操作事项的解释不仅要对产妇进行，同时也要详细评估对家属是否也进行了有效的解释，是否给予了合适的建议和指导。

师：关爱是护理的核心概念与中心任务，它会使患者产生安全感，做到真正的关爱需要我们有扎实的心理支持技术。有效的心理支持技术能增强患者应对压力的能力，尽管助产的服务对象是孕产妇或新生儿，同样需要具备关爱的素养和能力。希望大家通过这个案例，学习和反思应该掌握的知识技能，评估自己的差距，不断提高心理支持能力，为胜任助产服务打好基础。

[**课堂实效**] 以惨痛的悲剧案例，引发学生对于生命的思考，从而引出临床心理支持技术有效应用的重要性和必要性，促进学生学会倾听产妇的感受，尊重产妇的需求，尽心尽责，珍爱生命，自发关爱产妇，从产妇的角度思考问题，及时发现产妇的问题，有效帮助产妇解决心理困境。

2. 子非鱼，安知鱼之乐——共情并非易事。

师：共情是做心理支持技术最重要的能力，它是一个复杂的过程。大家听说过庄子与惠子的故事吗？庄子与惠子游于濠梁之上。庄子曰："鲦鱼出游从容，是鱼之乐也。"惠子曰："子非鱼，安知鱼之乐？"庄子曰："子非我，安知我不知鱼之乐？"惠子曰："我非子，固不知子矣；子固非鱼也，子之不知鱼之乐，全矣！"庄子曰："请循其本。子曰'汝安知鱼乐'云者，既已知吾知之而问我，我知之濠上也。"有同学能翻译一下这段故事吗？

一生答：庄子说：鲦鱼在河水中游得多么悠闲自得，这是鱼的快乐啊。惠子说：你又不是鱼，哪里知道鱼是快乐的呢？庄子说：你又不是我，怎么知道我不知道鱼是快乐的呢？惠子说：我不是你，固然就不知道你（的想法）；你本来就不是鱼，你不知道鱼的快乐，这是可以完全确定的。庄子说：请你回归最开始的设定，你说"你哪里知道鱼快乐"这句话，就说明你很清楚我知道，所以才来问我是从哪里知道的。现在我告诉你，我是在濠水的桥上知道的。

师：太好了！出自这个故事的名言警句大家肯定都听说过：子非鱼，安知鱼之乐。这个故事提醒大家，完全理解他人是非常困难的，只有尽量站在他人的立场思考问题才有可能更好地理解他人。共情的基础不是有与患者相似的经历和感受，而是要设身处地地理解患者及其问题，表达共情也不能一视同仁，而是因人、因事而异，视情而定的，同时表达共情应把握时机，共情应该适度，才能恰到好处。大家在平时的实践过程中要善于使用躯体语言，注重姿势、目光、声音和语调等的表达。如果榆林产妇事件的当事医院，在处理产妇的情绪问题时能切实做好这几点，事件的结果也许完全是另外一种情况了。希望大家在共情能力训练的路上走得越来越好，在以后的工作中能深刻地意识到共情的重要性和不容易，创造越来越多人间大爱美好故事。

[**课堂实效**] 通过讲述典故，引发同学们的思考，提出心理支持技术中共情使用的注意事项。真正共情的培养并非易事，需要大家用心去实施，不断反思与改进，在实践中提高自己的共情能力。

3. 助产士是离产妇最近的人。

师：林巧稚是北京协和医院第一位中国籍妇产科主任、首届中国科学院唯一的女学部委员（院士），是中国妇产科学的主要开拓者、奠基人之一。她亲自接生了 5 万多婴儿，被尊称为"万婴之母""生命天使""中国医学圣母"等。林巧稚不仅自己医术超群，还为祖国的妇产科事业培养了很多优秀的学生。她非常注重在细节处要求学生，强调所有的检查和治疗都不过是方法和过程，它指向的目的只一个，就是对患者的关爱和呵护。产房里，常有待产孕妇因疼痛而呼叫、呻吟。一次，一个实习医生不耐烦地呵斥产妇："叫什么叫！怕疼，怕疼结什么婚！想叫一边儿叫去，叫够了再来生！"林巧稚知道了非常生气，她严厉地批评了这个实习医生，并要她当面向产妇道歉认错。她对学生说："英语中助产士一词是 obstetric，意为站得很近的妇女。分娩的产妇，把自己和婴儿两条性命都交给了 obstetric 站得离她最近的人。你是唯一能给她帮助的人，你怎么能够呵斥她！在这个时候，你甚至没有权利说你饿、你累、你困。"林巧稚像对待亲人一样对待她的患者。当时林巧稚的办公室就在产房对面，产妇一声不寻常的呻吟她都能敏感地听出来。从这个案例中，我们可以学到什么？

一生答：林老师的事迹真让人感动，她都能从产妇的呻吟声中听出产妇的问题，真是拥有丰富的临床经验、深刻敏锐的观察力。我希望我自己以后也能拥有林老师的这个能力，也希望自己像林老师那样，真正做那个离产妇最近的人。我对我的助产生涯充满了希望和信心。

师：确实，林老师的故事也深深感动了我，所以今天在这里最后和大家一起分享。希望同学们都能拥有扎实的心理支持技术，在临床上，用我们敏锐的职业能力，及时发现产妇的各种心理问题，及时有效地处理产妇的各种情绪问题，让婴儿出生后的第一声啼哭，换来产妇最欣慰的微笑，做那个离产妇最近的人。

[**课堂实效**] 通过林巧稚的案例，一方面使学生深深领略前辈的职业精神，对学生的职业认同感有很好的引领，另一方面也给学生树立了很好的典范，让学生明确了自己

的职业要求和努力方向。

四、课后感悟

教师反思：心理支持技术教学的重点是提高学生的共情能力，在临床实践中能及时发现孕产妇的心理问题，并给予及时有效的处理。更需要学生意识到在临床要真正贯彻"以患者为中心"的理念，对患者要无条件的积极关注，这就要求学生有更高的责任心、同理心和爱心。

学生感言：在医学技术发达的今天，我们临床面对的问题也越来越复杂化。榆林产妇跳楼自杀的事件让我们反思，作为医务人员，在工作中对患者的需求积极关注并给予及时有效的回应是我们一直要努力的方向；"子非鱼，安知鱼之乐"的故事让我们意识到我们需要不断反省自己到底做到了真正的共情没有；林老师的故事给我们指引了努力的方向。

（叶红芳，王宪）

教学实录二

【专业】助产学　　　　　　　　【课程】助产心理学
【知识点】产后抑郁的病因、临床表现、心理护理技术和措施。
【应用案例】
1. 为"女佣"治病——朱丹溪（医学类专业课程思政教学案例集：友善章案例 3）。
2. 网络日记——"女大学生流产日记"。

一、教学目标

【知识点育人目标】
1. 了解产后抑郁的病因，培养学生的人文素养。
2. 强调产后抑郁的临床表现，培养学生的执业能力。
3. 掌握产后抑郁的心理护理技能，培养学生的职业精神。

【知识点思政元素】
1. 患者产后抑郁的病因——引导学生在助产专业环境中对孕产妇共情。
2. 患者产后抑郁的临床表现——培养学生沟通能力和良好护患关系的建立。
3. 产后抑郁患者的心理护理技术——培养学生友善仁爱、敬畏生命的职业精神。

二、教学设计

本堂课以"某女大学生流产日记"的导入，引导学生关注产后抑郁人群的病因、临床表现及心理护理措施。借朱丹溪为"女佣"治病的故事启迪学生对所有孕产妇一视同仁、敬畏生命的专业风范和大爱精神。

1. 导入　通过某女大学生流产日记作为导入，引入本节课的教学内容——产后抑郁的心理护理：产后抑郁的病因、临床表现和心理护理措施等内容。突出案例中的人文内涵，即助产工作应使每位妇女都得到身心的呵护。

2. 展开　通过某女大学生意外怀孕后人工流产最终导致产后抑郁的案例步步呈现，将"产后抑郁心理护理"这节课的主要教学内容串联起来。在课堂中突出案例中描述女大学生的母亲、男友对其怀孕流产的反应以及女大学生由此产生的心理变化，引导学生对其产后抑郁的病因进行讨论，从而提升学生共情能力。突出案例中产科护士对女大学生的沟通交流方式、内容以及效果，呈现针对产后抑郁的心理护理技术的正确应用方法，帮助学生形象地理解产后抑郁患者将面临的困境，以及获取孕产妇信任并应用心理护理措施进行心理护理的重要性。最后导入为"女佣"治病的朱丹溪的故事，提醒学生在对孕产妇心理护理过程中，应对所有孕产妇一视同仁，关怀孕产妇，敬畏生命，即便是只经历一次药物流产的患者，即使是即将逝去的小生命。

3. 总结　本次课程教学的目的在于通过案例的呈现结合学生的讨论，使学生掌握产后抑郁的病因、临床表现以及心理护理措施，同时培养学生建立良好护患关系、提高共情能力和临床沟通能力的专业意识，以及对所有孕产妇一视同仁、敬畏生命的职业素养。

4.反馈 由学生举例并详细描述看到的、听到的涉及产后抑郁的新闻或身边事件，分析其病因、临床表现并且构思心理护理方案。在这些案例和活动的推进过程中，将思政教育自然融入专业教学中，做到"润物无声"。

三、课程实录

1.引导学生在助产专业环境中对孕产妇共情。

师：大家一定听说过产后抑郁，大家对产后抑郁的形成原因或影响因素了解吗？

一生答：应该与抑郁相似，有自身的个性问题吧。

二生答：社会环境因素应该有一定的作用。

三生答：不是特别了解。

师：看来有的同学有一定的了解，有的还不清楚。其实，产后抑郁的病因较复杂，大致可分为生理、遗传、心理、社会4个方面。我们一起回到案例，看看案例中的这位患者产后抑郁产生的原因可能有哪些。李某在毫无防备的情况下与母亲一同得知自己怀孕的消息，母亲拿着B超报告说："我生你养你这么大，不容易啊，你才多大啊？为什么要这么糟践自己？我没你这个女儿！"李某男友得知消息后说最近太忙无法过来。李某感到自己被所有人抛弃，内心无比恐惧和绝望，整天以泪洗面，在引产手术后开始变得郁郁寡欢、沉默不语、不愿见人、不愿意配合治疗护理，并时常望着病房的窗外。

提问：请大家来讨论一下，案例中患者产后抑郁的原因有哪些呢？

一生答：应该包括生理因素和社会因素。生理因素主要考虑引产后体内雌激素水平迅速下降或持续低水平；社会因素主要考虑引产前后的家庭支持的缺乏从而增加产后抑郁的易感性。

师：这位同学回答得非常好！大家再来看看，这位患者产后抑郁的临床表现是什么样呢？

一生答：患者在引产术后变得郁郁寡欢、沉默不语、不愿见人。

师：如果各位同学在临床中遇见这样的孕产妇，沟通交流会变得特别困难，因此我们需要像案例中的产科护士学习，应用共情技术，用自己的同理心去设身处地地感受患者目前的处境，并且把自己的感受告诉患者，比如："我很理解你的心情，如果是我，我也会很难过，能和我说说你现在的想法吗？"这样做在使孕产妇感受到关心、爱护的同时，护士也向孕产妇提供了心理支持，从而使孕产妇打开紧锁的心门。

[**课堂实效**]案例中的患者与学生的年龄相似，增强学生分析案例时的代入感和共鸣，对其产后抑郁原因的分析能够引发学生的共情，促进学生从患者的角度思考问题，激发学生的同理心和关爱，提高护理人文素养，为更好地向这一人群提供心理护理奠定基础。

2. 培养学生建立良好护患关系和临床沟通能力的专业技能。

师：我们已经根据案例内容学习了产后抑郁的病因和临床表现，接下来我们一起再来看下应该如何对该类人群实施有效的心理护理。赵护士是李某的责任护士，她密切关注着李某的近况，一次操作时她和李某说："小姑娘，有什么话可以和阿姨说说吗？说不定我能帮上你呢，我们去休息室坐坐吧。"在休息室中，赵护士给了李某一杯热水，李某开始沉默不语，后来流泪向她述说了一切并袒露有轻生的念头。赵护士握住李某的双手："我理解你此时的感受，你一定很难过。年轻的时候犯错总是难免的，你已经受到责罚了，就不要太自责了。你妈妈生气的是你不知道爱惜你自己，你是她辛辛苦苦养大的孩子，她也不好受，我这几天常常看见她在走廊里抹眼泪。你现在把身体养好就是对她最大的安慰。"

提问：各位同学，大家觉得赵护士的心理护理做得好吗，好在哪里呢？

一生答：赵护士的心理护理做得很好，她察觉到了患者特殊的心理变化，并为患者提供了良好的倾诉空间，使患者增加了安全感。

二生答：赵护士与患者之间建立了良好的护患关系，这才使得患者愿意将内心想法与她说。

三生答：赵护士的临床沟通能力特别强，她很好地运用了共情技术，拉近了自己和患者之间的距离，获得了患者的信任。

师：大家说得都很好。这些就是赵护士采用的心理护理措施，大家感受到了吗？建立良好的护患关系在心理护理过程中尤为重要，而采用共情技术更能迅速拉近与孕产妇的关系。这些都是心理支持技术，那内容方面呢？赵护士在了解情况后很敏锐地找到了引起患者抑郁的主要原因之一，患者的妈妈未提供足够的家庭支持。请大家讨论后回答，赵护士接下来应该怎么做呢？

一生答：赵护士应该找到李某的妈妈，与她沟通李某目前的状态，告知其李某目前已经出现产后抑郁的症状，需要多照顾她的情绪，帮助她平稳地度过这个艰难的时期，大家应该一起努力帮助她痊愈。

师：这个方法非常好。事实上，案例中的赵护士正是找到了李某的妈妈，最终李某在医护人员与母亲的共同照顾下逐渐好转，顺利出院。

[**课堂实效**] 通过产后抑郁心理护理技术和措施的呈现，引发同学们思考，提高建立良好护患关系和临床沟通能力等专业技能的意识，并使同学们了解到有效的心理护理措施既包括熟练的心理支持技术，又包括以孕产妇为中心的具体实施措施。

3. 培养学生友善仁爱、敬畏生命的职业精神。

师：朱丹溪是元代著名医学家，医术高明，先习儒学，后改医道，是融诸家之长为一体的一代名医，在中国医学史上占有重要地位。朱丹溪很同情患病的妇女，潜心研究妇科疾病的诊治。东阳当地有一个大户人家，家里人经常找朱丹溪看病。一次诊治结束后，他突然看到一个女佣偷偷向他招手，示意他到人少的地方说话。当时，朱丹溪已经声名远播，求医者络绎不绝，他需要马不停蹄地奔走看病。但他还是停下步伐，了解事由。女佣愁眉苦脸地告诉朱丹溪，几个月前，因为与丈夫发生不快，郁闷难舒，心事郁结，后来月经竟然不来了，而且能摸到小腹渐渐生出肿块，感觉有炊饼那么大了。女佣害怕自己是怀孕了。朱丹溪听后，好心地给她把脉，说："此涩脉也，非孕脉之象。"女佣露出满脸狐疑："若不是怀孕，岂非大病临头？"朱丹溪晓之以医理，消除她的疑虑恐慌心理，给她开了方药并告知女佣家和万事兴，心情开朗最重要。女佣服药和自我调理后腹中肿块果然完全祛除了。

提问：大家认为从这个案例中我们可以学到什么？

一生答：朱丹溪的事迹让我体会到医务人员应该具有悲悯济世的大爱情怀，应该对所有病患一视同仁。正如刚才的女大学生事件，我们不应该因为患者年纪小、未婚先孕，就对她有别的看法，应该学习朱丹溪的精神，尊重生命，一视同仁。

师：这位同学回答得非常好。我们要学习朱丹溪友善仁爱、敬畏生命的职业精神。

[**课堂实效**] 通过朱丹溪的事迹，使学生感悟前辈悲悯济世的大爱情怀和对病患一视同仁的职业精神。教育学生在面对各类妇产科患者，尤其是意外怀孕的未婚女性时，应该友善宽容，提醒自己面对的都是鲜活而平等的生命。

四、课后感悟

教师反思：产后抑郁教学内容的重点是理解引发产后抑郁的原因，帮助学生识别产后抑郁的临床表现以及采取相应的心理护理措施。助产专业学生的共情能力、临床沟通能力以及职业态度是产后抑郁患者身心得到呵护的重要保证。希望通过本次课程的学习，帮助学生提高共情能力和护理人文素养，使学生贯彻以孕产妇为中心的理念，启迪学生对各位妇产科患者都应保持友善宽容，一视同仁，敬畏生命。

学生感言：随着社会不断发展，现今在临床中面对的孕产妇心理问题也随之复杂化。学习了这次课程以后，我们有所反思。流产本身不仅对孕产妇身体造成影响，也可能会产生严重的心理问题。因此，作为医务人员，对待特殊孕产妇不应有任何社会偏见，更应站在孕产妇的角度，理解孕产妇的言行，给予孕产妇关怀和鼓励，成为孕产妇身边的一道心理防线。

（叶红芳，王宪）

第五章　助产人文关怀 ▷▷▷▷

教学实录一

【**专业**】助产学　　　　　　　　【**课程**】助产人文关怀

【**知识点**】分娩期孕产妇的关怀实践。

【**应用案例**】芭芭拉·哈珀——温柔分娩。

一、教学目标

【**知识点育人目标**】

1. 了解温柔分娩的内涵与意义，培养学生的生态医学理念。

2. 掌握"母婴及其家庭为中心"的关怀模式，强化学生的关怀意识。

3. 强调芭芭拉推崇水中分娩的深远意义，提高学生的创新意识。

【**知识点思政元素**】

1. 温柔分娩的内涵和意义——强化学生尊重生命和崇尚自然的理念，自觉践行生态医学模式。

2. "母婴及其家庭为中心"的关怀模式——培养学生良好的职业素养，自觉践行助产人文关怀。

3. 芭芭拉推崇水中分娩的深远意义——引导学生立足临床，勇于挑战，守正创新。

二、教学设计

分娩是我们人类生命中最神奇、最神秘的事，也是人类族群中每一位母亲都经历过的体验。分娩经历会给母婴双方留下不可磨灭的印记。课程基于"自然分娩关怀实践"主题，通过导入芭芭拉·哈珀的温柔分娩理念，联系临床实际，对芭芭拉的案例和观点进行深入剖析，展开对自然分娩关怀的讨论，通过挖掘案例中的思政元素，引导学生树立正确的职业价值观。

1. 导入　芭芭拉·哈珀的温柔分娩展示了一个与如今物化时代完全相反的分娩观点，她认为："关于出生，大自然、母亲和婴儿有着与生俱来的智慧，不受干扰时的分娩是最安全的。"

2. 展开　随着医疗科技的进步，分娩中可选择利用的医疗用品和技术不断增加，而分娩医疗化并未带来更低的母婴死亡率。如今，温柔分娩的倡导，为全球女性提供了一种更自然、更以"家庭为中心"的分娩方式，将分娩与苦难和创伤分离。作为助产士，应当树立这种人文意识，使更多的女性及其家庭视分娩为生命中最特别的经历，提高自然分娩率，为实现联合国千年发展目标而努力。

3. 总结　芭芭拉·哈珀以自己的分娩经历为背景，分别从母亲和婴儿两个角度去看待分娩，提出温柔分娩理念，积极倡导、推广水中分娩，建立非营利性组织"全球母婴健康协会"，创建了北美地区第一个提供便携式分娩浴池租赁服务的组织，通过提供循证咨询和唤醒女性的意识，以帮助她们运用自己的能力和选择赋予自己力量，来获得充满能量和尊严的分娩经历。

4. 反馈　助产人文关怀课程包含线上、线下多重教学平台，形成师生无障碍交流通道，学生感言课堂效果，便于教师教学的不断改进。

三、课堂实录

1. 顺应自然，自觉践行生态医学模式。

师：芭芭拉·哈珀倡导温柔分娩，她认为大自然赋予母亲和婴儿智慧，他们不需要外力就可以来到这个世界。在分娩的过程中，母亲和婴儿是一个团队，婴儿会发出指令让母亲的身体发生变化；同样，母亲也会发出指令让婴儿发生改变。婴儿是有意识的参与者，并不是被动地被带到这个世界的。如果说母亲是车辆，那么婴儿并不是车上的乘客，而是重要的司机，是驱动者。孕妇可以按照自己的需求去做，让一切自然发生。同时，分娩的安全性依旧可以保证，只有危险时，医生和助产士才会去干预，也就是说助产士应该像是守护者的角色，而不是控制者的角色。

提问：那么温柔分娩的内涵是什么呢？

一生答：我认为温柔分娩的内涵就是顺应自然，避免医疗过度化，这与中国传统文化中，"天人合一""道法自然"的思想是一致的，即主张在天人合一中顺从自然，顺从事物发展的本然规律与状态，强调人的行为与活动不违天时，按照自然的规律与法则进行人类活动。芭芭拉倡导的温柔分娩，就是顺应了"天人合一"的人文精神。

二生答：这么说有点儿抽象。我看过芭芭拉写的《温柔分娩》一书，书中有个产前备皮的例子让我记忆深刻。芭芭拉打过一个比方：你骑车吗？骑自行车和摩托车都算，如果你骑车的话，我就要给你剃个光头，因为你有出车祸的风险，你出了车祸就要做手术。到底需不需要？产前备皮也是同样，这会让产妇觉得疼痛、尴尬，毛发再生时很不舒服，而且刮破的小伤口易引发感染，并没有显出备皮的好处。因此，我们作为未来的助产士，应该尊重科学，顺应自然，减少不必要的操作，尊重产妇自主选择权，回归真实的分娩。

师：两位同学都回答得非常好。分娩是一个自然的生理过程，万物都有自己的规律，尊重自然规律是这个世界的法则。温柔分娩就是要还原分娩的自然生理过程，减少药物或医疗行为的介入，它是对现今这个物化时代的一种批判。实践和研究都证实这一理念指导下的分娩是安全的、有效的，可使正常分娩率提高、产妇满意度提升，同时也可减少医疗保健资源的浪费，减轻家庭和社会的经济负担。此外，芭芭拉·哈珀倡导的温柔分娩还与人口素质、温和世界密切相关，这是人类可持续发展的关键所在，是践行生态医学模式的典范。

拓展：所谓生态医学模式就是从原来的生理－心理－社会医学模式转到生理－心理－社会－生态医学模式。习近平的生态自然观为医学模式的转变提供了理论依据，丰富了健康观念，推动了预防医学的发展。生态医学模式认为，人的疾病与健康受生物因素、心理因素、社会因素和生态因素的综合影响，其中涵盖了自然环境对健康和疾病的影响。作为医务工作者，应更新医学伦理观念，树立生态价值观和新健康道德观。引导人们自觉承担生态环境建设的道德责任，倡导"天人合一，道法自然"，更重视公共卫生和健康质量的领悟，更重视预防保健和健康教育落实，避免过度医疗干预和医疗资源浪费，走健康之路，走文明之路，走造福千秋万代之路。

[**课堂实效**] 芭芭拉·哈珀的温柔分娩引发学生对人类生命自然规律的思考，引导学生尊重自然规律，践行生态医学模式，提升职业道德素养，真正做到自主、有利、无害、公正。

2. 践行关怀，以"母婴及其家庭"为中心。

师：芭芭拉认为尊重母婴及其家人是温柔分娩过程的中心，而传统思想一直认为婴儿出生之后需要在育儿室观察，认为母亲在分娩后很疲惫需要休息，或者觉得母亲会弄脏婴儿，以及目前仍有一些医院严格限制陪产人数等。

提问：但是这样的安排真的对母亲、婴儿及其家庭有益吗？

一生答：我不这么认为。首先，将婴儿抱走会延迟哺乳，延迟母婴之间建立哺乳反射。其次会让母婴双方产生分离焦虑，造成内分泌紊乱。而婴儿出生后需要建立正常的菌群，在妈妈那里正是他（她）可以得到这些菌群的地方。

二生答：我同意。强迫分娩中的产妇与一旁陪伴支持的亲友们分离，会导致产妇焦虑和恐惧。因为，许多产妇都希望分娩时自己的丈夫陪在身边，如果产妇在分娩过程中得到了持续的陪伴支持，她与新生儿的情感联结将会更紧密。

师：同学们的回答都十分好。母亲、婴儿及其家庭是一个密不可分的整体，我们需以他们的身心为中心，认识到医院某些僵硬死板的程序、不体贴的常规安排会使产妇在生产时精神压力增加，反而会导致医疗规定试图避免的问题。因此，助产人员应该明白，母亲、婴儿及其家庭是分娩的中心，所有产妇都可以规划一个支持性的、不受干扰的分娩环境，包括持续的生理、情感和信息的支持。

拓展：导乐分娩服务是一种以"产妇为中心"的分娩模式。美国医师 Marshall Klaus 最早将导乐分娩服务引入临床实践中，使产妇在分娩的全过程中有一个经过技术培训的导乐陪伴，并能持续地给予生理和情感上的支持以及提供必要的信息和知识，增强产妇自然分娩的自信心，使产妇感到舒适、安全，有一个顺利满意的分娩经历和结局，可提高产妇自然分娩率，减少剖宫产率，减少产后抑郁等，深得产妇的欢迎。

[**课堂实效**] 对芭芭拉的"将母婴及其家庭视为分娩的中心"这一观点进行深度探讨，分享实例，使同学们对人文关怀有更直观的了解，为未来的助产士们进入临床进行

人文关怀实践指引了方向。

3. 推陈出新，推崇多种科学自然分娩方式。

师：目前，大多数产妇分娩都在产床上进行，产痛一直是产妇分娩过程中最恐惧的感受。而芭芭拉·哈珀认为，女性可利用水来缓和产痛，使分娩顺利进行。如果一个临产、没有什么并发症的妇女想要在水中待着，那么这将是最舒服的选择，即使到了宝宝要出生的时候也没有什么理由要求她从水里出来。近年来，芭芭拉一直在中国、西班牙、埃及、印度等地推广水中分娩和温柔分娩。

提问：那么，芭芭拉推崇的与传统分娩截然不同的水中分娩、温柔分娩，对助产专业的发展有什么样的启示呢？

一生答：创新无疑是助产专业发展的强大推力，可以从方方面面着手，但必须以顺应自然和将母婴及其家庭视为分娩的中心这两个原则为前提。

二生答：其实问题无处不在，而有问题的地方就有创新，因此创新就在我们身边。比如医院是分娩最安全的地方吗？一次剖宫产就是终身剖宫产吗？分娩环境必须无菌吗？这些问题都有待于进一步探讨和改进。

师：好的，非常感谢几位同学的分享，我也非常赞同。世界在进步，医学在发展，分娩技术和助产模式需要变革，变革的目标是应使分娩成为无恐惧的、无痛楚的、无暴力的、无规则的、有知觉的、产妇具有掌控权的美好经历。老师也期待，未来的你们可以成为温柔分娩的推动者、践行者。

[**课堂实效**] 芭芭拉·哈珀怀着对自然分娩的热情，致力于自然分娩的应用与推广，为产妇提供了一种全新的母婴助产护理模式，帮助她们整理面临的种种取舍与选择，有利于开拓独具特色、创新的助产方法与模式，激发学生的奇思妙想，为助产事业发展创造新的活力。

拓展：水中分娩是指产妇分娩启动后使其进入特制的分娩池或浴盆中，在水中待产和分娩，是促进自然分娩的一种方式。有研究认为，在水中，产妇神经、肌肉放松，儿茶酚胺释放减少，子宫血流灌注增加，促进了子宫节律性收缩，有利于宫口扩张，减少产痛，缩短产程。也有研究表明，由于水的浮力作用，产妇在水中可以自由采取舒适的姿势，使分娩过程更加人性化，促进了自然分娩。然而，水中分娩作为一种创新的分娩方式，其安全性有待探究，亟须开展证据评价，建立一整套水中分娩安全性标准和相关指南，以规范水中分娩的实践与发展，保障母婴安全。

四、课后感悟

教师反思：当今，全球女性不断寻求自然的、无痛苦的、无恐惧的、无暴力的分娩方式来诞下她们的宝宝，并且体验这种以积极方式进入母职的经历。本课堂教学期望通过分析讨论芭芭拉·哈珀的真实案例与温柔分娩的理念，从顺应自然、以母婴及其家庭为中心、守正创新三个角度培养学生崇尚自然的生态医学观，培养学生尊重母婴的职业素养，培养学生人文关怀能力，进一步认识助产学专业的价值和使命。

　　学生感言：经过这次课堂教学，我们深刻感受到助产事业具有广阔的发展前景，人文关怀渗透在分娩过程的方方面面，我们需要更加努力，一起创造更美好的分娩模式。正如芭芭拉所说："如果孩子被温和地带到这个世界上来，那他就会非常温和，如果世界上的孩子都是温和的，就会创造一个温和的世界与温和的星球。"

（何桂娟，梅彬彬）

教学实录二

【专业】助产学　　　　　　　　【课程】助产人文关怀

【知识点】自然分娩关怀需求；自然分娩关怀实践。

【应用案例】伊娜·梅·贾斯金——The Gaskin Maneuver。

一、教学目标

【知识点育人目标】

1. 了解孕产妇自然分娩的关怀需求，培养学生的人文精神。

2. 掌握孕产妇自然分娩的关怀实践，强化学生的创新精神。

【知识点思政元素】

1. 孕产妇自然分娩关怀需求的理解和感知——塑造关爱母婴、尊重生命、崇尚自然的人文精神。

2. 孕产妇自然分娩人文关怀的实施和运用——倡导开拓探索、刻苦钻研、勇攀高峰的创新精神。

二、教学设计

1. 导入　通过伊娜·梅·贾斯金案例的导入，引入本节课的教学内容——自然分娩关怀实践。伊娜·梅·贾斯金致力于改善孕产妇的分娩体验和妊娠结局，不断突破桎梏，探索创新，推动助产实践向前发展。

2. 展开　自然分娩关怀实践涉及助产士对孕产妇自然分娩关怀需求的理解和感知以及助产士所开展的个性化、专业化的关怀实践，其涵盖了人文关怀和专业探索两大要素，是教学目标中情感目标的体现。而关于伊娜·梅·贾斯金，正是她对生命、生育、女性权利的关注以及在专业上不断探索和创新，才实现了其个人事业的成功，推动了助产实践的发展。该案例的主体内涵和本次教学目标相一致，因此，教学过程中将该案例融入其中，逐步引导学生加深对专业知识的理解和掌握，并通过分析、讨论和互动，实现情感的升华和共鸣，从而实现教学的三维目标。

3. 总结　助产人文关怀的教学目标是培养学生关爱母婴的人文精神以及加强专业探索的创新精神。通过教学内容和思政案例的融合，结合师生之间的交流、互动，实现教学目标。

4. 反馈　通过实例分享、提问、讨论等形式引导学生发散性思考，及时检验教学效果，并鼓励学生课后查阅资料，进行拓展学习。此外，本课程通过线上、线下多重教学平台，形成师生无障碍交流通道，学生感言课堂效果，便于教师教学的不断改进。

三、课堂实录

1. 怀揣关怀，探索创新，成就不平凡事业。

师：在伊娜·梅·贾斯金的助产实践过程中，她和同伴虽然没有接受过正规医疗培训，但是她们创造了更多的助产成果并推动了助产实践向前发展。你认为她们获得成功的原因是什么呢？

一生答：我觉得贾斯金虽然没有接受过正规医疗培训，但专业上的不足并不是她前行的阻力，反而是她不断探索的动力。而且正是因为对产妇需求的关注、对生命的尊重，让她跳出专业局限，不断在助产领域进行探索和创新。

二生答：我非常赞同上一位同学的回答，而且我觉得贾斯金特别具有敬业精神。这一份敬业其实是来源于她对助产事业的专注和热爱、对孕产妇的关心和理解，最终促使她努力探索，挑战权威，不断突破，获得成功。

师：两位同学都回答得非常好。贾斯金在助产行业中做到并成为"全球最知名助产士"，是唯一一位以她姓名命名"产科程序"的助产士"The Gaskin Maneuver"，还推动助产士协助居家生育合法化。她的这些成就不仅体现了她在助产实践中对产妇分娩需求的感知和关怀的实践，还体现了其探索、批判、求实的精神，更是其敬业精神的集中体现。一个感知关怀的人，才会懂得尊重生命，才会在热爱的事业上充满干劲，不断发光发热；而一个敬业的人才会有创新的思维、质疑的精神和探究的动力，不断在工作中大胆探求和努力创新。作为助产士，希望大家都能以贾斯金为榜样，怀揣对生命、对孕产妇、对新生儿的关怀之心，将对助产事业的热爱化为动力，在专业上不断探索，精益求精，在平凡的岗位上成就不平凡的事业。

[**课堂实效**] 助产专业关乎孕产妇和新生儿的生命健康安全，而人文关怀与专业能力是相辅相成的。以贾斯金案例启发学生思考，并结合助产专业的性质和内涵，引导学生对人文关怀的关注，对专业探索的追求。

2. 理解关怀，感知需求，提供针对性关怀。

师：贾斯金的故事向我们展现了她在助产实践中的不断探索与创新，请大家思考我们在指导产妇分娩时可以如何进行创新性的人文关怀实践？

一生答：产妇对分娩疼痛很恐惧，可以实施分娩镇痛。

二生答：产妇会感到孤独，可以让家属一起进产房，陪伴产妇完成分娩。

师：分娩镇痛、陪伴分娩都是在孕产妇分娩过程中进行的助产工作，那分娩前我们还可以做什么吗？

一生答：可以教孕妇一些分娩的知识和技巧。

二生答：应该让家属一起来学习，有的医院进行家庭群组式教学，效果好像非常好。

师：大家回答得非常好。随着人们对分娩认识的提高，对孕产妇分娩体验的关注，在产前和分娩过程中我们可以为孕产妇提供很多的关怀服务。大家在提到关怀的具体实践时，都关注到了孕产妇当时的心理状态，这其实就是大家对孕产妇关怀需求之心理需求的感知。所以，在助产实践中，为了能给予孕产妇针对性的关怀实践，大家首先要对孕产妇的关怀需求有一定的感知和理解。

[**课堂实效**] 人文关怀在助产实践中发挥着不可替代的重要作用，只有理解关怀，感知孕产妇的关怀需求，才能有效地开展针对性的关怀实践。以提问、讨论等形式启发学生从孕产妇视角思考其关怀需求，引导学生培养关爱母婴、尊重生命、崇尚自然的人文精神。

3.拓展思维，推陈出新，促进助产新发展。

师：案例中提到"以妇女家庭为中心的分娩模式"，涉及医疗机构、职业角色、社会期望和对妇女信仰的改变。你认为应该如何理解这句话？

一生答：我认为"以妇女家庭为中心的分娩模式"涉及的对妇女信仰的改变，其实是表达了尊重生育这一人类本能，对孕产妇的关注和尊重。

二生答：我觉得这句话表明了任何一种模式的创新或推出都会受到很多因素的影响。就社会期望而言，它涉及大众对分娩环境、参与分娩决策、产时支持系统、产痛预期与应对等方面的期望和服务需求，这些都会影响助产实践的推广和实施。

师：两位同学分析得非常好。"以妇女家庭为中心的分娩模式"是为适应医学模式转变和社会发展过程中人们对生育、健康及医疗保健需求的变化所进行的模式创新，它以孕产妇及其家庭为中心，提供产前教育、产时分娩支持、产后护理、出院指导及产后访视；所提供的服务是个体化的，从妇女的分娩需求出发，强调家庭的支持和参与。它涉及医疗机构、职业角色、社会期望等多个因素，其实也从侧面反映出社会经济文化对助产实践的变革会带来一定影响。而在助产实践中，从人文关怀的关注到实践，再到创新模式或创新内容的推出，都是对固有思维的挑战和突破，也是对"以孕产妇为中心"理念的最好诠释。在人文的大环境下，我们要对助产的实践前景充满信心，不断拓展思维，总结思考，推陈出新，为孕产妇提供更人性化、专业化的助产服务。

[**课堂实效**] 通过对助产实践中"以妇女家庭为中心的分娩模式"的思考，启发学生从多角度分析助产实践变革的影响因素，引导学生深度挖掘助产人文的深刻内涵，鼓励学生探索助产人文关怀的新思路，推陈出新，促进助产实践新发展。

四、课后感悟

教师反思：自然分娩关怀实践是助产人文关怀中的重要内容，通过对自然分娩关怀需求的感知和理解，才能更好地实施和运用人文关怀。课程希望通过对伊娜·梅·贾斯金真实案例的讲述，培养学生关爱母婴、尊重生命、崇尚自然的人文精神以及加强专业探索、刻苦钻研、勇攀高峰的创新精神，成为新生命诞生过程中孕产妇最有力的关怀者、支持者和守护者。

学生感言：通过案例的学习，让我们明白了助产人文关怀实质是一种"道德关怀"，是助产士对人的生命价值、人格和权利的尊重，是对服务对象和助产事业的热爱。通过案例的学习，让我们认识到学好专业、不断创新也是践行助产人文关怀的体现。通过案例的学习，让我们更重视并有意识地理解和实践助产人文关怀品质的养成。

（何桂娟，梅彬彬）

第六章　助产伦理与卫生法学 ▷▷▷▷

教学实录一

【专业】助产学　　　　　　　　【课程】助产伦理与卫生法学

【知识点】助产伦理决策过程。

【应用案例】因丈夫拒绝签字导致孕妇死亡事件。

一、教学目标

【知识点育人目标】

1. 掌握助产伦理知识，培养学生的仁爱之心。

2. 掌握助产伦理知识，提升学生伦理决策能力。

【知识点思政元素】

1. 伦理知识——塑造珍视生命，敬畏生命、守护生命的仁爱之心。

2. 伦理决策——培养评判性思维、见微知著、一丝不苟的慎独精神。

二、教学设计

本课程基于"助产人际关系伦理及道德规范"的主题，通过导入"因丈夫拒绝签字导致孕妇死亡事件"真实案例，联系实际，展开对助产伦理困境的讨论，反思医学伦理在临床助产实践中的应用，理解助产人员的伦理决策过程；结合实际反思现有伦理法规的缺陷，迸发创新思维。

1. 导入　立足"因丈夫拒绝签字导致孕妇死亡事件"真实事件，推陈出新，了解事件发展经过，提出可能出现的伦理困境，遵守法规与救治生命之间哪个重要，哪个为先？如果医患双方都无不法之处，都遵循了《条例》关于签字同意的要求，那悲剧何以产生呢？

2. 展开　通过案例的展开，跟随案例的层层推进，根据不同事件方的表述立场，进一步引出知情同意书在临床工作中的重要性和必要性，以及现行的签字同意手术制度本身存在的缺陷。应使同学了解整个事件过程中，虽然医患双方均无不法之处，但问题主要在于手术签字知情同意制度本身，即这一制度在立法上有值得商榷之处，但却没有体现法治原理第二个层面"良法之治"的要求。因为一项制度，总是由原则和例外所组成，凡原则必有例外。提升到行政法原理的高度来说，就是一项制度既要体现合法性原则，也要体现合理性原则和应急原则，用以处理紧急形势下的例外情况。因此，医院完全可以根据有关医疗法规赋予的紧急处置权施行手术而避免悲剧。

3. 总结　以真实案例为基础，收集各种不同立场的想法和表述内容，并结合本课程学习的内容，鼓励学生进行评判性思维，根据情景进行合理的伦理决策；增强对助产专业价值观的认同，以专业的知识和技能配合医生抢救。最后，根据掌握的事实，进行宣教干预，使家属充分了解患者目前的情况，拒绝签字后可能出现的危险，以及他需要承担的法律责任。

4. 反馈　通过案例进行情景模拟训练，讨论生命是孕妇个人的，孩子是双方的，这也是伦理困境，是孕妇签字还是丈夫决定签字？可应用正方、反方来讨论，最后澄清伦理处理的原则和程序，道出该案例的关键点以及不足的地方，使同学们在情景模拟中深入了解本课程内容，重点培养学生在"健康所系，生命相依"的助产专业面前，应遵循医学伦理，珍视生命，强调人文关怀，塑造仁爱之心。

三、课堂实录

1. 培养评判性思维、见微知著、一丝不苟的慎独精神。

师：2007年11月21日，在北京打工的肖某带怀孕40周$^+$的李某来到北京某医院诊治感冒。产妇入院诊断为"过期妊娠、巨大胎儿"，医生检查发现，孕妇已经全身水肿，随时有生命危险，必须剖宫产，让肖某签字同意进行手术，并且表示可以免费优先入院治疗。

但是，无论医生、旁人、警察等怎么劝说，肖某始终以他们是来"治感冒"为由拒绝签字。该男子在手术通知单上写下："坚持用药治疗，坚持不做剖宫产手术，后果自负。"经医生详细说明可能会发生的相关后果后，肖某仍坚持拒绝手术。

提问：在这样的情况下，我们作为助产士，应做出怎样的决策呢？

一生答：我觉得在这样的情况下，应该首先确认该患者丈夫是否具有合理、准确的决策能力。为何会拒绝签字，尽可能找出原因。

师：这位同学回答得非常好。这种情况下，作为助产士，应充分向孕产妇和家属沟通告知，取得认同，这是第一步，如果不行应尽力尝试其他办法，以生命第一为原则。紧急情况下，为了抢救生命，一方面可以向"110"提出申请紧急调查该孕妇的户籍，争取联系上她的其他家属，以进一步确认家属对孕妇分娩途径的选择，以便评估并最终确认是否进行紧急手术；另一方面，可上报医院，再由医院将本事件详细情况如实汇报给北京市卫生系统的各级领导，寻求其他方式抢救生命。

[**课堂实效**] 通过对本案例的深度探讨，引发学生对临床实际中碰到的一些伦理困境进行思考，并引导学生进行合理的伦理决策，强调生命、健康、安全优先原则，增强学生珍视生命的意识，提高学生的伦理决策能力。

2. 塑造珍视生命、敬畏生命、守护生命的仁爱之心。

师：医院请示北京市卫生系统的各级领导，得到的最终指示为：如果家属不签字，不得进行手术。医院几十名医生、护士束手无策。18 时 10 分，孕妇突然出现晕厥，呼叫无应答，考虑为"羊水栓塞"，医生立即给予吸氧，持续心电监护、胎心监护，静脉予抗休克解痉等对症处理。18 时 38 分，孕妇呼吸、心跳停止，立即给予强心、心肺复苏术、除颤等处理，21 时 35 分，抢救无效死亡。在抢救了 3 小时后，李某和其腹中的孩子双双身亡。

提问：那么，案例中医务人员和家属的行为是否符合伦理规范？为什么？

一生答：产妇及其家属在手术前签写手术同意书是一个法定程序，手术前医生都要向产妇或家属交代术中或术后可能发生的危险，并列出一份可能发生危险的文书，必须有产妇或其家属表示同意手术的签字，然后才能实施医疗手术；而肖某作为丈夫，在妻子在场认可下丈夫有权履行手术决定签字的权利，最后其丈夫拒绝手术签字致使孕妻身亡，本质上是符合伦理规范，但结果是令人痛心的。案例中的伦理困境是医务人员为了遵守法律就只能眼看着患者死亡，有悖于生命优先原则；而家属肖某明确表示拒绝，医院没有权利违背法律规定而进行"强行救治"，这样是否符合医院"救死扶伤"的初衷。

二生答：医院是救死扶伤的机构，它有一个非常重要的责任，那就是面对可能要发生死亡的时候，不管是在什么样的情况下，都要尽全力进行抢救，以保全患者生命。而案例中的医疗机构，不敢承担责任而放弃救死扶伤的义务，宁愿选择患者死亡也不敢选择所谓的"违法"，是院方自我保护，逃避道义、社会和法律责任的行为，不符合伦理规范。

师：同学们的回答都十分详细，也回答得非常好。本案例主要介绍了由于家属不同意剖宫产并坚持拒绝手术，导致产妇病情延误，结果致使母婴双亡的悲剧。手术知情同意书是医方在履行对患者的义务，保证患者的知情权和选择权，是医患平等的表现。患者的知情同意选择权是每一个患者都具有的权利，它是指在接受医疗方案之前，患者有了解方案利弊得失的权利及根据医方提供的几种方案做出选择的权利。手术知情同意书可以作为医疗机构履行说明告知义务的证据，也是患者及其家属行使知情权的证据。其实事后反思，在这个案例中，医方还可以做更多的工作可以避免悲剧的发生，大家可以进一步思考还有哪些方法可以弥补。

［**课堂实效**］根据案例进行讨论，让学生深刻认识到手术知情同意书及伦理决策的重要性以及其中存在的缺陷，培养学生应根据实际情况合理做出正确的伦理判断，正确认识助产专业的价值观。从医学伦理的角度分析，最重要的是孕产妇的生命权，生命权高于知情选择权；从助产专业的角度分析，最重要的是抢救孕产妇的生命，助产士应把保障且维护孕产妇的生命安全作为第一要务，只有树立这样的观念，才能够成为一个优秀的助产士。课堂教学可通过案例分析鼓励学生深入探讨，站在不同立场思考问题、分析问题，寻求解决问题的方法，增强学生尊重生命的意识，进一步明确专业使命和职业道德。

四、课后感悟

教师反思：本案例主要介绍了医院主要以救死扶伤为先，还是依照法律规定行医之间的矛盾问题。希望通过真实案例的讲述和讨论，潜移默化地让学生认识伦理决策的重要性，树立正确的生命价值观，重视职业道德的养成；进一步培养学生的评判性思维，拓展知识面，为未来成为一名优秀的助产士奠定基础。

学生感言：经过案例的学习和剖析，我们也深切地感受到了"健康所系，生命相依"的责任，理解塑造伦理道德的重要性和伦理决策的复杂性，进一步激发了我们学习伦理法学的兴趣，深知伦理和法律与现实之间还有缺陷，应随着社会文明的发展不断完善。作为一名助产人员，应树立生命第一的观念，应遵循医学伦理，珍视生命，关爱服务对象，为助产事业的发展不断努力。

（章瑶）

教学实录二

【专业】助产学　　　　　　　　　【课程】助产伦理与卫生法学
【知识点】助产人员与职业伦理的关系；助产职业对助产人员的素质要求。
【应用案例】8·31 榆林产妇跳楼事件。

一、教学目标

【知识点育人目标】

1. 了解助产人员与医学伦理的关系，培养学生的人文关怀能力。
2. 掌握伦理原则、伦理困境的处理，强化学生处理伦理事件能力。

【知识点思政元素】

1. 正确的助产伦理观——塑造良好的职业伦理道德，增强社会责任感和使命担当。
2. 助产人文关怀理念——培养学生重视母婴、关注心理、珍爱生命的人文精神。

二、教学设计

本课程基于"8·31 榆林产妇跳楼事件"的主题，开展以学生讨论为主、教师引导和启发为辅的教学互动过程。结合案例和临床实际剖析理解助产人员与职业伦理的关系，助产人文关怀的内涵；师生总结，平等交流，促进对人文关怀的理解，提高其认识，创新关怀实践的思路和方法。课后通过线上、线下各个平台反馈，从学生的反馈中促进课程发展更贴近学生兴趣与需求。

1. 导入　通过了解榆林产妇跳楼事件始末，伴随真实案件的时间轴，展开真实事件发生的情境，提出思考问题。作为助产士，你会在何时开始关注产妇的行为以及其家属的反应？面对这样的事情你会怎么做？

2. 展开　榆林案件发生后，不少人将此次悲剧事件与李丽云死亡事件进行对比。两起事件都导致产妇死亡，而且都涉及家属签字，某种程度上具有一定的可比性。李丽云事件是因家属不肯签字直接导致手术延误产妇死亡，而榆林事件是在产妇疼痛难忍而医院又拒绝实施剖宫产的前提下产妇在医院跳楼自杀。两个案例均系由于牵涉社会伦理与法律问题而引起了社会各界的广泛关注。通过叙述整个案件过程，层层推进及展开，从而引出该事件有关患者自主决定权、诊疗决定权及二者之间的权利冲突、侵权责任承担等相关问题，结合助产士在此情境下，应采取何种合理措施，通过分析说理，结合现有的法律法规，帮助学生树立正确的职业伦理价值观，解决一些伦理困境。

3. 总结　以真实案例"榆林产妇跳楼事件"为基础，收集各方证据，并结合案件调查结果，分析该过程中的责任归属，虽然本案以和解结束，但是，侵犯患者自主决定权责任承担的法律问题以及本案当中医院是否应当承担侵权责任值得进一步研究。

4. 反馈　通过"榆林产妇跳楼事件"案例和互动活动，应用正反方讨论，站在孕产妇与医院两个不同的角度进行辩论，提示学生在临床工作中充分尊重孕产妇的自主权和知情权，任何时候都要遵循伦理原则，即安全第一、无伤害、尊重等原则，要高度重视孕产妇的诉求和需求，充分评估，科学决策，对待服务对象要尽心尽责。培养学生的助产人文关怀，掌握助产操作中的伦理法规，增强法律意识，增强沟通交流能力，提升人性关怀的技能。

三、课堂实录

1. 塑造良好的职业伦理道德，增强社会责任感和使命担当。

师：本案例中，院方表示，主管医生曾多次向产妇、家属说明情况，建议应及时行剖宫产终止妊娠，避免产生不良后果。但经多次沟通，未获得产妇及家属的理解，执意坚持明确拒绝行剖宫产术，坚决要求以催产素诱发宫缩经阴道分娩，并在《产妇知情同意书》上签字确认顺产要求。

提问：案例中家属的行为是否违反伦理规范？

一生答：我认为家属行为是违反伦理规范的。根据后续时间轴的叙述，生产期间，产妇因疼痛烦躁不安，多次离开待产室，与家属沟通，并向家属要求剖宫产；主管医生、助产士、科主任也向家属提出剖宫产建议，均被家属拒绝。最终产妇因难忍疼痛，于晚上 20 时左右最后一次走出待产室进入对面的备用手术室坠下。在此期间，家属有多次机会能够安慰产妇，或者改变分娩方式，或者可以寻求帮助，但是家属并没有做出这些选择。

师：这位同学回答得非常详细。但是是否应该考虑到作为一个将要进行分娩的产妇，应具备选择自己分娩方式的权利，而非家属。产妇在无精神病史、完全具有自理能力的情况下，请同学们思考一下，是否能够决定自己分娩方式呢？在回答这个问题前，同学们要对自主决策权、知情同意权的内涵有充分理解，除了要及时了解孕产妇的心理变化，还要做好家属的宣教，才能避免悲剧的发生，案例的背后可以引发很多反思，来改进我们工作中的不足。

[**课堂实效**] 通过对"榆林产妇跳楼事件"的深度探讨，引发学生对助产人员与职业伦理的思考，充分理解在具体情景中如何实施知情权、自主权，增强学生法律意识和伦理道德规范，强调告知沟通的艺术性和实效性；助产士关乎产妇与胎儿的生命健康安全，不仅对孕产妇个人进行关注，对其家人也要重视，真正理解和践行以"孕产妇及家庭为中心"的助产服务模式。

2. 培养学生重视母婴、关注心理、珍爱生命的人文精神。

师："榆林产妇跳楼事件"后，家属表示，对院方声明内容并不认可，在声明中，院方公布监控录像截图，称产妇两次下跪请求家属同意剖宫产。由于监控画面中并未记录声音，产妇丈夫告诉记者，产妇"不是下跪，是疼得受不了，人往下瘫软下蹲"，并称产妇数次要求剖宫产，其丈夫都答应了。同时，家属声称，网络上传出的《产妇知情同意书》上，两行签字（第一行字："情况已知，要求经阴道分娩，谅解意外。"第二行字："情况已知，要求静滴缩宫素催产，谅解意外。"）分别是 8 月 30 日产妇马某刚住院时，以及 8 月 31 日上午产妇进入产房之前签的。家属声称当时他们本想剖宫产，曾同意剖宫产，并曾打电话托人找关系进行剖宫产，但医生阻挠，孕妇情绪失控后跳楼自杀。

提问：案例中医务人员的行为是否存在失职？作为助产士，你将如何避免类似悲剧的发生？

一生答：我觉得在该案例中医务人员存在失职现象。因为在这期间助产士应该重视产妇的疼痛程度，评估她的疼痛水平，给予一定的能够缓解疼痛的措施，同时要洞察孕产妇的心理变化，应给予人性化的照护。

二生答：助产士应深刻理解和践行人性化护理，在保证安全执业的同时，适时为产妇提供一系列药物和非药物的镇痛措施，以缓解分娩疼痛。而作为助产士，应加强专业知识学习，遵守诊疗常规。

师：两位同学都回答得非常好。我们知道，人文关怀是助产服务的核心，也是遵守伦理道德的体现。首先，人文关怀应贯穿于孕产妇的整个生育过程中，不仅对孕产妇本人，还需要对其家人进行关怀。其次，助产人员要掌握法律法规，增强法律意识，任何专业活动都应在法律法规前提下实施。第三，关注尊重孕产妇，增强沟通交流能力。随着自然分娩的进行，产妇体内内分泌激素急剧变化，很容易影响产妇的精神心理健康，在关注孕妇身体状况的同时，更应该对孕妇的心理问题给予足够的重视，避免"围产期抑郁症"的发生。沟通是人文关怀的实践途径，案例中如落实告知权等都能体现沟通的成效，所以我们要培养学生的沟通能力和共情能力，反思医学伦理在临床助产人文关怀实践中的应用。

［课堂实效］通过反思本案例中的缺陷，让学生深刻认识到助产专业与生命息息相关，伦理道德培养与助产专业素养密切相关；通过课堂互动鼓励学生探索、主动思考助产职业中应该如何判断伦理困境和解决伦理问题，发挥助产人文关怀作用，主动探索，增强学生的自我价值观。

四、课后感悟

教师反思：通过本案例，引导学生感言医学伦理在临床助产实践中的应用，理解助产人员与职业伦理的关系；培养学生深刻理解和践行人性化护理；培养学生具备医学伦理道德的个人品质、较高的助产行为判断能力和伦理选择伦理评价能力。培养学生社会责任感，坚持乐于奉献，倡导和维护公平，忠于助产事业。

学生感言：从本次案例中认识到，悲剧的结果让我们十分痛心，从中我们也深深地感受到了助产士责任重大，关乎产妇和新生儿的两条生命，关乎一个家庭的幸福。因此，助产事业的发展还需要我们年轻一代更加努力。

（章瑶）

第六篇　医学技术学类专业

导读

本篇共收录医学检验技术、医学信息工程、医学实验技术专业临床生物化学检验技术、临床免疫学检验技术、临床血液学检验技术、临床输血学检验技术、临床基础检验学技术、数字图像处理基础、医院信息系统、医学数据挖掘及决策支持、实验仪器学、医学实验室管理与安全、医学统计与实验技术等 11 门课程共 19 则课程思政教学实录，供医学技术学类专业相关课程教师在实际课堂讲授中借鉴参考。

第一章 临床生物化学检验技术 ▷▷▷▷

教学实录一

【专业】医学检验技术 　　　　　　　　【课程】临床生物化学检验技术

【知识点】生化分析项目的量值溯源；室间质量评价；检验过程中的污染问题。

【应用案例】西南证券连续 7 次通过 RELA（国际医学参考实验室室间质量评价）实验。

一、教学目标

【知识点育人目标】

1.溯源生化分析项目的量值，注重检验结果的一致性和可溯源性，增强沟通交流中的自信。

2.强调检验室间质量评价，提高沟通交流能力，虚心向同事求教。

3.加深理解检验过程中污染造成的恶劣影响，增强同学们在工作中认真负责的态度。

【知识点思政元素】

1.通过临床检验做到事事能溯源——培养严肃认真、精益求精的职业精神。

2.加强与临床的沟通交流——倡导团结协作、共同进步的情怀。

3.重视生化分析项目的量值溯源——塑造为人民服务的医疗初心。

二、教学设计

1.导入　西南证券连续 7 次通过 RELA 实验，彰显量值溯源核心优势。测量准确是体外诊断的第一要素，RELA 实验为国际公认最权威的能力比对测试。该公司是国内最早开始量值溯源工作的企业，第一个成为国际临床化学协会（IFCC）会员的中国企业，拥有中国合格评定国家认可委员会（CNAS）和国际检验医学溯源联合委员会（JCTLM）唯一认可的医学参考实验室的企业。该公司是少数能 100% 通过 RELA 实验能力比对的中国公司之一。一次 100% 通过不难，该公司是唯一连续 7 年 100% 通过测试的中国 IVD（体外诊断行业）企业，充分反映了该公司在量值溯源方面独树一帜的能力。

2.展开　医学检验接收的所有标本，都是每个患者的唯一，每一个结果都至关重要，所以，标本的各种处理阶段以及实验室本身的检测能力，都应该是检验科最重视的内容，标本的正确保存和检验方法的精密度、准确度才是一个实验室的核心竞争力，才能真正解决患者的问题。

3. 总结　检验科从标本的采集、运输，到标本的接收和处理，方方面面都在影响最后的结果。首先要做到标本本身没问题，标本的好坏直接影响检测结果，之后的检测方法再准确都是无用的，所以要从源头就注意问题；其次，检测方法的准确性和精密度是指导临床医生对疾病诊断的关键，数据的错误会导致临床的判断错误，严重者会影响患者的生命；第三要及时学习，积极改进，积极与其他实验室交流，取长补短，也要对技术不够好的实验室进行帮助，大家一起进步，一起为患者保驾护航。

4. 反馈　临床生物化学课程包含线上、线下多重教学平台，利于师生的交流，学生有不懂的可以随时随地问老师，老师也可以从同学中得到课堂的反馈，便于及时做出调整。同时，可以在时间和环境允许的条件下，安排同学们到医院检验科见习，详细了解标本检验的全过程，有助于同学们对课程的理解，培养同学们对患者的负责意识。

三、课堂实录

师：西南证券连续 7 次通过 RELA 实验，充分证明其对溯源的重视程度，那么，我们为什么要对量值溯源如此看重呢？

一生答：只有测量结果的表达是可比的，而且是可溯源到同一个计量参考标准时，其才有可信度。

二生答：可溯源的测量保证了制造业的产品和工业过程一致，它还支持了公平贸易，并符合各种管理性法规和标准的要求。

三生答：可溯源的测量对于技术发展和不同学科间的交流同样必不可少。

师：同学们的回答都是正确的。量值溯源虽然近几年才被重视，但是其发展潜力很大，只有达到量值溯源的标准，我们的实验室才能走得更长远。如果不能满足量值溯源，就像盖楼没有打好地基，就算精密度再高，最后的结果也无法使市场和大众对我们认可，从而也会降低我们对自己结果的自信程度。所以，量值溯源是我们提高实验室竞争能力和提升自我认可程度很重要的一个方面。

[**课堂实效**] 用真实存在的优秀实验室成果，让同学们更注重实验室的量值溯源，也让同学们在以后的工作学习中有目标可以追寻，培养同学们事事有着落、事事可溯源的意识。

师：每个实验室都在积极地参加室间质量评价，都在向各个实验室虚心请教检验的各种方法。请问同学们，实验室为什么要参加室间质量评价？室间质量评价又能为实验室带来什么积极影响？

一生答：不清楚。

二生答：室间质量评价可以反映自己实验室的检测能力，可以帮助改进自己的实验室检测方法。

三生答：室间质量评价可以帮助我们发现自己实验室的问题，并做出积极的改进，同时，我们可以通过室间质量评价，与各个实验室进行交流，取长补短，掌握其他实验室的先进方法。

师：同学们说得都很好。我们进行室间质量评价，不仅是为了检测自己实验室的准确度和精密度，更重要的是与其他实验室进行比较，吸收别人的长处，弥补自己的短处，及时赶上实验室的发展进度，了解各实验室的特色，有助于今后彼此的进一步交流和学习，促进整个行业的发展和进步。

[**课堂实效**] 室间质量评价是促进实验室发展的重要一环，这个知识点告诉同学们不能故步自封，要积极向别人学习，学习长处，避免短处，要善于与别人沟通交流，这样才能把自己发展得更好，不仅用在实验室的发展，更多的是自己自身的发展与进步。

师：院内污染这些事情为什么会发生？从这些事情中我们又学到了什么？

一生答：是由于工作人员的粗心才导致的。

二生答：工作人员对工作的不熟悉导致的，我们要多学多问，抱着不懂就问的态度，做好自己的本职工作。

三生答：是由于工作人员对工作不认真、不负责才导致的。这件事情告诉我们，我们不仅要自己工作认真，更重要的是对患者负责，我们每一个操作都有可能给患者带来无法弥补的伤害。

师：三位同学的回答都很有道理。对于院内感染问题，一方面是由于检验人员的不负责，更重要的一方面是检验人员对患者的责任心不强，没有事事站在患者的角度考虑，导致在检验过程中出现污染等情况，最终导致患者的感染。如果最开始就重视患者，而不是单纯地做实验，那么这些问题就不会发生。所以，我们在工作中，要把患者的需求考虑在最前面，做任何事情之前多从患者的角度出发，这样会避免很多不必要的错误，减少院内感染的发生率。

[**课堂实效**] 近些年，院内感染时有发生，虽然数量不多，但是只要发生一例，就会影响患者一辈子，这件事情容不得马虎。通过这些血淋淋的教训，让同学们时刻警惕，时时以患者为中心，而不是一味根据流程进行，这样才能让患者更信任医生，减少由于不信任产生的沟通障碍。

四、课后感悟

教师反思：医学检验的各个方面都对检验结果至关重要，一旦出错，都会导致临床医生和患者对我们的信任，所以我们一方面要保证在各个实验室中的先进程度，另一方面要确保我们对标本检验的准确性和正确度等，这在检验工作中是至关重要的。

学生感言：检验科并不是单纯地开盖和扫条码，我们充当了患者和医生之间一个隐形的桥梁。医生给患者开单子，患者拿着单子找医生复诊，这中间的所有工作都是由检验科来完成的，这让我顿时产生一种使命感。我们在今后的工作学习中，也一定要向老师们学习，让所有人都信任检验科，信任检验科的成果。

（胡正军）

教学实录二

【专业】医学检验技术　　　　　　　　【课程】临床生物化学检验技术

【知识点】生化指标测定原理、结果及解释；常规项目的最佳检测方法；疾病对应的指标变化。

【应用案例】

1. CMA（中国计量认证）颁布。

2. 宁波 PX（对二甲苯）事件。

一、教学目标

【知识点育人目标】

1. 通过了解 CMA 的颁布，培养学生的科研精神。

2. 强调检验结果的社会意义，拓宽学生的视野。

3. 促进对检验科工作的敬畏心理，塑造学生的职业精神。

【知识点思政元素】

1. 通过了解对二甲苯的检测和 CMA 的颁布——倡导立足长远、放眼未来的国际视野。

2. 强化检验工作的社会意义——培养刻苦钻研、开拓创新的科研态度。

3. 重视实验室管理和检验的标准——塑造使命担当、团结奋斗的爱国情怀。

二、教学设计

1. 导入　PX（对二甲苯）是一种并无致癌证据的物质，但是过量会对人体有伤害。宁波人通过街头抗议的形式，阻止了政府建立 PX 厂，这虽然使群众满意，但是否对地方经济发展有所影响？这是个值得思考的问题。通过宁波 PX 事件，让同学们了解，如果不明白一件事情的原理或者过程，很容易陷入被动，作为检验专业人员，应该对每一项检查都有自己的专业理解，并且可以用简单易懂的语言对患者或者临床医生进行科学的解释，使他们相信我们。同时，国家近几年接连发布了一系列章程和标准，旨在让更多的实验室标准化、一致化，这就需要在座的同学们刻苦学习和不懈地努力。

2. 展开　现在很多人并不理解检验科的工作，有些人认为检验科就是开盖子、扫条码，当检验的结果偏离参考区间过多时，有些人就一味地认为是检验人员操作错误，从而不予采纳。这些误解很可能给患者造成不可弥补的损失，所以我们不仅在操作时要做到准确无误，更要准确掌握所做项目的原理，何时会升高，何时会降低，以及临床不同病种所用药对检测结果的影响。同时，我们要针对不同的项目，采用不同的检测方法，这样测出的结果才准确可靠。

3. 总结　现在很多患者或者医生都对检验科的工作或多或少有误解，要消除这种误解，必须通过检验人员自己的努力，用专业知识和工作经验去解决临床样本中所遇到的特殊问题，我们要对这些问题给出科学合理的解释，久而久之，各方也会越来越信任我们。同时，我们要时刻关注国家针对检验颁布的一系列通知或标准要求，积极向最好最优靠拢，利于我们在同行间建立更高的权威性。

4. 反馈　通过让学生将平时听到看到的关于不信任检验科事件的新闻报道进行分享解析，并展开讨论，让学生更加深入地掌握检验项目的原理等，并通过实际操作发现自身存在的不足，使学生既掌握好专业的知识，也心怀社会，顾念人民群众。

三、课堂实录

1. 为什么要掌握实验原理？

师：在日常检验工作中，检验人员只需要把标本编号序号放进机器中，等待结果便可以，为什么要"多此一举"地掌握各个项目的检测原理呢？这对于检验工作有什么作用呢？

一生答：掌握了检测项目的原理，可以更好地使用检测仪器。

二生答：虽然检测项目临床医生最后只能看到结果，但是一旦有问题，方便我们和临床医生及时沟通。

三生答：一方面有助于跟临床医生的及时沟通，另一方面也可以开展自查，对有问题的标本增加敏感度，从而建立与临床医生之间的信任。

师：同学们说得都很正确。我们之所以要更注重项目的理解，一方面是便于我们自己对检测结果的正确审核，另一方面也是更重要的一方面，就是加强我们与临床医生之间的有效沟通，通过对结果的合理解释，让临床医生更信任我们的检测结果，这样更有利于患者的快速诊断和治疗。

[**课堂实效**]通过向同学们讲述检验科现在面临的问题，让大家更加认识到学习检验的重要性，培养大家的学习兴趣，增强同学们对自己专业的认可度，让同学们更清楚学习检验的目的是什么，在今后的学习工作中，更好地为患者服务。

2. 为什么要与临床结合？

师：我们是检验科的人员，工作任务是保证检测项目的准确性，那为什么还要求我们熟练掌握各个指标对应的病症呢？这不是临床医生的职责吗？

一生答：会更有利于工作的开展。

二生答：让我们对指标的变化和异常更加敏感。

三生答：这一方面能帮助我们迅速根据病症找出检测项目的异常或错误；另一方面也可以在临床医生质疑检验结果时，正确解释结果的可靠性，逐步取得与临床医生对话的资格。

师：最后一位同学说得很全面。我们不仅要得出正确的结果，还要了解结果背后的意义。因为一些疾病，医生用药不同，也会导致结果的差异，甚至相反的结果。这种情况下，我们如果能给医生合理的解释，也能彰显出我们检验科人员的专业性。

[**课堂实效**]通过这节课，相信能让同学们怀着敬畏之心在检验科学习和工作，检

验科的地位是靠我们自己争取来的，专业知识不过关，是无法与临床医生沟通的，所以我们要学的还有很多。

3. 国家行动给我们什么指向？

国家认监委（国家认证认可监督管理委员会）2018 年颁布《关于检验检测机构资质认定工作采用相关认证认可行业标准的通知》（国认实〔2018〕28 号），要求从 6 月 1 日起启用《检验检测机构资质认定能力评价检验检测机构通用要求》（RB/T 214—2017），替代 2016 年 5 月 31 日国家认监委印发的《检验检测机构资质认定评审准则及释义》。

师：CMA 的颁布和宁波 PX 事件给我们什么启示？

一生答：CMA 的颁布表明国家已经开始重视检验科的工作管理，我们首先要在国家层面取得更好的成绩，才能更好地为患者服务。

二生答：宁波 PX 事件中，由于工作人员对项目不理解，以及并没有及时向群众解释，才导致了大众对该项目的抵触，所以我们要首先了解自己项目的方方面面，才能更好地开展项目。

三生答：检验科要追求更高的标准，国家层面的标准我们都要尽力做到最好。但是，只有实验室自身提高并不管用，我们要通过自己的专业知识，把专业变成白话讲给百姓听，这样才更利于我们工作的开展。

师：同学们对这节课的内容理解得很到位。我们检验科在中间起到"上传下达"的作用：一方面积极响应国家的号召，提升自己实验室的能力；另一方面，我们要把专业知识用通俗的话解释给百姓听，只有百姓鼓励我们做，我们才能做到最好。

[**课堂实效**] 通过两个案例，一方面提醒同学们不要忘记自己科研的初心，要用自己的能力提升实验室的水平，也要加强自己的专业知识，努力与临床医生对话；另一方面，我们还要把晦涩难懂的专业知识用易于理解的话解释给百姓听，这样，我们才能慢慢地提高整体水平。

四、课后感悟

教师反思：检验科的工作简单说可以是一成不变的，但是我们不变化，就会慢慢被行业淘汰，所以激励我们不断进步。但是光靠专业的进步是不够的，我们最终服务的还是百姓，百姓对我们的理解和认可也是非常重要的。我们还要通过专业知识得到临床医生的信任，这些对于开展工作都是极其有利的。

学生感言：学完这一课，我们了解了检验科面临的现状，技术和学术的差距，是要靠我们自己努力才能缩小的，所以在今后的学习中，我们要更加注重对项目的理解，要灵活运用各种检测方法，让数据为我们有效利用，而不是单纯检出数据。

（胡正军）

第二章 临床免疫学检验技术 ▷▷▷▷

教学实录

【专业】医学检验技术 　　　　　　　【课程】临床免疫学检验技术
【知识点】放射免疫检验分析。
【应用案例】罗莎琳·雅罗——医学检测史上新纪元的开创者。

一、教学目标

【知识点育人目标】

1.了解放射免疫检验的过程，培养学生敏于发现问题、善于分析问题、勇于解决问题的创新精神。

2.熟悉放射免疫检验的发现，塑造坚持真理、百折不挠的学术品格。

3.掌握放射免疫检验发明的意义，培养学生奋发进取、自强不息的人格。

【知识点思政元素】

1.通过柏森和罗莎琳创立的放射免疫测定法的学习——培养学生积极思考、热爱科学、勇于创新的科学精神。

2.强调超微量分析技术发明的艰辛——培养学生求实求真的科学态度和百折不挠的优良品质。

3.以平民之家、在鲜有女性涉足的科研领域的事迹——激励学生奋发进取的精神。

二、教学设计

课程基于放射免疫检验分析这一主题，以教学案例为基础，以点到为止法、同桌讨论法、教师诱思导学等手段开展教学。教学过程由浅及深，由易到难，通过罗沙琳·雅罗发明放射免疫检验分析的案例探讨敏于发现问题、善于分析问题、勇于解决问题的创新精神；坚持真理、百折不挠的学术品格和奋发进取、自强不息的人格。

1. 导入　在对某些疾病的诊断治疗中，精确、快速地测定激素的浓度十分重要，但由于机体内各种激素的浓度都很低，要确定一种激素的浓度并非易事。早期研究中往往采用化学分析法和生物活性测定法。就化学分析法而言，许多激素的反应性质一样，无特异性可言。而生物活性测定法对于很多激素来说，根本就行不通。例如，下丘脑激素的生物活性是促进或抑制脑垂体激素的分泌，这样的生物活性是很难定量的。再说，体内有很多激素具有相同或相似的生物活性（例如肾上腺素、胰高血糖素和糖皮质激素都可以升血糖）。因此，这两种方法都很难精确、有效和特异性地测定出某一种激素的浓度。由于上述两种方法的严重缺陷，导致早期人们对激素的研究一直没有什么突破。直到放射免疫测定法的创立，激素的研究才进入了突飞猛进的黄金时代，因此该项工作开创了新纪元。罗莎琳·雅罗是美国医学物理学家，在研究中把免疫学、同位素学、数学、物理学有机地结合起来，创制出具有高灵敏性的放射免疫试验方法。1959年，罗莎琳和柏森第一次精确地测定出人体血浆的胰岛素浓度，证实了成年糖尿病患者血浆中胰岛素并不缺少，只是因与胰岛素抗体结合而丧失了降血糖的效能。

2. 展开　罗莎琳在美国纽约长大并在那里生活。她的父母出身寒微，曾想让她成为一名女教师，但罗莎琳是一个有些倔强、固执的孩子。罗莎琳在学前班之前就开始阅读，七年级的化学老师引起了她对科学的兴趣，大学期间她喜欢核物理。博士毕业后罗莎琳任职于退役军人医院的同位素室，和医学博士梭罗门·柏森共同工作，他们都是严谨而富有才华的研究者。柏森和罗莎琳建立放免测定法有些偶然。他们原来研究的是某一类糖尿病的生理学基础，某些糖尿病患者可以通过注射胰岛素的方法来治疗，有些患者却无效。莫斯基医生认为后一类患者之所以患糖尿病，并不是由于缺少胰岛素分泌，而是正常分泌的胰岛素在体内分解太快导致血液中胰岛素含量不足。当时正值放射性同位素示踪方法在化学和生物学上开始应用，他们就想到把碘标记的胰岛素注射到糖尿病患者和非糖尿病患者体内，然后测量血液中标记胰岛素的消失速率。结果很奇怪，在糖尿病患者中，并不能将胰岛素分为两类，一类是分解快的，一类是分解慢的，也就是说莫斯基的假设未能得到证实。可是，不管是糖尿病患者还是非糖尿病患者，凡是过去曾经注射过胰岛素的，再注射标记胰岛素，则它在血液中消失速率就比过去未曾注射过胰岛素的人消失得慢些。这是什么缘故呢？

他们提出一个大胆的假设：注射外来胰岛素后人体产生了抗胰岛素的抗体，也就是说胰岛素是抗原，后来再注射标记的胰岛素，则标记的胰岛素和血液中已有的抗体相结合，这是消失速率降低的原因。按照当时免疫学流行的观点，只有分子量很大的蛋白质才能作为抗原，像胰岛素这样比较小的多肽分子是不能产生抗体的。

所以，接下来他们需要用实验测出血液中抗胰岛素抗体的存在，来证实这一假设。当时免疫学上测抗体的方法就是经典的免疫沉淀法，即抗体和抗原结合成复合物后从血清中沉淀出来。可是柏森和罗莎琳知道，如果真有抗胰岛素抗体的话，其浓度一定非常低，是沉淀不出来的。为了测出这种浓度很低沉淀不出来的可溶性抗原抗体复合物，他们向免疫学引入了一种全新的技术：电泳。结果放射活性总是和免疫球蛋白的电泳条带在一起，也就是说标记胰岛素是和免疫球蛋白相结合的，所以血液中的确有抗胰岛素抗体的存在。

假如以一种激素为抗原，其中一部分用放射性同位素标记（*Ag），另一部分不进行标记（Ag），当将它们混合在一起与抗体保温的时候，两者与抗体的亲和性完全相同，但有竞争性。同位素标记的激素越多，形成的具有放射性的激素－抗体复合物（Ab–*Ag）的量就越多。假定最初与抗体一起保温的激素都被同位素标记的话，那么与抗体结合的将完全是被同位素标记的激素。随后若再依次加入一定量的非同位素标记的同种激素，加入的非标记的激素就会取代一部分与抗体结合的同位素标记的激素，且加入的非标记的激素量越多，被取代的同位素标记的激素就越多。根据这一点，就可以以加入的［非同位素标记的激素］为横坐标，［与抗体结合的同位素标记的激素］/［游离的同位素标记的激素］为纵坐标，然后作标准曲线。未知量的激素在与同一种反应体系的抗原抗体结合以后，可以根据标准曲线求得其浓度。

这就是柏森和罗莎琳创立的放射免疫测定法，它使得那些原先被认为无法测定的极微量而又具有重要生物学意义的物质得以精确定量，从而为进一步揭开生命奥秘找到了一条新的道路，使人们有可能在分子水平上重新认识某些生命现象的生化生理基础，是医学和生物学领域中方法学的一项重大突破，开辟了医学检测史上的一个新纪元。

他们的研究在当时非常新颖，论文两次投稿被拒，专家强调应该否定他们所说的"和胰岛素相结合的球蛋白是抗体"，专家认为他们未能按适当的标准来证实抗原抗体反应，未能确实证明和胰岛素相结合的是一种球蛋白，也未能证明胰岛素是一种抗原。

但是，其后30年中，内分泌科学的飞速进展，充分证明了这一超微量分析技术的巨大推动力。1977年，这项技术的发明者荣获诺贝尔生理学或医学奖。随后这一崭新的技术迅速渗透医学科学的其他领域，如病毒学、药理学、血液学、免疫学、法医学、肿瘤学等，以及与医学生物学相关的学科，如农业科学、生态学及环境科学等。放射免疫分析的物质，由激素扩大到几乎一切生物活性物质。据不完全统计，至少有300多种生物活性物质建立了 RIA（放射免疫分析）。它几乎能应用于所有激素的分析（包括多肽类和固醇类激素），还能用于各种蛋白质、肿瘤抗原、病毒抗原、细菌抗原、寄生虫抗原以及一些小分子物质（如环型核苷酸等）和药物（如地高辛、毛地黄苷等）的分析，几乎所有的生物活性物质，只要其含量不低于 RIA 的探测极限，都可建立适当的 RIA 法。

3. 总结 通过对罗莎琳发明放射免疫检验分析的案例，探讨敏于发现问题、善于分析问题、勇于解决问题的创新精神，坚持真理、百折不挠的学术品格和奋发进取、自强不息的人格。

4. 反馈 课程包含线上、线下多重教学平台，形成师生无障碍交流通道，学生感言课堂效果，便于教师教学的不断改进。

通过案例和活动，在潜移默化间将思政教育融入专业教学中，让学生在不知不觉中体验、感受、领悟、升华，立德树人"润物无声"。引入课程思政案例——罗莎琳·雅罗发明放射免疫检验分析方法，培养学生追求真理、积极实践、刻苦钻研、严于律己的事业心和为我国卫生事业的发展和检验事业奋斗终身的人生观价值观。

三、课堂实录

1. 柏森和罗莎琳在胰岛素的研究中遇到了哪些困惑？他们是如何处理的？反映了什么精神？

师：柏森和罗莎琳原来研究的是某一类糖尿病的生理学基础。他们发现不管是糖尿病患者还是非糖尿病患者，凡是过去曾经注射过胰岛素的，再注射标记胰岛素，则它在血液中消失的速率就比过去未曾注射过胰岛素的人消失得慢些。这是什么缘故呢？

一生答：他们提出一个大胆的假设。注射外来胰岛素后人体产生了抗胰岛素的抗体，也就是说胰岛素是抗原，后来再注射标记的胰岛素，则标记的胰岛素和血液中已有的抗体相结合，这是消失速率降低的原因。而按照当时免疫学流行的观点，只有分子量很大的蛋白质才能作为抗原，像胰岛素这样比较小的多肽分子是不能产生抗体的。这说明他们有打破固有思维的创新精神。

二生答：他们提出假设后，并没有停下脚步，而是用实验测出血液中抗胰岛素抗体的存在，来证实这一假设。当时免疫学上测抗体的方法就是经典的免疫沉淀法，即抗体和抗原结合成复合物后从血清中沉淀出来。可是柏森和罗莎琳知道，如果真有抗胰岛素抗体的话，其浓度一定非常低，是沉淀不出来的。为了测出这种浓度很低沉淀不出来的可溶性抗原抗体复合物，他们向免疫学引入了一种全新的技术：电泳。结果放射活性总是和免疫球蛋白的电泳条带在一起，也就是说标记胰岛素是和免疫球蛋白相结合的，所以血液中的确有抗胰岛素抗体的存在。以上说明他们不仅敏于发现问题、善于分析问题，而且勇于解决问题。

师：同学们的回答都很正确。创新的过程是一个不断打破思维束缚的过程，要敢于挑战权威，挑战流行观点，才能在医学研究中有所突破。

[**课堂实效**] 培养学生敏于发现问题、善于分析问题、勇于解决问题的创新精神。

2. 从论文多次被拒到获得诺贝尔奖，我们从中可以学到什么？

师：柏森和罗莎琳创立的放射免疫测定法，使得那些原先认为是无法测定的极微量而又具有重要生物学意义的物质得以精确定量，从而为进一步揭开生命奥秘找到了一条新的道路，使人们有可能在分子水平上重新认识某些生命现象的生化生理基础，是医学和生物学领域中方法学的一项重大突破，开辟了医学检测史上的一个新纪元。

他们的研究在当时非常新颖，论文两次投稿被拒，专家强调应该否定他们所说的"和胰岛素相结合的球蛋白是抗体"，专家认为他们未能按适当的标准来证实抗原抗体反应，未能确实证明和胰岛素相结合的是一种球蛋白，也未能证明胰岛素是一种抗原。请大家回想一下，面对质疑，他们是如何做的？反映了什么精神？

一生答：他们面对质疑，没有退缩，继续推进放射免疫检测技术发展，用于更多领域，最终获得诺贝尔奖。这反映了他们坚持真理、百折不挠的学术品格。

二生答：在科学研究中，任何新的发明或方法，尤其是开创性的，让同行甚至外界接受总是需要一定的时间。放射免疫检测技术从发明到受到社会公认，花了18年的时间，要求科研工作者必须耐得住寂寞，持之以恒。

师：同学们的回答都很正确。科学探索中充满了质疑，不畏艰难险阻，百折不挠的精神非常重要。

[**课堂实效**] 教育学生坚持真理、百折不挠的学术品格：坚持求本远志的校训，不畏艰难险阻，务实求真；不盲从权威，百折不挠，最终培养学生求实求真的科学态度和

百折不挠的优良品质。

3. 探讨罗莎琳·雅罗奋发进取、自强不息的人格。

师：1921 年 7 月 19 日，罗莎琳·雅罗出生在纽约布朗克斯一个中下层犹太人家庭。17 岁那年，罗莎琳阅读了《居里夫人传》，她对自己说："居里夫人是我的榜样！"1941 年，20 岁的罗莎琳从亨特学院取得物理学与化学学士学位。1959 年，罗莎琳和柏森第一次精确地测定出人体血浆的胰岛素浓度，证实了成年糖尿病患者血浆中胰岛素并不缺少，只因与胰岛素抗体结合而丧失了降血糖的效能。此事一经传出，立即轰动了美国的医学界。1977 年她和合作者荣获了诺贝尔生理学或医学奖。

提问：大家在罗莎琳·雅罗的身上看到了什么？

一生答：罗莎琳·雅罗作为到目前为止仅有的 7 位获得诺贝尔奖的女性之一，在女性地位低下的年代，能取得如此成就，体现了她奋发进取、自强不息的人格。

二生答：在科学研究中，男女都有同样的机会，关键还是看个人的努力，尤其在当代，女性尤其应该自信。

师：同学们的回答都很正确。罗莎琳·雅罗不仅在学术上受到质疑，同时作为女性，更有双重压力，出身于平民之家、在鲜有女性涉足的科研领域，她自信自强，值得我们更加敬佩。

[**课堂实效**] 教育学生培养奋发进取、自强不息的人格："天行健，君子以自强不息。"

四、课后感悟

教师反思：罗莎琳·雅罗的案例完整体现了科学研究的艰难困苦，任何人都不是随随便便就能取得成就的。在今后的教学和科研工作中，教师需要以身作则，才能更好地引导学生。

学生感言：罗莎琳·雅罗的事迹让我们深受教育，我们年轻一代需要学习发现问题、善于分析问题、勇于解决问题的创新精神，坚持真理、百折不挠的学术品格和奋发进取、自强不息的人格，为我国的医疗检验事业做出自己的贡献。

（程东庆）

第三章　临床血液学检验技术 ▷▷▷▷

教学实录一

【专业】医学检验技术　　　　　　　　【课程】临床血液学检验技术

【知识点】血液细胞的发育；血细胞表面抗原的形成与血型之间的关系；血型的发现对血液学的认识产生推动作用。

【应用案例】血型发现者——卡尔·兰德斯坦纳（医学类专业课程思政教学案例集：敬业章案例23）。

一、教学目标

【知识点育人目标】

1. 了解血型发现的过程，培养学生不懈努力、追求真理的职业精神。

2. 强调血型发现过程中枉死的生命，培养检验专业学生精益求精的科学精神。

3. 关注新时代血液输注理念，塑造学生与时俱进的创新精神。

【知识点思政元素】

1. 了解对血型和输血的认识——培养学生锲而不舍的精神，塑造正确的职业精神。

2. 通过血型鉴定方法虽简必不敢松懈——培养学生精益求精的态度和检验人的工匠精神。

3. 熟悉新时代血液亲缘关系的检测技能——培养学生孜孜以求的探索和创新精神。

二、教学设计

自古以来人们对血液就有着莫名的崇拜，古时候的人们认为血液是万能的，从而牺牲了无数的生命去解救不需要血液治疗的患者。到目前为止，依然有部分民族保持着血祭的风俗，而古人滴血认亲的思维方式正是因为对血型遗传的模糊认识。以滴血认亲是否科学准确为铺垫，开展以学生讨论为主、教师引导和启发为辅的教学互动过程。教学过程由浅及深，由易到难，导入血型的发现；卡尔·兰德斯坦纳坚持认真执着、献身科学的职业信念，通过反复实验寻找其中的科学真相，孜孜以求获得了 ABO 血型的真相，从而为人类输血史和血液研究奠定了基础；师生总结，平等交流，迸发全新火花，形成创新思维；课后通过线上、线下各个平台反馈，从学生的反馈中促进课程发展更贴近学生兴趣与需求。

1. 铺垫　古代常常用滴血认亲的方法来确定血缘关系，甚至给人输注动物的血液。"打鸡血"现在用来形容一个人的兴奋程度，殊不知这个词是真的从给人注射鸡血而来。这些现象来源于人们对血液、血型的模糊认识。

2. 导入　卡尔·兰德斯坦纳通过大量的实验寻找其中的科学真相，孜孜以求获得了ABO血型的真相，为挽救千千万万的生命奠定了基础，是当之无愧的"血型之父"。他的敬业和科学精神是检验专业学生应该塑造的职业精神。

3. 展开　当时年仅32岁的青年科学研究者卡尔·兰德斯坦纳承受了血液学各种学说的压力，通过大胆假设、详尽分析，通过一次次实验反复验证，终于发现血型的秘密。科学来不得半点儿马虎，生命容不得一分差错，医学检验专业面对生命必须有精益求精的专业精神。

4. 总结　在秘密没有揭开之前，人们往往会墨守成规，然而约定俗成不一定是真理，但是打破陈年旧俗和固有观念需要巨大的勇气，这种勇气就是对科学的追求，是对敬业精神最好的诠释。

5. 反馈　临床血液学检验技术课程包含线上、线下多重教学平台，形成师生无障碍交流通道，学生感言课堂效果，便于教师教学的不断改进。

此外，适当拓展教学内容，介绍交叉学科，培养学生科研兴趣，开阔学生科研思路。教学过程中始终贯彻"三结合"原则，即"板书与多媒体相结合，理论讲解与形象图解相结合，设置问题与课堂讨论相结合"。通过案例和活动，在潜移默化间将思政教育融入专业教学中，让学生在不知不觉中体验、感受、领悟、升华，实现隐性教育与显性教育的有机融合，让立德树人"润物无声"。引入课程思政案例"血型发现者——卡尔·兰德斯坦纳"，培养学生的科学精神、职业精神以及创新能力。

三、课堂实录

1. 锲而不舍的精神——血型发现者的传递。

自从1628年哈维发现血液循环以来，人类就不断进行着输血的尝试。1667年，法国的哲学家丹尼斯和外科医生埃默累兹第一次将250毫升羊羔血输给了人，接着就有人重复他们的实验，但往往出现极其严重的后果，甚至导致死亡，所以输血的尝试慢慢停顿下来。

师：在血型发现之前，人们就已经开始尝试给患者输血，并发现在人和动物之间输血后会造成血液凝集，甚至致命。由于历史上输血尝试屡遭失败，一般医学家已将输血视如畏途。兰德斯坦纳在维也纳病理研究所工作时，发现自己的血清有时会与另一个人的红细胞发生凝集。随后，兰德斯坦纳用22位同事的正常血液进行交叉混合实验，再把实验扩大至155人进行反复实验和验证，直至发现血型的科学规律，为人类输血奠定了理论基础。

提问：从兰德斯坦纳发现血型的过程中，同学们感受到什么精神？

一生答：我认为兰德斯坦纳之所以能够成功，是因为他有锲而不舍的科学精神和为了科学献身的精神。在当时的历史环境下，兰德斯坦纳不惜用自己的血液一遍遍实验，还能够说服身边众多同事一起为了科学而献出血液，通过多次实验，锲而不舍追求真理。

二生答：我觉得兰德斯坦纳还给我们传递了精益求精的职业精神。他在22个人的实验中已经验证了推论，但是出于安全的考虑，他又说服155个人参与他的实验，精益求精，力求完美。我认为我们检验医学的工作者也应该有这样的职业精神。

师：两位同学都回答得非常好，我们要有锲而不舍的科学精神和精益求精的工作态度。天下大事必作于细，医学检验专业的工作都是与患者和实验打交道，工作的好与不好直接关系着患者的切身利益能否得到落实，患者的痛苦能否早一天得到解决，这就要求我们的工作必须耐心求细，把事情做精做细，使患者减少痛苦，尽快恢复身体健康。

2. 对比血型对临床输血的影响，引导学生建立精益求精的职业精神。

血型发现者——卡尔·兰德斯坦纳的敬业精神，引发学生对检验人的敬业思考，增强学生的职业道德素养，医学检验技术专业关乎患者生命健康安全，唯有坚持敬业，为患者着想，才能使患者早日战胜病痛。

提问：人类的血液和动物的血液是否有区别？能否给人体输注动物血液？为什么？

一生答：从血型发现的规律和免疫学角度来说，人类血液和动物血液的组成相同，但是相同的组成成分之间的抗原决定簇不同，血浆中的蛋白组成也不相同，所以不能给人体输注动物血液。

二生答：人类的血液和动物的血液主要是红细胞膜表面抗原不同和血浆中的组分不同，给人输注动物血液会引起严重的免疫反应，所以不能输注动物血。输血关乎患者的生命安危，不可掉以轻心。

师：两位同学的回答十分到位，说明大家对前期的免疫学知识理解清楚。临床输血是一件容不得半点儿马虎的工作，有一点点差错都可能葬送患者的生命。我们应该牢记兰德斯坦纳的敬业精神，把我们的工作做细做好。

[**课堂实效**] 通过本案例让同学们懂得，医药从业人员的要求除了基本道德素养、专业技能过硬之外，还需要有精益求精的工作态度，在工作中不断发现问题、解决问题，更好地服务于患者。

3. 通过血型发展的过程，指引学生作为检验人的发展创新、与时俱进。

师：通过讨论，同学们都知道不能给人体输入动物血液，但是"打鸡血"这个词来源于现实，而且没有文献提示"打鸡血"造成人员死亡，大家能否利用学过的知识分析一下原因是什么？

一生答：如果第一次输入动物血，如同免疫学理论中讲的抗原第一次进入人体，人体的免疫系统处于致敏状态，抗体尚未产生，所以第一次给人输动物血，可能不会引起严重的免疫反应，但是多次输注可能会引起严重的免疫反应，所以不建议给人体输动物血。

二生答："打鸡血"应该是把鸡血注射在皮下，而没有直接进入血管。皮下组织的血管不够丰富，进入的鸡血没有与人体的免疫系统大面积"遭遇"，鸡血的细胞成分就破裂，在皮下被人体分解、吸收，所以不会引起严重的免疫反应。

师：两位同学说得很好。人类血液学的秘密还有很多，需要我们用心琢磨，利用现代高科技，勇于探索，与时俱进，开拓创新，锲而不舍地为患者解决病痛做出努力。

四、课后感悟

教师反思：血型鉴定是临床输血的重要环节，医学检验专业技术人员的工匠精神和职业道德是患者生命健康安全的重要保证，课程希望通过兰德斯坦纳发现血型的真实案例，潜移默化地让学生重视敬业精神、职业素养和创新精神，成为医学检验技术专业优良的传承人。

学生感言：人类输血的道路历经千年坎坷不休，血型的发现为临床输血提供了理论基础。经过这次课程，我们也深深感受到了临床输血走到今天的不易，而血液学的发展还需要我们年轻一代更加努力。

（许健）

教学实录二

【专业】 医学检验技术　　　　　　**【课程】** 临床血液学检验技术

【知识点】 白血病的分类；不同类别白血病的血象和骨髓象；白血病的临床表现和白血病的治疗。

【应用案例】 中国"砒霜治愈白血病"获美国医学大奖。

一、教学目标

【知识点育人目标】

1. 了解血液性疾病对人类的危害，培养学生医者仁心、精益求精的职业精神。

2. 强调中国人将砒霜作为治疗白血病的方案，指引学生勇于探索、不断开创精神的树立，培养学生的爱国精神。

3. 熟悉中国人协同靶向治疗白血病的新方案，强化学生的科研态度。

【知识点思政元素】

1. 中国首先发现砒霜治疗白血病的过程——塑造使命担当、团结奋斗、自强不息的爱国情怀。

2. 中国首先发现砒霜治疗白血病的成就——培养刻苦钻研、开拓创新、勇攀高峰的科研态度。

3. 中国改良协同靶向治疗白血病的意义——倡导高瞻远瞩、立足长远、放眼未来的国际视野。

二、教学设计

白血病俗称"血癌"，是严重威胁人类健康的造血系统恶性疾病。白血病大致可分为急性和慢性，急性白血病又可以分成急性淋巴细胞白血病和急性髓细胞性白血病。儿童的白血病以急性淋巴细胞白血病为主，成人则以髓细胞性白血病为主要类型。急性髓细胞性白血病曾被认为是最为凶险的一类白血病，患者往往在接受化疗后会产生严重出血，导致早期死亡。砒霜，几乎人人都知道它是历史悠久的天然剧毒药品，古人认为"砒乃大热大毒之药，而砒霜之毒尤烈"，一般情况下砒霜并不入药。以白血病的难治作为铺垫，以砒霜是否具有治疗功效开展以学生讨论为主、教师引导和启发为辅的教学互动过程。教学过程由浅及深，由易到难，导入两药协同靶向治疗急性髓细胞性白血病的新方案。自 2016 年因用中药治疗白血病而取得的开创性研究成果，到 2018 年陈竺教授的团队坚持认真执着、献身科学的职业信念，通过反复实验寻找其中的科学真相，孜孜以求获得了靶向治疗急性髓细胞性白血病的新方案，从而为挽救白血病患者的生命做出巨大贡献；师生总结，平等交流，迸发全新火花，形成创新思维；课后通过线上、线下各个平台反馈，从学生的反馈中促进课程发展更贴近学生兴趣与需求。

1. 铺垫： 急性髓细胞性白血病曾被认为是最为凶险的一类白血病，患者病发时常常能够自己走进医院，却会在极短的时间内被家人目送着"离开"。传统化疗对急性髓细胞性白血病的治疗，在杀死白血病细胞的同时，也会对正常细胞造成极大的杀伤力，患者往往在接受化疗后会产生严重出血，而导致早期死亡的情况。急性髓细胞性白血病的五年生存率曾经一度只有 10% ~ 15%。

2. 导入　"文革"期间，哈尔滨医科大学附属第一医院中医科医生张亭栋首先发表了砒霜在癌症治疗当中应用的临床结果。陈竺团队在此基础上不断摸索和实践，首创全反式维甲酸（ATRA）联合三氧化二砷（ATO）协同靶向治疗急性髓细胞性白血病，研究团队的敬业和科学精神是检验专业学生学习的榜样。

3. 展开　砒霜毒性之凶险世人皆知，被我国列入严格管理的 36 种毒性中药之一，因此"砒霜能治白血病"才引发了大众太多的质疑。科学家就其机理进行深入研究，利用中医学"以毒攻毒"的思想，大胆创新，不但首创砒霜用于癌症治疗，而且推陈出新，进一步创建协同靶向治疗的新方案。生命在一次次创新中不断被挽救，医学在创新中进一步发展。

4. 总结　在秘密没有揭开之前，人们往往会墨守成规，然而约定俗成不一定是真理，打破陈年旧俗和固有观念需要巨大的勇气，这种勇气就是对科学的追求，是对敬业精神最好的诠释。

5. 反馈　临床血液学检验技术课程包含线上、线下多重教学平台，形成师生无障碍交流通道，学生感言课堂效果，便于教师教学的不断改进。

此外，适当拓展教学内容，介绍交叉学科，培养学生科研兴趣，开阔学生科研思路。教学过程中始终贯彻"三结合"原则，即"板书与多媒体相结合，理论讲解与形象图解相结合，设置问题与课堂讨论相结合"。通过案例和活动，在潜移默化间将思政教育融入专业教学中，让学生在不知不觉中体验、感受、领悟、升华，实现隐性教育与显性教育的有机融合，让立德树人"润物无声"。引入课程思政案例——中国"砒霜治愈白血病"获美国医学大奖，培养学生的创新精神和救死扶伤的医者仁心。

三、课堂实录

1. 开拓创新的精神——砒霜治白血病的第一人张亭栋。

据《本草纲目》记载，砒霜有剧毒。张亭栋是用砒霜治疗白血病的奠基人。20 世纪 70 年代初，张亭栋在老中医的民间药方中发现中药砒霜、轻粉、蟾蜍等毒物配制验方可以治疗某些肿瘤。然而砒霜这样的剧毒入药要保持谨慎的态度，经过几百次的试验和临床疗效观察，张亭栋从发现民间药方能缓解患者症状，到确认是砒霜在起作用，可以治疗白血病，经历了各种大量的试验和纠错，最终推出以砒霜为主的治疗针剂。2016年，陈竺团队应用全反式维甲酸（ATRA）和三氧化二砷（ATO，也就是砒霜的主要成分）对急性髓细胞性白血病进行联合靶向治疗，使得这一疾病的五年生存率跃升至90% 以上，达到基本"治愈"标准，疗效震惊世界。

师：古代的医生早就发现砒霜与雄黄、雌黄都是含砷化合物，因此把雄黄叫作"红砷"，雌黄叫作"黄砷"，而砒霜则称为"白砷"。自古中医治病就有"以毒攻毒"的说法，毒药也是药。古代医家认为"砒乃大热大毒之药，而砒霜之毒尤烈"，但一般情况下砒霜并不入药。

提问：你会用砒霜治疗疾病吗？通过这个案例对你有什么启示？

一生答：我知道砒霜有剧毒，到目前为止我还是对砒霜治疗白血病有疑问。但是从国际获奖来看，用砒霜治疗患者的第一个医生与世界上第一个吃螃蟹的人一样让人敬佩，我佩服这个医生的大胆。

二生答：自古中医就有"以毒攻毒"的思想，砒霜治疗白血病就是我们祖国医学的完美诠释。这个案例告诉我们治疗疾病本无定法，只要能治好，什么方法都应该去尝试，推陈出新才能够推动医学技术的进一步发展。

师：两位同学都回答得非常好，我们要有开拓创新的科学态度。作为医生应该以消除患者的痛苦为己任，医学检验专业的工作都是与患者和实验打交道。患者的痛苦能否早一天得到解决，这就要求我们的工作必须具有创新思维，通过反复论证和实验，使老百姓减少痛苦，尽快恢复身体健康。

2. 通过发现砒霜治疗白血病的过程，引导学生建立精益求精的职业精神。

"灵丹妙药"来自民间偏方。20 世纪 70 年代初，黑龙江省林甸县民主公社出现了一大批癌症患者。一位曾被医院"判死刑"的食管癌老人的诉说引起了张亭栋的关注，原来，此地一位老中医有个"秘方"，就是用中药砒霜、轻粉、蟾蜍等配制验方进行治疗。张亭栋多次与老中医以及药师切磋探讨，经过几百次的试验和临床疗效观察，1973年 1 月，民主公社卫生院开始用它给患者进行肌肉注射治疗癌症，命名为"713"针剂。然后，这个偏方被带回了哈尔滨医科大学第一附属医院，张亭栋和他的同事们继续开始了漫长的探索研究。

提问："713"针剂能够治愈癌症，我们是不是应该提倡所有的肿瘤患者使用这个针剂？

一生答：肿瘤的生物学特征各不相同，该针剂对食管癌等实体肿瘤有作用，不代表对血液恶性肿瘤有效果。在血液疾病中发挥作用的药物也不一定在其他肿瘤中有好的临床表现，临床治疗一定要严谨。

二生答：目前我们尚未发现能消百病的抗肿瘤神药，"713"针剂也是如此。肿瘤的治疗还有很多目前医学界尚未解决的难题，需要我们进一步探索。

师：两位同学的回答观点很正确。白血病的治疗不是一件容易的事情，用砒霜治疗有一点点差错都可能葬送患者的生命。我们应该牢记科研团队精益求精的精神，把我们的工作做细做好。

3. 通过白血病的治疗过程，指引学生作为检验人应发展创新、与时俱进。

师：张亭栋发现砒霜可以治疗白血病之初，其治病机理还难以表达清楚。陈竺团队不断深入探索，随着基因技术的发展，急性髓细胞性白血病当中的"锁"也被找了出来——PML-RARα，随后针对这个靶基因的联合治疗方案被研发出来。

提问：请问急性髓细胞性白血病的特征是什么？

一生答：急性髓细胞性白血病的免疫学特征如 CD34、HLA–DR、CD38 和 CD117 等是其免疫表型，可以用于鉴别急性髓细胞性白血病。

二生答：急性髓细胞性白血病除了免疫学特征以外，还有染色体异常等遗传学特征。染色体异常包括平衡畸形和不平衡畸形。染色体畸形导致特异性染色体结构重排，引起骨髓细胞分化阻滞和恶性增殖。作为青年医学工作者，我们应该在总结前人经验的基础上，多去发现和创新，为人类健康做出贡献。

师：两位同学说得很好。急性髓细胞性白血病只是白血病中的一种，还有很多血液病依然没有被攻克，需要我们用心琢磨，搭载现代高科技，勇于探索、与时俱进、开拓创新、锲而不舍地为患者解决病痛做出努力。

四、课后感悟

教师反思：白血病是严重危害患者生命安全的疾病，白血病的治疗依然需要大量科研工作者付出极大的努力。课程希望通过砒霜治疗白血病的真实案例，潜移默化地让学生重视创新精神和职业素养，成为仁心仁术的良医传承人。

学生感言：白血病治疗的道路历经千年，坎坷不休，砒霜治疗白血病的发现为临床治疗提供了方向。经过这次课程，我们也深深感受到了临床白血病的治疗走到今天的不易，而血液学秘密的揭示还需要我们年轻一代更加努力。

（许健）

第四章 临床输血学检验技术 ▷▷▷▷

教学实录一

【专业】医学检验技术　　　　　　　　【课程】临床输血学检验技术

【知识点】ABO 血型及亚型；特殊 ABO 血型。

【应用案例】A 型血还是 B 型血（医学类专业课程思政教学案例集：友善章案例 8）。

一、教学目标

【知识点育人目标】

1. 掌握血型鉴定的方法，培养学生不懈努力、追求真理的职业精神。

2. 强调血型正反定型的必要性，培养学生求真务实的精神。

3. 提倡尊重患者需求，培养学生医患沟通技巧，积极友善地解决患者困难。

【知识点思政元素】

1. 了解血型鉴定的意义——塑造诚实守信、实事求是、尊重科学的严谨的工作态度。

2. 强调血型鉴定的重要性——培养鼓励探索、勇攀高峰的良好科研态度，从工作中发现问题、解决问题。

3. 熟悉血液错误输注的后果——培养与患者共情、良好的沟通能力，能够设身处地从患者的角度思考分析问题。

二、教学设计

1. 导入　通过"A 型血还是 B 型血"案例的导入，引入本节课的教学内容——ABO 血型及亚型和特殊 ABO 血型。

2. 展开　通过青岛某医院鲁老汉求医的真实案例引发学生思考，同型血输注是输血最重要的原则。通过鲁老汉前后两次血型不一致却没有发生输血反应，血库工作人员坚持自己的实验结果并提出质疑，最终确保了患者的生命安全，告知学生在检验工作中结果的重要性，要诚实守信、实事求是，同时也要探索发现分析问题。通过鲁老汉家人提出血型检测结果不符合 ABO 血型遗传规律的质疑，医院提供的合理解释，说明临床上存在很多特殊情况，需要具体问题具体分析，与患者的良好沟通、互相信任可以使这一过程事半功倍，更快地找到原因。

3. 总结 临床上血型检测和交叉配血都以血清学检测的结果为主，与红细胞膜表面抗原的表达情况有关。血型的检测需要正反定型，交叉配血需要正反交叉。这可以检测出血型正定型检测中红细胞膜表面抗原表达异常的情况。在临床实践中，除了血型及亚型，还可能出现特殊的 ABO 血型，都会造成正反定型不符，对于外国人、老年人、新生儿这些重点人群，需要特别注意、特别分析。

4. 反馈 由学生对案例进行分析，了解血液错误输注的后果，列举造成血型发生改变的可能原因，引导学生了解血型基因、血型抗原和血型检测的关系。在案例逐步推进的过程中，请学生总结每次事件转折点患者和医生的沟通和应对方案，引导学生注意医患的良好沟通和互相信任以及对试验结果、科学知识的不断探究是本次患者问题得以解决的重要原因。

三、课堂实录

1. 去伪存真，医者当明辨。

师： 上节课我们学习了临床上的血型主要是指红细胞表面的抗原，可以通过正反定型的方法来检测。那么想问问大家，一个人的血型会变化吗？

一生答： 不会，血型是基因决定的，基因是不会改变的。

二生答： 出现特殊情况的时候会变，比如骨髓移植。

三生答： 不会，血型变化说明检测方法不正确。

师： 大家说得都很好。从基因的角度来说，一个人的血型抗原是终生不变的。但是，我们知道红细胞来源于造血干细胞，对于骨髓移植患者，是要清除自身造血干细胞然后移植入供者的造血干细胞，患者自身红细胞不断衰亡而缺乏自身造血，由新移植的供者造血干细胞担当造血功能，所以患者的血型会慢慢变为供者的血型。我们今天讨论的故事不存在更换造血干细胞这样的变化，但是两次血型检测结果的不一致，给临床医生也造成了困扰。

故事发生在青岛某医院，医院收治了一个车祸男性患者，姓鲁，72 岁，入院时血红蛋白（Hb）含量只有 70 克/升，需要紧急输血。经检验得知鲁老汉的血型是 B 型，护士从血库领了 600 毫升 B 型血，输注后老人精神好了很多。两天后复查血常规，发现血红蛋白仍只有 80 克/升，于是决定再申请 600 毫升血。结果意想不到的事情发生了，血库反馈这个血型有问题，第一次查的是 B 型血，而这次反复查验血型的结果都是 A 型，但也不敢确定就是 A 型血，因为之前患者输入了 600 毫升 B 型血却安然无恙。你们觉得患者是什么血型？为什么？

一生答： 患者是 A 型血，第一次检测错误。

二生答： 患者不是 A 型血，因为之前患者成功输入了 600 毫升 B 型血。如果把 B型血误输给 A 型血的人，患者当时就会出现严重的输血反应。患者是 AB 型血，万能输血者，输注 A 或 B 型血都没有问题。

师： 同学分析得很好，患者输注了 A 或 B 型血都没有问题，说明患者的血清中没有抗 A 也没有抗 B 抗体，这符合 AB 型血的特征。那患者究竟是不是 AB 型血，为什么 AB 型血检测会出现问题呢？我们要怎样检测才能得到正确的血型呢？

一生答：重新做血型检测试验。

二生答：可以用唾液辅助检测血型。

师：大家都考虑到了血型检测需要重新做，上节课我们也讲到可以血型物质来辅助判断血型，同学也提到可以检测唾液中的血型物质。这个案例也是这样做的。为了弄清鲁老汉的血型，医院让护士采集了鲁老汉的唾液样本，和前两次的血样一同送往市中心血站。市中心血站经过检测，最终得出结论是 AB 亚型。大家分析一下，为什么 AB 型血的检测会出现问题呢？

一生答：试剂过期了。

二生答：人为操作错误。

三生答：检测方法的问题。

四生答：抗原的问题，因为是亚型。

师：大家说得很好。这些都是上节课讲到血型检测正定型与反定型不一致的原因，对我们的案例同样适用。因为是医院的检测结果，所以可以排除前面 3 个同学讲的试剂、人为和方法学问题。实际上，市中心血站的检测结果是 AB 亚型。亚型就是指血型抗原在红细胞表面的表达异常出现的特殊血型，在人群中比较罕见。因此，在常规的检测中很可能会忽视，有的时候可能会引发严重的后果。这个患者是比较幸运的 AB 亚型，血清中不存在任何 ABO 抗体，所以 A 抗原表达弱，误判成 B 型血，输注 B 型血也没有不良反应。但是如果反过来，这个患者是供血者，AB 亚型当作 B 型血输注给了 B 型血的患者，就会造成溶血反应，后果就很严重了。

这要求大家在临床血型检测和交叉配血工作中一定要严格按照规范操作，认真观察实验结果。亚型因为抗原表达弱，血清抗原抗体反应凝集不明显，可能是弱凝集或者混合凝集。所以，第一，不能用玻片法来判断 ABO 血型和交叉配血，需要试管法加速凝集，并且配合显微镜镜检排除弱凝集和混合凝集，或者采用微柱凝胶介质法来判断。第二，如果考虑亚型的存在，可以通过 A1 红细胞和血型物质的检测来进一步确定。

[**课堂实效**] 以临床实际案例，引发学生对于检测结果正确性的思考。一个人的血型是终生不会改变的，因为基因是不会变的，但是在病理情况下，可能会影响红细胞膜表面基因的表达，造成获得性血型抗原异常表达，需要在血液配型中加以重视。作为检验人员和医务工作者需要对临床的各种异常结果进行正确的分析，去伪存真，找到真正的关键原因。在掌握 ABO 血型及其亚型检测相关知识的基础上，也培养了学生求真务实、追逐真理的科学信念，保证和坚持实验结果的准确性，不放过每个异常问题的敬业精神。

2.耐心友善，医病更医心。

师：这个故事没有就此结束，而是引发了更大的冲突。在鲁老汉急需输血的时候，为了能够救命，鲁老汉的老伴和其四个子女都做了血型检验。妻子和两个女儿是 O 型，两个儿子是 A 型。疑问就出在这里，按照遗传定律，父亲是 AB 型血，母亲是 O 型血，那么子女的血型只可能有两种：A 型或 B 型，O 型血是不会出现的。难道老人含辛茹苦抚养长大的孩子，竟然不是自己的亲生女儿吗？如果是亲生女儿，那么这份报告又该如何解释呢？

一生答：不知道。

二生答：不知道。

三生答：鲁老汉不是 AB 型，是 A 型。但是为什么，不知道。

师：根据这份血型检测报告，鲁老汉的确不是 AB 型血，他很可能是 A 型血。出现这样的结果是因为有一类特殊情况，叫作特殊 ABO 血型。鲁老汉很可能是特殊 ABO 血型中的获得性 B。获得性 B，发生于 A 型人，表现为患者红细胞有 B 抗原，血清中存在抗 B 抗体，该抗体不与自身细胞反应，分泌物（唾液等）中有 A 物质。获得性 B 一般出现于肠道细菌感染者或者肿瘤患者，多为一过性，会随病程而改变。这就合理解释了鲁老汉一家的困惑，鲁老汉是 A 型血，妻子是 O 型血，两个儿子是 A 型，两个女儿是 O 型，符合遗传规律，完全正常。最后，鲁老汉一家人感谢了医生，高高兴兴地出院了。

提问：这个故事给大家什么启发？

一生答：血型检测看似是很简单的一个过程，却有这么多奥秘，我要认真学习书本知识。

二生答：对医生来说，除了救治患者，还要解答患者的疑惑。

师：同学们说得都很对。通常情况一个人的血型是终生不变的，因为基因是不会变的，但是也有例外，人体内在的因素、基因突变、外界的疾病和用药等都可以引起相应的变化。至于血型为什么会变化，目前还没有找到准确的答案，因为这种现象太偶然了，现有的个例也无法重复实验，所以在临床上还要继续进行科学探索。这种时候，患者和医生的有效沟通是尤其重要的，在这个案例里，如果医生没有给鲁老汉一家合理的解释，那么就可能导致身体上的疾病虽然痊愈了，心里的疙瘩却一直都在。正是得益于临床医生和检验人员的耐心细致、温和，以及还有对专业、对科学的孜孜以求，建立了医生和患者的互相信任，最终帮助了鲁老汉一家。

[**课堂实效**] 以血型检测不符合遗传规律的问题，再次引发学生对于检测结果正确性的思考。对于临床而言，病史很重要，血型检测的结果也要符合患者自身的实际情况。本例中进一步分析就会发现患者最后是 A 型血，这说明医学界对于血型的认识和检测手段还存在不足，很多个例无法用常理来判断，需要具体情况具体分析。在这个过程中，医生和患者之间的信任度非常重要。最终教导学生，友善、诚信、专业是检验人员及医学工作者必须恪守的职业道德；去伪存真、鼓励探索，掌握最新的科技信息和科学知识，也是现代医学最重要的发展之道。

四、课后感悟

教师反思：本节课程的教学目的是培养学生掌握 ABO 亚型和特殊 ABO 血型的特点及检测方法，提升学生临床血型检测的能力。从课程思政的角度，更需要培养学生以下能力：①要有友善的工作态度，确保和患者的良好有效沟通，与患者互相信任、互相尊重，有利于快速得到正确的检测结果；②要有敬业精神，对实验结果审慎，特别是对异常结果的判定，一定要正确分析、去伪存真，找到关键点，保证和坚持实验结果的准确性。

学生感言：血型检测在书本上看起来是非常简单的，但是在临床实际工作中，却有这么多的复杂问题。可见，"纸上谈兵"终究是苍白空洞的，要尊重实验结果和患者的口述信息，要恪守职业规范和标准化流程，对异常结果要做出正确的判断和合理的分析，不能一知半解、简单了事。对患者提出的困惑也要注意，很多时候可能是解决疾病问题的突破口。

（张婷）

教学实录二

【专业】医学检验技术　　　　　　　【课程】临床输血学检验技术
【知识点】输血医学发展史上的重要事件；放血疗法；早期输血的尝试和问题。
【应用案例】输血疗法的开拓者（医学类专业课程思政教学案例集：敬业章案例9）。

一、教学目标

【知识点育人目标】

1. 了解输血医学发展史上的重要事件，培养学生大胆实践、勇于创新的职业精神。
2. 掌握人类对早期输血所做的一系列尝试和存在的问题，培养学生孜孜以求的敬业精神。

【知识点思政元素】

1. 了解输血疗法的发展历史——培养学生批判求实、恪尽职守的敬业精神。
2. 审视放血疗法从风靡一时到最终被废弃——培养学生追求真理、实事求是、创新思维、勇攀高峰的科研精神。

二、教学设计

1. 导入　通过"放血时代留下的痕迹"的导入，引入本节课的教学内容——输血医学发展的缘起，最早的放血疗法是如何演变成现代的输血疗法的？让同学们加以思考并发言。

2. 展开　进一步讲解"华盛顿之死"案例，通过1799年美国第一任总统乔治·华盛顿感染疾病后的救治过程，让同学们分析得出华盛顿死亡的真正原因是失血过多，血液对人类有很重要的作用。通过法国巴黎的医生皮埃尔·路易斯博士和英国爱丁堡皇家医院的医生休斯·本尼特分别积累8年和16年的病例数据，说明放血疗法对肺炎救治的效果过大于功。这一结论建立在事实的基础上，引导同学们建立实事求是、追求真理、严谨治学的科研态度。进一步引出人类对输血特别是动物输血、人的输血的多次尝试，启发同学们，科学是建立在科学家和医务工作者无数次失败和不断尝试的基础上的，医学发展史更像是一部鲜血铺就的救治史。通过分析早期输血不成功的原因，告诉同学们，输血技术的发展需要其他各种技术的配合，科学是不断认识发现、努力探索，从不可能到可能再到实现的过程，敬业精神在这之中非常重要。

3. 总结　复习输血疗法的发展史，提醒同学们人类从放血疗法到输血疗法的应用是建立在不断探索、不断实践的基础上的，科学是在不断清除错误中前进，希望每个学生在工作岗位上保持初心、爱岗敬业，不断探索、批判求实、勇攀科研高峰。

4. 反馈　本课程包含线上、线下多重教学平台，形成师生无障碍交流通道，学生感言课堂效果，便于教师教学的不断改进。

三、课堂实录

1.用事实说话，摒弃放血疗法。

师：输血医学的发展史不像其他的学科，它是从彻头彻尾的错误认识开始的。最开始医学界还不知道输血，普遍采用的都是平衡体液学说的"放血疗法"。同学们知道为什么理发店门口的标志物是红白蓝条纹的三色柱吗？和放血疗法有什么关系？国际医学知名期刊《柳叶刀》名称的含义是什么吗？

一生答：中世纪时候，欧洲一些理发店兼做为肺炎患者放血的工作。

二生答：在放血时，患者手握红白条纹小木棍，白色代表绷带，红色代表血液。三色柱中的红色代表动脉，蓝色代表静脉，白色代表纱布。

三生答：柳叶刀是放血疗法的主要工具。

师：没错。放血疗法曾是体液学说中最被推崇的、"无所不能"的治疗手段，在至少2500年内被狂热地忠诚地实践着。这些印迹即使到今天也还能找到。那么，我想问问大家你们觉得放血疗法是有效还是无效？

一生答：无效。

二生答：有效吧。

三生答：分情况，有时候有效，有时候无效。

师：实践是检验真理的唯一标准。带着这个问题，我们来看个真实故事。1799年的年末，美国的首任总统乔治·华盛顿冒着大雪去巡视了葡萄种植园，回来后觉得喉咙不太舒服，其后的2天病情严重，呼吸困难。其实用现在医学的眼光看，华盛顿很可能是链球菌感染。不过，当时的医生们并不知道，他们做出了一个相同的决定——放血。经过4次放血，华盛顿一共损失了3.57 L血液，相当于其自身血量的一半，结果可想而知，总统最终与世长辞。但是，放血疗法从风靡一时到最终被废弃，并不是简单因为华盛顿这个案例，华盛顿只是放血疗法最著名的受害者之一。放血疗法的废弃是建立在真实病例数据的基础上的。法国医生皮埃尔·路易斯博士和英国医生休斯·本尼特分别用8年和16年的时间，观察和记录了数百例肺炎患者，最终发现放血疗法非但效果甚微，反而将患者的死亡率整整提高了30%。故事讲到这里，对大家有什么启发？

一生答：放血疗法是没有效果的，华盛顿的真实死因是失血过多。

二生答：证明放血疗法无效的是医生的临床病例观察。

师：严谨地说，放血疗法在华盛顿所患疾病的治疗过程中是无效的，它对于肺炎治疗来说没有效果。临床医生们用数百例肺炎患者的病历结果记录，开创了现代实验流行病学，用专业性、职业道德和敬业精神，证明了这一点。所以我们说，科学就是在不断清除错误、修正错误中前进的。

[**课堂实效**] 大家对于放血造成失血过多会危害生命都有一定的常识性理解，但是缺乏客观证据。临床医生借鉴流行病学研究方法，回顾性分析当时数百例肺炎患者的病历，证明了一直以来的猜测：无论是治疗前期还是晚期，放血对肺炎的治疗效果远远低于人们的想象，甚至会升高患者的死亡率。启发同学们，公认的方法甚至科学也可能存

在错误，不要盲目迷信，摆事实讲道理，这才是解决问题的最佳办法。从侧面培养学生追求真理、实事求是、创新思维、勇攀高峰的科研精神。

2. 从不可能到可能再到实现，诞生输血疗法。

师：华盛顿死后，美国国会大厦的建筑师同时也是医生的威廉·松顿提出了输动物血让总统起死回生的大胆设想。他不是第一个建议用动物输血的医生。1665 年，英国牛津大学年轻的生理学家和医生理查德·罗维尔首次进行了动物间输血试验获得成功，证明了输血能够挽救生命。1667 年，法国医生丹尼斯将羊血相继输给一位 16 岁有精神疾病的男孩和健康志愿者均取得成功。后来，他把小牛动脉血输给一位梅毒患者，输血后患者出现发热、腰痛，并有黑色尿，不久便死亡，死者家属状告丹尼斯谋杀罪名成立。法庭判决自 1668 年 4 月 17 日起，未经巴黎医学部批准不得输血。两年后，也就是 1670 年，法国议会通过了禁止输血的法案。与此同时，英国、意大利乃至整个欧洲，输血实验都被禁止了。这一禁，就是 150 余年。直到 1818 年，英国妇产科医生 Blundell 因经常见到产妇失血死亡而想到用输血来挽救。这位充满探索精神的科学家重复了英国医生理查德·罗维尔狗对狗的输血，发现一些因为大量出血而濒死的狗，在输入了另一只狗的血液后获救了。受此鼓舞，他设计了一套输血器材，将健康人的血液输给 10 例大出血的产妇，5 例被成功救活，其中 4 例是产后出血的妇女，引起了医学界的轰动。然而，这个振奋人心的消息很快遇到了瓶颈，在大量的输血临床实践中，有的患者在接受输血后，会突然出现发冷发热、头痛胸闷、呼吸紧迫和心脏衰竭等症状，甚至会死亡。输血重新陷入了"黑暗时代"。血液被生理盐水替代而输入人体，差不多持续了半个世纪。想问问大家，你们知道早期输血停滞不前是什么原因造成的吗？现在又是怎么解决了？

一生答：血型，血型不同所以造成输血反应。现在的输血要测血型。

二生答：细菌污染，当时缺乏消毒技术。

三生答：血液无法保存，缺乏血液保存知识，缺乏抗凝剂。

师：大家说得都很正确。当时人们并不知道血液要区分血型，不同血型的人相互输注血液会破坏红细胞，引发致死性输血反应，所以血型的检测很重要。1900 年，美籍奥地利病理学家卡尔·兰德斯坦纳做了简单的血清学试验，发现了血型。而早在 1867 年，英国外科医生利斯特就已经将输血器具进行了消毒，避免了输血感染。二战期间，由于失血是战场死亡的主要原因，促进了输血治疗的发展，血液保存技术、血库相继建立。严格来说，19 世纪诞生的防腐学、无菌学和免疫学，辅助输血技术最大限度地挽救了生命，避免不必要的疾病死亡。

[**课堂实效**] 通过几个案例，使学生深刻认识到人类对输血的认识存在一个"从不可能到可能再到实现"的过程，需要坚守初心，耐得住寂寞。正是因为科学家对输血的坚持尝试、不断探索、技术革新，才收获这项与人类医学发展密切相关的技术，使得许多疾病的治愈成为可能。作为未来的检验和医疗工作者，更要具备救死扶伤、持之以恒的敬业精神以及精益求精、探索创新的实践精神。

四、课后感悟

教师反思：本课程的教学目的是让学生了解输血医学发展史上的重要事件，放血疗法最终被摒弃是因为客观事实证明其救治作用微乎其微。而输血疗法的兴起历经了许多波折和困难，最终的成功依赖于科学家和医学工作者对挽救生命的不懈努力和坚持尝试。从课程思政的角度，还可以培养学生以下能力：①爱岗敬业是一切活动的原动力，一个有敬业精神的人才会有创新的思维、质疑的精神和探究的动力，才能在工作过程中大胆探求、不断尝试和努力创新。比如本案例中，摒弃放血疗法，推动动物和动物、动物和人以及人与人输血的尝试。②科学研究并不是一蹴而就的，需要多学科配合。这是一个不断地认识发现、努力探索从不可能到可能再到实现的过程。要以高度的责任感和使命感，对自己所从事的事业积极投入、执着追求，充分发挥主观能动性，审慎思考、勇于探索、永不放弃。

学生感言：敬业精神是科学发展的原动力。前辈科学家不断地探索、批判、求实能，为后人的研究奠定了基础，比如丹尼斯等人的输血实验并没有获得成功，但却为一个半世纪后出现的人与人之间的成功输血奠定了基础。这要得益于医务工作者不惜代价、救死扶伤、救治患者的敬业精神，也要感谢科学家努力钻研、勇于探索的科研精神。

（张婷）

第五章　临床基础检验学技术 ▷▷▷▷

教学实录

【专业】医学检验技术　　　　　　　　【课程】临床基础检验学技术

【知识点】血液分析仪检测参数和临床应用。

【应用案例】谁偷走了我的白细胞？

一、教学目标

【知识点育人目标】

1.了解血液分析仪的使用，避免实验结果差之毫厘谬以千里，做到不盲从、不懈怠。培养学生立足本职，尽职尽责的职业精神。

2.掌握血液分析仪的应用，让学生做到眼里有标本、心中有患者，塑造学生以患者为中心的职业理念。

3.通过案例中对错误仪器检测结果的纠正过程，引导学生树立科学、谨慎的实验精神。

【知识点思政元素】

1.通过血液分析仪血常规检测异常——培养关爱患者，以患者为中心的职业精神。

2.强调对异常检验结果的反复推敲——培养学生善于思考，细致谨慎的工作态度和责任心。

3.结合对患者临床症状的分析——培养学生追求真理、实事求是的科学精神。

二、教学设计

1.导入　对比血常规的手工检测方法和血液分析仪检测方法，请学生们思考仪器检测和手工检测的原理有何不同？仪器检测有哪些优势？仪器能否代替人工？从而引入本节课的教学内容——血液分析仪检测参数和临床应用，为血液分析仪的结果复核埋下伏笔。

2.展开　以案例为依托，案例中17岁年轻女性患者，血液分析仪血常规检测显示白细胞显著减少，血红蛋白下降，血小板正常，请学生们讨论该检测结果能否发出？该检测结果意味着什么？由此提出血液分析仪的结果复核原因、复核原则和复核方法，再结合案例中检验人员通过对患者临床症状的分析，怀疑仪器检测结果有误，又通过标本检查、仪器复核、人工镜检、机器检查等操作，最终确定最初的仪器检测结果是错误的，并一步步地查找导致错误结果出现的原因，从而纠正了错误结果，发出正确的检测结果。通过鲜活的案例，让学生们看到仪器固然有其优势，但检验人员不能盲目地相信仪器，碰到异常结果，要关注患者，关注标本，利用专业知识，科学分析，以认真负责的态度去伪存真，不厌其烦，为患者发出正确的检验结果，不漏诊，不误诊。

3. 总结　血液分析仪的全面普及与临床应用给检验工作带来了质和量的提升，但再尖端的仪器设备依然避免不了故障的发生，纠正不了检验前的错误，更替代不了显微镜复检的地位。工作人员应有责任心，现代仪器虽速度快、结果精准、节省人力，但仪器仍然取代不了手工。检验结果不是仪器出的干瘪数据，是需要结合实验室与临床对整个检验过程的细节进行把握、分析、审核而得出的检验结果。检验人员要有科学的质疑精神，细致谨慎、严谨求实的工作态度和责任心，才能得出正确的检验结果，为患者更好地服务。

4. 反馈　临床基础检验学技术课程采取混合式教学，采用了 MOOC 课程、微助教多重线上教学平台，形成师生无障碍交流通道，学生感言课堂效果，便于教师教学的不断改进。在教学中采用临床真实案例，通过案例在潜移默化间将思政教育融入专业教学中，达成育人目标。

三、课堂实录

1. 初见端倪。

师：血常规的手工检测方法和血液分析仪检测方法，大家更喜欢哪种方法？

一生答：我喜欢仪器检测方法，它更快速更方便。

二生答：我也喜欢仪器检测方法，它更省时省力。手工操作太慢了，要显微镜下一个个地数，眼睛好累，而且人工数的感觉也没有仪器准。

师：那大家觉得仪器检测能代替人吗？

一生答：应该能吧，现在检验科基本都是仪器操作，手工方法用得很少了，随着科技的发展，仪器功能越来越强大。

二生答：不能完全替代吧，毕竟仪器也需要人去操作。

三生答：我觉得仪器检测不能代替人，仪器也会出错的，需要人去掌控。

师：大家说得都很有道理，我们来一起看个案例吧。

患者女，17 岁，临床诊断为肢体疼痛，其血常规检查结果如表 1 所示。

提问：该检测结果能够发出吗？

表 1 血常规检查结果

序号	试验项目	结果	说明	参考低值	参考高值	单位
1	白细胞	0.92	↓	4.0	10.0	$\times 10^9/L$
2	红细胞	4.69		3.8	5.1	$\times 10^{12}/L$
3	血红蛋白	84	↓	110	150	g/L
4	血小板	329	↑	100	300	$\times 10^9/L$
5	中性粒细胞百分比	69.4		50.00	70.00	
6	淋巴细胞百分比	27.8		20	40	
7	单核细胞百分比	1.4	↓	3.0	12.0	
8	嗜酸性粒细胞百分比	1.44		0.50	5.00	
9	嗜碱性粒细胞百分比	0.04		0.00	1.00	
10	中性粒细胞计数	0.50	↓	2.00	8.00	$\times 10^9/L$
11	淋巴细胞计数	0.20	↓	0.8	4.0	$\times 10^9/L$
12	单核细胞计数	0.01	↓	0.12	1.2	$\times 10^9/L$
13	嗜酸性粒细胞计数	0.01	↓	0.02	0.52	$\times 10^9/L$
14	嗜碱性粒细胞计数	0.00	↓	0.02	0.52	$\times 10^6/L$
15	红细胞压积	40.20		37.0	47.0	%
16	平均红细胞体积	85.7		80.0	100.00	fL
17	平均 RBC 血红蛋白量	17.90	↓	37.00	34.00	pg
18	平均 RBC 血红蛋白浓度	209	↓	320	360	g/L
19	红细胞分布宽度 CV	12.8		11.0	16.0	%
20	红细胞分布宽度 SD	38.8		35.0	56.0	fL
21	平均血小板体积	10.5		6.8	12.1	fL
22	血小板分布宽度	13.2		9.0	17.0	%
23	血小板比积	0.34	↑	0.093	0.305	%
24	大血小板比率	29.3		13.0	48.0	%
25	超敏 C 反应蛋白	< 0.499		0.0	10.0	mg/L

一生答：可以吧，患者出现异常结果是很正常的。

二生答：最好复核下再发出吧，这个患者的白细胞数太低了。

师：如果这个结果发出，对患者来说意味着什么？

一生答：白细胞这么少，又有贫血，会不会是血液病或恶性肿瘤啊？

二生答：结果是这样的话，患者病情肯定比较重。

师：大家已经意识到了，这个结果对患者很重要。如果这是真实结果，患者的情况肯定不太好，那我们是不是应该核实下该结果是否正确？

一生答：是的，要对患者负责任。

师：那我们就一起看看案例中的检验人员是怎样处理的吧。

2. 寻根究底。

师：该检验人员是如何发现仪器结果有问题的？

一生答：该患者白细胞总数已低至白细胞危急值，其他结果显示中度贫血，但未见血细胞分析仪报警。查看病例得知患者临床症状除了肢体疼痛，未见其他异常。如该检验结果实属该患者，这个结果似乎不太符合临床表现，由此高度怀疑检验结果可能存在误差。

师：那该检验人员是如何处理的呢？

二生答：查看当日仪器使用状态和该标本检测时仪器有无异常，查看后未发现异常。

师：质控在控，那是否就意味着仪器检测结果是可靠的，可以发出了？

一生答：不一定吧。

二生答：标本因素也可能会影响结果的，这个标本量偏少（大约 1 毫升），会不会是吸样不足？

师：那我们来看看该检验人员的处理方法。

检验人员翻看血细胞分析仪该标本原始记录，发现该患者的血液细胞分析仪原始记录中有报警信息：①仪器报警阳性，可见分类异常、计数异常、形态异常。②提示 NRBC（有核红细胞）、原始细胞、白细胞分类异常报警。该结果触犯了血球复检两方面复检规则：一是全血细胞计数相关的规则，$WBC < 2.5 \times 10^9/L$ 或 $> 30.0 \times 10^9/L$（首次结果）；二是与仪器报警信息相关的规则。于是手工涂片镜检复检，白细胞显微镜下 $4 \sim 5/HP$（对应白细胞总数 $6 \times 10^9/L \sim 8 \times 10^9/L$），成熟红细胞分布均匀，未见形态异常。镜检结果与仪器结果不符，从而断定仪器的检测结果是有误的。那该检验人员后续是如何处理的？

一生答：将该标本在原仪器更换为手动模式进样，并进行白细胞手工计数，得白细胞结果依次为 $8.05 \times 10^9/L$、$7.8 \times 10^9/L$，红细胞和血红蛋白均在正常范围内。

二生答：将该标本拿到科室另外同品牌血球仪（SYSMEX XS-800i 血球仪）检测，该仪器为手动模式进样，所得检测结果与复检结果一致，从而得出正确的检验结果。

3. 水落石出。

师：为什么同一样本、同一仪器，手动模式和自动模式的结果差异如此之大？

一生答：从各方面查找原因仪器，最后在查看取样穿刺器时发现端倪，科室所使用仪器时间较久，穿刺针反复磨损，造成穿刺器严重损坏，穿刺采样针的前针壁已被磨穿，在吸取标本时有气泡混入，导致吸取量不足。

师：既然标本不足，仪器为什么不报警？

一生答：该检验人员最后查问，当天检测所使用模式为工程师模式，对于日常的错误信息报警一律忽略屏蔽。该标本在检测中虽吸样量不足，但工程师模式将该报警信息忽略，仍然进行下一步检测，检测得出的散点图和直方图看出细胞数较低，而不能准确反映标本不足的问题。

由此，该例错误的血常规异常终于水落石出，重新发出了正确的检验结果，避免了错误结果给患者带来的伤害。

[**课堂实效**] 该真实案例给学生们带来的震撼很大，若没有该检验人员的明察秋毫，细致入微地一步步去分析问题，一个错误的检测结果就会发出，从而给患者带来较大的影响。该案例给学生们上了生动的一课，学生明白仪器确实给检验人员带来了方便，但绝不能一味依赖于仪器，盲从于仪器，眼里有标本，心中有患者，多思考，才能把工作做好。对临床的各种异常结果，要结合专业知识多动脑筋多思考，进行正确的分析，去伪存真，找到真正的关键原因，从而培养学生求真务实、追求真理的科学信念，细致谨慎的职业态度。

四、课后感悟

教师反思：检验工作是一项需要细致、认真和高度责任心的工作。检验质量控制贯穿整个检验过程，在检验整个过程中错误是有累加放大效应的，该案例就是一个个差之毫厘细节错误累加到一起而形成谬之千里的错误检验报告！所以，往往在细节上百分之一的错误都可能酿成百分之百的灾难！仪器不是万能的，要有科学的质疑态度，严谨求实的工作作风才能避免失误的报告给临床提供错误的诊疗依据，给患者带来巨大的灾难！

学生感言：尽信书不如无书，尽信仪器不如无仪器。机器不是万能的，人不能被机器支配，掌握好专业知识，再加上以患者为中心的职业精神，善于思考、细致谨慎的工作态度和责任心，才能更好地服务于患者。

（黄慧）

第六章 数字图像处理基础 ▷▷▷▷

教学实录一

【专业】医学信息工程　　　　　　　　　【课程】数字图像处理基础

【知识点】医学图像分析与应用：傅立叶变换、拉普拉斯变换。

【应用案例】傅立叶与傅立叶变换。

一、教学目标

【知识点育人目标】

1. 了解傅立叶发表论文的经历，培养学生坚持不懈、面对挫折不气馁的精神。

2. 强调傅立叶发表论文的学术坚持，培养学生对科学严谨、诚信、负责的态度。

3. 掌握傅立叶变换和拉普拉斯变化，培养学生回馈社会的责任。

【知识点思政元素】

1. 傅立叶的热传导基本论文——培养不抄袭、对科学诚信严谨的态度，对科学坚持不懈的精神。

2. 傅立叶著《热的解析理论》——培养建立诚信负责的科学态度。

3. 傅立叶对图像分析与应用——倡导学生传承精华、守正创新、与时俱进的思想。

二、教学设计

傅立叶生于法国中部欧塞尔一个裁缝家庭，8 岁时沦为孤儿，就读于地方军校，1795 年任巴黎综合工科大学助教，1798 年随拿破仑军队远征埃及，受到拿破仑器重，回国后被任命为格伦诺布尔省省长。由于对热传导理论的贡献，傅立叶于 1817 年当选为巴黎科学院院士，1822 年成为该科学院终身秘书。

傅立叶早在 1807 年就写成关于热传导的基本论文，但经拉格朗日、拉普拉斯和勒让德审阅后被科学院拒绝，1811 年又提交了经修改的论文，该文获科学院大奖，却未正式发表。1822 年，傅立叶终于出版了专著《热的解析理论》（ *Theorie analytique de la Chaleur* ，Didot，Paris，1822 ）。这部经典著作将欧拉、伯努利等人在一些特殊情形下应用的三角级数方法发展成内容丰富的一般理论，三角级数后来就以傅立叶的名字命名。傅立叶应用三角级数求解热传导方程，同时为了处理无穷区域的热传导问题又导出了现在所称的"傅立叶积分"，这一切都极大地推动了偏微分方程边值问题的研究。

1. 导入　傅立叶的传奇人生，撰写热传导的基本论文，却因为种种原因被拉格朗日、拉普拉斯和勒让德审阅后拒绝。

2. 展开　论文的真实性、严谨性，造就了傅立叶的成功，以傅立叶变换为基础的医学图像处理，为中医药开拓发展奠定良好的基石。

3. 总结　被拉普拉斯拒绝后的傅立叶潜心科学研究，努力撰写论文。傅立叶应用三角级数求解热传导方程，同时为了处理无穷区域的热传导问题又导出了现在所称的"傅立叶积分"，这一切都极大地推动了偏微分方程边值问题的研究。它迫使人们对函数概念做出了修正、推广，特别是引起了对不连续函数的探讨。医学图像分析与应用，基于傅立叶。

4. 反馈　医学图像分析与应用课程包含线上、线下多重教学平台，形成师生无障碍交流通道，学生感言课堂效果，便于教师教学的不断改进。

此外，适当拓展教学内容，介绍交叉学科，培养学生科研兴趣，开阔学生科研思路，将学生对医学图像分析的兴趣延伸至学生将来的生活与工作中。教学过程中始终贯彻"三结合"原则，即"板书与多媒体相结合，理论讲解与形象图解相结合，设置问题与课堂讨论相结合"。通过案例和活动，在潜移默化间将思政教育融入专业教学中，让学生在不知不觉中体验、感受、领悟、升华，实现隐性教育与显性教育的有机融合，让立德树人"润物无声"。

三、课堂实录

1. 傅立叶发表论文。

师：傅立叶早在 1807 年就写成关于热传导的基本论文，但经拉格朗日、拉普拉斯和勒让德审阅后被科学院拒绝，1811 年又提交了经修改的论文，该文获科学院大奖，却未正式发表。

提问：为何傅立叶的基本论文被拒绝了呢？

一生答：我觉得论文最重要的内涵就是诚信，只有自己写的，才能体现自己的想法和思路。

二生答：我觉得当时他的论文可能涉及其他一些科学家的想法，但是他只是简单分析，并未自己合理地提出解释和定义想法。

师：两位同学都回答得非常好。傅立叶的论文发表的确经历坎坷，前前后后历时 4 年。图像分析的基础就来自傅立叶变换。傅立叶对论文的诚信态度和对待科学的严谨态度，以及对科学探索的静心沉淀，在未来的职业生涯中，我希望你们能牢记，传承前辈精神。

[课堂实效]　傅立叶的不抄袭，对科学诚信、严谨、求真的态度会激励同学在以后的学习和研究过程中保持一颗赤子之心，永远求真。

2. 傅立叶发表论文后，专著《热的解析理论》，对科学的严谨态度，引导学生建立诚信、负责的精神。

师：1822 年，傅立叶终于出版了专著《热的解析理论》。这部经典著作将欧拉、伯努利等人在一些特殊情形下应用的三角级数方法发展成内容丰富的一般理论，三角级数后来就以傅立叶的名字命名。

提问：傅立叶三角级数在数学方面有很大的影响，那么，在医学图像分析与应用中的影响又如何呢？

一生答：傅立叶三角级数在图像分析中应用很广泛，对 CT 图像的处理就需要用到傅立叶变换。基于傅立叶变换，我们能精准地计算和分析出像结节、占位等异常。

师：同学的回答十分详细。傅立叶变换贯穿整个图像分析的始终，傅立叶诚信论文、专注科研，提出傅立叶变换，为我们医学图像处理的应用打下了基础。

[**课堂实效**] 通过傅立叶发表论文和专著《热的解析理论》，对科学有严谨的态度，引导学生建立诚信负责的精神。课堂鼓励学生探索傅立叶变换在图像处理以及各个领域的应用，主动思考，主动探索，增强学生的求知欲望。

3. 通过对比傅立叶变换和拉普拉斯变换，提高学生的图像处理能力。

拉普拉斯变换是工程数学中常用的一种积分变换，又名拉氏变换。拉氏变换是一个线性变换，可将一个有参数实数 t（$t \geq 0$）的函数转换为一个参数为复数 s 的函数。拉普拉斯变换在许多工程技术和科学研究领域中有着广泛的应用，特别是在力学系统、电学系统、自动控制系统、可靠性系统以及随机服务系统等系统科学中都起着重要作用。

师：1812 年，拉普卡斯提出拉氏变换。傅立叶变换被我们称为特殊的拉普拉斯变换。

提问：那么，拉普拉斯变换和傅立叶变换与科研的关系如何呢？

一生答：拉普拉斯变换将频率从实数推广为复数，因而傅立叶变换成了拉普拉斯变换的一个特例。

二生答：拉普拉斯变换比较广，可以说是现代工程学使用最广泛的数学工具。它通过数学变换将微积分方程转化成代数方程，为求解连续空间、连续时间的方程提供了可能。

师：好的，非常感谢几位同学的分享。1807 年，傅立叶早年在法国科学学会上提交了一篇论文，运用正弦曲线来描述温度分布，论文里有个在当时具有争议性的观点：任何连续周期信号都可以由一组适当的正弦曲线组合而成。傅立叶没有做出严格的数学论证。这篇论文的审稿人中，有历史上著名的数学家拉格朗日和拉普拉斯，当拉普拉斯和其他审稿人投票通过并要发表这篇论文时，拉格朗日坚决反对，认为傅立叶的方法无法表示带有棱角的信号。法国科学学会屈服于拉格朗日的威望，拒绝了傅立叶的论文。1822 年，傅立叶变换随其著作《热的解析理论》出版，但已经过去 15 年了。1829 年，狄利赫里通过推导其适用范围，完善了傅立叶变换。

[**课堂实效**] 傅立叶变换和拉普拉斯变换，都经历了四五年的时间，为今后医学图像的分析处理都奠定了基础。用新时代的思想开拓医学发展方向和独具特色的创新的发展模式，激发学生的奇思妙想，为医学发展创造新的活力。

四、课后感悟

教师反思：傅立叶变换能帮我们解决很多问题，一经问世后便受到广大工程师们的喜爱，因为它给人们提供了一扇不同的窗户来观察世界，从这个窗户看出来，很多事情往往变得简单多了。医学图像有了傅立叶对科学的诚信和严谨，才有更好、更深、更广的发展。

学生感言：医学经历千年坎坷不休，在这次的新冠肺炎疫情中，对疫情的诊断也用到了 CT，需要医学图像的分析。医学发展到今天非常不易，医学的进一步发展还需要我们年轻一代更加努力。

（江依法）

教学实录二

【专业】医学信息工程　　　　　　　　【课程】数字图像处理基础

【知识点】欧拉公式对图像处理的影响。

【应用案例】数学家欧拉与他的分析数学。

一、教学目标

【知识点育人目标】

1. 了解欧拉的求学经历，培养学生对科学的探索精神。

2. 强调欧拉的科研态度，培养学生爱岗敬业的职业态度。

3. 掌握欧拉公式，培养学生坚持不懈的科学研究态度。

【知识点思政元素】

1. 欧拉的早年求学经历——启发学生敬业爱岗是成功的起点。

2. 欧拉为探索科学而失明，但仍然坚持不懈努力——启发学生不忘初心，遇到困难坚持不懈是成功的关键。

3. 欧拉的一生是创造性学习钻研的一生——培养学生坚持不懈、爱岗敬业的精神。

二、教学设计

欧拉，1707 年 4 月 15 日生于瑞士巴塞尔，1783 年 9 月 18 日卒于俄国圣彼得堡。15 岁在巴塞尔大学获学士学位，翌年得硕士学位。1727 年，欧拉应圣彼得堡科学院的邀请到俄国工作。1731 年接替丹尼尔·伯努利成为物理教授。他以旺盛的精力投入研究，在俄国的 14 年中，他在分析学、数论和力学方面做了大量出色的工作。1741 年受普鲁士腓特烈大帝的邀请到柏林科学院工作，达 25 年之久。在柏林期间，他的研究内容更加广泛，涉及行星运动、刚体运动、热力学、弹道学、人口学，这些工作和他的数学研究相互推动。欧拉在微分方程、曲面微分几何以及其他数学领域的研究都是开创性的。课程基于"欧拉"的主题，以教学案例为基础，开展以学生讨论为主、教师引导和启发为辅的教学互动过程。教学过程由浅及深，由易到难，通过导入欧拉研究数学的一生，联系生活实际，对欧拉研究数学的历程展开讨论，尤其是其理论公式等对数字图像处理应用的影响；师生总结，平等交流，迸发全新火花，形成创新思维；课后通过线上、线下各个平台反馈，从学生的反馈中促进课程发展更贴近学生兴趣与需求。

1. 导入　欧拉从 19 岁开始发表论文，直到 76 岁，半个多世纪写下了浩如烟海的书籍和论文。至今几乎每一个数学领域都可以看到欧拉的名字，从初等几何的欧拉线、多面体的欧拉定理、立体解析几何的欧拉变换公式、四次方程的欧拉解法，到数论中的欧拉函数、微分方程的欧拉方程、级数论的欧拉常数、变分学的欧拉方程、复变函数的欧拉公式，等等。他对数学分析的贡献更是独具匠心，《无穷小分析引论》一书便是他划时代的代表作，当时数学家们称他为"分析学的化身"。

2. 展开 在欧拉的数学生涯中，他的视力一直在恶化，右眼近乎失明，但他把这归咎于他为圣彼得堡科学院进行的辛苦的地图学工作。他在德国期间，视力也持续恶化，以至于弗雷德里克把他誉为"独眼巨人"。欧拉原本正常的左眼后来又遭受了白内障的困扰，在 1766 年被查出有白内障的几个星期后，他近乎完全失明。即便如此，病痛似乎并未影响欧拉的学术生产力，在书记员的帮助下，他在多个领域的研究反而变得更加高产了。1775 年，他平均每周就能完成一篇数学论文。

3. 总结 欧拉著作的惊人多产并不是偶然的，他可以在任何不良的环境中工作，如常常抱着孩子在膝上完成论文，也不顾孩子在旁边喧哗。他那顽强的毅力和孜孜不倦的治学精神，使他在双目失明以后，也没有停止对数学的研究。在失明后的 17 年间，他还口述了几本著作和 400 篇左右的论文。19 世纪伟大数学家高斯曾说："研究欧拉的著作永远是了解数学的最好方法。"

4. 反馈 数字图像处理基础课程包含线上、线下多重教学平台，形成师生无障碍交流通道，学生感言课堂效果，便于教师教学的不断改进。在潜移默化间将思政教育融入专业教学中，让学生在不知不觉中体验、感受、领悟、升华，实现隐性教育与显性教育的有机融合，让立德树人"润物无声"。

三、课堂实录

1. 早年的欧拉——13 岁进入大学，对数学的热情研究，推进微积分的发展。

师：欧拉 13 岁进入了巴塞尔大学，主修哲学和法律，但在每个星期六下午便跟当时欧洲最优秀的数学家约翰·伯努利（Johann Bernoulli）学习数学。欧拉于 1723 年取得了他的哲学硕士学位，学位论文的内容是笛卡尔哲学和牛顿哲学的比较研究。之后，欧拉遵从了父亲的意愿进入了神学系，学习神学、希腊语和希伯来语（欧拉的父亲希望欧拉成为一名牧师），但最终约翰·伯努利说服欧拉的父亲允许欧拉学习数学，并使他相信欧拉注定能成为一位伟大的数学家。1726 年，欧拉完成了他的博士学位论文 De Sono，内容是研究声音的传播。

提问：欧拉是如何推进数学发展的？

一生答：李文林院士认为"欧拉就生活在这个分析的时代。如果说在此之前数学是代数、几何二雄并峙，欧拉和 18 世纪其他一批数学家的工作则使得数学形成了代数、几何、分析三足鼎立的局面。如果没有他们的工作，微积分不可能春色满园，也许会打不开局面而荒芜凋零。欧拉在其中的贡献是基础性的，被尊为'分析的化身'"。另外我觉得，由于当时函数有局限，前辈牛顿和莱布尼茨只涉及少量函数及微积分的求法，而欧拉极大地推进了微积分，并且发展了很多技巧。

二生答：微积分和微分方程仍然是描写运动的最有效工具，教科书中陈述的方法，不少都是欧拉的贡献。更重要的是，牛顿、莱布尼茨微积分的对象是曲线，而欧拉明确地指出，数学分析的中心应该是函数，第一次强调了函数的角色，并对函数的概念作了深化。

师：两位同学都回答得非常好。欧拉是解析数论的奠基人，他提出欧拉恒等式，建立了数论和分析之间的联系，使得可以用微积分研究数论。后来，高斯的学生黎曼将欧拉恒等式推广到复数，提出了黎曼猜想，至今没有解决，成为向 21 世纪数学家挑战的最重大难题之一。所以，在未来的职业生涯中，我希望你们能学习欧拉对科研对数学的热爱，将热忱注入自己的职业。

[**课堂实效**] 欧拉对数学的热爱是积极的、主动的、坚持探索的，而且一直持续、不放弃，从而为解析数论做出巨大的贡献。敬业、热爱自己的职业，也应该是主动的、积极的，敬业爱岗是成功的起点。

2. 欧拉的视力——青年时期的欧拉，为探索科学失明。

师：1735 年，欧拉解决了一个天文学的难题（计算彗星轨道），这个问题经几个著名数学家几个月的努力才得到解决，而欧拉却用自己发明的方法，3 天便完成了。然而过度的工作使他得了眼病，并且不幸右眼失明了，这时他才 28 岁。

提问：欧拉 28 岁右眼失明，到全部失明，其间他对数学的贡献有哪些?

一生答：独眼欧拉继续奋斗，不仅出版了震古烁今的巨著《力学，或解析地叙述运动的理论》，还把跨界玩得风生水起。建筑学、生理学应用得心应手，就连编写的教材都文辞优美，堪称"数学家中的莎士比亚"。

二生答：1755 年欧拉的《微分学原理》是有限差演算的第一部论著，他第一个引进差分算子。欧拉在大量地应用幂级数时，还引进了新的极其重要的傅立叶三角级数类。1777 年，为了把一个给定函数展成在（0，180）区间上的余弦级数，欧拉又推出了傅立叶系数公式。

师：同学们的回答都十分好。傅立叶变换是数字图像处理中最常用的方法。欧拉公式为数学做出了卓越的贡献，也为现代数字图像处理提供了最为便利的数学工具。

[**课堂实效**] 欧拉在失明的情况下，爱岗敬业、不忘初心、不懈努力，且如此高产，告知学生，杰出的成功人士那些令人羡慕的创造力和洞察力，也不是与生俱来的，而是长期在工作甚至无数次的失败和教训中积累和学习到的。

3. 欧拉的一生——研究数学的一生，我们的老师。

师：欧拉是历史上最多产的数学家。瑞士自然科学基金会组织编写《欧拉全集》，计划出 84 卷，每卷都是 4 开本（一张报纸大小）。如果按每本 300 页计算，从欧拉 18 岁开始每天要写一张半纸。然而这些只是遗存的作品，欧拉的手稿在 1771 年彼得堡大火中还丢失了一部分。欧拉曾说他的遗稿大概够彼得堡科学院用 20 年，但实际上在他去世后的第 80 年，彼得堡科学院院报还在发表他的论著。

提问：欧拉的一生对我们有什么启示?

一生答：18 世纪中叶，分析学领域有许多新的发现，其中不少是欧拉自己的工作。它们系统地概括在欧拉的《无穷分析引论》《微分学原理》和《积分学原理》组成的分析学三部曲中。这三部书是分析学发展的里程碑式著作。虽然数学看似离我们的生活很遥远，但其实无处不在。欧拉的探索精神、敬业精神，值得我们学习和追随。

二生答：欧拉的一生，是为数学发展而奋斗的一生，他那杰出的智慧、顽强的毅力、孜孜不倦的奋斗精神和高尚的科学道德，是永远值得我们学习的。欧拉还创设了许多数学符号，例如 π、i、e、sin 和 cos、tg 等。

师：好的，非常感谢几位同学的分享。据统计，欧拉一生平均每年发表 800 页的学术论文，内容涵盖多个学术范畴。1911 年，数学界开始系统地出版欧拉的著作，并定名为《欧拉全集》，全集计划出 84 卷，迄今上架者已有 80 卷，还剩下 4 卷正在筹备中，平均每卷厚达 500 多页，重约 4 磅，预计《欧拉全集》全部出齐时约重 300 磅。他的一生都在追求数学。

[**课堂实效**] 欧拉的一生都在为数学的探索、创新、发现和定义而努力。我们从小就学习数学，步入大学课堂要学习高等数学，数字图像处理基础也基于各种欧拉提出的公式、定义、定理，欧拉的敬业钻研精神值得我们学习。

四、课后感悟

教师反思：欧拉是所有中国数学家的导师，他所创造的数学知识为现代数字信号的处理提供了坚实的数学基础。他那苦难而光辉的一生同样给后世无限的启迪，教导人们如何做人，如何做学问。他在数学领域的专业贡献以及信息技术领域的贡献，让我们永远仰望。他向世界传递的思想，至死也未更改国籍，这是数学家的爱国情怀。

学生感言：唯有敬业坚持才能在自己所热爱、擅长的领域有所成就，了解了欧拉的传奇人生，学习他的敬业，学习他的爱国情怀，鞭策自己也成为这样的人。

（江依法）

第七章　医院信息系统 ▷▷▷▷

教学实录一

【专业】医学信息工程　　　　　　　　**【课程】**医院信息系统

【知识点】医院信息系统的发展历程与国内外的发展状况及未来发展方向；常用医院信息系统的概念、框架、功能、流程、原理、标准以及相关技术；用医学以及信息学知识解决医院信息化、数字化、信息安全性等实际应用问题。

【应用案例】长春长生疫苗事件回顾与启示（医学类专业课程思政教学案例集：诚信章案例6）。

一、教学目标

【知识点育人目标】

1. 了解医院信息系统的发展历程与国内外的发展状况及未来发展方向，培养学生高瞻远瞩、立足长远、放眼未来的国际视野。

2. 强调常用医院信息系统的概念、框架、功能、流程、原理、标准以及相关技术，培养求真务实、脚踏实地的学习态度。

3. 掌握运用医学以及信息学知识解决医院信息化、数字化等实际应用问题，引导学生实事求是、诚信做人做事。

【知识点思政元素】

1. 医院信息系统基础知识——培养学生脚踏实地、尽职尽责、持之以恒、勤勉的工作态度。

2. 用医学以及信息学知识解决医院信息化、数字化等实际应用问题——倡导崇尚创新、鼓励探索、诚以养德、信以立身的思想。

二、教学设计

医院信息系统是医院日常诊疗工作强有力的支撑，也是医学数据挖掘的数据来源，更是数据安全的有力追溯保障。课程基于"医院信息系统的基本功能——可追溯性"主题，以教学案例为基础，开展以学生讨论为主、教师引导和启发为辅的教学互动。

1. 导入　通过长春长生疫苗事件的回顾与启示，引入本节课的教学内容——医院信息系统的重要性和实际应用，点明事件中的核心问题——诚信建立在道德与法律的层面之上，信息系统是进一步对诚信的保障与约束。

2. 展开　通过长春长生疫苗事件的回顾与启示，引发学生思考。我国像长春长生这样的疫苗事件每每发生，基本上每过几年就会出现一次类似事件，给涉事儿童造成了不可弥补的损伤，同时也造成很大的社会负面影响。引导同学们思考是否可以用信息技术等手段对类似事件进行有效防范？从而真正在学生心中确立医院信息系统的重要性，促进其掌握医院信息系统知识以及建设医院信息系统的热情。

3. 总结　医院信息系统课程的教学目的是培养医学与信息学结合的复合型人才，服务于技术、应用的实用型专门人才，推动"互联网+"健康医疗发展。在教学过程中使学生掌握必要的医院信息系统建设所需技术以及与之相应的积极创新、精益求精的敬业精神，从而培养学生的实际运用能力；通过技能储备令学生树立利用医学与信息技术解决实际问题的信心，从而形成求真务实的正确价值观。

4. 反馈　由学生举例在身边看到的、听到的不诚信故事或医疗事故，并请学生总结该事件可能造成的危害，同时提出应对的方案。

三、课堂实录

1. 夯实信息系统技术，有稳固的专业思想。

师：医院信息系统课程是学什么的？到底能培养我们什么样的能力？大家有没有听说长春长生疫苗事件？

一生答：听说过，但不是很了解。

二生答：好像经常听到疫苗事件，这应该是其中之一。

三生答：长春疫苗事件涉及了婴幼儿必须注射的百白破疫苗以及用来救命的狂犬病疫苗，它是众多疫苗事件的一个缩影，给人民的生命财产安全造成了很大的损害，有极差的社会影响。

师：对，这位同学对这个事件有一个大致的了解，完整的事情是这样的。

2017 年 11 月，长春长生生物科技有限公司生产的批号为 201605014-01 的 252600 支百白破疫苗效价指标不符合标准，被当时国家食品药品监督管理总局（现国家药品监督管理局）责令立即停止使用不合格产品，并查明产品流向。2018 年 7 月 15 日，长春长生生物科技有限公司再曝疫苗质量问题，国家药品监督管理局检查组在对长春长生生物科技有限责任公司（以下简称"长春长生"）生产现场进行飞行检查中发现，长春长生在冻干人用狂犬病疫苗生产过程中存在记录造假等严重违反《药品生产质量管理规范》（药品 GMP）的行为。国家药品监督管理局迅速责令吉林省药品监督管理局收回长春长生相关"药品 GMP 证书"，并有效控制此次飞行检查所有涉事批次产品，包括尚未出厂和已经上市销售的产品。

目前，国家药品监督管理局已要求吉林省药品监督管理局收回长春长生"药品 GMP 证书"（证书编号：JL20180024），责令企业停止狂犬病疫苗生产，责成企业严格落实主体责任，全面排查风险隐患，主动采取控制措施，确保公众用药安全。吉林省药品监督管理局有关调查组已经进驻长春长生，对相关违法违规行为立案调查。同时，国家药品监督管理局派出了专项督查组赴吉林督办调查处置工作。

2018年7月16日早上，长春长生发布公告，表示正对有效期内所有批次的冻干人用狂犬病疫苗全部实施召回。2018年7月17日，长春长生发声明称，此次所有涉事疫苗尚未出厂销售，所有已经上市的冻干人用狂犬病疫苗产品质量符合国家注册标准。

2018年7月18日，山东省疾病预防控制中心发布信息，宣布山东省已全面停用长春长生生物科技有限责任公司生产的冻干人用狂犬病疫苗。

2018年7月19日，《吉林省食品药品监督管理局行政处罚决定书》决定：①没收库存的"吸附无细胞百白破联合疫苗"（批号：201605014-01）186支；②没收违法所得85.9万元；③处违法生产药品货值金额三倍罚款2584047.60元。罚没款总计3442887.60元。

2018年7月20日，吉林省药品监督管理局发布行政处罚公示，长春长生生产的"吸附无细胞百白破联合疫苗"（批号：201605014-01）经中国食品药品检定研究院检验，检验结果"效价测定"项不符合规定，按劣药论处。

2018年7月21日，长春长生2017年被发现25万支"吸附无细胞百白破联合疫苗"检验不符合规定，而这25万支疫苗几乎已经全部销售到山东省，库存中仅剩186支。

2018年7月22日，长春长生生产的流入山东省的252600支不合格百白破疫苗（批号201605014-01）的流向已全部查明，涉及儿童未发现疑似预防接种异常反应增高。山东省委、省政府立即责成山东省卫生计生委和山东省疾病预防控制中心对不合格疫苗的采购、使用等情况进行严格细致排查，对于接种过不合格百白破疫苗的儿童，要以高度负责的态度一个不落地进行补种，坚决维护人民群众的生命安全。

提问：此类事件屡见不鲜，我们该如何防范类似事件继续发生？

一生答：首先我们要从自我做起，增强诚信意识，不管我们从事哪个领域的工作，诚信都是立身之本。具体事件具体分析，针对疫苗事件，我们可以用信息系统的方法解决此类问题。

师：这位同学说得很好。这就要求我们学会应用信息系统技术，这也是本课程要培养大家的基本能力。

[**课堂实效**]以触目惊心的案例，引发学生对于疫苗事件以及医疗事故的思考。本案例中展示了疫苗事件的严重性以及防范类似事件的迫切需求，鼓励学生努力掌握信息系统技术，在突出医院信息系统课程教学目的基础上，从另一个侧面培养学生求真务实、追求真理的敬业精神以及内诚于心，外信于人的诚信意识。

2.鼓励创新，创新是引领发展的第一动力。

师：创新是引领发展的第一动力，是建设现代化经济体系的战略支撑。从长春长生疫苗事件这个案例中，我们看到了长春长生生物科技有限公司的诚信问题。诚信乃做人之本，长春长生假疫苗事件关系着多少孩子的身体健康、牵动着多少父母的心，同时，透支了多少国人的信任。在这里，所谓诚信似乎与利益成了反比关系，欲望将诚信压缩，将贪婪放大，从而衍生出了可怕的诚信危机。

提问：从这个案例中，我们可以学到什么？

一生答：疫苗事件危害巨大，我们不仅要看到眼前事件的危害，更重要的是怎样防患未然。诚信是立身之本，我们要立足诚信，不断探索，开拓创新。

师：同学说得很对。抓创新就是抓发展，谋创新就是谋未来。推动高质量发展，满足人民日益增长的美好生活需要，创新是动力源。作为一个科研工作者，我们必须与时俱进，时刻要求自己掌握最新的科技情报，用最先进的信息系统技术辅助医院日常诊疗工作，提供有效的数据追溯保障。

[**课堂实效**] 通过此案例，使学生认清在科技大发展的时代，在现代医学有效治疗的前提下，仍需要不断掌握现代科技情报，结合信息系统技术，用新知识、新技能武装头脑，用新手段、新方法辅助医院日常诊疗工作，突出开拓创新的诚信意识与积极的敬业精神。

3.讨论信息系统技术保障机制，引导学生建立诚信意识，培养主动探索的敬业精神。

师：很明显，对于类似疫苗事件的防范，传统管理手段的效果并不显著。那么，除了在疫苗生产、运输、储存、使用等环节增强管理以及建立严格的惩戒体系之外，我们是否可以有其他方法达到防范类似事件的目的？

一生答：我们可以突破传统思维的限制，在疫苗生产、流通和使用环节充分利用现代化的技术与管理措施，而不是在传统管理手段上层层加码。我们可以从多个角度，利用多种技术来解决此类问题，保存的数据可以用来追溯数据安全，并且人防不如技防，系统可以大大降低安全意识淡薄等造成的出错几率。

师：好的，非常感谢这位同学的分享。解决问题的方法多种多样，希望大家发挥自己的主动性与创造力，课后进一步查找资料，思考解决方案。老师期待在未来，你们能坚守诚信本色，坚持不懈地主动探索新的知识领域，为人民谋幸福，为社会发展做贡献。

[**课堂实效**] 在信息时代，医院信息系统的不断发展为医院日常诊疗工作提供了方便，也对临床诊治起到了一定的辅助作用。课堂通过鼓励学生探索信息系统的基本原理，主动思考，主动探索，增强学生的求知欲望。

四、课后感悟

教师反思：信息时代已涉及各行各业。医院信息系统是医院日常诊疗工作的强有力支撑，也是医学数据挖掘的数据来源，更是数据安全的有力追溯保障。医院信息系统可为临床及科研提取更多更有价值的信息。课程希望通过真实案例的讲述，从课程思政的角度，培养学生以下能力：①尊重学科领域已有的知识成果，通过身体力行地探索创新科研活动，创造科研成果，培养诚信意识与敬业精神；②在信息领域中主动探索、主动思考，增强求知欲望。

学生感言：随着现代医学及技术与信息技术的迅速发展，医院信息系统需要我们新一代不断创新推进发展，以解决更多的实际问题，更好地辅助临床。

（张金艳）

教学实录二

【**专业**】医学信息工程　　　　　　　　【**课程**】医院信息系统

【**知识点**】医院信息系统的发展历程与国内外的发展状况及未来发展方向；常用医院信息系统的概念、框架、功能、流程、原理、标准以及相关技术；用医学以及信息学知识解决医院信息化、数字化、信息安全性等实际应用问题。

【**应用案例**】A 型血还是 B 型血？（医学类专业课程思政教学案例集：友善章案例 8）。

一、教学目标

【**知识点育人目标**】

1. 了解国内外医院信息系统建设的差异，培养学生严谨、务实的职业工作态度。

2. 强调常用医院信息系统的概念、框架、功能、流程、原理、标准以及相关技术，强化学生知识面与视野，培养求真务实、脚踏实地的学习态度。

3. 掌握运用医学以及信息学知识解决医院信息化、数字化等实际应用问题，倡导学生以人为善、大爱担当的思想。

【**知识点思政元素**】

1. 医院信息系统基础知识——培养学生脚踏实地、尽职尽责、持之以恒、勤勉笃行的工作态度。

2. 运用医学以及信息学知识解决医院信息化、数字化、信息安全性等实际应用——倡导崇尚创新、鼓励探索、以人为善、大爱担当的思想。

二、教学设计

医院信息系统是医院日常诊疗工作的强有力支撑，也是医学数据挖掘的数据来源，更是数据安全的有力追溯保障。课程基于"医疗健康档案"主题，以教学案例为基础，开展以学生讨论为主、教师引导和启发为辅的教学互动过程。

1. 导入　通过"A 型血还是 B 型血"的导入，引入本节课的教学内容——医疗健康档案的重要性和实际应用，点明事件中的核心问题——友善是人间至爱，我们可以进一步用医疗健康档案来简化、完善此爱。

2. 展开　通过"A 型血还是 B 型血"引发学生思考。在本案例中，老汉两次验血的结果不一致，虽然第一次输血没有造成严重后果，但是血库工作人员还是坚持自己的实验结果，并且提出质疑，这种诚信务实、严谨细致、敢于质疑的工作态度，最终保证了检测结果的正确性，确保了患者的生命安全，值得学习。在现实生活中，此类事件不在少数，但并不是所有事件都能完美解决，也并不是所有医务工作者都能及时发现并处理，而且人工处理此类事件需要占用许多有限的医疗资源。如何用信息系统技术来防范并解决此类问题，就是我们本次课的重要任务。在分析案例的过程中，使学生感同身受，真正在学生心中树立医院信息系统的重要性，促进其掌握医院信息系统知识以及建设医院信息系统的热情。

3.总结 医院信息系统课程的教学目的是培养医学与信息学结合的复合型人才和服务于技术、应用的实用型专门人才，推动"互联网+"健康医疗发展。在教学过程中使学生掌握必要的医院信息系统建设所需技术以及与之相应的积极创新、精益求精的敬业精神，从而培养学生的实际运用能力，通过技能储备令学生树立利用医学与信息技术解决实际问题的信心，从而形成求真务实的正确价值观。

4.反馈 由学生举例在身边看到的、听到的类似事件，并请学生总结该事件可能造成的危害，同时提出应对的方案。

三、课堂实录

1.夯实信息系统技术，有稳固的专业思想。

师：医院信息系统课程是学什么的？到底能培养我们什么样的能力？大家有没有听说A型血还是B型血事件？

一生答：没听说过。

二生答：这是什么情况？ A型血还是B型血不是很简单吗？验血就可以确定了，我们初中科学实验课就学到过。

三生答：A型血还是B型血，难道会变？有其他隐情？

师：这个案例比较具有典型代表性，案例是这样的：

故事发生在青岛某医院，医院收治了一个车祸男性患者，姓鲁，72岁，入院时血红蛋白（Hb）含量只有70克/升，需要紧急输血。经检验得知鲁老汉的血型是B型，护士从血库领了600毫升B型血，输注后老人精神好了很多。两天后复查血常规，发现血红蛋白仍只有80克/升，于是决定再申请600毫升血。结果意想不到的事情发生了，血库反馈这个血型有问题，第一次查的是B型血，而这次反复查验血型的结果都是A型，但是不敢确定，因为之前患者输入了600毫升B型血却安然无恙。如果真是把B型血误输给A型血的人，患者当时就会出现严重的输血反应，导致急性溶血、血红蛋白降低、急性肾衰甚至死亡，所以临床推测这是患者本身的原因。

为了弄清鲁老汉的血型，医院采集了鲁老汉的唾液样本，和前两次的血样一同送往市中心血站。市中心血站经过检测，最终得出结论是AB亚型。AB亚型是AB血型的一种，但是这种血型的A抗原和B抗原的表达均存在问题，加上医院的检测手段比较简单，所以只检查出了A型或者B型。只有A、B两种抗原的表达都正常且都比较强时才能被同时检测出来，也就是AB血型。AB血型及其亚型体内都没有抗A和抗B抗体，在接受其他血型血输入时不易发生凝集，所以鲁老汉输入600毫升的B型血后没有出现异常。医院采集唾液样本的目的是为了辅助鉴定血型。因为血型物质除存在于红细胞以外，还可以存在其他体液中，又以唾液的含量最为丰富。鲁老汉的血型最终检测结果是AB亚型。

然而，鲁老汉一家人不相信这个结果，而且还拒绝承认这个结论。原来在鲁老汉急需输血的时候，为了能够救命，鲁老汉的老伴和其四个子女都做了血型检验。妻子和两个女儿是 O 型，两个儿子是 A 型。疑问就出在这里，按照遗传定律，父亲是 AB 型血，母亲是 O 型血，那么子女的血型只可能有两种：A 型或 B 型。O 型血是不会出现的。而现在两个女儿，包括智力低下的大女儿和正常的小女儿都是 O 型血。难道老人含辛茹苦抚养长大的孩子，竟然不是自己的亲生女儿吗？如果是亲生女儿，那么这份报告又该如何解释呢？

医院专家做了耐心解释，通常情况一个人的血型是终生不变的，因为基因是不会变的，但是也有例外，人体内在的因素、基因突变、外界的疾病和用药等都可以引起相应的变化。对于血型为什么会变化，目前还没有找到准确的答案，因为这种现象太偶然了，现有的个例也无法重复实验。鲁老汉的这一变化在医学上叫作获得性 B，发生于 A 型人，表现为患者红细胞有 B 抗原，血清中存在抗 B 抗体，该抗体不与自身细胞反应，分泌物（唾液等）中有 A 物质。获得性 B 一般出现于肠道细菌感染者或者肿瘤患者，多为一过性，会随病程而改变。医生的耐心细致、温和友善还有专业诊断，彻底消除了鲁老汉一家人的困惑。按照遗传学定律，父亲是 A 型血，母亲是 O 型血，子女可能是 A 型，也可能是 O 型。鲁老汉的两个儿子是 A 型，两个女儿是 O 型，完全正常，一家人感谢了医生，高高兴兴地出院了。

一生问：如果我们遇到这类问题，该怎么解决？

师：首先我们要从自我做起，有耐心，有爱心，有信心。在工作上要诚信务实、严谨细致、敢于质疑。其次，作为医学信息工程专业的学生，我们要有创新精神，不能坐等事件上门，要有防范意识。我们今天主要讨论用医疗健康档案来解决此类问题，要求我们学会应用信息系统技术，这就是本课程要培养大家的基本能力。

[**课堂实效**] 本案例引发了学生对于此类小概率事件与个人健康档案关系的思考。鼓励学生努力掌握并应用信息系统技术解决这类个性事件，从另一个侧面培养了求真务实、追逐真理的敬业精神以及细致入微、真诚有爱的友善品德。

2. 鼓励创新，创新是引领发展的第一动力。

师：创新是引领发展的第一动力，是建设现代化经济体系的战略支撑。从鲁老汉的血型检测这个案例中，我们看到了医务工作者在临床一线"待患者如亲人、处处为患者着想"的专业友善的精神品德。友善是医务工作者也是全体公民的优秀个人品质，有助于维护健康的社会秩序、构建和谐的人际关系、营造良好的社会氛围。无论身处哪个阶层、从事哪个行业，友善都是公民应当积极倡导的、基础性的价值理念和道德品质。

提问：从这个案例中，我们可以学到什么？

一生答：输血医学经历了从蒙昧到科学的艰难发展历程，普通百姓对输血的知识懂得较少、获得的途径有限，现实生活中会有认识偏差。在医疗领域存在很多类似情况，患者普遍缺乏必要的专业知识，因未知而盲目恐惧。这也是医患关系紧张的一个原因。怎样普及医学基础知识，有效辅助医患沟通，是解决此类事件的关键问题。

师：同学说得很对。抓创新就是抓发展，谋创新就是谋未来。推动高质量发展，满足人民日益增长的美好生活需要，创新是动力源。作为一个科研工作者，我们必须与时俱进，时刻要求自己掌握最新的科技情报，用最先进的信息系统技术辅助医院日常诊疗工作，提供有效的数据追溯保障。我们要立足友善，不断探索，开拓创新。

[**课堂实效**] 通过此案例，使学生认清在当前科技大发展的时代，在现代医学有效治疗的前提下，仍需不断掌握现代科技情报，结合信息系统技术，用新知识、新技能武装头脑，用新手段、新方法辅助医院日常诊疗工作，突出开拓创新的诚信意识与积极的敬业精神。

3.讨论信息系统技术保障机制，培养主动探索的敬业精神。

师：很明显，对于类似小概率个体事件，医务工作者在临床一线"待患者如亲人、处处为患者着想"的专业友善的精神品德固然重要，但我们是否可以用其他更有效的方法来解决类似问题？

一生答：在工作中，我们不仅要有诚信务实、严谨细致、敢于质疑的工作态度，更需要充分利用现代化的技术。我们可以从多个角度，利用多种技术来解决此类问题，医疗健康档案就能很好地解决此类问题。

师：好的，非常感谢这位同学的分享。解决问题的方法多种多样，希望大家发挥自己的主动性与创造力，课后进一步查找资料，思考解决方案。老师期待在未来，你们能坚守诚信本色，坚持不懈地主动探索新的知识领域，为人民谋幸福，为社会发展做贡献。

[**课堂实效**] 在信息时代，医院信息系统的不断发展为医院日常诊疗工作提供了方便，也对临床诊治起到了一定的辅助作用。课堂通过鼓励学生探索信息系统的基本原理，主动思考，主动探索，增强学生的求知欲望。

四、课后感悟

教师反思：信息时代已涉及各行各业。医院信息系统是医院日常诊疗工作的强有力支撑。医院信息系统可为临床及科研提取更多更有价值的信息。课程希望通过真实案例的讲述，从课程思政的角度，培养学生以下能力：①尊重学科领域已有的知识成果，通过身体力行、探索创新的科研活动，创造科研成果，培养诚信意识与敬业精神；②在信息领域中主动探索，主动思考，增强求知欲望。

学生感言：随着现代医学技术与信息技术的迅速发展，医院信息系统需要我们新一代不断创新推进发展，以解决更多实际问题，更好地辅助临床。

（张金艳）

第八章　医学数据挖掘及决策支持 ▷▷▷

教学实录一

【专业】医学信息工程　　　　　　　　**【课程】**医学数据挖掘及决策支持

【知识点】数据挖掘的重要性与国内外的发展状况及未来发展方向；数据挖掘的基本概念、算法、原理及相关技术；用数据挖掘技术及工具解决实际应用问题。

【应用案例】美国莫尼卡·朗尼护士的乳腺癌误诊（医学类专业课程思政教学案例集：敬业章案例 20 ）。

一、教学目标

【知识点育人目标】

1. 了解数据挖掘的重要性与国内外的发展状况及未来发展方向，培养学生关注科研新动向、与时俱进的能力。

2. 强调数据挖掘的一些基本概念、算法、原理及相关技术，培养求真务实、脚踏实地的学习态度。

3. 掌握通过运用数据挖掘技术及工具解决实际应用问题，引导学生建立开拓创新的敬业精神。

【知识点思政元素】

1. 数据挖掘基础知识——培养学生脚踏实地、尽职尽责、持之以恒、勤勉的工作态度。

2. 数据挖掘技术的创新——倡导崇尚创新、鼓励探索、精益求精、与时俱进的进取意识。

二、教学设计

生物医学技术的发展离不开大数据，大数据也成为生物医学领域的最新驱动力。课程基于"医学数据挖掘及决策支持"的主题，以教学案例为基础，开展以学生讨论为主、教师引导和启发为辅的教学互动过程。

1. 导入　通过美国莫尼卡·朗尼护士乳腺癌误诊事件的导入，引入本节课的教学内容——数据挖掘的重要性和实际应用，点明事件中的核心问题，支持向量机模型在乳腺癌诊断中发挥重要作用，有效降低乳腺癌误诊率。

2. 展开　通过美国莫尼卡·朗尼护士乳腺癌误诊事件引发学生思考，我国女性乳腺癌发病率呈年轻化和逐年上升之势，每年死于乳腺癌的人数多达 20 万，给女性健康带来了灾难性的恐慌，但是否每一次诊断都准确无误？学生应树立掌握数据挖掘技术的决心。

3. 总结　医学数据挖掘及决策支持课程的教学目的是培养合格的数据挖掘技术以及与之相应的积极创新、精益求精的敬业精神，从而培养学生的实际运用能力。通过技能储备令学生树立利用数据挖掘技术解决实际问题的信心，从而形成求真务实的正确价值观。

4. 反馈　由学生举例在身边看到的、听到的涉及临床误诊事件，并请学生总结该事件可能造成的危害，同时提出应对的方案。工作中，尤其是医学工作，只有爱岗敬业才能无憾于心，无愧于病患。

三、课堂实录

1. 夯实数据挖掘技术，有稳固的专业思想。

师：医学数据挖掘及决策支持课程是学什么的？到底能培养我们什么样的能力？大家有没有听说过美国莫尼卡·朗尼护士乳腺癌误诊事件？

一生答：听说过，但不是很了解。

二生答：好像是病理学家误诊这位患者为乳腺原位癌。

三生答：乳腺原位癌的诊断一直充满争议，存在过度治疗与治疗不足等问题。这类诊断错误问题说明医学依然是经验科学。

师：对，这位同学对这个事件有一个大致的了解。完整的事情是这样的，一个美国 51 岁注册护士莫尼卡·朗尼在两年多前被诊断为乳腺原位癌，之后接受了外科手术，右侧乳房切除了一个高尔夫球大小的组织，还接受了 6 个星期的放射治疗。不久后，她随男友从伊利诺伊州来到密歇根州，成为当地中西部地区医学中心的一名护士，并请这里的肿瘤专家丹尼斯·西特林博士为她治疗乳腺癌。但她的新医生却肯定地告诉她：病理学家的诊断是错的，她从来就没有患上这种疾病。与绝大多数女性一样，朗尼认为乳房活组织切片是鉴别乳腺癌的黄金标准。然而，根据《纽约时报》对乳腺癌病例的调查，根据活组织切片检查来诊断是否为乳腺癌初期，其实相当困难，诊断的结果可能出错。2006 年美国的一项研究结果显示，大约有 9 万名被诊断为乳腺原位癌或侵入性乳腺癌的女性，她们可能根本没有得这些病，或者是病理学家做出了错误诊断和治疗。

一生问：那我们该如何降低临床的误诊率呢？

师：这就要求我们学会数据挖掘技术。支持向量机（SVM）算法在乳腺癌的诊断中可以发挥意想不到的作用，这就是医学数据挖掘及决策支持课程要培养大家的基本能力。

[**课堂实效**] 以触目惊心的案例，引发学生对于临床误诊的思考。本案例中展示了错误的诊断对患者的无情伤害，体现了世界对现代医学更高的要求，鼓励学生努力掌握数据挖掘技术。在突出医学数据挖掘及决策支持课程教学目的基础上，也从侧面培养了

学生求真务实、追求真理的敬业精神。

2. 鼓励创新，创新是引领发展的第一动力。

师：创新是引领发展的第一动力，是建设现代化经济体系的战略支撑。要瞄准世界科技前沿，强化基础研究，实现前瞻性基础研究、引领性原创成果重大突破。在上述美国莫尼卡·朗尼护士乳腺癌误诊事件后，乳腺癌极高的误诊率激发了数据技术的快速发展，支持向量机（SVM）算法在乳腺癌的诊断中发挥了意想不到的作用。

提问：从这个案例中，我们可以学到什么？

一生答：美国莫尼卡·朗尼护士乳腺癌误诊案例告诉我们将数据挖掘技术应用于临床可以有效降低误诊率，提高医学诊断的准确率是每一位医药学工作者的责任，强调要不断探索，开拓创新。

师：同学说得很对。抓创新就是抓发展，谋创新就是谋未来。推动高质量发展，满足人民日益增长的美好生活需要，创新是动力源。作为一个科研工作者，我们必须与时俱进，时刻要求自己掌握最新的科技情报，用最先进的数据挖掘技术辅助现代医学临床诊治，方可去芜存菁，求真务实地让现代医学为百姓的健康服务。

[**课堂实效**] 通过此案例，使学生认清在科技大发展的时代，在现代医学有效治疗的前提下，仍需要不断掌握现代科技情报，结合数据挖掘技术，用新知识、新技能武装头脑，用新手段、新方法辅助现代医学的临床诊治，突出开拓创新的敬业精神。

3. 讨论支持向量机的作用原理，引导学生建立主动探索的敬业精神。

师：美国莫尼卡·朗尼护士乳腺癌误诊案例中提到了支持向量机算法的应用，对于辅助临床诊断起到了重要作用。

提问：那么，你们知道支持向量机算法的基本原理吗？

一生答：支持向量机的基本原理是首先应用核函数（线性函数、多项式核函数、高斯径向基核函数、Sigmoid 核函数等）将输入向量映射到高维特征空间 F 中，然后在其中通过最大化训练样本集中最接近的正负样本所在边界距离来搜索最优超平面（Optional Separating Hyperplane，OSH），正负类别边界上的点称为支持向量，最后，将测试集样本投影到高维空间，由投影点相对于最优超平面的位置来确定待测样本的类别，得到预测结果。

师：好的，非常感谢这位同学的分享。大家对于这种算法的基本原理已经较为清楚了，老师期待在未来，你们能坚持不懈地主动探索新的知识领域，为人民谋幸福，为社会发展做贡献。

[**课堂实效**] 大数据时代，数据挖掘技术的不断发展为临床诊治提供了一定帮助。课堂通过鼓励学生探索不同数据挖掘技术的基本原理，主动思考，主动探索，增强学生的求知欲望，培养其开拓创新的敬业精神。

四、课后感悟

教师反思：课程希望通过真实案例的讲述，培养学生以下能力。①尊重学科领域已有的知识成果，通过身体力行、探索创新的科研活动，创造科研成果，培养敬业精神；②在信息领域中主动探索，主动思考，增强求知欲望。

学生感言：随着现代医学及技术的迅速发展，数据挖掘技术需要我们新一代不断创新推进发展，以更好地辅助临床。

（赖小波）

教学实录二

【专业】医学信息工程　　　　　　　　【课程】医学数据挖掘及决策支持
【知识点】医学数据挖掘国内外发展状况、方向和实际应用。
【应用案例】晚期肺癌伴脑转移患者的预后多因素 Cox 回归。

一、教学目标

【知识点育人目标】

1. 了解数据挖掘的一些基本概念、算法、原理及相关技术，培养求真务实、脚踏实地的学习态度。

2. 强调通过运用数据挖掘技术及工具解决实际应用问题，培养学生建立开拓创新的敬业精神。

3. 掌握数据挖掘的重要性与国内外的发展状况和方向，倡导学生关注科研新动向，与时俱进。

【知识点思政元素】

1. 数据挖掘技术的理论学习——塑造脚踏实地、尽职尽责、持之以恒的工作态度。

2. 数据挖掘技术的实际应用——培养崇尚创新、鼓励探索、精益求精、与时俱进的进取意识。

二、教学设计

生物医学技术的发展离不开大数据，大数据也成为生物医学领域的最新驱动力。课程基于"医学数据挖掘及决策支持"的主题，以教学案例为基础，开展以学生讨论为主、教师引导和启发为辅的教学互动过程。

1. 导入　通过晚期肺癌伴脑转移患者的预后多因素 Cox 回归的导入，引入本节课的教学内容——数据挖掘的重要性和实际应用，点明事件中的核心问题——评价晚期肺癌患者尤其是 NSCLC（非小细胞肺癌）脑转移患者的预后因素时应多方面综合考虑，Cox 回归分析可解决晚期肺癌伴脑转移患者的预后回归问题。

2. 展开　通过晚期肺癌伴脑转移患者的预后多因素 Cox 回归案例令学生产生共鸣，临床数据标准不规范、病例数据不能共享是制约中国临床科研水平的重要原因。在学生感同身受的过程中，真正在学生心中确立数据挖掘课程的重要性，树立其掌握数据挖掘技术的决心。

3. 总结　医学数据挖掘及决策支持课程的教学目的是培养合格的数据挖掘技术以及与之相应的积极创新、精益求精的敬业精神，从而培养学生的实际运用能力，通过技能储备令学生树立利用数据挖掘技术解决实际问题的信心，从而形成求真务实的正确价值观。

4. 反馈　由学生举例在身边看到的、听到的涉及临床数据不规范、病历数据较少的事件，并请学生总结该事件可能造成的危害，同时提出应对的方案。

三、课堂实录

1. 夯实数据挖掘技术，有稳固的专业思想。

师：医学数据挖掘及决策支持课程是学什么的？到底能培养我们什么样的能力？大家有没有了解过晚期肺癌患者尤其是 NSCLC 脑转移患者的预后因素？

一生答：不是很了解。

二生答：好像是脑转移数量、脑转移时间、放疗方式和肺癌是否切除与患者预后。

师：对，这位同学对预后因素有一个大致的了解，案例中主要研究目标是探讨影响非小细胞肺癌（non-small cell lung cancer，NSCLC）脑转移患者生存时间的因素。方法：回顾性分析成都市第三人民医院收治的 NSCLC 脑转移并行头颅放疗患者 302 例，其中对资料完整者 171 例进行分析，采用 SPSS 13.0 统计软件行影响生存期的单因素及多因素 Cox 风险比例模型回归分析，探讨患者的临床特征及放疗方式等因素对患者生存期的影响。结果：全组患者中位生存期为 8.8（95% CI 7.2～10.3）个月；单因素分析显示 PS 评分（P=0.002）、脑转移数量（P=0.023）、脑转移时间（P=0.031）、放疗方式（P=0.041）和肺癌是否切除（P=0.002）与患者预后有关；Cox 多元回归分析显示 PS 评分（P=0.04）和肺癌是否手术切除（P=0.04）为脑转移患者独立预后因素，而与脑转移数量（P=0.65）、脑转移时间（P=0.71）、放疗方式（P=0.91）等因素无关。结论：NSCLC 脑转移患者整体预后较差，手术切除肺部肿瘤且体力评分较好患者预后相对较好。

一生问：晚期 NSCLC 患者的预后受较多因素的影响，各研究结果间的差异较大，结论不尽一致，如何降低差异性？

师：这就要求评价晚期肺癌患者尤其是 NSCLC 脑转移患者的预后因素时应多方面综合考虑，不可依据一个因素而下结论。对晚期肺癌伴脑转移患者的预后回归是一项极有意义的工作，长期以来面临手术、放化疗等诸多争议，在数据技术日益发展的今天，用数据挖掘的办法可有效地回答这个问题。临床数据标准不规范、病例数据不能共享是制约中国临床科研水平的重要原因。

［课堂实效］以真实案例引发学生对于临床预后评价的思考。本案例中体现了世界对现代医学提出了更高的要求，鼓励学生努力掌握数据挖掘技术，在突出医学数据挖掘及决策支持课程教学目的基础上，也从侧面培养了学生求真务实、追求真理的敬业精神。

2. 鼓励创新，创新是引领发展的第一动力。

师：创新是引领发展的第一动力，是建设现代化经济体系的战略支撑。要瞄准世界科技前沿，强化基础研究，实现前瞻性基础研究、引领性原创成果重大突破。

提问：从这个案例中，我们可以学到什么？

一生答：晚期肺癌伴脑转移患者的预后多因素 Cox 回归告诉我们，数据挖掘的办法可有效解决大样本、规范性数据的获取，临床数据标准不规范，病例数据不能共享等问题。大数据时代更需要科学的验证，只有在现有知识技能基础上不断发扬创新精神、探索精神，才能为患者早诊断、早治疗提供更多帮助。

师：这位同学说得很对。抓创新就是抓发展，谋创新就是谋未来。推动高质量发展，满足人民日益增长的美好生活需要，创新是动力源。作为一个科研工作者，我们必须与时俱进，时刻要求自己掌握最新的科技情报，用最先进的数据挖掘技术辅助现代医学临床诊治，方可去芜存菁，求真务实地让现代医学为百姓的健康服务。

[**课堂实效**] 通过这个案例，使学生认清在科技大发展的时代，在现代医学有效治疗的前提下，仍需要不断掌握现代科技情报，结合数据挖掘技术，用新知识、新技能武装头脑，用新手段、新方法辅助现代医学的临床诊治，突出开拓创新的敬业精神。

3. 讨论 Cox 回归模型的作用原理，引导学生建立主动探索的敬业精神。

师：晚期肺癌伴脑转移患者的预后多因素 Cox 回归中使用了 Cox 回归方法，对于辅助临床诊断起到了重要作用。

提问：那么，你们知道 Cox 回归的基本原理吗？

一生答：生存分析方法。该方法属于非参数分析方法，一般用于单因素分析。而在对肿瘤或慢性病的预后分析中，常涉及多个伴随变量。如对患者治疗效果的分析，除涉及两个必需的因素，即治疗的结局和治疗过程的长短外，还有影响它们的其他因素，比如年龄、性别等，称为协变量。多因素的生存分析方法最初为参数模型，但对生存时间分布有要求，如威布尔分布等。1972 年英国统计学家 D.R.Cox 提出了半参数模型 Cox's proportional hazard model（比例风险模型），也称 Cox 回归。该模型虽然不能给出各时点的风险率，但对生存时间的分布无要求，可计算各研究因素对风险率的影响，应用范围更广。

师：好的，非常感谢这位同学的分享。大家对于 Cox 算法的基本原理已比较清楚了，老师期待在未来，你们能坚持不懈地主动探索新的知识领域，为人民谋幸福，为社会发展做贡献。

[**课堂实效**] 在大数据时代，数据挖掘技术的不断发展为临床诊治提供了一定帮助。课堂通过鼓励学生探索不同数据挖掘技术的基本原理，主动思考，主动探索，增强学生的求知欲望。

四、课后感悟

教师反思：大数据时代已经到来，且已涉及各行各业。大数据时代对生物医学领域也产生了巨大的影响，成为生物医学领域的最新驱动力。大数据的利用、开发和整理，可以为临床及科研提取更多、更有价值的信息。

学生感言：数据挖掘技术对现代医学的作用是非常重大的，我们要坚持不懈地主动探索新的知识领域，争取更好地辅助现代医学的临床诊治，从而为社会发展贡献自己的智慧与力量。

（赖小波）

第九章　实验仪器学 ▷▷▷▷

教学实录一

【专业】医学实验技术　　　　　　　　【课程】实验仪器学

【知识点】质谱法：质谱仪的原理及应用。

【应用案例】一件关系人类社会发展与进步的大事——新生儿筛查。

一、教学目标

【知识点育人目标】

1. 了解遗传代谢病的发病机理与危害，引导学生关注人类健康、关爱生命。

2. 强调遗传代谢病的筛查方法，引导学生增强职业使命感。

3. 掌握更多疾病的筛查与诊断，培养学生精益求精的工匠精神。

【知识点思政元素】

1. 遗传代谢病的危害——培养理工科学生良好的人文关怀。

2. 串联质谱诊断方法的优点——塑造使命担当的职业道德。

3. 疾病筛查新方法的发明——培养刻苦钻研、开拓创新的工匠精神。

二、教学设计

1. 导入　通过遗传代谢病的案例引出本节课的教学内容——质谱法，点明案例的核心问题——疾病的诊断与治疗。

2. 展开　通过对遗传代谢病的筛查、质谱应用等的介绍和讨论，使学生了解遗传代谢病的发病机理、发病特征、诊断手段，从而不知不觉地进入质谱的原理和应用——本节课重点知识点的学习。案例引入法激发学生学习积极性的同时，使学生在学习过程中培养良好的人文素养及精益求精的工匠精神，加强医药从业人员的职业使命感。

3. 总结　遗传代谢病严重危害新生儿健康，早发现、早治疗可以挽救无数患儿和家庭，因此，新生儿筛查是一件关系人类社会发展与进步的大事。作为医药人的同学们要竭尽所能地学习多种新技术、新方法，争取将所学知识应用在筛查、诊断、治疗更多的疾病上，为全人类的生命健康做出贡献。

4. 反馈　实验仪器学课程包含线上、线下多重教学平台，形成师生无障碍交流通道，学生感言课堂效果，便于教师教学的不断改进。

三、课堂实录

1. 了解遗传代谢病患儿遭遇，激发学生关注人类健康，关爱生命。

师：同学们有没有听说过遗传代谢病？它有什么危害？

一生答：遗传代谢病是因维持机体正常代谢所必需的某些由多肽和（或）蛋白组成的酶、受体、载体及膜泵生物合成发生遗传缺陷，即编码这类多肽（蛋白）的基因发生突变而导致的疾病。

二生答：多数遗传代谢病伴有神经系统异常，在新生儿期发病者可表现为急性脑病，造成痴呆、脑瘫，甚至昏迷、死亡等严重并发症。

三生答：遗传代谢病发病期不仅仅在新生儿期，而是覆盖全年龄阶段，且死亡率、致残率极高，会造成神经系统损害、多脏器损害甚至导致新生儿终身残疾，如不早期诊断，将给患儿、家庭和社会带来痛苦及经济负担，不利于优生。

师：几位同学都回答得非常好。总结来说遗传代谢病是父母基因缺陷遗传给孩子，使孩子对某些物质代谢障碍引起的疾病。举个例子：苯丙酮尿症是一种常见的常染色体隐性遗传代谢病，它使苯丙氨酸无法正常转化为酪氨酸、多巴胺和黑色素等正常代谢物，从而在体内积聚，造成人体器官受损，特别是大脑，严重影响孩子的智力。但是如果能及早发现，并采用低苯丙氨酸奶粉替代一般婴儿奶粉或母乳，可使婴幼儿健康成长。

[**课堂实效**] 通过对遗传代谢病发病机理、危害的深度探讨，激发学生对新生儿患者及家庭的同情，引导学生关注人类健康，关爱生命，从而促使学生深入了解质谱等分析方法在疾病诊断中的应用。

2. 探讨遗传代谢病筛查方法，增强学生职业使命感。

师：了解了遗传代谢病的发病机理和危害后，请问同学们：根据所学，我们能做什么？遗传代谢病可以人工干预吗？

一生答：我知道现在所知的遗传代谢病已经有 400 多种，其中有超过 200 种疾病有明确的治疗和改善办法，因此这些疾病只要能做到早检测、早发现、早治疗，孩子完全可以拥有一个健康的身体。

二生答：产前筛查及产前诊断、出生后遗传代谢病的诊断及干预措施，后续的儿童保健康复及治疗是人工干预的主要手段。

三生答：作为医药人，我们要重视生命，关注人类健康，竭尽所能地帮助患儿及家庭。我查了资料，可以通过串联质谱的技术来做筛查，它能够在 2 分钟的检验中对血斑上的 78 种氨基酸、游离肉碱及酰基肉碱实施监测，只需 3 滴血就可以快速检测 40 余种（106 项）遗传代谢病。

师：我被大家感动了，作为医药人，同学们的职业使命感非常强，正是这种使命感促使同学们如此深入、全面地查阅资料。确实，作为医药人我们要竭尽所学为人类健康服务，尽可能挽救更多的患儿及家庭。遗传代谢病是可以早发现、早治疗的，而实验仪器学课程中的质谱法就能解决这个问题。

[**课堂实效**] 通过探讨遗传代谢病的筛查、诊断方法，使学生了解所学课程、知识的实用性，从而增强学生的学习成就感及职业使命感，促使学生更主动、更积极地学习新知识，掌握新技能。

3. 质谱是否还可以检测更多种疾病？培养学生精益求精的工匠精神。

师：同学们已经了解到串联质谱可以用来进行新生儿遗传代谢病的筛查，那么请问，它是如何发挥作用的？

一生答：假如发现某患者血氨很高，我们怀疑其氨基酸代谢功能出现了紊乱。那么可以做串联质谱检测胍氨酸和精氨酸等特异性氨基酸是否发生改变。

二生答：质谱仪的分析过程包括将待测分子离子化、按质荷比不同分离离子、用设定的各种扫描方式分别检测各种离子，从而对待测物质分子进行定性和定量。

三生答：质谱将样品电离成各种质荷比的带电粒子，并按照质荷比大小在空间或时间上产生分离，通过测定每个待测物与其对应的同位素内标的离子峰强度，即可自动计算出所测样本的各类物质水平。

师：同学们的回答都非常专业，概括成一句话就是，质谱把血液中的代谢产物用电离源轰击打碎，然后收集有特定片段的代谢物离子碎片，通过其含量是否有异常来诊断遗传代谢病。

提问：那么质谱能否被进一步开发，检测更多种类的疾病，为人类健康做贡献呢？

一生答：目前我国法律规定的常规新生儿疾病筛查为 CH（先天性甲状腺功能低下）和 PKU（苯丙酮尿症）两项。但由于遗传代谢疾病种类繁多，且具有地域差异性，除了以上两项之外，各地区根据地域特点不断扩展新的筛查病种，如广州增添了葡萄糖 -6- 磷酸脱氢酶缺乏症、上海又增添了先天性肾上腺皮质增多症等。我认为随着技术的进步，我们能筛查的疾病一定会越来越多。

二生答：遗传代谢病的检测技术难度高，主要分为染色体病、大分子病、小分子病。染色体病包括 Prader-Willi 综合征、Angelman 综合征等。大分子病包括法布里病、戈谢病等，此类病发病率较高，需要采用生化方法进行酶学活性检测，该方法难度较大，检测成本高。目前质谱主要用于小分子病的检测，2002 年美国科学家约翰·芬恩因发明了对生物大分子的质谱分析法而获得诺贝尔化学奖，我认为质谱在生物大分子检测中会越来越凸显优势，总有一天，它能检测染色体病、大分子病甚至其他非遗传代谢病。

师：好的，非常感谢几位同学的分享。我也非常赞同质谱法具有突出的优势，相信我们的科学工作者、医药人一定会秉承精益求精的工匠精神，突破技术壁垒，把质谱在疾病诊断中的优势发挥得更好，所以，老师也期待在未来，你们能成为其中的主力军。

[**课堂实效**] 通过质谱检测遗传代谢病的方法讨论，使学生掌握仪器的原理和应用，引导学生思考质谱未来的发展方向及在疾病诊断领域的应用拓展，激发学生的奇思妙想，同时培养学生的学习积极性与精益求精的工匠精神。

四、课后感悟

教师反思：实验仪器学是一门实用性非常强的课程。医药人的人文素养和工匠精神是患者生命健康安全的重要保证，希望通过遗传代谢病案例的讲述，潜移默化地培养学生职业使命感和精益求精工匠精神。

学生感言：遗传代谢病危害巨大，但早发现、早治疗就可以挽救患儿和家庭，我为我们将来要从事的职业深感骄傲。经过这次课程，我发现中学的物理知识也用上了，并深深地感受到了知识的力量，我们年轻一代要更加努力才行。

（何洁）

教学实录二

【专业】医学实验技术　　　　　　　【课程】实验仪器学

【知识点】高效液相色谱法：高效液相色谱技术的原理及应用。

【应用案例】

1. 胶囊里的秘密（医学类专业课程思政教学案例集：诚信章案例7）。

2. 三聚氰胺奶粉事件。

3. 奥运会运动员兴奋剂检测。

一、教学目标

【知识点育人目标】

1. 了解毒奶粉、毒胶囊等案例，树立实事求是的人文素养。

2. 强调食品药品分析方法，强化医药工作者的职业操守。

3. 掌握奶粉中蛋白质及尿液中兴奋剂含量检测方法的改进，培养精益求精、不断探索的科研精神。

【知识点思政元素】

1. 毒奶粉、毒胶囊等食品药品掺假事件——塑造实事求是的人文素养。

2. 食品药品分析方法的优缺点——树立诚信负责的职业操守。

3. 检测手段的进步——培养与时俱进、追求真理、精益求精、不断探索的科研精神。

二、教学设计

1. 导入　通过三聚氰胺奶粉、毒胶囊事件案例的导入，引入本节课的教学内容——高效液相色谱法，点明两个事件中的核心问题——食品药品的检测技术和方法。

2. 展开　通过分析三聚氰胺奶粉、毒胶囊等食品药品安全事件发生的原因，使学生深刻认识到造假所产生的巨大社会危害，引发学生对于医药食品从业人员关于诚信的职业道德素养的思考，同时认识到作为一个医药工作者，必须与时俱进，精益求精。通过兴奋剂检测案例，进一步加深学生对思政元素的理解。

3. 总结　本节课在介绍高效液相色谱技术的原理及应用的同时，通过案例引入、小组讨论等环节，对学生进行潜移默化的专业思政培养，主要培养学生诚实守信的职业素养和精益求精的科研精神。

4. 反馈　实验仪器学课程包含线上、线下多重教学平台，形成师生无障碍交流通道，学生感言课堂效果好，便于教师教学的不断改进。

三、课堂实录

1. 毒奶粉引发诚信思考。

师：大家有没有听说过三聚氰胺奶粉事件？ 2008 年中国奶制品污染事件，是中国的一起食品安全事故。事故起因是很多食用三鹿集团生产的奶粉的婴儿被发现患有肾结石，随后在其奶粉中发现化工原料三聚氰胺。事件迅速恶化，包括伊利、蒙牛、光明、圣元及雅士利在内的多个厂家的奶粉都检出三聚氰胺。受害婴幼儿累计超过 5 万，直到 2011 年中国中央电视台《每周质量报告》调查发现，仍有七成中国民众不敢买国产奶粉。

提问：同学们知道为什么会发生这样的事吗？

一生答：好像是因为三聚氰胺无色无味，所以被掺进奶粉里。

二生答：因为以前奶粉是用凯氏定氮法，是这个检测方法不严密导致的。

师：对，这两位同学对这个事件都有一个大致的了解。实际原因是这样的：早期我们国家奶粉企业对奶粉质量好坏的判断，是通过检测奶粉中的蛋白质含量，蛋白质含量越高，质量越好，这是肯定的。但是，企业检测蛋白质的时候，用的是凯氏定氮法，也就是把所有蛋白质里的 N 元素都转化为 NH_4^+ 来计算总量，不法分子就钻了这个检测方法不严密的空子，把 N 元素含量特别高的三聚氰胺掺进奶粉里，造成检测出的奶粉质量特别好的假象，而实际上却制造出了毒奶粉，害了 5 万多名婴幼儿。

一生答：食品行业人员太可恶了，钻了检测方法的空子，为了提高奶粉里蛋白质的虚假含量，把这么多婴幼儿都害了。

二生答：怪不得我家亲戚奶粉都让人从澳大利亚或欧洲国家带回来，国产奶粉不敢吃了。

师：对，靠欺诈、掺假的企业或个人注定是走不长远的，滥竽充数迟早有被发现的一天。我们作为医药人，一定要深刻地认识到科研来不得半点虚假，诚信是科研工作者必须恪守的职业道德。同学们做实验也好，以后走上工作岗位也好，可以失败、可以跌倒，但绝不能造假、掺假。

[**课堂实效**] 以触目惊心的案例，使学生深刻认识到造假所产生的巨大社会危害，引发学生对于医药食品从业人员诚信负责的工作态度的思考，增强学生的职业道德素养，医药、食品关乎人类的生命安全和健康，只有坚持诚信戒欺才能走得长远。

2. 毒胶囊、毒奶粉事件要求技术精益求精。

师：同学们听了前面的毒奶粉事件，我再讲一个毒胶囊事件。8 年前，我给我的父母在我们学校的中药饮片厂买了铁皮石斛，为了食用方便让厂里帮我打成了粉末，想去药店买空心胶囊来灌。这时候发生了"毒胶囊"事件，国家药品监督管理局查出脑康泰胶囊、盆炎净胶囊、人工牛黄硝唑胶囊、阿莫西林胶囊、诺氟沙星胶囊、羚羊感冒胶囊、胃康林胶囊、炎立消胶囊等许多空心胶囊中重金属铬含量超标 65 倍，原因是用"工业明胶"代替"食用明胶"。

提问：同学们认为，除了我们前面讨论的医药食品从业人员存在职业道德沦丧、缺乏诚信以外，还有什么原因导致这些事件的发生？

一生答：重金属铬应该比较容易检测吧，为什么没有检测出来？

二生答：检测方法有漏洞，奶粉应该检测蛋白质，不应该检测 N 元素。

师：同学们抓到了重点。首先，这些事件是由各部门的管理制度不完善，安全监管不严格、不合理等造成的，比如毒胶囊就存在食品药品检测内容不完整的问题。其次，作为一个医药工作者，我们必须与时俱进，时刻要求自己掌握最新的方法技术，方可去芜存菁，求真务实地让医药为百姓的健康服务。凯氏定氮法在相当长的时间内，是蛋白质含量检测的主流方法，方法本身没有问题，但是确实存在漏洞，可被掺假。作为科研工作者，我们需要精益求精，比如奶粉检测就需要一种更准确、不易掺假的方法，这个方法其实早就有了，它就是——高效液相色谱法。

[**课堂实效**]通过两个案例，使学生认识到在科技大发展的时代，更加需要不断掌握新知识、新技术，采用新手段、新方法对药品食品进行严格又严密的质量监控，为全人类的健康服务，突出精益求精、不断探索的科学价值观。

3. 那些违反诚信的事和那些精益求精的人。

师：了解了毒奶粉、毒胶囊事件后，同学们都认识到我们作为医药工作者，必须严守职业道德，不能弄虚作假，否则将有可能给人类社会造成巨大危害。

提问：请同学们举例，你们在身边发现过哪些违反科研诚信的行为？

一生答：实验做不出来，随便造几个数据充数。

二生答：标准曲线相关系数不够高，把其中一个数据给改了。

三生答：老师让写文献综述，东抄一段，西抄一段，就这么完成了。

师：很好，同学们已经知道这些是不诚信的行为，以后相互监督，不能这样做。

2016 年里约奥运会时，奥组委（奥林匹克运动会组织委员会）发表声明：2008 年北京奥运会留存的部分运动员的尿液检出兴奋剂，这是什么原因造成的？

一生答：难道是尿液放太久变质了？

二生答：2008 年的检测水平不够，当时没检测出来，2016 年技术提高了，就检测出来了。

师：这位同学答对了。奥运会运动员的尿液分 A 瓶和 B 瓶，A 瓶比赛当时检测，B 瓶要留存 20 年，这就是奥组委对兴奋剂零容忍的最好表态。这个例子既是运动员违反诚信的行为，同时也是科研人员 20 年精益求精、不断进取的最好证明。

[**课堂实效**]通过这些实实在在存在于身边的细小案例，引发同学们的思考，"是否自己习以为常的行为存在违反诚信的现象""如何掌握更先进、更科学的分析方法"，从而激发学生学习新方法、新技术的兴趣，提高学生学习的积极性和主动性。

四、课后感悟

教师反思：实验仪器学课程的教学目的是培养学生掌握大型分析仪器的原理、组成、操作、维护和应用。从课程思政的角度，希望通过一系列食品药品的分析检测案例，潜移默化地让学生们深刻认识到自己从事的工作需要诚信负责的职业素养和精益求精的科研精神。

　　学生感言：原来觉得自己化学基础不好，仪器原理很深奥、很枯燥，学起来没什么意思，但是经过这次课程，让我深深地感受到这门课程的魅力。原来学了这门课程，我以后可以做这么多的工作，生产生活的方方面面都离不开它，我一定会努力学习，变得更强大。

（何洁）

第十章 医学实验室管理与安全 ▷▷▷

教学实录一

【专业】医学实验技术　　　　　　　　【课程】医学实验室管理与安全

【知识点】基因工程实验室安全防护的基本原则、措施与安全防护设施；基因工程实验室的危险因素及其防护。

【应用案例】

1. "反应停"带给我们的启示（医学类专业课程思政教学案例集：敬业章案例32）。

2. 贺建奎基因编辑婴儿事件。

一、教学目标

【知识点育人目标】

1. 了解基因工程实验的主要内容及特点，培养学生的科学价值观。

2. 强调基因工程实验室安全防护的基本原则和措施，强化学生的职业素养。

3. 掌握基因工程实验室生物安全管理的内容，培养学生的社会责任感。

【知识点思政元素】

1. 基因工程研究的利与弊——培养追求真理、崇尚创新、遵纪守法的科学价值观。

2. 安全防护的基本原则与措施——培养实事求是、恪守职责、严格遵循程序规范的职业素养。

3. 危险因素及其防护——提升重视生命、关注人类长远利益的人文精神，培养社会责任感。

二、教学设计

1. 导入　通过对基因工程产品的介绍，揭示基因工程研究的重要性，而贺建奎基因编辑婴儿事件则警示了合法开展基因研究的重要性，引入本节课的教学内容——基因工程实验室的安全与管理。

2. 展开　基因工程作为现代生物技术的核心技术，对人类经济社会具有重要的意义。通过贺建奎基因编辑婴儿事件，令学生深刻意识到先进的科学技术是一把双刃剑，引导学生客观看待基因研究，塑造正确的科学价值观，强调学术圈不是法外之地，进一步展开基因工程实验室存在的危险因素、基因工程实验室的安全防护措施、基因工程安全管理办法等教学内容。通过"反应停"事件，鼓励学生追求真理，在面对新研究新成果时保持独立思考、实事求是、恪守职责的职业精神。

3. 总结 本课程的教学目的是培养学生正确认识基因工程实验室中的危险因素，掌握基因工程实验室的安全防护措施，了解基因工程安全管理办法；在解决专业问题的同时，鼓励学生追求真理，培养学生独立思考的能力，由此形成正确的科学价值观与实事求是、恪守职责的敬业精神。

4. 反馈 由学生举例看到的、听到的或者是亲历的基因工程实验室的管理现状，并请学生就现状讨论如何防范实验室中的危险因素。

三、课堂实录

1. 基因研究的利与弊。

师：基因工程又称基因拼接技术和 DNA 重组技术，是在分子水平上对基因进行操作的复杂技术，是将外源基因通过体外重组后导入受体细胞内，使这个基因能在受体细胞内复制、转录、翻译表达的操作。从 20 世纪 70 年代发展起来的基因技术，不仅对现代生物技术的发展具有里程碑的意义，而且经过半个世纪的进步与发展，基因工程研究和应用的范围已涉及农业、工业、医药、能源、环保等多个社会经济领域。

提问：大家对基因工程产品是否有所了解？

一生答：转基因作物，例如抗虫棉、耐涝水稻、黄金大米。

二生答：基因工程药物，例如重组人胰岛素、乙肝疫苗、干扰素。

师：很好，大家列举了很多技术成熟、收益显著的基因工程产品，这些产品对我们的农业、健康事业的发展都起到了非常大的推动作用。目前针对新冠肺炎疫情研究的腺病毒载体疫苗、基因工程重组亚单位疫苗等都运用了基因工程技术。重组 DNA 分子、遗传修饰生物体是基因工程产品，同时也是基因工程实验室中的危险因素。大家是否了解贺建奎基因编辑婴儿事件？

一生答：2018 年年底，贺建奎宣布一对名为露露和娜娜的基因编辑婴儿于 11 月在中国诞生。贺建奎使用 CRISPR–Cas9 技术对这对双胞胎的一个基因进行修改。

二生答：2019 年年底时，贺建奎等被依法追究了刑事责任。

师：两位同学说得很对。2019 年 12 月 30 日，"基因编辑婴儿"案在深圳市南山区人民法院一审公开宣判。贺建奎、张仁礼、覃金洲等 3 名被告人因共同非法实施以生殖为目的的人类胚胎基因编辑和生殖医疗活动，构成非法行医罪，分别被依法追究刑事责任。其中，判处贺建奎有期徒刑 3 年，并处罚金人民币 300 万元。法院认为，3 名被告人未取得医生执业资格，追名逐利，故意违反国家有关科研和医疗管理规定，逾越科研和医学伦理道德底线，贸然将基因编辑技术应用于人类辅助生殖医疗，扰乱医疗管理秩序，情节严重，其行为已构成非法行医罪。同时，科技主管部门、卫生健康行政部门分别责令涉事单位完善科研和医疗管理制度，加强对相关从业人员的监督管理等。由此可见，学术圈并不是法外之地。在基因工程研究历史上，基因工程技术对人类、动物和环境的安全性一直是一个敏感的话题。早在 1976 年，美国国立卫生研究院（NIH）公布了第一个重组 DNA 试验的安全操作规则。作为专业技术人员，我们应该如何看待基因工程研究呢？

一生答：基因研究就像是一个潘多拉魔盒，任何逾越医学伦理和法律法规的研究，对人类社会及自然环境的和谐都可能造成毁灭性的灾难。

二生答：贺建奎利用的 CRISPR–Cas9 基因编辑技术目前已有治疗遗传性失明的临床应用报道，从人类的长远利益出发，在国家管理办法允许的前提下，合理、审慎地应用先进的生物技术才能给人类社会带来福音。

三生答：我们既要看到基因工程技术在提高农作物产量、品质中的作用，也要看到基因工程药物在推动人类健康事业方面的重大贡献，更要长远地考虑基因工程技术对人类及环境是否存在潜在的生物危害。

师：大家回答得非常好。早在 1993 年，国家科委（国家科学技术委员会）就颁布了《基因工程安全管理办法》；1996 年，农业部颁布实施了《农业生物基因工程安全管理实施办法》；2001 年，国务院颁布了《农业转基因生物安全管理条例》等。目前，我国涉及基因工程的管理法规有 10 个之多，已经形成了与国际接轨的转基因生物安全管理体系。我们作为专业技术人员，要对前沿技术的研究开发始终充满激情，例如新冠肺炎疫情期间，国内科研团队在病毒检测分析、疫苗研发等领域利用了先进的现代生物技术助力疫情防控；更重要的是，我们要懂得敬畏生命，客观评价研究的潜在生物危害，在国家法律法规及医学伦理允许的范围内谨慎、有序地开展可控的研究。

[**课堂实效**] 贺建奎基因编辑婴儿案引起了非常大的社会反响，由此案例导入，引发学生对科学价值观的思考。学术圈不是法外之地，不可为一己私欲罔顾国家法律法规，应从人类的长远利益出发，在遵纪守法、不违背伦理的前提下进行科学实践。结合国内科研团队利用现代生物技术助力新冠肺炎疫情防控的实例，激发学生追求先进技术的热情，培养追求真理、崇尚创新的科研精神。

2. 审慎评价安全性。

师：世界上许多国家都以美国 NIH 早先制定的安全准则为基础对重组 DNA 实验等级进行分类，一般分为 4 类，内容具体、细致、周密而严谨。尽管随着研究时间的推移和经验的积累，越来越多的人相信重组 DNA 实验的潜在危害要比原来想象的程度小，但许多发达国家在逐步修订有关准则规定、注意适当放宽政策以便在日益激烈的生物技术竞赛中获胜的同时，仍然对重组 DNA 实验生物危害分类保持慎重的态度。这里我给大家分享一个化学药——沙利度胺的故事。沙利度胺（又称为"反应停"）对孕妇怀孕早期的妊娠呕吐疗效极佳，于 1957 年 10 月上市，主要在欧洲、非洲各国，亚洲的澳大利亚和日本等 46 个国家销售使用，仅德国 1959 年每天就约有 100 万妇女服用，每月销售量达 1 吨之多。1961 年研究报告了海豹肢畸形儿与沙度利胺密切相关。后来的统计发现，1958—1962 年，在全球发生的 12000 多例婴儿畸形中，有 8000 多例系沙利度胺诱发的海豹肢畸形儿。"反应停"虽然引起了上述多地的新生儿海豹畸形，但是美国却没有受其危害。究其原因，就职于 FDA 的凯尔西在其中发挥了极其重要的作用。1960

年，凯尔西在接手"反应停"拟在美国上市销售的申请时，怀疑该药会对孕妇有不良作用、影响胎儿发育，坚持要求制药公司提供更多、更长时间的研究数据，因此，此药一直被拒之门外，美国也因此躲过了一劫。我们看到，凯尔西仅凭一人之力就避免了美国受到"反应停"的危害。

提问：请大家思考一下，为何凯尔西面对已在多国热销的"反应停"仍有如此高的警觉性？

一生答：我认为凯尔西具备非常渊博的专业知识和丰富的实践经验，而且对工作有非常高的责任心，分析问题非常严谨。

二生答：凯尔西在接手药物上市申请时，尚未有严重不良反应的报道，面对这样一款热销的药物，她还能坚持自己的观点，说明她是一个具有独立思考能力的科研工作者。

三生答：因为药物的使用对象是孕妇，所以凯尔西在审批时特别谨慎。

师：大家分析得很好。凯尔西的警戒性源自对患者用药安全的高度责任心和高超的专业造诣，她曾于 20 世纪 40 年代研究过抗疟药奎宁及其代谢物的毒理学，发现有些作用在实验动物与人体的表现有着明显的区别。基因工程研究具备创新性、未知性的特点，对基因工程实验进行安全评估时，实验室管理者与操作人员应当客观全面地进行危险评估，保证防护水平到位、管理规范。

[**课堂实效**]"反应停"的案例向学生展示了一名专业知识过硬、对工作具备高度责任感、保持独立思考能力的科研工作者的形象。通过案例，引导学生意识到成为一名优秀的专业技术人员需要具备扎实的专业知识，鼓励学生在工作中保持独立思考的能力，培养学生严谨求实、恪守职责的敬业精神。

3. 基因工程实验室安全，人人有责。

师：请同学们就基因工程实验的危险因素，谈一谈实验操作人员在实验室安全管理中的作用。

一生答：重组 DNA 实验室的操作对象主要是病毒、细菌等微生物和实验动植物，这些实验对象的致病性、致癌性、抗药性、转移性和生态环境效应千差万别，一旦操作不当就会引起严重后果。因此，操作人员应当首先进行生物安全评估，采取适宜的防护手段，严格遵守实验操作规范。

二生答：我同意上一位同学的意见。操作人员应当将实验流程、潜在的生物危害等重要信息如实地向实验室管理人员汇报，便于规范管理。

三生答：操作人员上岗前应接受生物安全培训，如发生实验室事故，能正确进行应急处置并及时上报管理部门。

师：各位同学考虑得比较全面。基因工程实验操作人员面临的危险因素包括病原微生物、重组 DNA 和遗传修饰生物、化学试剂、辐射、实验仪器设备、实验动物等。因此，作为实验人员必须要明确安全隐患，了解危险因素，严格按照安全操作规程，采取必要的防范措施加以预防，以预防为主、防胜于治。

[**课堂实效**] 设置情境，鼓励学生从实验操作人员的角度思考实验室安全管理的内容，在巩固专业知识的同时，培养学生的责任感，塑造学生爱岗敬业的特质。

四、课后感悟

教师反思：本章节的教学目的是培养学生掌握基因工程实验室安全及科学管理的相关知识，熟悉相关的技术规范。从课程思政的角度，重点培养学生以下特质：①重视生命，遵纪守法，以人类的长远利益为终极目标的科学价值观；②追求真理，崇尚创新，具备社会责任感，致力于利用专业技术推动社会发展；③在工作中具备独立思考能力，严谨求实，恪守职责。

学生感言：随着基因工程技术的迅猛发展，一些具有潜在危害或严重危害的实验材料比以往有所增加。基因工程实验室工作人员应发扬重视生命、关注人类长远利益的人文精神，在国家法律法规允许的范围内追求真知、开拓进取。

（胡晓芬）

教学实录二

【专业】医学实验技术　　　　　　　　【课程】医学实验室管理与安全
【知识点】实验室废弃物的特点及危害性、分类、治理措施、处理方法。
【应用案例】
1. 烟雾的元凶——臭氧的发现（医学类专业课程思政教学案例集：敬业章案例16）。
2. 王久良拍摄的一部纪录片《塑料王国》。
3. 一位医生，从垃圾堆里"抢"回了50万个废弃针头。

一、教学目标

【知识点育人目标】
1. 了解实验室废弃物的特点及危害性，提升学生的环保意识。
2. 理解实验室废弃物的分类及治理的重要性，培养学生的社会责任感。
3. 掌握实验室废弃物的治理措施及处理方法，塑造学生的职业精神。

【知识点思政元素】
1. 实验室废弃物的特点及危害性——树立重视生命与自然环境、关注人类健康的可持续发展观。
2. 实验室废弃物的分类——提升实事求是的专业态度，培养保护环境、重视生命的社会责任感。
3. 实验室废弃物的治理措施及处理方法——塑造恪守职责、尽职敬业、严格遵循规章制度的职业精神。

二、教学设计

1. 导入　通过新闻报道、图片等展现全球环境问题的严峻现状，启发学生从实验室工作人员的角度思考环保问题，引入本节课的教学内容——实验室废弃物的安全管理。列举实验室废弃物的不同形式，点明实验室废弃物的危害、安全处理的重要性。

2. 展开　通过讲述美国大气污染实例中哈根斯米特发现光化学烟雾、推动大气污染防治的过程，引发学生思考作为专业技术人员在治理日益严峻的环境污染问题中的作用；通过从纪录片《塑料王国》中截取的图片、动图，令学生产生共鸣，展开医学实验室废弃物的特点及危害性；通过废弃针头回收案例，提示学生医学实验室损伤性废弃物的正确处置方式，在学生感同身受的过程中，使学生真正意识到正确处置实验室废弃物的重要性与迫切性，树立社会责任感，建立规范意识。

3. 总结　本堂课的教学内容在知识层面上培养学生正确认识医学实验室废弃物的危害性，掌握正确处理医学实验室废弃物的方法；在解决专业技术问题的同时，提升学生的社会责任感，培养学生树立重视环境、重视生命的意识，加强学生恪守职责、遵循规范的职业精神。

4. 反馈　由学生举例看到的、听到的或者是亲历的实验室废弃物处理情况，并请学生就现状讨论实验室废弃物处理不当可能产生的危害，同时提出治理的措施。

三、课堂实录

1. 针对环境污染问题，讨论专业技术人员的职责。

师：据《通讯——地球与环境》期刊最新论文研究显示，格陵兰岛 2019 年融冰量达到了破纪录的约 5320 亿吨，全年平均以每分钟 100 万吨速度流失，比 2012 年创下的融冰纪录还多 15%。这相当于全球海平面上升了 1.5mm，占全球海平面上升总量的 40%（此处播放相关新闻视频导入）。随着人类文明的发展，环境污染问题日益严重。

提问：大家有没有特别关注的环境问题？

一生答：工业排放废水形成的土壤、水质污染。

二生答：澳大利亚森林大火造成的植被与动物大批死亡、燃烧烟雾形成的空气污染。

三生答：雾霾天气时的 PM2.5 值。

师：刚才各位同学列举的环境问题，其实都与人类生活息息相关。自工业革命以来，世界各地在大力发展工业的同时都伴随着各种环境污染。我们首先来看一下美国推动大气污染治理法案的例子。处于二战期间的 1943 年 7 月 26 日，大量烟雾笼罩了洛杉矶市中心，而加州的高温天气使得人们更难以忍受。美国洛杉矶的居民感到双眼红肿刺痛、喉咙像被灼伤一样，曾一度以为是日军用化学武器袭击了他们。当时，加州居民坚信工厂的废气才是空气污染的元凶。在官方介入下，南加州规模较大的煤气企业暂时停产，但奇怪的是，烟雾却持续不断并愈演愈烈。1950 年，加州理工学院的荷兰科学家阿里·哈根斯米特带领研究人员通过将汽车尾气置于阳光之下制造出了烟雾，还自愿将自己的双眼暴露于烟雾之中，并用秒表计时流下眼泪所需的时间。终于在 1952 年，哈根斯米特宣布，烟雾的主要成分是臭氧，来自炼油厂的烃和汽车未燃尽的部分废气与作为燃烧副产物的氮氧化物组合，通过光化学反应最后生成了臭氧。在 20 世纪 50 年代以及 60 年代，高速公路的兴建、新兴工业的落户、不愿改造汽车增加成本的汽车厂商，使得加州一些区域每年经历了 200 多天危险的烟雾天。直到 20 世纪 50 年代末，在加州诞生了一大批抗议雾霾的民间团体，公众的努力使得官方最终意识到了汽车问题是解决雾霾的关键，并决定限制汽车。哈根斯米特作为发现加州烟雾元凶的人，他的后半生都在用自己的行动去解决空气污染问题。1968 年他被时任加州州长的里根任命为加州空气资源委员会主席，1973 年因不肯放宽对污染的控制而被免职，1977 年因肺癌去世，被认为是"空气污染控制之父"。从 2001 年起以他名字命名的"哈根斯米特清洁空气奖"颁给在空气质量领域做出突出贡献的个人。洛杉矶从 1943 年第一次雾霾开始，经历了整整 27 年的时间，直到 1970 年最终出台了《清洁空气法案》。在这个案例中，我们可以看到，以哈根斯米特为代表的科学家们在发现光化学烟雾、防治大气污染过程中的不懈努力与敬业精神。我们在生物医学实验室进行医疗、科研等活动时也会产生不同类型的废弃物，包括固体、液体和气体。我们作为专业技术人员，可以为保护环境做哪些努力呢？

一生答：减少实验室废弃物的产生。

二生答：对实验室废弃物进行合理的处理，减少对环境的危害。

师：实验室废弃物具有多样性、量少、高浓度、高生物传染性、高化学危险性、高环境危害性及危害性不确定的特点。现代社会的进步和生产发展越来越倚重于科学实验机构的创新力，医疗卫生实践和医学、生物科学的发展也离不开实验室，因此对于全社会而言，医学实验室废弃物的总量及其危害不可忽视。我们作为专业技术人员要高度重视与科研实践活动相关的环境污染问题。

[**课堂实效**] 以哈根斯米特为代表的研究人员在推动美国大气污染防治过程中起到了极其重要的作用，以此案例为导入，引发学生对于专业技术人员社会责任感的思考。日常科研实践活动产生的各类实验室废弃物具有特殊的危害性，引导学生从废弃物制造者的角度思考个人努力对环境保护的意义。

2. 正确处理实验室废弃物的重要性。

师：医学与生物学实验室因实验研究目的、分析检验对象的特殊性，导致其废弃物除具有日常生活垃圾共有的特征之外，还可能携带病原微生物、化学致癌物等具有生物及环境危害特性的成分，必须引起我们的高度重视。2016 年，王久良拍摄的纪录片《塑料王国》讲述了一个位于山东的偏远小镇，作为中国众多垃圾回收站之一，堆满了来自世界各地的垃圾，甚至包括带着血迹的针头、未经处理的医用橡胶材料。干瘦的小男孩把废弃针管当成"水枪"，在臭烘烘的垃圾堆里玩得不亦乐乎，"有水了！有水了！"他边说边把针管塞进嘴里。一群不上学的小学生，挖出一些脏兮兮的不知做过什么的塑胶手套，他们把手套吹成气球，高高兴兴玩了一天。大家看到这些画面是否觉得特别触目惊心？从 2018 年开始，我国执行了洋垃圾进口禁止令，但国内医疗废弃物的处理现状还不能让我们完全松口气，大家是否听说过相关新闻报道？

一生答：新闻曝光过毒塑料的产业链，一些被污染的医用塑料经回收加工，制成三无塑料制品进行销售。

二生答：还有毒棉花的新闻，废弃、污染的医用纺织物被加工成黑心棉。

师：是的，医用废弃物未正确处理，被无良经营者非法利用、流通进入市场，这些三无产品毫无疑问会危害消费者的健康。大家从这些新闻报道的案例中学到了什么？

三生答：要按规定处理医疗废弃物，杜绝医疗废弃物进入市场的可能。

师：是的，医学、生物学实验室的专业技术人员必须充分了解实验室废弃物规范处理的必要性，充分认识其肩负的社会生态安全责任，积极接受环境保护知识、专业知识技能，相关法律、法规的教育训练，提升自己的环保意识、专业知识技能和生态安全责任感。专业技术人员应在科学实践活动过程中，及时按规定处理实验室废弃物。

[**课堂实效**] 通过纪录片及新闻画面，一方面使学生深刻认识实验室废弃物处理不当产生的巨大危害，扎实形成保护环境、重视生命的社会责任感；另一方面，使学生

意识到正确处理实验室废弃物的重要性，坚定提升专业知识技能、恪守规章制度的敬业精神。

3. 治理实验室废弃物，从身边做起。

师：请同学们举例，你们在实验室从事科学实验的时候，会产生什么废弃物？是如何处理的？

一生答：有机溶剂废液是集中收集在实验室的废液桶的，然后定期交给学校处理。

二生答：动物实验是在学校的动物实验中心操作的，动物尸体会由动物中心的老师集中处理。

三生答：我们在实验过程中基本没有产生有害废弃物，直接投掷垃圾桶，按日常生活垃圾处理。

师：很好，有没有同学在实验过程中用到注射器？废弃针头是如何处理的？

一生答：我们在动物中心进行动物实验时有用到，废弃针头是集中收集在锐器盒里的。

师：非常好。我们在这个章节学习了注射针头属于损伤性废弃物，应存放在不易被刺破的容器内，而且不可将容器装得太满。我国的《医疗废物管理条例》对于在医疗机构产生的医疗废弃物处理有着严格的规定，可当危险废物产生地点为家庭，且执行者是患者本身时，就没有了约束力。中国疾病预防控制中心和中华医学会内分泌学分会提供的数据显示，全国 18 岁及以上人群糖尿病患病率为 9.7%，患病人数近 1 亿。这意味着，每年数以亿计的采血针和胰岛素注射针头由患者在家使用并存在随意丢弃的风险。终日和垃圾打交道的环卫工人和拾荒者往往只有手套防身，翻找垃圾时一不小心就可能刺伤手指。一旦针头携带病原体，就有了传播的可能，即使不被刺伤，针头附着的细菌也远超过一般家用废弃物。2014 年，无锡市中医医院内分泌科医生胡源自费购置了一些收集废弃针头专用的锐器盒，免费发放给糖尿病患者，并指导他们将废弃针头交回医院。几年间，这项公益事业席卷了长三角十几家三级甲等医院和数不清的一、二级医院。米黄色的圆柱形锐器盒一共发放近万个，保守估计，至少从垃圾堆里"抢"回了 50 万个废弃针头。我们作为专业技术人员，不仅要严格遵守实验室废弃物管理规范、正确处理实验室废弃物，还要做好环保理念的宣传，从身边做起，将环保意识落实到日常工作的每个角落。

[**课堂实效**] 通过提问，引发同学们的思考，"自己是否对实验室废弃物做了正确处理""正确处理实验室废弃物的现实意义""如何在科研工作中做好环保意识的宣传与普及"，从而真正让重视生命、保护环境的社会责任感在青年学生心中形成萌芽。

四、课后感悟

教师反思：本章节的教学目的是培养学生具备正确处理医学实验室废弃物的专业知识与技能。从课程思政的角度，更需要培养学生以下特质：①具备重视生命、重视环境的人文思想，自发地从环保的角度审视科学实践活动，在科学实践活动的每个环节，践行环保思想；②具备社会责任感，从身边做起，从小事做起，积极推动环保知识与技能的教育与宣传；③在科学实践活动中，恪守职责，严格遵循规章制度，具备尽职敬业的职业精神。

学生感言：医学实验室是进行医疗检验、医疗实践、医学教育、医学以及生命科学研究和开发的重要场所，其废弃物除具有日常生活垃圾共有的特征之外，还因其实验研究目的、分析检验对象的特殊性而可能携带病原微生物、化学致癌物等具有生物及环境危害特性的成分。因此，医学实验室工作人员应当发扬重视生命、关注人类健康的人文精神，对实验室废弃物处理引起高度重视，严格遵守废弃物管理规则，切实加强安全管理，做到防患于未然。

（胡晓芬）

第十一章 医学统计与实验技术 ▷▷▷▷

教学实录

【专业】医学实验技术 　　　　　　　　【课程】医学统计与实验技术

【知识点】试验设计：试验设计原理与方法。

【应用案例】牛痘疫苗之父——爱德华·琴纳（医学类专业课程思政教学案例集：敬业章案例 12）。

一、教学目标

【知识点育人目标】

1. 强调"实践是检验真知的唯一标准"，培养学生的科研态度。

2. 掌握试验设计基本原则和方法，强化学生的逻辑思维和工匠精神。

3. 了解牛痘疫苗之父——爱德华·琴纳的故事，引导学生明确本课程重要性，增强职业使命感。

【知识点思政元素】

1. 实践是检验真知的唯一标准——培养学生实事求是的科研态度。

2. 试验设计基本原则、试验设计和统计分析方法——强化缜密的逻辑思维和精益求精的工匠精神。

3. 根据科学假说和试验设计选择相应统计方法——塑造正确的职业使命感。

二、教学设计

1. 导入 通过琴纳发明并运用接种的方法预防天花发生的全过程案例引出本节课的教学内容——试验设计方法。

2. 展开 通过琴纳预防天花的方法起初不被认可，提出"实践是检验真知的唯一标准"，如何实践才能被认可？从而不知不觉地进入试验设计方法——本节课重点知识点的学习。以案例引入法激发学生学习积极性的同时，使学生在学习过程中培养良好的人文素养及精益求精的工匠精神，加强医药从业人员的职业使命感。

3. 总结 人对事物的认识受当时主观和客观多种条件的限制，认识的基础是实践，实践总是具体的、历史的。在现实中，每个人的实践范围、知识水平、认识能力和实践能力都是有限的，思维能力与思维水平也不是尽善尽美的，也就是说任何认识主体都是具体的、历史的、有限的。琴纳案例中，不断有人在质疑"牛痘接种"，但他没有退却，真理在怀疑中、质疑中甚至阻碍中不断前行。所以，对一个具体事物的认识，往往不是一次完成的，要经过多次的反复才能完成。真理一开始总是掌握在少数人手中，发明也是一样，唯有坚持自己的信念，用证据去回击所有的质疑，才能走向真正的未来，为全人类的生命健康做出贡献。

4. 反馈　医学统计与实验设计课程包含线上、线下多重教学平台，形成师生无障碍交流通道，学生感言课堂效果，便于教师教学的不断改进。

三、课堂实录

1. 了解牛痘疫苗的产生，激发学生关注人类健康、关爱生命。

师：各位同学，我们都是医学院校的学生，将来要和人民的健康事业打交道，这是多么重要的使命和担当啊！今天给大家介绍"牛痘疫苗之父——爱德华·琴纳"一个非常有名的案例，看看大家能从中得到什么启发。教师介绍案例（具体内容略）。

提问：同学们了解天花吗？它有什么表现与危害？

一生答：天花是由天花病毒感染人引起的一种烈性传染病，痊愈后可获终身免疫。天花是最古老也是死亡率最高的传染病之一，传染性强，病情重，没有患过天花或没有接种过天花疫苗的人，均能被感染，主要表现为严重的病毒血症，染病后死亡率高。

二生答：天花临床表现有重型和轻型，重型天花病死率约为 25.5%，45% 的病例出现融合性皮疹，79% 有出血现象；轻型天花病死率为 0.1% ～ 1.0%。天花病毒是痘病毒的一种，人被感染后无特效药可治，患者在痊愈后脸上会留有麻子，"天花"由此得名。天花病毒外观呈砖形，约 200nm×300nm，抵抗力较强，能对抗干燥和低温，在痂皮、尘土和被服上，可生存数月至一年半之久。其最基本有效而又最简便的预防方法是接种牛痘。

师：几位同学都回答得非常好。总结来说，天花可引起大规模传播，严重者可致死，但并不是没有可控性。琴纳从牧场挤奶女工在患牛痘的母牛上感染牛痘后，而不会染上天花这一发现中得到启发，把反应轻微的牛痘接种到健康人身上以预防天花。

［**课堂实效**］通过对天花的发病、症状、危害的深度探讨，引导学生关注人类健康，关爱生命，从而促使学生对疾病的防治研究产生浓厚兴趣，提示学生在临床实践中要勤于思考，善于观察，勇于实践。

2. 探讨如何才能让自己的观点被认可，增强学生职业使命感。

师：琴纳发现天花具有可控性，并且掌握了预防方法，但被别人质疑及不被同行认可。在质疑声中，琴纳并没有放弃，反而用一次次试验证明自己观点的正确性，最终取得了胜利。整个过程为我们诠释了实践出真知的马克思主义哲学原理："人的思维是否具有客观的真理性，这不是一个理论的问题，而是一个实践的问题。人应该在实践中证明自己思维的真理性，即自己思维的现实性和力量。关于离开实践的思维是否具有现实性的争论，是一个纯粹经院哲学的问题。"我们了解遗传代谢病的发病机理和危害后，请问同学们：如果是我们碰到了与琴纳一样的难题，我们会怎么做？

一生答：我们也可以类似琴纳前辈，做试验，拿数据说话。

二生答：对，我们也要做试验，实践是检验真知的唯一方法。

三生答：我们可以开展临床对照试验，研究经过牛痘治疗后的治愈率与没有经过牛痘治疗的治愈率有无统计学差异。

师：大家说得都非常好。实践是检验真理的唯一标准，同学们的职业使命感非常强，正是这种使命感促使同学们如此深入、全面地思考问题和查阅资料。要想从被质疑转为被认可，一定要拿数据说话，而我们数据的可信性与试验设计的方法密切相关。刚才有同学提到临床对照试验，这个非常好，我们的方法是否有效，数据能否被认可，一定要有对照组。设置对照，目的是排除混杂因素的干扰，判定试验组和对照组之间是否具有统计学差异。

[**课堂实效**] 通过探讨琴纳牛痘试验从被质疑到被认可，使学生了解所学课程、知识的实用性，从而增强学生的学习成就感及职业使命感，促使学生更主动、更积极地学习新知识，掌握新技能。

3. 临床试验设计除了要对照之外，还有没有其他需要注意的？培养学生精益求精的工匠精神。

师：同学们已经提到设计临床对照试验判定牛痘能否改善天花，那么请问，在试验设计中，还有没有其他需要注意的？

一生答：我觉得纳入的患者要有可比性，比如说不能一组年龄过大，另一组年龄过小，两组年龄差距太大会影响我们结论的说服力。

二生答：是的，除了年龄、性别，其他基础疾病两组间都需要具有可比性，可是这个可比性怎么达到呢？

三生答：随机才能让组间可比，可以用随机数字法，按照抽取的随机数字分组。还要有尽可能多的病例。

师：同学们的回答都非常专业。概括成一句话就是本节课的重点内容——临床研究试验设计要遵循的原则：设置对照（有比较才能了解其优劣），随机化分组（将研究对象随机分配到研究组和对照组，这是设置理想均衡对照的方法），盲法（避免混杂因素对试验结果造成的偏倚）。

那么同学们目前看到的临床方法都有哪些呢？

一生答：我看到过平行组设计，是将符合试验要求的受试者随机分为试验组和对照组进行观察，进行探索性临床试验和确证性临床试验。对照组的类型包括安慰剂对照、空白对照、剂量对照、阳性药对照和外部对照 5 种，其中安慰剂对照和阳性对照最为常用。合理设置对照组，需要在当前已有的药物、疾病背景进行全面的循证评价基础上进行，才能不会因为选择失误而造成伦理上的违背以及人力、物力的浪费。

二生答：我看到过交叉设计。交叉设计是一种自身对照的试验方法，是将每个受试者随机地在两个或多个不同试验阶段分别接受试验药或对照药处理，用于药物的生物等效性或临床等效性试验。交叉设计多用于慢性病，特别适合症状或体征在病程中反复出现且病程较长的疾病，如溃疡病、风湿病、高血压等。其优点是消除个体差异，节省研究样本；缺点在于洗脱期时间难以确定，两阶段病情轻重程度难以一致、影响可比性及研究时间较长。

师：好的，非常感谢几位同学的分享。看来同学们平时也阅读了大量文献，相信我们的科学工作者、医药人一定会秉承精益求精的工匠精神，突破技术壁垒，把循证医学研究的优势发挥得更好，所以，老师也期待在未来，你们能成为其中的主力军。

[**课堂实效**] 通过临床试验研究方法讨论，使学生掌握临床试验研究的原则和具体方法，引导学生思考未来的发展方向及在疾病防治评价领域的应用拓展，激发学生的奇思妙想，同时培养学生的学习积极性与精益求精的工匠精神。

四、课后感悟

教师反思：医学统计与实验技术是一门实用性非常强的课程，医药人的使命与担当、人文素养和工匠精神是患者生命健康安全的重要保证，课程希望通过牛痘疫苗诞生的案例讲述，潜移默化地培养学生职业使命感和精益求精的工匠精神。

学生感言：药物一次的治疗效果往往被质疑，只有进行临床对照研究，拿数据说话才能被认可，我为我们将来要从事的职业深感骄傲。经过这次课程，我发现试验设计与统计分析密切相关，深深地感受到了知识的力量，我们年轻一代要更加努力才行。

（王玉）

第七篇　其他

导读

本篇共收录其他医学相关专业医学免疫学、医学分子生物学、医学微生物学、医学文献检索、面向对象程序设计、人机交互与 UI 设计等 6 门课程共 11 则课程思政教学实录，供医学相关专业相关课程教师在实际课堂讲授中借鉴参考。

第一章　医学免疫学 ▷▷▷▷

教学实录一

【专业】临床医学、预防医学、儿科学、口腔医学

【课程】医学免疫学

【知识点】免疫与医学免疫学概念；免疫系统的组成和功能；免疫应答的种类和特点；免疫学发展简史、发展趋势。

【应用案例】牛痘疫苗之父——爱德华·琴纳（医学类专业课程思政教学案例集：敬业章案例 12）。

一、教学目标

【知识点育人目标】

1. 了解疫苗接种与免疫的作用，培养学生的敬业精神。

2. 强调种人痘和种牛痘的区别，强化学生的科学态度。

3. 掌握牛痘接种的发明与运用，树立学生的人生理念。

【知识点思政元素】

1. 传染病的免疫防治——塑造学以致用、乐于实践、爱岗敬业的职业素养。

2. 种人痘和牛痘对比——培养求真务实、实践实证、勇于探索的科学态度。

3. 牛痘的发明与应用——倡导坚持信念、勇于挑战、逆水行舟的人生理念。

二、教学设计

1. 导入　《肘后备急方》和《备急千金要方》记载对于防止狂犬病"取狂犬脑敷之，后不复发"，引出预防接种与疫苗的概念，从而激发学生的学习兴趣，在案例中潜移默化地塑造医学生的职业精神。

2. 展开　分析我国人民在早期预防传染性疾病中发挥的作用，讨论作为一个医学生应该具有的医学免疫学专业基础知识，塑造医学生的职业精神；对比种人痘和种牛痘的优缺点，分享琴纳发明并运用接种的方法预防水痘发生的全过程，尤其是在这个过程中琴纳遇到的质疑，培养学生坚持信念，敢于探索，在怀疑、质疑甚至阻碍中不断前行的素养。

3. 总结　疫苗的研发是非常关键的，是传染性疾病防控的保障和基础。我们必须掌

握牢固的专业知识，应用所学知识对学习、生活、工作中遇到的科学问题进行探索，唯有坚持自己的信念，用证据去验证科学问题，才能获得正确的结果，取得理想的成绩。

4.反馈 医学免疫学课程包含线上、线下多重教学平台，形成师生无障碍交流通道，学生感言课堂效果，便于教师教学的不断改进。

三、课堂实录

1.激发兴趣、学以致用，塑造医学生的职业精神。

师： 人类历史上多次发生传染病大流行，如天花大流行，导致了巨大损失。人类在长期和传染病对抗的过程中，逐渐积累了一些经验，形成了预防接种的初步概念。我国人民在抵抗传染病流行中发挥了重要作用，《肘后备急方》和《备急千金要方》记载对于防止狂犬病"取狂犬脑敷之，后不复发"。此后，针对天花流行，形成了人痘预防的方法。在种人痘的基础上，爱德华·琴纳发明了种牛痘，并最终得到临床应用，帮助人类解决了天花流行问题。

提问：请问医学免疫学在防治传染性疾病中具有什么作用和地位？

一生答： 我觉得医学免疫学是在长期防治传染病的过程中发展起来的，同时服务于传染病的预防与治疗。从目前传染病的防治来看，医学免疫学是传染病防治的基础。在医学免疫学原理的指导下，可以开发不同疫苗防止传染病的大流行，免疫学不仅仅是理论，更具有非常重要的应用前景。

二生答： 其实我觉得医学免疫学是预防传染病的基础，在传染病的防治中起关键作用，是控制传染病流行的关键和保障。我国现在平均寿命相对中华人民共和国成立初期显著提高，就得益于医学免疫学的发展及其在医疗卫生领域的应用。

师： 两位同学都回答得非常好。医学免疫学是临床医学中一门非常重要的专业基础课，随着科技的发展和人类对疾病发生发展机制的阐明，发现个体免疫能力对疾病的发生发展和转归都具有重要的影响，尤其是在传染病防控中起着非常重要的作用。如新冠肺炎疫情的流行，在进行恰当的预防控制基础上，从医学角度大家首先考虑到的就是开发疫苗，进行有针对性的免疫防治。所以，医学免疫学不仅仅是我们医学专业的基础课，更是具有重要临床应用前景的课程，对我们未来的医疗工作具有重大的意义。我希望同学们认真学习医学免疫学的理论知识，为未来成为一个卓越医生奠定扎实的理论基础。

提问：请问种人痘最终被种牛痘替代，你从中受到什么启示？

一生答： 医学是一个不断完善、不断发展的过程，尤其对于药物的开发，更是如此。作为一个药物研发者总是希望获得更好的药物，作为一个医学工作者总是希望能有更好的手段帮助患者康复。牛痘有比人痘更多的优点和临床应用安全性，因此牛痘替代人痘是必然的。

二生答： 从安全性的角度考虑，牛痘比人痘安全。从生产角度考虑，人痘疫苗获得有困难，牛痘易于规模化生产，容易获得。从患者角度考虑，牛痘更容易接受。关于启示，我觉得作为专业人员，我们要学好各种专业知识，精益求精，要有良好的职业精神。

师：两位同学从不同的角度对这个问题进行了分析，非常好，也比较全面。种牛痘替代种人痘反映了学科的发展和进步，同时也体现出了医药工作者孜孜以求、精益求精、不断进取的职业精神。

[**课堂实效**] 通过从种人痘到种牛痘的探讨分析，激发学生对医学免疫学课程的兴趣。医学免疫学是疫苗研发的基础，奠定扎实的基础，有助于同学们未来成为卓越的医生。疫苗关乎人类对传染性疾病的防控，关乎人类的生命健康安全。唯有医药工作者孜孜以求、精益求精、不断进取，才能研发出更好的产品，服务于人类，为人类健康带来更好的保障。最终通过上述分析和讨论帮助学生塑造职业精神。

2. 培养坚持信念，敢于探索，在怀疑、质疑甚至阻碍中不断前行的素养。

师：从水痘遍布欧洲、亚洲引起大规模传播夺取人们的性命，到琴纳发现其具有可控性并且掌握了预防方法的过程中，始终被别人质疑及不被同行认可，在质疑声中，琴纳并没有放弃，反而用一次次试验证明自己观点的正确性，最后取得了胜利，使得种牛痘得以推广，在临床上得到广泛应用，最终帮助人类消灭了天花。

提问：请问种牛痘相对于种人痘具有哪些优势？

一生答：从医学免疫学发展历史来看，种人痘早于种牛痘，但是种牛痘具有较明显的优势，一是安全性比种人痘高，二是来源方便。

二生答：从种人痘发展到种牛痘，琴纳做了大量的试验，其主要还是降低人痘带来的感染风险。可以说，种人痘可以预防疾病，但是也可能给接种者带来感染风险；而牛痘来源于不同种属，感染风险低很多。因此，我们应本着科学求真的态度，勇于探索，于实践中求真理，以获得更好的产品服务于人类。

提问：请问琴纳早期开发牛痘被别人质疑及不被同行认可，他坚持在质疑声中，一次次用试验证明自己观点的正确性，并没有放弃，最后取得了胜利，这给我们什么启示？

一生答：琴纳发明和运用牛痘的整个过程为我们诠释了问题的提出及问题是否正确，这是需要实践去证明的。对于任何质疑和不认同，我们不能轻易妥协，要坚持自己的观点，并通过实践去伪存真。

二生答：对一个具体事物的认识，往往不是一次完成的，要经过多次反复实践才能完成。真理一开始总是掌握在少数人手中，发明也是一样，面对不断的质疑，不能轻易退却，要勇于探索，证明自己的观点，才有助于自己的成长。

师：唯有坚持自己的信念，用证据去回击所有的质疑，才能走向真正的未来。在质疑声中，琴纳并没有放弃，反而用一次次试验证明自己观点的正确性，最终取得了胜利。整个过程为我们诠释了实践出真知的马克思主义哲学原理："人应该在实践中证明自己思维的真理性，即自己思维的现实性和力量，亦即自己思维的此岸性。"

同时，人对事物的认识受当时主观和客观多种条件的限制，认识的基础是实践，实践总是具体的、历史的。在现实中，每个人的实践范围、知识水平、认识能力和实践能力都是有限的，思维能力与思维水平也不是尽善尽美的，具有历史局限性。琴纳案例中，不断有人在质疑"牛痘接种"，但他没有退却，真理在怀疑、质疑甚至阻碍中不断前行。所以，对一个具体事物的认识，往往不是一次完成的，要经过多次反复实践才能完成。真理一开始总是掌握在少数人手中，发明也是一样，唯有坚持自己的信念，用证据去回击所有的质疑，才能走向真正的未来。

[**课堂实效**] 通过种人痘和种牛痘优缺点的对比分析，促进学生科学求真、实践求证，帮助学生培养科研思维和探索精神。深度讨论琴纳发明并运用接种的方法预防水痘发生的全过程，帮助学生培养坚持信念，敢于探索，在怀疑、质疑甚至阻碍中不断前行的素养。

四、课后感悟

教师反思：预防接种是医学免疫学的重要内容，是人类防治传染性疾病的重要手段。激发学生对医学免疫学的学习兴趣，有利于帮助他们学好医学免疫学，为成为卓越医生奠定扎实基础。不畏艰难、勇立潮头是新时代学生的必要素质，通过琴纳发明种牛痘的案例分析，潜移默化地让学生树立勇于迎难而上、敢于面对质疑或不同观点的品质。

学生感言：医学免疫学的发展经历多次人类传染病的大流行，在人类与传染病对抗的过程中逐渐形成了预防接种的免疫学概念和预防策略，并在各种传染病防治过程中发挥着重要的作用，体现了医学免疫学这门课程在医学中的重要地位和对我们以后发展的重要帮助。我们要认真学习好这门课程！琴纳在研发牛痘的过程中，体现出了很多宝贵的品质，如敬业、不畏艰难、勇于探索等等，值得我们学习。同时，我们也明白了一个产品的开发、一个观念的形成不是一蹴而就的，需要我们年轻一代更加努力。

（刘文洪）

教学实录二

【专业】临床医学、预防医学、儿科学、口腔医学

【课程】医学免疫学

【知识点】疫苗制备的基本要求、疫苗的种类及其发展、疫苗的应用；免疫分子与细胞治疗、生物影带调节剂与免疫抑制剂。

【应用案例】

1. 长春长生疫苗事件回顾与启示（医学类专业课程思政教学案例集：诚信章案例 6）。

2. 糖丸爷爷顾方舟——脊髓灰质炎疫苗研发。

一、教学目标

【知识点育人目标】

1. 了解疫苗概念及发展概况，培养学生的奉献精神。

2. 强调疫苗制备的基本要求，提升学生的科研素养。

3. 掌握疫苗相关产品的评价，倡导学生的人本理念。

【知识点思政元素】

1. 疫苗概念及发展过程——塑造志存高远、敢于担当、甘于付出的奉献精神。

2. 疫苗制备的基本要求——培养崇尚创新、实事求是、诚实守信的科研品质。

3. 疫苗相关产品的评价——树立敢攀高峰、勇立潮头、舍己为公的大局意识。

二、教学设计

1. 导入　通过长春长生疫苗事件和糖丸爷爷顾方舟（脊髓灰质炎疫苗研发）案例的导入，引入本节课的教学内容——疫苗制备的基本要求、疫苗的种类和应用。

2. 展开　通过糖丸爷爷顾方舟（脊髓灰质炎疫苗研发）案例分享，引发学生思考，为什么顾方舟团队在如此艰苦的条件下，能克服重重困难研发出全中国第一批脊髓灰质炎疫苗？通过小组展开讨论与交流，引导学生形成甘于奉献的优良品质。分析脊髓灰质炎疫苗从无到有、从液体到糖丸，符合我们疫苗制备的哪些要求，体现了哪些值得我们学习的品德，引导学生培养崇尚创新、鼓励探索、勇攀高峰的精神。通过长春长生疫苗事件的案例来巩固专业知识，同时，通过安全这个基本要求进行分析，讨论该事件带来的社会危害，引导学生塑造追求真理、忠于事实、诚实守信的良好科研素养。

3. 总结　免疫学防治一章的教学目的是掌握疫苗制备的基本要求、评价疫苗的种类及其发展、掌握疫苗的应用，从而为学生进行疫苗研究与应用储备足够的理论知识，帮助学生以后更好地服务临床。同时，通过与疫苗研发和制备相关的案例分析，帮助学生形成追求真理、忠于事实、诚实守信的良好科研素养，引导学生培养崇尚创新、鼓励探索、勇攀高峰的精神。

4. 反馈　医学免疫学课程包含线上、线下多重教学平台，形成师生无障碍交流通

道，学生感言课堂效果，便于教师教学的不断改进。课堂反馈表明通过案例学习，学生对免疫学防治的理论知识掌握良好。通过案例和课题小组合作学习活动，既将专业知识有效传授，又在案例分析过程中融入课程思政元素，让学生在不知不觉中体验、感受、领悟、升华，真正实现教书育人并重。引入课程思政案例——长春长生疫苗事件和糖丸爷爷顾方舟（脊髓灰质炎疫苗研发）案例，塑造学生追求真理，诚实守信的良好科研素养，培养学生崇尚创新、鼓励探索、勇攀高峰、甘于奉献的精神。

三、课堂实录

1. 甘于奉献，勇于创新。

师：我国著名医学科学家、病毒学专家顾方舟教授因病医治无效，于 2019 年 1 月 2 日 3 时 35 分在北京逝世，享年 92 岁。顾方舟把毕生精力都投入了消灭脊髓灰质炎（俗称"小儿麻痹症"）这一儿童急性病毒传染病的战斗中。他是我国组织培养口服活疫苗开拓者之一，为我国消灭"脊灰（脊髓灰质炎）"的伟大工程做出了重要贡献。1958 年在我国首次分离出"脊灰"病毒，为免疫方案的制定提供了科学依据。为更好地研制疫苗，顾方舟于 1958 年受命远赴云南昆明，筹建中国医学科学院医学生物学研究所。1960 年成功研制出首批"脊灰"（Sabin 型）活疫苗，1962 年又牵头研制成功糖丸减毒活疫苗。研发过程中克服重重困难，顾方舟带着 7 个人，开始建造实验室，建成脊灰疫苗生产基地。为了科研，他们以身试药，在顾方舟的带领下，团队的研究人员全部喝下第一批疫苗，10 天后，所有人员安然无恙，说明疫苗在成人身上成功了。但是成年人有效不代表孩子也有效，为了证实在孩子身上的疗效，他含着眼泪，给自己的孩子吃了全中国第一批的脊灰疫苗。中国脊灰疫苗 I 期人体试验就是在他和同事们以及自己的孩子身上进行的。剂型改造，创新开发糖丸，再攀高峰，历数次改造，将病毒血清对应 I 、 II 、 III 型三种疫苗合一，一次糖丸免疫所有的脊灰病毒。自此，我国"脊灰"年平均发病率大幅度下降，数十万名儿童免于致残。2000 年 10 月，世界卫生组织证实，中国本土"脊灰"野病毒的传播已被阻断，成为无"脊灰"国家。

提问：顾方舟教授把毕生精力都投入了消灭脊髓灰质炎中，纵观顾教授一生，你有什么想法？

一生答：一个人一生持之以恒地做一件事真不容易，而且做得这么好这么完美，取得这么大的成功就更不容易，不仅需要具备高水平、强能力，还要有坚定的信念，尤其是要有创新、探索、勇攀高峰的高贵品德。我觉得我们现在正是学习、储备知识、夯实基础的时期，我们要努力学习；同时，也要培养优良的品德，有能力却没有优良的品德，没有崇尚创新、积极探索、勇立潮头、敢攀高峰的精神和克服种种困难的坚定信念，也是难以取得较好成绩的。

二生答：我从顾教授及其科研团队中看到了甘于奉献，勇攀高峰的精神。这也是我需要学习和加强的地方。我们现在知识是不缺的，但是精神和老一辈相比还是有很大差距的。知识在短时间可能补上，但是精神需要长时间的培养，所以我们要从平时点点滴滴中，多方面有意无意地注重自身品德修养的提升，为未来成为一个对社会有用的人奠定基础。

师：两位同学针对顾方舟教授研究脊髓灰质炎疫苗的案例，从不同方面分享了自己的看法，都讲得非常好。社会发展到现在，我们国家已全面进入小康社会，物质文明已经不是大问题，但是精神文明还要进一步加强。与老一辈科学家相比，同学们，也包括我自己需要学习的地方还很多，尤其是老一辈崇尚创新、勇攀高峰、甘于奉献的优良品质。可以说，知识使人进步，精神使人成功，两者相辅相成。希望同学们在学习过程中，既丰富自己的知识，也提升自己的品德修养。

提问：我们都是医药人，以后都会面对患者，都要进行科学研究，可能还会进行新药开发研究。从顾教授及其团队研发脊髓灰质炎病毒疫苗的案例中，你得到了什么样的启示？

一生答：对于我们医学生，以后肯定是要和医、药、人（患者）打交道的，如何为患者提供恰当贴心的服务很重要，在学习工作过程中提升自身能力也很重要。根据我了解的情况，参加工作后，不仅要进行课题研究，工作也是比较忙比较累的，如何在繁忙的工作之余开展有效的科学研究，这就需要我们具有勇攀高峰、甘于奉献的决心和坚强的毅力。顾教授及其团队就很好地给我们诠释了什么是"方法总比困难多""只有想不到的事，没有做不到的事"的不畏艰难、勇攀高峰、甘于奉献的精神，这种榜样的精神力量将激励我在以后遇到困难时不退缩，砥砺前行。

二生答：我现在进入实验室，在老师的指导下开始了部分实验研究。我感觉我们现在的研究条件比以前好太多太多，但是感觉取得的成就反而没有老一辈科研工作者多。我想可能是我们现在的创新不够，也可能是我们心太乱，不能始终坚持围绕一个课题持之以恒地开展研究。还有就是我们现在不像老一辈一样甘于奉献，而是更追求生活享受，在科学研究上的投入没有老一辈多。对比现在，回顾过去，我感觉一个人的知识决定一个人的能力，一个人的品德修养决定一个人的成就，作为新时代的我们，应当向老一辈学习，提升自己的品德修养。

师：刚才两位同学从科学研究角度，结合顾教授及其团队研发脊髓灰质炎病毒疫苗的案例谈了自己的一些感想，分析得都很好！确实如刚才两位同学所说，崇尚创新、勇攀高峰、甘于奉献的优良品质决定着一个人成绩的大小，能力可以短时间内培训提升，优良的品德需要长时间培养，需要同学们在日常生活、学习中慢慢养成，希望大家注重自身的品德修养，为美好的未来奠定前期基础。

[**课堂实效**] 以顾教授及其团队等老一辈科研工作者研发脊髓灰质炎病毒疫苗的案例，引发学生对于知识之外的品德修养的思考。通过课题小组讨论和交流，师生互动，引导学生认识到，要取得成功，仅有知识储备还不够，纵观历史上取得成绩的人，均具有优良的品德和值得学习的精神。通过案例分享和分析，在潜移默化中帮助学生逐渐培养崇尚创新、勇攀高峰、甘于奉献的优良品质。

2. 求真务实、诚实守信。

师：2017 年 11 月，长春长生生物科技有限公司（以下简称"长春长生"）生产的批号为201605014-01的252600支百白破疫苗效价指标不符合标准，被当时国家食品药品监督管理总局（现国家药品监督管理局）责令立即停止使用不合格产品，并查明产品流向。2018年7月15日，长春长生再曝疫苗质量问题，国家药品监督管理局检查组在对长春长生生产现场进行飞行检查中发现，长春长生在冻干人用狂犬病疫苗生产过程中存在记录造假等严重违反《药品生产质量管理规范》（药品GMP）行为。国家药品监督管理局迅速责成吉林省药品监督管理局收回长春长生相关"药品GMP证书"，并有效控制此次飞行检查所有涉事批次产品，包括尚未出厂和已经上市销售的产品。国家药品监督管理局已要求吉林省药品监督管理局收回长春长生"药品GMP证书"（证书编号：JL20180024），责令企业停止狂犬疫苗生产，责成企业严格落实主体责任，全面排查风险隐患，主动采取控制措施，确保公众用药安全。吉林省药品监督管理局有关调查组进驻长春长生，对相关违法违规行为立案调查。同时，国家药品监督管理局派出专项督查组赴吉林督办调查处置工作。

提问：回顾这个案例，给我们什么启示？

一生答：长春长生疫苗事件明确表明这个公司在生产管理上存在很大问题。首先是严重的诚信问题，药品生产记录事关药品的质量和安全，连这个都造假，说明这个企业存在严重诚信缺失。其次，这个公司品德有问题，疫苗关系着多少孩子的身体健康、牵动着多少父母的心，但是这个企业为了利益，不顾孩子和患者的身体健康，生产出不合格药品，逐利忘本，贪婪成性，也进一步衍生了可怕的诚信危机。对于这种不良企业，应当取缔，让它在我国没有生存空间。

二生答：长春长生疫苗事件告诉我们，药品生产是严谨的，容不得半点虚假。对于长春长生这样的公司，给社会带来严重的诚信危机，其生产不合格药品也是严重的违法行为，应当绳之以法，让这类企业在国内没有生存环境。这个事件也表明我们对一些企业的管理还存在不足，需要加强。

三生答：我觉得诚信问题不仅仅在企业里面有，在其他方面也有体现，如学术造假、中小学竞赛造假等这些年屡有发生，表明我们在诚信方面做得不够，或者说对于非诚信行为处罚的力度不够，它们才有生存土壤，这需要我们大家一起来抵制，需要国家从严立法管理。

师：同学们说得都很对。首先，诚信是企业生产必须恪守的职业道德，生产合格产品是一个企业起码的底线。诚信是一个企业的形象和效益的保障，没有诚信，就会带来社会混乱，从而产生诚信危机。作为与老百姓生命和健康安全紧密相关的领域，疫苗行业在生产、运输、储存、使用等任何一个环节都容不得半点瑕疵。针对企业故意造假的恶劣行为，要建立严格的惩戒体系，让企业为失信和违法违规行为付出沉重的代价。

[**课堂实效**]通过这个案例，一方面使学生深刻认识到造假所产生的巨大危害，从而强化诚信意识；另一方面，使学生认清在当下，诚信问题还是客观存在的，提醒大家不能心存侥幸，要努力从自己做起，做一个严于律己、有诚信的人。

四、课后感悟

教师反思：在传授理论知识的同时，结合教学内容相关的案例，将课程思政融入课程教学中。通过课程小组讨论，师生交流，课后线上、线下反馈与引导，帮助学生塑造求真务实、诚实守信的良好科研素养，培养崇尚创新、勇攀高峰、甘于奉献的优良品质。

学生感言：在知识飞速发展的现在，在网络遍布的当今社会，知识获得相对容易，但是品德修养不是短期能形成的，需要长期培养。作为当今的大学生，竞争激烈，但也机会良多。要在社会快速发展的过程中取得较好的成就，求真务实、崇尚创新、勇攀高峰、甘于奉献、诚实守信等优良品质非常重要。正如老师所说，知识决定能力，品德决定成就，我们要在大学阶段努力提升自己的品德修养。

（刘文洪）

第二章　医学分子生物学 ▷▷▷▷

教学实录一

【专业】医学实验技术　　　　　　　【课程】医学分子生物学

【知识点】人类基因组计划：缘起、参与的国家、研究成果、科学意义及我国参与的情况。

【应用案例】中国参与人类基因组计划（医学类专业课程思政教学案例集：爱国章案例6）。

一、教学目标

【知识点育人目标】

1. 了解中国参与人类基因组计划的历史背景，培养学生的爱国精神。

2. 强调中国参与人类基因组计划的突出表现，强化学生的科研态度。

3. 掌握中国参与人类基因组计划的深远意义，提升学生的国际视野。

【知识点思政元素】

1. 中国参与人类基因组计划的过程——塑造使命担当、团结奋斗、自强不息的爱国情怀。

2. 中国参与人类基因组计划的成就——培养刻苦钻研、开拓创新、勇攀高峰的科研态度。

3. 中国参与人类基因组计划的意义——倡导高瞻远瞩、立足长远、放眼未来的国际视野。

二、教学设计

1. 导入　本节课通过介绍"人类科学史上的三大工程"之一的人类基因组计划的缘起、研究目标、取得成果和研究意义等，让学生对人类基因组计划有深刻的了解，再抛出问题"人类基因组计划是由哪些国家参与完成的""为什么"，从而引入中国参与人类基因组计划的教学内容。

2. 展开　以问题为导向，课前让学生查阅有关中国参与人类基因组计划的内容，课间通过老师详细介绍中国参与人类基因组计划的过程和取得的成就引发学生深入思考以下问题：中国为什么要参与人类基因组计划？中国是在什么样的背景条件下参与人类基因组计划的？中国参与人类基因组计划为什么可以取得如此成就？中国参与人类基因组计划的深远意义在哪里？作为当代青年，从这个案例中收获了哪些体会？学生根据查阅资料获得的信息展开讨论。通过案例式、启发式、互动式等多种教学方式让学生在掌握专业知识的同时，深刻领悟汪建、杨焕明等科学家们为了祖国的科学事业挺身而出并圆满完成任务的壮举，其内在蕴含着的是强大的爱国主义精神、刻苦拼搏的科学研究态度和放眼未来的远大理想。

3. 总结　由学生举例说明中国参与人类基因组计划对我国相关领域研究的推动作用，总结强调正是中国科学家们怀着强烈的爱国精神，立足长远，通过不懈努力，才争取到加入国际人类基因组计划的机会，创造了人类基因组研究的历史，也为中国的崛起奠定了扎实的基础。进一步让学生列举当前国际上涉及的对我国科学家和外籍华人科学家的不公平待遇，并请学生总结这些事件背后的真实原因，激发学生强烈的爱国心和民族自豪感，鼓舞学生不负历史使命，接过接力棒，为中华之崛起而奋勇拼搏，为祖国的建设贡献力量。通过案例式、启发式、引导式和研讨式教学，切实将知识传授与价值引领有机统一的理念贯穿课堂教学的全过程，提升课程思政育人的实效。

4. 反馈　课程采用线上、线下相结合的混合式教学。通过到课率、课外作业、课堂小测试、课间互动情况等多层次、多维度评价学生对专业知识的掌握和对思政元素的领悟；通过问卷调查、个别交流、学评教等方式评价教师的授课情况，帮助老师改进和提高。

三、课堂实录

1. 塑造责任担当、团结奋斗、自强不息的爱国情怀。

师：英国剑桥的惠康桑格研究所（Wellcome Sanger Institute）是世界上最著名的基因组测序研究中心之一，曾在门前悬挂海报："buy one or get one free？"意思是天下不可能有免费的午餐，英国必须加入人类基因组计划，即使要花钱也在所不惜。受此影响，1997年11月湖南张家界会议上，中国科学院教授杨焕明、海归留学生汪建等人提出了中国人类基因组计划的议题和战略构想，并于次年在北京成立了中国科学院遗传研究所人类基因组中心。然而，每一件新生事物从出现到成功都需要一个漫长的过程，而且在发展的过程中饱受争议，基因测序工作也是如此。由于昂贵的时间和资金成本，当时国内科技界对于是否参加人类基因组计划争议较大。1999年，汪建等人"自作主张"以中国代表的身份，向"人类基因组计划"提交了注册申请，使中国成为继美、英、日、德、法后第六个加入该组织的国家，成功拿到全球顶尖基因科研圈的门票。

提问：在这个案例中，汪建等人"自作主张"以中国代表的身份，向"人类基因组计划"提交了注册申请，你觉得他们做这件事的动机是什么？

一生答：应该是他们有使命担当、自强不息，怀揣着一腔的爱国情怀，希望中国在这方面的研究能够与全球顶尖国家齐头并进。

二生答：还由于他们对生命科学领域科研的满腔热忱。他们希望用自己掌握的知识和技术，探索生命科学的奥秘，为人类的健康事业做贡献。

师：同学们说得对。历史将中国当代科学家推上了人类基因组计划这一国际合作和竞争的大舞台，汪建他们正是怀揣一腔对生命科学的热忱和爱国情怀，责无旁贷地为供养自己的国家和人民负责，为21世纪中国的科学、技术和产业负责，向"人类基因组计划"提交了注册申请，使中国成为继美、英、日、德、法后第六个加入该组织的国家，成功拿到全球顶尖基因科研圈的门票。对于祖国的情感，从来都不是停留在口头上、不是被人给予的任务，而是一种再朴素不过的情感，是一种在特定的环境下、事件中，被激发出来的最自然的情感。

电影《蜘蛛侠》中有一句经典台词："With great power comes great responsibility！"翻译过来就是："能力越大，责任越大！"诸如医生、律师、科学家或者工程师等一部分人，他们的行为会对他人、对社会、对自然界带来比其他人更大的影响，因此他们往往背负着更多的责任。

[**课堂实效**] 通过对中国加入"人类基因组计划"这个过程的详细讲解和讨论，让同学们看到了科学家的爱国情怀和社会责任感，引发学生对于一名科技工作者的爱国主义情怀的思考。当代的大学生是国家的希望、民族的未来、发展的先锋，厚植青年的爱国主义情怀，强化青年的使命担当，培养团结奋斗和自强不息的拼搏精神是引导青年成长成才的重要方面。

2. 培养刻苦钻研、开拓创新、勇攀高峰的科研态度。

师：1999年7月，中国正式加入人类基因组计划，负责测定人类基因组全部序列的1%，即3号染色体上的3000万个碱基对。中国是参与该计划的唯一的发展中国家，并仅用了半年多的时间（提前两年）完成任务。这个"1%"的背后是北京空港工业区大楼的"昼夜灯火通明"，是100多人两班倒的"停人不停机"，是必须完成20万个碱基测序工作的"每日任务"。历史已将中国当代科学家推上了人类基因组计划这一国际合作和竞争的大舞台，这必将大大促进中国生物信息学、生物功能基因组和蛋白质等生命科学前沿领域的发展。

提问：从这个案例中，我们可以学到什么？

一生答：中国在这方面的科研水平已经与国际接轨，这离不开广大科研工作者的艰苦奋斗和刻苦钻研。

二生答：中国的基因组研究工作起步较晚，而且基础差、底子薄、资金少，与国际上其他国家惊人的发展速度相比，中间的差距很大。中国正是抓住了"人类基因组计划"的机会，奋起直追，通过不懈拼搏和努力，不但改变了国际人类基因组研究的格局，分享了这一计划的全部成果与数据、资源与技术，拥有有关事务的发言权，而且还展现了我国自己的、接近世界水平的基因组研究实力，为我国生命科学领域的创新和发展奠定了良好的基础。

师：同学们说得很对。虽然中国参与人类基因组计划的时间最晚，但我国的基因组测序能力已超过法国和德国，名列第四。中国科学院遗传研究所人类基因组中心日产数据量相当于世界上最强的两个中心在1993年的年产量。自此，我国可以分享"人类基因组计划"的全部成果与数据、资源与技术。

国际人类基因组计划的"掌门人"柯林斯博士这样评论："国际人类基因组计划中国测序部分的圆满完成，是一件了不起的事情，整个中国都应该为此骄傲。"这是一项全球科学家共同参与的伟大事业，在这个划时代的里程碑上，已经重重地刻下了中国和中国人的名字。

[**课堂实效**] 通过本案例，一方面使学生深刻认识到中国在生命科学领域的突飞猛进，扎实形成崇尚创新、鼓励探索的科学精神；另一方面，使学生认清爱国需要实实在在的行动，需要追求卓越和精益求精的奋斗精神。

3. 倡导高瞻远瞩、立足长远、放眼未来的国际视野。

师：中国完成了人类基因组计划"1%"的工作。但这个"1%"的意义深远，证明了中国科学家的能力和实力，在国际生命科学前沿、国际重大科技合作研究中毫不逊色，甚至更加出色。这不仅彰显了我国基因组测序的强大实力，建立了一整套科学技术体系和优秀人才队伍，也得到了国际同行的认可和称赞。正是由于汪建等人的高瞻远瞩，认清了当时的形势，加上不辞劳苦、不计得失地拼搏，才能在国际人类基因组计划中占有一席之地，有着交换和分享数据的资本，共同品尝人类基因组这一全人类的"圣餐"。

同时，在这个基础上，中国完成了南北方两个汉族人群和西南、东北地区 12 个少数民族共 733 个永生细胞系的建立，为中华民族基因保存了宝贵的资源，并在多民族基因组多样性的研究中取得了成就，在致病基因研究中有所发现。定名为中华民族基因组结构和功能研究的 HGP（人类基因组计划），为"九五"国家最大的资助研究项目之一（700 万元），为中国在 21 世纪国际 HGP 科学的新一轮竞争中占据有利地位打下了基础。

此外，通过新冠肺炎疫情防控，也让同学们看到了我们国家的崛起，在病毒基因组研究、检测试剂盒开发和疫苗研制等领域都展示了超强的实力，这离不开科研工作者的奋力追赶和放眼未来的战略眼光。

提问：作为当代的大学生，面对日新月异的科技发展大格局，你们应该怎么做？

一生答：在国际竞争日趋激烈的今天，当代大学生应该迎接挑战，面对形势要学会高瞻远瞩，放眼世界，展望未来。

二生答：落后就要挨打，中国必须大力发展科技，建设强大的国家实力，才不会被其他国家牵着鼻子走。在新冠肺炎疫情的防控过程中，我国只用了几天时间就弄清了病毒的基因组，很好地展示了国家在这方面的研究实力，这是靠几代中华儿女的拼搏取得的，尤其是我国众志成城抗疫的精神，更体现了社会主义制度的优越性，增添了国人的爱国情怀。

三生答：要学好知识，掌握技能，为人民的健康和幸福、为国家的繁荣和昌盛做出自己的贡献。

师：同学们说得很好。一个国家在世界上的地位要依靠实力说话。当今国内外形势风云变幻，进入 21 世纪的中国正面临着难得的机遇和巨大的挑战，面对当前复杂的国际和国内形势，发展才是硬道理。我国做出了"一带一路""亚投行（亚洲基础设施投资银行）"等一系列布局，为中国的快速发展做出长远的谋划，取得了良好的成效。作为当代的大学生，也要在纷繁复杂的国内外形势下，透过现象看本质，抛开短期利益看长远，正视我国面临的机遇与挑战，坚定信念，振奋精神，努力学习，报效祖国。

[课堂实效] 通过国内、国外大大小小的案例，引发同学们的共鸣：当代大学生要掌握正确分析形势的立场、观点和方法，准确把握国际动态，增强忧患意识和使命感，培养报效国家和社会的意识，放眼世界，树立远大理想。

四、课后感悟

教师反思：爱国主义是具体的、历史的，在不同历史时期有不同的内涵。青年是整个社会力量中最积极、最有生气的力量，在实现中华民族伟大复兴的征程中，广大青年真情奉献、挥洒汗水、接续奋斗、同心筑梦。例如面对突如其来的新冠肺炎疫情，广大青年积极响应党的号召，踊跃投身疫情防控人民战争、总体战、阻击战，不畏艰险、冲锋在前、真情奉献，展现了当代中国青年的担当精神，赢得了党和人民的高度赞誉。2020 年是决胜全面小康、决战脱贫攻坚的收官之年，是实现"两个一百年"奋斗目标的历史交汇之年。广大青年要厚植爱国主义情怀，自觉把个人理想、奋斗目标、终身事业熔铸到国家富强、民族振兴、人民幸福的历史伟业中。

学生感言：爱国主义不仅是一种精神、一种情怀，更是具体实际的自觉行动。青年正处于人生的"拔节孕穗期"，应坚持涵养爱国之情、砥砺强国之志、实践爱国之行相统一。奋斗是青春最亮丽的底色。如今，广大青年置身大有作为的新时代，新时代要有新气象，更要有新作为，这需要广大青年坚持学习书本知识与投身社会实践相统一，在火热的实践锻炼中认识国情、了解社会，不断提升能力本领、综合素养，努力成为学识广博、底蕴深厚、身心健康、知行合一的新时代青年，自觉将个人的青春之力、奋斗之志转化为脚踏实地、不懈奋进的报国行动，为实现中华民族伟大复兴的中国梦继续奋斗，在更广阔的天地中书写青春华章。

（赵伟春）

教学实录二

【专业】医学实验技术　　　　　　　　【课程】医学分子生物学
【知识点】基因工程菌的培养和微生物废弃物处理。
【应用案例】真实版生化危机：苏联极力隐瞒的炭疽生物武器泄漏事故。

一、教学目标

【知识点育人目标】

1.强调细菌培养和转基因的无菌操作，引导学生遵循程序规范。

2.掌握微生物废弃物处理的规范流程，倡导学生弘扬人道主义精神。

【知识点思政元素】

1.无菌操作技术，避免交叉污染——培养遵守职业道德、遵循程序规范的科研态度。

2.微生物废弃物的规范处理，避免实验室微生物泄漏——倡导珍视生命、弘扬以人为本的人道主义精神。

二、教学设计

1.导入　通过向学生讲解因苏联实验室2名工作人员没有严格按照工作制度和流程进行操作导致炭疽病菌从实验室泄漏事故的发生过程，引入本课程的教学内容——规范进行基因工程菌培养和微生物废弃物处理的重要性。

2.展开　以问题为导向，通过询问学生为什么会发生"真实版生化危机：苏联极力隐瞒的炭疽生物武器泄漏事故"的灾难性事件为切入点，引发学生思考从工人所犯的错误中要吸取什么样的教训？从而突出教学的思政元素——规范操作的重要性。再通过介绍事故发生后苏联当局极力隐瞒和不当处置，导致事件进一步严重，引发学生深入思考以下问题：苏联当局对待此事的动机是什么？作为医学实验技术专业的学生，在这件事上有什么心得体会？实验室使用过的微生物培养材料为什么不能直接丢弃或清洗？通过案例式、启发式、互动式等多种教学方式让学生在掌握微生物废弃物规范处置的同时，深刻领悟遵守程序规范的重要性，培养珍视生命的人道主义精神。

3.总结　在教学内容上，借助"真实版生化危机：苏联极力隐瞒的炭疽生物武器泄漏事故"的案例，以生动和鲜活的图片、准确而翔实的数据让学生明确规范实验操作的必要性，强调关注人类健康，坚持人道主义精神。在教学手段上，以学生为中心，以问题为导向，利用已有教学资源（实验平台、多媒体平台、在线平台等）开展线上、线下教学，将遵守程序规范和人道主义精神等课程思政教育元素与案例式、研讨式、启发式、引导式等教学方法融为一体，让学生通过自身的思考和合作学习来获取知识和技能，掌握分析和解决问题的方法，学会沟通与合作，最终提高教学实效，实现专业成才和全人教育的目标。

4. 反馈 微生物培养和废弃物处置是生命科学领域专业学习和今后科研工作过程中都会大量涉及的重要操作过程。本次课程通过"真实版生化危机：苏联极力隐瞒的炭疽生物武器泄漏事故"的案例，让学生深刻体会如果不遵循程序规范，不珍视生命，很可能会付出生命的惨痛代价；让学生在掌握无菌操作和微生物废弃物正确处理知识点的同时，切实做到遵循程序规范，弘扬人道主义精神。通过润物而无声、育人而无痕的方式，将知识传授与价值引领贯穿课堂教学的全过程，实现思想政治教育与知识体系教育的有机统一，最终达到专业课育人的目标。

三、课堂实录

1. 培养遵守职业道德、遵循程序规范的科研态度。

师：哈佛生物学教授马修·梅塞尔逊和妻子珍妮·吉列在《炭疽：致命疫情的调查》一书中，详细披露了1979年苏联炭疽生物武器泄漏事故的前因后果。事故发生在苏联工业重镇斯维尔德洛夫斯克市（Sverdlovsk，现属俄罗斯叶卡捷琳堡）的第19号营地，这是苏联最繁忙的生化武器工厂，负责生产干燥的粉末状炭疽武器。这种粉末由发酵的液体培养基中提取，使用时装在弹头上，爆炸后可形成气溶胶，一旦被感染，便可在短期内致命。

厂区和外界是严密隔离的，唯一与外界接触的是干燥机上面的排气管。在排气管中安装有过滤网，每次换班的时候，工人们都要对干燥机进行维护检修。1979年3月30日，检修的技工发现过滤网堵住了，便拆下来清洗，并让下一班的同事重新装回去。按照操作规程，换班前应当由上级中校负责记录，备注滤网已经拆下，但是这名中校急于回家，忘记了要备注的事情。

结果，下一班的工人上班的时候，没有在记录本中看到滤网已经拆下的信息，于是，工人们便像往常那样打开了机器。这时候，恐怖的炭疽杆菌被干燥机的废气吹到了城市中，直到3小时后工人们才发现没有装过滤网！此时此刻，大祸已经酿成，再装回过滤网也已于事无补。微风将炭疽杆菌吹到了旁边的陶瓷工厂，在那里的夜班工人成了第一批受害者，仅仅一周时间，几乎全都发病身亡。

提问：同学们，为什么会发生"真实版生化危机：苏联极力隐瞒的炭疽生物武器泄漏事故"的灾难性事件?

一生答：灾难发生的最直接原因是中校的失职与疏忽。

二生答：工人工作不规范，机器开动前没有全面检查，中校和工人都没有严格按照工作制度和流程进行操作。

三生答：除了上述两个原因，还由于化工厂防护措施不够，造成了泄露。这是一起严重违反实验室操作规程的典型案例。

师：同学们说得对。最直接原因是过滤网被技工拆下来清洗，负责记录的中校没有按照操作规程在换班前备注滤网已经拆下，加上第二天工人工作不规范，机器开动前没有全面检查，这样看似很小的两件事情，最终酿成上百人死亡，成千上万人终身受疾病之苦的重大事件。

我们从中校和工人所犯的错误中要吸取什么样的教训？

一生答：实验操作必须规范负责，及时检查。

二生答：认真细致做好实验记录，及时复查。

三生答：严格遵守相关规章制度。

四生答：做实验不能粗心大意，不能心急，不能有侥幸心理。

师：同学们从这个案例中吸取了深刻的教训，相信在今后的实验过程中一定会牢记安全意识，严格按照规范进行操作。

[**课堂实效**] 通过本案例的学习，学生详细到位地总结出造成事故的直接原因是工作人员违反了操作规程，深刻体会到了安全无小事，任何细微的过失都有可能酿成大祸；让学生对规范操作的重要性有了深刻的认识，坚定了学生按规矩做事、遵守职业道德的决心，强化了学生在科研实践活动中严格遵循规章制度，防患于未然的意识。

2. 倡导珍视生命、弘扬以人为本的人道主义精神。

师：刚才同学们回答得非常正确。如果说到此为止，那只是一起严重违反实验室操作规程的典型案例。但是，此后苏联高层和军方的一系列操作，就是另外一回事了。

事件发生后，苏联高层和军方迅速行动，设置了隔离区，并宣称陶瓷工厂的工人是食用了感染的肉类才死亡的。为了销毁证据，受害者尸体被泡在消毒剂中，附近所有流浪狗被消灭，同时还逮捕了不少食品小贩，罪名是"传播污染食物"，这些小贩成了受冤的"背锅侠"。

城市官员得知炭疽泄露后，命令市政工人擦洗房屋街道，修剪树木枝叶。结果，这一错误的命令导致刚刚沉淀下来的炭疽孢子再次被搅动到空气中，更多人被感染。专门调查该起事件的哈佛分子生物学家马修·梅斯森说："食用肉类无法形成50公里直线区域感染的分布规律，然而风却可以。"

后来，专家估计，泄露出的污染物不超过1千克，其中炭疽芽孢不超过1克。但是，事故却造成了大量无辜的平民染病或者死去。假设这些孢子能广泛扩散，就能致使几十万居民染病。不过幸运的是，当时的炭疽孢子并没有落到市中心，因为风刚好吹向了人烟稀少的地区，可见生化武器的威力有多可怕。事故发生后许多年，苏联当局一直隐瞒真相，后来广受国际社会的谴责。这场灾难也被称作"生化版的切尔诺贝利事件"，现在看来，依旧令人不寒而栗。

提问：同学们如何看待苏联当局的态度？

一生答：不合规的研究所建立与运行为灾难的发生埋下了隐患，一次疏忽引发了这场灾难，苏联当局者不负责的甩锅行为为病原体的进一步扩散铺了路，官员们不科学的补救方法导致了更大规模的感染，加上当时病原体的检测能力与救治医疗水平不高，环环相扣造成了影响巨大、情节恶劣的灾难性事件。

二生答：尽管最直接的原因是那位中校的失职与疏忽，导致炭疽芽孢泄漏，但是最本质的原因是生化武器的存在，如果苏联遵守公约，那么这场生化灾难也不会降临。

三生答：苏联当局的做法极其不理智、不明智且不负责。炭疽是一种对人类生命健康具有极大威胁的病原微生物，出于人道主义精神，任何具有杀伤性的微生物都不应作为武器使用。但是，军方即使知道工人们工作在极大的危险与压力下，依旧选择充耳不闻，这是对工人的生命安全极大的不负责。

微生物的管控应由专业人员来完成，而苏联选择由没有专业背景的军方人员管理，泄漏事件的发生也归责于管理人员的疏忽，这是一个不明智的做法。泄漏事件发生后，正常人的第一想法应该是设法进行弥补，而苏联当局则屡次推脱责任，试图隐瞒事情的真相，草菅人命，是对国家和人民的不负责。

四生答：灾难性事件的突发，政府除了加强管控之外的第一要务就是要安抚民心，事实不可否认，要阶段性地披露事实才能还原事件本身，给所有人一个交代。处理得不明不白，总有一天会被猜忌甚至暴露，到时候造成的影响只会更加严重，无论对群众还是执政者都会带来很不好的影响，会失去民众的信任。

五生答：苏联当局为了掩盖自己的错误，推卸责任，没有积极采取措施处理，造成了大量无辜民众的死亡，无视生命，为了圆谎更是选择抓捕无辜群众，没有一点大国风范，也违反了基本法律，让人不齿。对比现在的中国，在面对全球性新冠肺炎疫情时，不仅牢牢控制了本国疫情，为世界疫情防控做出了巨大贡献，还投入大量人力、物力积极支持世界其他国家防疫，大国风范跃然纸上。

师：同学们总结得很全面。曾经有微生物学家指出："如果恐怖分子想在全球肆虐，生物武器将会是首选。因为想要造成一平方公里内50%的死亡率，用常规武器需要2000美元，核武器需要800美元，化学武器则需600美元，而生物武器是最便宜的，只需1美元足以。"苏联当局为逃脱国际舆论的谴责，隐瞒事实真相，对外界发布错误信息，导致人们采取错误方法应对突发状况，以犯罪掩饰罪过。这是典型的不尊重生命、没有人道主义精神的表现，应当受到强烈谴责。

作为医学实验技术专业的学生，在这件事上，你有什么心得体会？

一生答：懂得生物安全的重要性，从我做起。在进行生物相关实验时，要严格遵守实验操作规范，防止微生物逸出。

二生答：要本着实事求是的精神对待每一件事。

三生答：我们应该开展生命教育，对生命存有敬畏之心。

四生答：研究的内容要符合人道主义。

师：结合上述案例，请同学们分析一下实验室使用过的微生物培养材料为什么不能直接丢弃或清洗？

一生答：微生物培养材料含有抗生素抗性基因，在自然环境中易生存，如果泄露的话很难处理。

二生答：如果菌种在自然环境中发生变异，容易导致生物污染。

三生答：培养基中含有抗生素，容易造成环境抗生素污染。

师：首先，含抗生素抗性基因的大肠杆菌如果扩散到实验室，可能会与实验室的其他杂菌之间发生基因传递，存在产生超级细菌的风险。此外，含氨苄青霉素的培养基如果直接倒入下水管，会导致抗生素污染。因此，我们要求对废弃物进行特殊的处理。

［**课堂实效**］通过本案例的学习，学生明确指出造成事故的最根本原因是苏联违反《禁止生物武器公约》研制生物武器，而且在事件发生后，苏联当局拒不承认且未积极采取正确有效的处理方式，这严重违反了人道主义精神。作为医学实验技术专业的学生，要坚持生命至上，以人为本。自身要具备社会责任感，从身边小事做起，关注健康，关爱生命，把科学知识用在为人类谋幸福、谋发展的正道上；同时，要做好引导和宣传工作，带动身边的人们共同担负起保卫社会生态环境安全的重任，共建和谐美好的地球村。此外，如果发现问题，我们要实事求是，及时报告，做好善后工作，把问题的负面影响减至最小。

四、课后感悟

教师反思：采用线上和线下混合教学的方式进行本案例教学，让学生明确微生物泄露可能造成的严重后果，从而深刻体会微生物无菌操作和微生物废弃物规范处理的重要性，强化学生遵循程序规范的规范意识和以人为本的人道主义精神。

学生感言：通过本案例的学习，我们从那位中校和工人所犯的错误中可以吸取非常深刻的教训。严格按照操作规程来做好每一个步骤是多么重要，我们可能 9999 次都是按照规矩办事，但是不怕一万，就怕万一，也就是一次的大意，最终酿成大祸，世上没有后悔药。我们学生在日常学习和科研工作中经常会处在大大小小的危险之中，只有每一次都规规矩矩做事，才能保证万无一失。同时，科学是一把"双刃剑"，这个事件启发我们不管在战争时期还是和平年代，我们要把科学用在促进社会发展、为人类谋幸福上，而不是用在给人类制造灾难、破坏和平上，科学家必须始终把人的生命放在首位，要坚持人道主义精神。

（赵伟春）

第三章　医学微生物学 ▷▷▷▷

教学实录一

【专业】医学实验技术　　　　　　　【课程】医学微生物学

【知识点】人畜共患微生物：鼠疫耶氏菌、炭疽芽孢杆菌的生物学特征、防治方法和原则。

【应用案例】

1. 中国防疫事业奠基者——伍连德（医学类专业课程思政教学案例集：爱国章案例11）。

2. 以鼠疫为背景的《卡桑德拉大桥》抗疫片段。

一、教学目标

【知识点育人目标】

1. 了解中国防疫事业奠基者伍连德的事迹，培养学生不畏疫情、不惧牺牲、无私奉献的爱国精神。

2. 熟悉鼠疫的防治原则，强化学生理性关爱、守望相助、齐心协力的抗疫精神。

3. 掌握鼠疫的致病机理，引导学生塑造人与自然和谐相处的价值观。

【知识点思政元素】

1. 塑造抗疫一线平民英雄群像——齐心协力、共抗疫病，是医药人不惧牺牲、无私奉献的爱国精神，培养学生自觉践行社会主义核心价值观。

2. 鼠疫引发的疫情——培养勇于担当、永立潮头的爱国主义精神，指引学生维护社会公平正义。

3. 全民迅速行动共同防治疫情扩散——引导学生理解时间就是生命、防疫就是责任、爱国主义是民族凝聚力的核心，理解人类命运共同体的内涵与价值。

二、教学设计

"动物源性细菌"是医学微生物细菌学中的代表章节，是学生理解掌握以动物为传染源，引起人畜共患病（zoonosis）的病原菌原理及预防的核心内容。课程通过引入《卡桑德拉大桥》电影片段的案例激发学生对动物源性细菌的学习兴趣，教学过程由浅及深、由易到难，通过导入清代"鼠死行"诗引出鼠疫耶氏菌内容主题，介绍鼠疫耶氏菌生物学特征案例，联系抗击新冠肺炎疫情中像钟南山院士一样的科研人员和白衣天使们，奔赴一线，不畏疫情，具有不惧牺牲、无私奉献的爱国精神；通过鼠疫为背景的《卡桑德拉大桥》电影片段中主人公的表现，开展师生交流，引导学生分析、思考人类感染动物源性病原菌的致病原因以及防治方法，从而充分发挥学生的主体作用，提高教学效果。为此，在课程设计中，采用探究式教学方法，以问题为导向，引导学生发挥头脑风暴作用，主动参与学习过程。

1.导入　通过清代"鼠死行"诗引出鼠疫耶氏菌内容主题，介绍鼠疫耶氏菌生物学特征。

2.展开　通过"拿破仑视察雅法鼠疫病院"及三次鼠疫世界性大流行图片，让学生分组进行第一次讨论，分析鼠疫耶氏菌引起疾病大流行的原因，教师总结分析归纳；接着播放以鼠疫为背景的《卡桑德拉大桥》电影片段（3分钟），图文并茂地分析鼠疫流行的致病机制，引出"黑死病"概念，教师引导重点分析，进行第二次讨论，集中问题并解答；然后，学生对照手中资料，教师讲解分析鼠疫菌致病特点及防治方法，通过第三次讨论引导学生树立人与自然和谐相处价值观。

3.总结　在疫情蔓延时，有太多像钟南山院士一样的科研人员和白衣天使们，奔赴一线，不畏疫情，具有不惧牺牲、无私奉献的爱国精神。以此为基础，教师对本案例学习过程及学生情况进行点评小结，建立形成性评价，引导学生正确认识鼠疫菌的作用，同时进行严谨、辩证科学思想教育。

4.反馈　在课堂上，采取以学生为主体，以问题为中心，以教师为引导，以小组合作为主要方式，让学生体验探究过程，真正做到让学生"活"和"动"起来，在教学过程中始终将学生置于研究者、探索者的位置，让学生通过自身的思考和合作学习来获取知识和技能、掌握过程与方法、学会交流与合作。在教学方法上，从创设问题情景引入课题，采用多种教学手段，在教学过程中，灵活运用观察、分析、归纳等科学方法，这样有利于培养学生正确的科学思维方式和科学方法。由于大三学生已经开始由经验型逻辑思维向理论逻辑思维转化，不应满足于一味提出对现象进行简单归纳、概括的问题，还应提出一些学生经过努力能够运用概念、规律进行推理和解答的问题。

三、课堂实录

1.齐心协力、共抗疫病，是医药人不惧牺牲、无私奉献的爱国精神。

介绍伍连德带领的团队抗击鼠疫大流行案例，探讨其展现的科学精神和爱国热情，激发学生对突发灾难时作为医药人的人生价值观、爱国主义的思考。

师：1910年末，东北曾暴发一场肺鼠疫，传染范围之广，令人闻之色变，扑灭这场传染病的是年仅32岁的伍连德博士。当时他临危受命，带领团队以满腔的爱国热忱、扎实的医学知识、科学严谨的治学精神，采取了一系列医学手段和防疫方法，用了半年时间，将导致6万多人死亡的传染病控制住。但是之后的在很长时间里，伍连德博士的名字以及其事迹在国内却鲜少有人知晓，直到"非典"之后，这位"鼠疫斗士"的故事才被人们重新提及。

鼠疫是由鼠疫杆菌所致的烈性传染病，传染性强，病死率高，是在中国历史文献中反复出现的严重危害人类健康的大疫。中华人民共和国成立后，第一届全国卫生会议召开，在中国共产党领导下，带领全国人民积极开展预防、控制与消灭鼠疫传染病的爱国运动，取得非凡的成绩，此后的近半个世纪里未见有案例报道。新冠肺炎疫情发生以来，我国卫生一线工作者不畏疫情，以空前高涨的热情，投入控制疫情蔓延的队伍中去，并取得了巨大的成就，让世界各国为之惊叹，是什么支撑他们展现出这些大无畏的职业精神和职业道德？

一生答：作为医药人，疫情暴发时，中国工程院院士李兰娟向上级部门提出申请："国家的大事，自己义不容辞！"这位传染病专家、浙大教授如是说。他们每一天超负荷工作着，为了节省紧缺的防护服，尽力避免上厕所，所以他们一整天不敢喝水。当战斗最终告一段落，脱下战袍时，谁都不知道，湿透他们的到底是汗水还是泪水。在防疫工作的前线，党员干部用最实际、最具体的表现，捍卫了群众的生命安全，筑起抗击疫情的"钢铁长城"。我们相信，大地回春，隔离结束，疫情消散就在不远的明天。只要携手并肩，没有哪个冬天不可逾越；只要共同守望，没有哪个春天不会来临。

二生答：伍连德带领团队抗击鼠疫的事迹告诉我们，面对突发灾难，做到理性关爱、守望相助、齐心协力、共抗疫病，这就是我们医药人不惧牺牲、无私奉献的爱国精神。

三生答：我向大家推荐一本《鼠疫斗士：伍连德自传》，作者详细讲述了这次抗疫斗争，以及自己参与过的其他传染病防治，还记述了个人成长故事，很值得我们当代大学生重温当年抗击鼠疫时伍连德他们所面临的处境，与当今新冠肺炎疫情一样，同样展现了中华民族优秀儿女无私奉献的爱国主义热情。

师：刚才这位同学说得很对，我也很有感触。在困难当前的情况下，看到新闻报道，许多省份都派出医务人员，有的省份还捐献物资、筹集捐款，纷纷驰援武汉。有许多工作者，令我们十分敬佩。我们的钟老先生，为摸清当地疫情变化的实际状况，义不容辞，奔赴武汉，日夜奋战在疫情前线。还有许多抗疫专家，比如李兰娟院士带领她的团队，奔赴一线，研究对策。他们早已成了我们心目中的英雄。面对突发灾难，唯理性关爱、守望相助、齐心协力、共抗疫病，方能得救。这就是我们作为医药人的职业精神、爱国情怀。

[**课堂实效**]《卡桑德拉大桥》是以鼠疫为背景的电影。该片讲述了逃亡的恐怖分子将致命瘟疫传播到列车上，这种病毒传播速度非常快，而且具有 40% 的死亡率，不久火车上许多乘客都被传染，国际警局意图摧毁列车，车上的乘客们联合起来突破封锁的故事，引导学生理解、接受并自觉践行社会主义核心价值观，维护社会公平正义，对自我和他人负责的责任担当，进而指引学生理解人与自然和谐相处，进一步升华凝练，理解人类命运共同体的内涵与价值，倡导"人类命运共同体"意识等。

2. 培养勇于担当、永立潮头的爱国主义精神，指引学生维护社会公平正义。

师：《卡桑德拉大桥》中最让人印象深刻的人物是男医生与女作家，影片运用强烈的对比，爱情、亲情、友情，在整个车厢内体现出淋漓尽致的美好。在得知病毒蔓延，车厢每个人都面临危险的时候，丑恶与矛盾慢慢浮现。但当他们共同面对卡桑德拉大桥、面对灾难与死亡的恐惧时，丑恶在善良勇敢的带动下又瞬间消失，大家紧紧地扭成一根绳，与死亡做斗争。

提问：《卡桑德拉大桥》是以鼠疫为背景的电影，鼠疫的致病机理与防治原则是什么？从影片中我们得到什么启示？

一生答：鼠疫杆菌多自皮肤侵入人体，经淋巴管至淋巴结，引起原发性出血性坏死性淋巴结炎，病菌释放毒素可引起全身毒血症状；病菌可进入血液循环，并在其内大量繁殖引起败血症，可有感染性休克、播散性血管内凝血；病菌从呼吸道侵入则引起原发性肺鼠疫、出血性支气管炎和坏死性肺炎、出血坏死性肺门淋巴结炎和纤维素性出血性胸膜炎。

二生答：鼠疫的预防措施包括严格控制传染源、切断传播途径、保护易感者。鼠疫的治疗原则是早期、联合、足量、应用敏感的抗菌药物，链霉素为治疗各型鼠疫特效药，对严重病例应加大剂量。链霉素可与磺胺类或四环素等联合应用，以提高疗效。

师：同学们的回答都十分详细。首先鼠疫是甲类传染性疾病，也是一种烈性传染性疾病。鼠疫是由鼠疫耶尔森菌感染所引起的烈性传染性疾病，属于自然疫源性疾病，可以通过鼠蚤叮咬人进而造成人与人之间感染，具有传染性强、病死率高的特点，在我国属于法定的甲类传染性疾病，同时也是国际检疫传染病。鼠疫具有严重的危害性，应该做好相应疾病的预防，包括管理传染源，及时发现患者，及时隔离治疗，对于患者的分泌物、排泄物，应该彻底消毒焚烧，通过各种检疫切断传播途径；同时要注意保护易感人群，包括加强个人防护、预防性的用药和接种等。

该电影反映了人与人、人与社会、人与国家、人与自然之间关系的行为规范、责任义务，也蕴含其所凭依的情理、道德。换句话说，一个人的言行只要与他者发生关系，那就关乎伦理秩序，就应符合伦理道德或遵从伦理规范。疫病灾难影视作品反复警示我们，人类只有一个地球，各国共处一个世界。灾难虽不可完全避免，但人类无节制地捕猎、贩卖野生动物，过度开发自然等行为诱发了灾难的发生。可以说，疫病灾难片既是艺术的反映，也是对现实生活的写照，它不仅剖析了灾难来临时的人性表现，也给现实中的人们上了一课：人与自然和谐相处才能减少灾祸的发生。

[**课堂实效**] 截至 2020 年 7 月 24 日 18 时，新冠肺炎疫情全国累计报告确诊病例 86635 例，现有确诊病例 1240 例，境外输入 2029 例；海外现有确诊病例 5478813 例。新冠肺炎疫情发生以来，我们大家每天都在关注着抗击疫情的新进展，涌现出许多抗疫英雄，他们的故事在启迪我们与疫情进行斗争，时间就是生命，防疫就是责任，爱国主义是我们民族凝聚力的法宝，激发学生对国家认同、对自我和他人负责的责任担当，自觉践行社会主义核心价值观。

3.时间就是生命，防疫就是责任，爱国主义是民族凝聚力的核心，理解人类命运共同体的内涵与价值。

师：大家都知道，在 17 年前（2013 年）的 SARS 事件中，钟南山就是中流砥柱，2020 年新冠肺炎疫情暴发以来，他告诉大家"没有特殊情况不要去武汉"，而已经 84 岁的钟南山则在春节前赶到武汉，又一次站在了抗疫的最前线。疫情的背后，有很多感人的故事，今天大家一起分享下自己了解的在一线的英雄们——他们是中国最可爱的人。

一生答：武汉大学人民医院东院区护士单霞，为了避免交叉感染，节约穿防护服的时间，在投入一线工作前，她剃光了及腰长发。单霞说：头发没有了可以再长，首要问题是在保护好自己的同时，尽力去救更多人。

二生答：一个九五后的护士名叫李慧，响应医院应征参与一线工作，从除夕坚守工作到现在。这是她给医护部发来的一段话："到现在我的家里人不知道我在干吗，如有不幸，捐献我的遗体做研究攻破病毒，请大家也不要告诉我父母，唯一的要求请妥善安排我的家人。我虽然工作能力不强，但是关键时刻不会做逃兵。"

三生答：来自四川省第四人民医院内科四病区的护士佘莎，今年 24 岁，报名请战前往武汉加入救援工作，但是第一批选派的是重症监护室和呼吸科的护士，小姑娘又再次请战加入第二批医疗队。她给出的理由是：一，我年龄小，如果不幸被感染了，我恢复得肯定会比年长的护士老师快；二，我没有谈恋爱，也没有结婚；三，我和其他护士不一样，我是汶川人。

师：同学们的举例很典型，尤其佘莎的新闻采访我也看了，最令我感动的是一句"我是汶川人"，让看到的人热泪盈眶。这种大爱相传的同胞情，只有中国人才能理解。

师：这些医疗救护队的天使们，很多只是父母眼中的孩子，他们或许跟我们身边的弟弟妹妹，或者哥哥姐姐的年龄相仿，看着他们稚嫩的脸庞，再想想他们的勇气和一颗颗大爱之心，让人既心疼又感动。

一生答：这些医护人员也有自己的家人，他们也是身为人子人父人妻，他们也有对家人的不舍，更想守卫在自己的家人身边，但是职业的使命感让他们变得坚强勇敢。四川广元丈夫为护士妻子出征武汉送行，喊了中国男子最动听的一句情话："赵英明，你平安回来，老子保证包一年家务我做哈！"

二生答：抗击疫情期间，来自五湖四海的爱心持续不断送往武汉。湖南的一个农民郝进一次性捐出 15000 只医用口罩，记者询问这 15000 只口罩的来源，才了解到，原来他之前在一个口罩厂工作，后来老板发不起工资，发 15000 个口罩抵的工资。

三生答：钟南山针对疫情接受采访的时候，眼中含着泪花说："我的一个学生给我提到一个信息，说在街道上听到老百姓在唱国歌，我听到很感动。所以劲头上来了，大家一起帮忙。武汉是能够过关的，武汉本来就是一个很英雄的城市。"

四生答：钟老是为全中国人的众志成城而感动。《诗经·秦风·无衣》这么写道：岂曰无衣？与子同袍。王于兴师，修我戈矛。与子同仇！岂曰无衣？与子同泽。王于兴师，修我矛戟。与子偕作！岂曰无衣？与子同裳。王于兴师，修我甲兵。与子偕行！

师：面对这场没有硝烟的"战争"，身为普通的中国人，虽然不是医护人员，不能在前线奋战，但是在这个关键时刻，需要的是团结团结再团结，相信全国人民的力量，积极配合工作人员的工作，为奋战在一线的白衣天使们加油，众志成城来打赢这场仗。鲁迅曾经说：自古以来，中国有埋头苦干的人，有拼命硬干的人，有为民请命的人，有舍身求法的人，他们都是中国的脊梁。

四、课后感悟

教师反思：动物源性细菌是人畜共患病的病原菌，主要有布鲁菌、鼠疫耶氏菌和炭疽芽孢杆菌，是医学微生物课程中重要的内容。课程希望通过清代"鼠死行"诗以及以鼠疫为背景的《卡桑德拉大桥》电影片段，让同学掌握其生物学特征与防治原则等知识点，通过讨论、问题引导等方式引导同学建立人与自然和谐相处的价值观，以及面对突发疫情时作为医学人所坚守的职业道德底线和守望相助、齐心协力、共抗疫病的爱国主义精神。通过这场突如其来的疫情，逐渐让世界人民认识到不论我们身处何国、信仰如何、是否愿意，实际上已经处在一个命运共同体中。与此同时，一种以应对人类共同挑战为目的全球价值观已开始形成，并逐步获得国际共识。

学生感言：鼠疫是由鼠疫杆菌所致的烈性传染病，由于其传染性强、病死率高，曾给人类造成极大的危害。在这次的新冠肺炎疫情中，钟南山、李兰娟院士以及抗击疫情一线的医护工作者，不为名，不为利，只为自己的一份责任和一颗良心，有一分热，发一分光，把点点萤火汇聚成照亮人间的星河，给我们带来了巨大的感召和激励。我们在学习钟南山他们严于律己、宽以待人的博爱精神，强烈民族使命感和爱国主义精神的同时，也逐步理解人类只有一个地球，各国共处一个世界，要倡导"人类命运共同体"意识。

（葛立军）

教学实录二

【专业】医学实验技术　　　　　　【课程】医学微生物学

【知识点】肠杆菌科细菌共同的生物学特点：大肠杆菌生物学特点，大肠杆菌引起胃肠炎、肠道菌群代谢失调症。

【应用案例】

1. 杆菌之父——罗伯特·科赫（医学类专业课程思政教学案例集：敬业章案例30）。

2.《女医明妃传》中"水土不服"治疗方法。

3. 旅行者腹泻引起胃肠炎案例。

一、教学目标

【知识点育人目标】

1. 了解杆菌之父罗伯特·科赫事迹，培养学生大胆尝试、坚持不懈的科学探索精神。

2. 熟悉常见肠道菌群失调症特征，培养学生科学严谨的价值观。

3. 掌握引起急性胃肠炎的微生物特征，培养学生健康文明的行为习惯和安全意识，理解生命意义和珍爱生命。

【知识点思政元素】

1. 水土不服与肠道菌群失调症的关系——培养崇尚科学、去伪存真、勇于探索、严谨诚信的科学价值观。

2. 旅行者腹泻与急性胃肠炎关系——培养追求真理、实事求是、尽职尽责的学术道德和科研诚信。

3. 冰箱性胃肠炎与微生物生长规律关系——培养规则意识，用规则来铸就辉煌。

二、教学设计

"肠杆菌科"是医学微生物细菌学中的代表章节，是学生理解掌握肠道微生物导致疾病原理及预防的核心内容。课程通过引入罗伯特·科赫事迹、"水土不服""旅行者腹泻"等生活中常见的肠道微生物引起急性胃肠炎疾病现象的案例，激发学生对肠道微生物的兴趣，引导学生分析、思考肠道微生物致病原因以及防治急性胃肠炎的方法，从而充分发挥学生的主体作用，提高教学效果。为此，在课程设计中，采用探究式教学方法，以问题为导向，引导学生发挥头脑风暴作用，主动参与学习过程。

1. 导入 "哪里有疾病流行，哪里就有科赫的身影。"罗伯特·科赫是世界病原细菌学的奠基人和开拓者。科赫对医学事业做出开拓性贡献，也使他成为在世界医学领域中令德国人无比骄傲的泰斗。本节通过科赫发现了致病的霍乱弧菌，提出了预防霍乱流行的方法案例，引入本节课的教学内容——肠杆菌科知识点，点明三个事件中的核心问题——肠杆菌科细菌的生物学特征、引起疾病的机理、肠道菌群失调引起急性肠胃炎等常见疾病的因素。

2. 展开　通过介绍罗伯特·科赫 1883 年率领医药专家深入埃及和印度灾区，研究淋巴腺鼠疫和霍乱，提出了预防霍乱流行的方法，引出其在病原微生物研究过程中所展现的不畏艰难的科学探索精神。通过《女医明妃传》剧中允贤用酸酪浆治疗王妃水土不服的案例，引导学生从生活中发现科学现象，探究科学原理。展开本节主要肠道微生物与人类健康的关系，以及肠道"菌群失调症"的临床表现，进而引导学生了解正常菌群、致病菌以及条件致病菌的区别，并进一步拓展菌群平衡的重要性，从而引入对肠道菌群平衡与菌群失调症导致的相关肠道微生物疾病如急性胃肠炎、冰箱肠炎、旅行者腹泻的病因和防治原则的探讨，重点突出"微生物的生态平衡"。强调外部环境的改变可能会导致人体内正常菌群的生活环境也发生相应变化，提供营养物质或者帮助消化吸收的细菌可能会受到抑制，从而导致菌群失衡，出现水土不服的症状，常见的临床表现就是腹泻。结合肠杆菌引起急性胃肠炎的 5 种机理、肠杆菌科的生物学特征以及肠杆菌导致胃肠炎的临床防治原则的案例，引导学生认识传统中医药的临床应用规律和特点，传统中医药要结合现代生物科学、药理、毒理学的指导，探究疾病本质。通过案例培养学生崇尚科学、去伪存真、辩证思维的科学价值观。

3. 总结　肠杆菌科课程的教学目的是让学生认识肠杆菌科细菌是一大群寄居在人类和动物肠道中，生物学性状近似的革兰阴性杆菌，大多数为正常菌群，是人类和动物肠道中的正常菌群。通过"菌群失调症"阐明人类健康与肠道菌群关系。让学生掌握人的身体健康与自然环境有密切关系，自然界的各种因素对人体产生直接或间接的影响，如气候、饮食习惯等，培养学生崇尚科学、去伪存真、辩证思维的科学价值观，以及追求真理、实事求是、尽职尽责的学术道德和科研诚信态度。

4. 反馈　通过案例分析，以小组讨论、教师提问为引导，让学生体验探究过程，真正做到让学生"活"和"动"起来。在教学过程中始终将学生置于研究者、探索者的位置，让学生通过自身的思考和合作学习来获取知识和技能、掌握过程与方法、学会交流与合作。

三、课堂实录

1. 培养崇尚科学、去伪存真、辩证思维。

《女医明妃传》中，允贤为渤泥国王妃看病时的一段翻译走红网络。剧中允贤为了治疗王妃的水土不服，使用了类似现代酸奶的酸酪浆。此外，在《女医明妃传》里，渤泥国王妃因水土不服而腹泻，程十三示意程村霞，可以用渤泥之土加水后让王妃服用便可止住腹泻。

师：在《女医明妃传》里，"渤泥国王妃因水土不服而腹泻，程十三示意程村霞，可以用渤泥之土加水后让王妃服用便可止住腹泻"。这源自一个古老相传的说法，用家乡土加水能治水土不服。

提问：这个说法是正确的吗？

　　一生答：听说过，但不是很了解。

　　二生答：记得我考上大学来杭州读书时，从家里出来时，奶奶专门捧了一抔土放进我的行李包说，"带点家里的土去，生病就少了"。后来也不知道是这个土的原因还是自己身体本来就很好，从来没有出过市的我到另一个地方工作后竟然没有出现水土不服的现象。

　　三生答：家乡的土带有原来环境的正常菌落，加水喝入后，会增强肠胃的适应能力，从而缓解腹泻。这种方法听起来有点迷信，若从科学角度进行分析，也有一定的道理。

　　四生答：这个和个人身体内的菌群状况有关。我们自小在一个地方长大，机体已经与本土的各种环境因素形成了较稳定的平衡关系，因而古人有"一方水土养一方人"的说法，在现代医学中看起来也是有几分道理的。那么，当我们到达一个陌生的地方后，水和土壤中的电解质、有机物、酸碱度、清洁度都和故土不同，所以进一步影响了各种粮食、水果、蔬菜、畜肉品质上的差异，当人进食或饮水后刺激了各系统的生理功能，才造成了消化、泌尿、循环、神经系统的不适。

　　师：对，这位同学说到问题的本质上了。人的身体健康与自然环境有密切关系，自然界的各种因素对人体产生直接或间接的影响，如气候、饮食习惯等。人从一个环境突然换到另外一个环境需要逐渐适应的过程。剧中王妃的腹泻之症，大抵是人体肠胃中原有的菌落无法适应新的环境所致，这属于肠道菌群失调引起的水土不服。

　　此外，类似说法在影视剧中经常出现，坊间也十分流行。用家乡之土混合当地之水喝下以改善水土不服症状，古书上确有记载，也是民间流传的一种偏方。不过，这种方法在现代早已失去临床应用的价值，现代人遇到的腹泻之症，到医院诊断后，对症服药，一般都有更好的效果。因此，对待生活中常见的现象，我们要崇尚科学，去伪存真，采用辩证思维多角度查阅文献，培养实事求是、诚信严谨的科研态度。

　　［课堂实效］ 通过对大肠杆菌导致的 5 种类型腹泻的病理机制的深度探讨，激发学生用理性思维方式认识事物的本质，培养学生崇尚科学、严谨诚信的科学价值观，以及勇于探索、去伪存真、解决问题的探索精神，从而促使学生掌握大肠杆菌作为条件致病菌在肠道菌群中的作用，以及大肠杆菌在肠道中所占比例，对维持肠道菌群平衡、保护人类健康的重要价值和意义。

　　2. 讲究诚信，追求真理，培养尽职尽责的学术道德和科研诚信。

　　师：根据教材中典型的旅行者腹泻病因病机的介绍，大家讨论下如果旅行者在长途旅行过程中出现急性食物中毒的现象，应该采用什么防治措施？从旅行者腹泻与肠道微生物菌群的关系中，我们可以学到什么样的健康文明的行为习惯和生活方式？

　　一生答：旅行者腹泻（DT）是指在旅行期间或旅行后，每天有 3 次以上未成形粪便，或伴有发热、腹痛或呕吐，甚至包括一些较轻微的但足以影响旅游计划的肠道紊乱。导游应该首先对有食物中毒症状的旅游者采取应急措施，应设法催吐，并让食物中毒者多喝水以加快排泄，缓解毒性；其次是将患者送往就近医院抢救，并请医生开具证明；再次是立即报告旅行社，追究供餐单位的责任；最后协助旅行社帮助旅游者向有关部门索赔。

二生答：导游还应照顾其他旅游者，关心他们的健康，安抚他们的情绪，努力设法使旅游活动继续进行下去。如果事故比较严重，导游还需要写出书面报告。

三生答：食物中毒事故属于旅游安全事故，专业术语叫作旅行者腹泻，目前认为绝大多数引起该病的病原主要是细菌、病毒、寄生虫、真菌等。近年临床上又发现不少新的肠道病原体，但仍有部分腹泻患者未能找出病因，而被称为非特异性急性胃肠炎。

师：肠道菌群失调是引起旅行者腹泻的主要因素。肠道菌群按一定的比例组合，各菌群间互相制约、互相依存，在质和量上形成一定的生态平衡。若机体的内外环境发生变化，导致过剩菌（包括过路菌、芽孢菌、酵母菌）繁殖显著超过正常值的 40% 以上，则引起肠道食物的分解紊乱，而出现肠道菌群失调症。临床上常表现为急性或慢性腹泻等。

一生答：腹泻应增加饮用水量。较重的腹泻伴有脱水症状，如口渴和少尿，如果没有条件输液，可以配置液体进行口服补液。

二生答：旅行者腹泻引起的原因很多，治疗和预防方法也不同。当前，不推荐大多数旅行者应用预防性抗菌药，其对非细菌性病原体起不到预防效果，而且通常会清除肠道中具有保护作用的菌群，从而使旅行者更易感染耐药细菌性病原体。此外，在一定比例的旅行者中，使用抗菌药可能会导致过敏或不良反应，而且可能会导致耐药性。对于属于高危宿主的短期旅行者（比如免疫受到抑制）以及行程极为关键的旅行者，可以考虑使用预防性抗菌药。

师：同学们举的例子和最后的总结都很到位。在我们的身边存在着很多诸如此类常见的急性胃肠炎，不能盲目采用抗生素治疗，要分析具体病情、年龄、发病原因，采用不同的治疗方法。这就要求我们平时在学习课程的过程中积累专业知识，保持实事求是的科学态度，培养严谨务实的学术道德和科研诚信，尤其是我们医学工作者需要不断掌握现代科技情报，用新知识、新技能武装头脑，用新手段、新方法对临床疗效进行研判，突出追求真理、实事求是的科学价值观。

[**课堂实效**] 通过对肠道微生物引起的突发急性胃肠炎的病因病机、危害及预防的深度探讨，激发学生对肠道微生物引起的腹泻类疾病的危害人类身心健康的重视，提高学生自我安全意识，培养健康文明的行为习惯和生活方式，理解生命意义和珍爱生命，从而促使学生深入了解肠道菌群对人类健康的重要性。

3. 树立规则意识，用规则来铸就辉煌。

师：老百姓所说的"冰箱性胃肠炎"（认为是夏季吃了冰箱储存的生冷食品所引起的突发性急性胃肠炎），所表现出的恶心、全身乏力、腹泻等症状真的是吃了冰箱生冷食物引起的吗？你觉得这是怎么回事？

一生答：随着盛夏来临，气温升高，各类胃肠道疾病进入了高发期。夏季，不少人习惯在冰箱中长期储存大量食物，又不定期清洁冰箱。殊不知，食物在冰箱中保存时间过久，各类细菌尤其是大肠杆菌就会在湿冷的环境中滋生。取出食物立即食用，细菌就会入侵胃肠，从而引发"冰箱性胃肠炎"。

二生答：此外，每到夏季，很多市民为解一时暑热，不知不觉中便贪吃了大量冷饮。这些冰凉的食物大量进入胃肠道后，冷刺激会干扰肠胃的正常蠕动，导致消化功能失调。由于大部分冷饮和饮料的含糖量都较高，过度依赖这些冷饮还会导致食欲下降。

师：以上两位同学分析得很正确，很专业。2010 年，全球卫生理事协会在澳大利亚、加拿大、德国、英国、美国等 9 个国家做过一项家庭卫生报告调查，对浴室密封胶、冰箱、厨房抹布、水壶柄等人们日常频繁接触的物体进行了细菌检测，结果发现，浴室密封胶是家里最脏的地方，而冰箱内部排名家庭卫生第二受污染重地。46% 家庭的冰箱无法通过细菌检测，44% 家庭的冰箱已经有霉菌繁殖扩增的迹象。很多市民家的冰箱都塞满了东西：面包、生鸡蛋、海鲜酱、葡萄、西瓜、黄瓜、没吃完的熟菜，甚至还有药品的身影，速冻层则是杂七杂八地放着速冻饺子、带鱼、棒冰等。即使套上保鲜膜，一段时间后，食物上的细菌照样大量滋生。

冰箱是家中必备的常用储存食物的地方，日常生活中我们应该采取哪些措施预防"冰箱性胃肠炎"呢？

一生答：冰箱中保存冷藏食物要注意把温度控制在 4℃以下，时间最好不要超过 24 小时。食用时一定要加热，一般当温度超过 70℃时细菌才能被杀灭，所以必须把菜肴烧熟烧透后再吃。另外，对于一些冷饮或饮料，千万不能吃得太多、吃得太快，特别是自制力差的孩子和身体虚弱的老人，更要少吃生冷食品。

二生答：冰箱贮存牢记生熟分开、分类存放、急冻缓融。熟食和生食一定要分开。冰箱上层温度最稳定，剩菜剩饭、饮料、速食品等可以放在这个地方。冷藏室下层的温度较低，乳制品、排酸冷藏肉、半化冻的肉、鱼和鲜虾等放入保鲜盒后可以放在这里。肉类最好分割成一次可吃完的量，套上密封袋后放进冰箱冷冻室。一次吃不了，下次再反复解冻，很容易加速食物变质。

三生答：除了科学储存，定期除霜和清洁也是减少病菌的好方法。清洁时按照从里向外的顺序。在清理冰箱前，首先要取出冰箱内的所有物品，再拔去插头断电。接着，用温热水擦拭冰箱内壁，再喷一些对人体无毒的消毒剂或酒精。冰箱内部还可以用甘油擦拭，可形成一层薄薄的保护膜，即使沾上牛奶或是食物残渣也可以很容易地被擦掉。搁架等容器要拿出来用水冲洗。

师：是的，预防冰箱性胃肠炎，首先不能马虎大意，要养成科学储存、定期除霜和清洁的习惯。树立安全意识、规则意识。没有规矩不成方圆，规则意识是维持社会秩序的重要因素，生活中规矩无处不在，每个人都应该有自己的规矩，才能促进社会大环境的和谐。

规则对人的影响是不可忽视的，细微的事物中体现出令人深思的哲理。个人的成功需要规则，国家的振兴更依赖于规则。对每个人来说，规则是一面镜子，更是一把戒尺。每个人置身于规矩之中，总要面对各种各样的规则，有了规则的约束，生活才会井然有序，遵守规则更能体现一个人的道德素质、人生修养。我们只有遵守规则，才能生活得井然有序，遵守完美人生规则，才能成为命运的强者。

[**课堂实效**] 规矩能够束缚行为，规矩能够培养习惯，规矩能够帮助人们成功，规矩中铸就辉煌，规矩中铸就睿智。溪流循着大海"有容乃大"的原则，才成了势不可挡的汹涌；大树浸润了"困难孕育成功"的原则，才造就了参天大树的雄伟壮丽；小草领悟了坚持不懈的规则，才成就了"春风吹又生"的顽强；雄鹰读懂了"天高任鸟飞"的原则，才铸就了"欲与天公试比高"的翱翔。拥有良好的规则，才能成功。

四、课后感悟

教师反思：本章节内容从创设问题情景引入课堂，采用多种教学手段，在教学过程中，能灵活运用观察、分析、归纳等科学方法，这样有利于培养学生正确的科学思维方式。由于大三学生已经开始由经验逻辑思维向理论逻辑思维转化，因此不应满足于一味提出对现象进行简单归纳、概括的问题，还应提出一些学生经过努力能够运用概念、规律进行推理和解答的问题。中国有句古话："有德无才，德不足以成其事；有才无德，才足以促其奸。"育人为本，德育为先。我们要时刻牢记并弘扬"求真务实，崇尚科学"的求是精神。

学生感言：作为一名医务人员，为患者服务，既是职责，也是义务，要牢固树立"以患者为中心"的意识，不断总结学习方法和临床经验，提高专业技术水平，发奋培养自我独立思考、独立解决问题、独立工作的能力，培养全心全意为人民服务的崇高思想和追求真理、讲究诚信、尽职尽责的道德规范。

（葛立军）

第四章　医学文献检索 ▷▷▷▷

教学实录

【专业】中医学　　　　　　　【课程】医学文献检索

【知识点】文献检索的目的和作用。

【应用案例】

1.龙胆泻肝丸毒性事件调查（医学类专业课程思政教学案例集：诚信章案例3）。

2.上海交通大学汉芯事件。

3.魏则西事件。

一、教学目标

【知识点育人目标】

1.掌握检索技巧，信息服务学习研究是最终的目的。

2.强调科研诚信，培养求真务实态度是基本的要求。

3.尊重知识产权，规范应用他人成果是应有的原则。

4.提升信息意识，提高信息辨识水平是必要的能力。

【知识点思政元素】

1.批判汉芯造假事件——塑造诚实守信、崇尚创新、鼓励探索、勇攀高峰的良好科研态度。

2.批判龙胆泻肝丸毒性事件——培养追求真理、实事求是、恪尽职守、尽职尽责的诚信科研精神。

二、教学设计

1.导入　通过龙胆泻肝丸毒性事件、上海交通大学汉芯事件、魏则西事件案例的导入，引入本节课的教学内容——文献检索的目的和作用，点明三个事件中的核心问题——信息接收、信息形成、信息传播与信息应用。

2.展开　通过魏则西事件引发学生思考，信息在我们身边随手可得，但是否每一条信息都是真实的、合理的、不带有虚假的美化甚至是利益驱动下的造伪；通过龙胆泻肝丸毒性事件的案例令学生产生共鸣，传统中医药的临床应用，如果没有现代药理、毒理学的指导，如果没有规范制剂、合理使用的前提，是否依然如同观念（即信息概念）中的"中药无毒";通过上海交通大学汉芯事件,提示学生在个人的科研实践、毕业论文写作过程中必须遵守科研规范、行为准则,强调由此带来的巨大危害。在学生感同身受的过程中,真正在学生心中确立文献检索课程的重要性,树立其掌握文献检索技巧的决心。

3. 总结　文献检索课程的教学目的是培养合格的文献检索技巧以及与之相应的信息处理意识与诚信的科研态度,从而培养学生的信息运用能力,从技能储备上令学生产生对自己检索获取真知灼见的信心,以及由此所形成的求真务实的正确价值观。

4. 反馈　由学生举例在身边看到的、听到的涉及科研造假、论文抄袭、侵害知识产权、受假消息蒙蔽造成损害的事件,并请学生总结该事件可能造成的危害,同时提出应对的方案。

三、课堂实录

1. 信息辨伪,尽信书不如无书。

师:文献检索课是学什么的?到底能培养我们什么样的能力?你们为什么要选修这个课?大家有没有听说过魏则西事件?

一生答:听说过,但不是很了解。

二生答:好像是误信了百度的医疗广告。

三生答:私人承包公立医院科室,发布虚假、过时的医疗信息害人。

师:对,这位同学对这个事件有一个大致的了解。完整的事情是这样的:2014年4月,魏则西被确诊为腹壁滑膜肉瘤三期。这是一种发病率不高但生存率极低的恶性肿瘤。为了治病,一家人跑了全国多家医院,魏则西先后做了数次手术、化疗和放疗。在这过程中,其父魏海全和亲戚找到了一种名为DK-CIK的生物免疫疗法。2014—2015年,魏则西在北京某医院接受了数次这一号称源自美国斯坦福大学、全球先进的疗法,总计花费数十万元,最后,魏则西还是不幸离开了人世。其实,DK-CIK的技术在国外临床阶段仍具有较大争议,在具体实践操作环节仍存在很大风险(用实际检索相关案例向同学们展示)。从他的病情来看,中晚期肿瘤患者走向死亡是个自然的过程,但搜索引擎误导性的"最新成果""国外普遍应用"等字眼,却提早将魏则西引入"赌局",使其输了个精光。

一生说:怪不得现在所有百度的搜索结果涉及广告的,都有具体的标注。

二生说:那我们该如何去辨别信息的真伪?

师:孟子云"尽信书,不如无书"。两千年前的古人就用睿智的眼光看到了这一问题的本质,对身边信息不假思索、拿来就用的行为方式是有潜在危害的,这就要求我们学会文献检索的基本技巧,用自己的专业能力对获取的每一条专业信息进行判断。这就是文献检索课程要培养大家的基本能力。

[**课堂实效**]以触目惊心的案例,引发学生对于信息真伪的思考,从"拿来主义"对信息不假思索地应用,慢慢转向对自身信息获取、信息辨识、信息应用能力现状的判断,鼓励学生努力掌握文献检索技能,在突出文献检索课程教学目的基础上,从另一个

侧面培养了求真务实、追逐真理的科学信念。

2. 讲究诚信，是个人安身立命与国家立国安邦的前提。

师：一条假消息可以伤害一个人的生命，断送一个家庭的幸福，也可以伤害一个国家的实力，危害一个国家的安全。一个例子是龙胆泻肝丸毒性事件。2003 年，有记者发表了一篇报道《龙胆泻肝丸——清火良药还是"致病"根源》迅速在社会和医药界引起轩然大波。随后全国各大媒体纷纷转载报道了服用龙胆泻肝丸会造成肾脏损害的不良反应。最终，国家食品药品监督管理局取消了关木通、广防己、青木香等含马兜铃酸药材的药用标准，并且要求含有马兜铃酸的药物要谨慎使用。另一个例子是上海交通大学的汉芯事件。"汉芯一号"正式发布于 2003 年 2 月 26 日。经过国内权威专家验证，认为这一成果接近国际先进技术，在某些方面的性能甚至超过了国外同类产品。事实上，"汉芯一号"不过是从美国一家公司买回的芯片，雇人将芯片表面的原有标志用砂纸磨掉，然后加上"汉芯"标志"研制"而成，却因为其欺骗成功，被鉴定为"完全拥有自主知识产权的高端集成电路"，是"我国芯片技术研究取得的重大突破"。

提问：从这两个案例中，我们可以学到什么？

一生答：龙胆泻肝丸案例告诉我们正本清源，澄清混乱品种，保证人民用药的安全与有效是每一个医药学工作者的责任，强调学生作为医药工作者的使命感。

二生答：汉芯事件告诉我们，科研工作是神圣的，容不得半点弄虚作假，为了贪求利益和虚荣，忘记科研工作者求真务实的职责，必将受到谴责和惩罚。

师：同学们说得都很对。首先，诚信是科研工作者必须恪守的职业道德，从文献应用的角度看，合理利用他人知识成果，不弄虚作假、不营私舞弊正是科研实践的行为准则。其次，作为一个科研工作者，我们也必须与时俱进，时刻要求自己掌握最新的科技情报，用最先进的科技方法去评价中医药的临床疗效，方可去芜存菁，求真务实地让中医药为百姓的健康服务。

[课堂实效] 通过两个案例，一方面使学生深刻认识学术造假所产生的巨大危害，扎实形成崇尚创新、鼓励探索的科学精神，摒弃实用主义、拿来主义的危害；另一方面，使学生认清在科技大发展的时代，在中医药治病救人作用肯定的前提下，仍需要不断掌握现代科技情报，用新知识、新技能武装头脑，用新手段、新方法对中医药的临床疗效进行研判，突出追求真理、实事求是的科学价值观。

3. 遵守信息道德规范，就要从身边做起。

师：请同学们举例，你们在身边发现有哪些违反信息道德的行为？

一生答：使用盗版软件。

二生答：看到网上的一些不良信息，不仅自己乐于接受，还向身边的同学传播。

三生答：听风就是雨，网上说啥就信啥。

四生答：东抄一段，西抄一段，老师布置的小论文作业就这么完成了。

师：很好，那这些行为违反了哪些诚信的信息道德要求呢？

一生答：使用盗版软件、论文抄袭等均不尊重他人的知识产权；轻信、传播小道消息和不良信息违反了不信谣、不传谣的行为准则。

师：同学们举的例子和最后的总结都很到位。在我们的身边存在着很多诸如此类违反信息道德规范的行为。古人说的"勿以恶小而为之"同样适用于信息领域，一个谣言、一例侵权、一段抄袭，看似无伤大雅，难于发现，但千里之堤溃于蚁穴，实则在根本上动摇了我们对人性真、善、美的信仰。孔子云："人而无信，不知其可也。"诚信是一切道德赖以维系的前提，是一切成功和渴望成功的人们必须具备的道德，诚信是文明社会的基石。

[**课堂实效**] 通过这些实实在在存在于身边的细小案例，引发同学们的思考，"是否自己习以为常的行为符合信息道德规范""如何更合理、规范地使用他人知识成果""如何更有效地抵制虚假信息、预防网络暴力"，从而真正让信息道德的培养在青年学生心中形成萌芽。

四、课后感悟

教师反思：文献检索课程的教学目的是培养合格的文献检索技巧以及与之相应的信息处理意识与态度，从而提升学生的信息运用水平。但从课程思政的角度，更需要培养学生以下能力：①以审慎的眼光去辨别信息的真伪，以实事求是的态度去判断信息的价值，从而增强自学功底，避免假信息的危害；②尊重该学科领域已有的知识成果，规范使用他人知识创造，通过身体力行、探索创新的科研活动创造科研成果，从而增强科研能力；③在信息领域中形成合乎社会主义道德规范的、合理约束个人行为准则的思想观念，塑造信息道德。

学生感言：在信息爆炸的时代，信息的真伪优劣需要自己判断，不造谣、不传谣、不信谣，不能人云亦云，这不仅涉及个人的学习与生活，更是涉及个人职业生涯规划、科研功底提升的大事，绝不可照搬照抄他人的科研成果，尊重他人知识产权是科研工作者的基本态度。

（王静波）

第五章　面向对象程序设计 ▷▷▷▷

教学实录一

【**专业**】医学信息工程　　　　　　　　【**课程**】面向对象程序设计
【**知识点**】用面向对象编程思想构建医院临床管理系统：门诊系统和住院系统。
【**应用案例**】青蒿素：中医药给世界的礼物——屠呦呦（医学类专业课程思政教学案例集：爱国章案例 8）。

一、教学目标

【**知识点育人目标**】

1. 了解医院门诊系统和住院系统的临床系统解决方案，培养学生脚踏实地的工作态度。

2. 强调临床信息系统建设，强化学生建立诚信负责的职业精神。

3. 掌握临床系统对医院的重要性，提升指引学生关注科学家的爱国情怀。

【**知识点思政元素**】

1. 医院门诊系统和住院系统的临床系统解决方案——培养科研诚信、求真诚信的态度和务实作风。

2. 电子病历——倡导尊重知识产权，规范应用他人成果是应有的原则。

3. 临床系统对医院的重要性——提升学生的创新精神、爱国情怀。

二、教学设计

1. 导入　青蒿素是从黄花蒿茎叶中提取的含过氧基团的倍半萜内酯，是继乙氨嘧啶、氯喹、伯喹之后最有效的抗疟特效药，曾被世界卫生组织称为"世界上唯一有效的疟疾治疗药物"。青蒿素的提取在当时是一个世界公认的难题，从蒿族植物的品种选择到提取部位的去留存废，从浸泡液体的尝试筛选到提取方法的反复摸索，屠呦呦和她的同事们熬过了无数个不眠之夜，遇到过无数次挫折、失败，最终成功提取。

2. 展开　从屠呦呦发现青蒿素这个案例中，我们看到了科学家的爱国情怀。屠呦呦在获奖感言中说道："青蒿素是中医药给世界的礼物。"她始终牢记自己是祖国的一分子，始终牢记自己是中医药的一分子，始终不忘把中医药推广到全世界。青蒿素的发现是传统中医药对人类健康的贡献，为中医药走向世界指明了一个方向，通过继承发扬、挖掘提高，一定会有所发现、有所创新，从而造福人类。屠呦呦的获奖是中国科学事业、中医中药走向世界的一个荣誉，她成为第一个获得诺贝尔自然科学奖的中国人，扬了中国人的国威，增长了中国人的民族自豪感。从屠呦呦发现青蒿素这个案例中，我们还看到了科学家的敬业精神，了解和体会到屠呦呦研究发现青蒿素的艰难历程。当研究工作处于迷茫无法前进时，屠呦呦通过翻阅中医药典籍、寻访民间医生，从中获得灵感，通过改进提取方法，发现了青蒿素，并利用现代技术进一步成功开发双氢青蒿素、蒿甲醚等系列衍生物及制剂，被誉为"拯救 2 亿人口"的发现，真正印证了"功夫不负有心人""机会总是垂青脚踏实地的人"。

3. 总结　程序设计的教学目的是培养合格的编程工程技巧以及与之相应的信息处理意识与诚信的科研态度，从而培养学生的系统开发能力，从技能储备上令学生产生开发临床系统的信心，以及由此所形成的求真务实和爱国主义的正确价值观。

4. 反馈　由学生举例在身边看到的医院门诊系统和住院系统，并根据学过的医学信息系统课程中给出的临床系统解决方案，设计系统的模块和详细医疗过程流程，同时提出编程的方案。

三、课堂实录

1. 掌握开发技巧，信息系统学习研究是最终的目的。

师：青蒿素的提取在当时是一个世界公认的难题，从蒿族植物的品种选择到提取部位的去留存废，从浸泡液体的尝试筛选到提取方法的反复摸索，屠呦呦和她的同事们熬过了无数个不眠之夜，遇到过无数次挫折、失败。她当时做了一系列实验，包括尝试水煎浸膏、95% 乙醇浸膏等方法。但是，高温提取会破坏青蒿中的有效成分。1971 年 10 月 4 日，在经历了 190 次失败之后，屠呦呦成功地用低沸点的乙醚制取青蒿提取物，并在实验室中观察到这种提取物对疟原虫的抑制率达到 100%。

提问：那么掌握开发技巧在青蒿素提取中是如何体现的呢？

一生答：我觉得青蒿素提取最重要的内涵就是脚踏实地、勤勤恳恳，软件开发也是一样，不能投机取巧，必须脚踏实地学习，掌握面向对象程序设计的基本方法，然后努力掌握软件开发的基本原则，这些都需要勤奋学习。

二生答：其实我觉得青蒿素提取过程必须实事求是，以实效为目标，这跟医疗软件开发目的是一致的，医疗软件也必须与实际相结合，能够为医院、为医生解决实际问题，提高诊疗的效率，这样才能更好地为患者服务。

师：两位同学都回答得非常好。去现场或者向相关人员了解每一个相关业务流程的具体细节，记下来，画成流程图，时常查看。理清楚每一个业务所操纵的数据库表和它们的字段、相互关系结构，跟着实施人员走一遍项目。现在很多开发人员都是闭门造车，所以如果人力成本允许的话还是去医院现场，会发现很多事情不像大家想的那样，在现场会知道医务人员最想要简单操作的流程，软件不是越复杂越好，而是要好用。

[**课堂实效**] 以青蒿素提取的案例，引发学生对于脚踏实地的思考，从"拿来主义"对信息不假思索地应用，慢慢转向对自身信息获取、信息辨识、信息应用能力现状

的判断，鼓励学生努力掌握软件开发技能，在突出面向对象课程教学目的基础上，从另一个侧面培养了求真务实、追逐真理的科学信念。

2. 根据临床系统对医院的重要性，引导学生建立诚信负责的职业精神。

师：临床信息系统（clinical information system，CIS）是支持医院医护人员的临床活动，收集和处理患者的临床医疗信息，丰富和积累临床医学知识，并提供临床咨询、辅助诊疗、辅助临床决策，提高医护人员的工作效率，为患者提供更多、更快、更好的服务。

提问：临床信息系统（CIS）相对于医院信息系统（HIS）而言，有什么区别？

一生答：HIS 是以处理人、财、物等信息为主的管理系统，CIS 是以处理临床信息为主的管理系统。HIS 是面向医院管理的，是以医院的人、财、物为中心，以重复性的事物处理为基本管理单元，以医院各级管理人员为服务对象，以实现医院信息化管理、提高医院管理效益为目的。

二生答：CIS 是面向临床医疗管理的，是以患者为中心，以基于医学知识的医疗过程处理为基本管理单元，以医院的医务人员为服务对象，以提高医疗质量、实现医院最大效益为目的。

师：同学们的回答都十分详细，像医嘱处理系统、患者床边系统、医生工作站系统、实验室系统、药物咨询系统等就属于 CIS 范围。

[**课堂实效**] 以电子病历为核心的临床信息系统建设是为全院医护人员提供流程化、信息化、结构化、智能化的临床业务信息综合处理平台，满足全院各级用户多层次的应用需求，不仅实现广大医护人员的业务处理信息化，实现患者诊疗信息的电子化，还实现面向院内管理人员，规范医疗行为、提高工作效率、改善医疗服务质量，同时实现面向患者。为解决看病难、看病贵、杜绝重复检查等问题，实现区域医疗信息共享，也为广大医务人员的科研、教学提供准确、高效的基础数据，推进医院电子病历系统功能应用水平分级向高阶级别迈进。课堂上通过鼓励学生探索各种系统的不同作用，促进学生主动思考、主动探索，增强学生的求知欲望。

3. 屠呦呦在艰难的环境中坚持科研，指引学生关注科学家的爱国情怀。

师：2011 年 9 月，屠呦呦因青蒿素和双氢青蒿素的贡献，获得被誉为诺贝尔奖风向标的拉斯克奖，以表彰她发现青蒿素这种治疗疟疾的药物，在全球特别是发展中国家挽救了数百万人的生命。2015 年 10 月，屠呦呦获 2015 年度诺贝尔生理学或医学奖，成为第一个获得诺贝尔自然科学奖的中国人。多年从事中药和中西药结合研究的屠呦呦，创造性地研制出抗疟新药——青蒿素和双氢青蒿素，对疟原虫有 100% 的抑制率，能迅速消灭人体内疟原虫，对恶性疟疾有很好的治疗效果。

提问：屠呦呦获得诺贝尔奖，对于我们的学习发展有什么样的启示？

一生答：从屠呦呦发现青蒿素这个案例中，我们还看到了科学家的敬业精神，了解和体会到屠呦呦研究发现青蒿素的艰难历程。当研究工作处于迷茫无法前进时，屠呦呦通过翻阅中医药典籍、寻访民间医生，从中获得灵感，通过改进提取方法，发现了青蒿素，并获得了诺贝尔奖。

二生答：青蒿素的发现是传统中医药对人类健康的贡献，为中医药走向世界指明了一个方向，通过继承发扬、挖掘提高，一定会有所发现、有所创新，从而造福人类。

师：屠呦呦的获奖是中国科学事业、中医中药走向世界的一个荣誉，她成为第一个获得诺贝尔自然科学奖的中国人，扬了中国人的国威，增长了中国人的民族自豪感。

[**课堂实效**] 从屠呦呦发现青蒿素这个案例中，我们看到了科学家的爱国情怀。屠呦呦在获奖感言中说道："青蒿素是中医药给世界的礼物。"

从这个案例中同学们应看到，屠呦呦始终牢记自己是祖国的一分子，始终牢记自己是中医药的一分子，始终不忘把中医药推广到全世界。屠呦呦的获奖是中国科学事业、中医中药走向世界的一个荣誉，她成为第一个获得诺贝尔自然科学奖的中国人，扬了中国人的国威，同学们也应从中体会到民族自豪感和爱国情怀。

四、课后感悟

教师反思：临床系统是临床疗效保证的重要环节，软件开发的工匠精神和职业道德是患者生命健康安全的重要保证，课程希望通过屠呦呦发现青蒿素真实案例的讲述，潜移默化地让学生重视软件开发设计、职业素养和创新精神，成为临床信息系统合格的传承人。

学生感言：为了验证青蒿素的疗效，确保安全，屠呦呦及其同事们在自己身上试验药的毒性，又通过对动物模型和疟疾患者的临床观察，均证实青蒿乙醚中性提取物的抗疟作用，尤其是治疗恶性疟的效果，为后来青蒿的深入研究提供了重要的依据。经过这次课程，我们也深深地感受到了中医药走到今天的不易，而医学系统的发展更是需要我们年轻一代更加努力。

（王波）

教学实录二

【专业】医学信息工程　　　　　　【课程】面向对象程序设计

【知识点】面向对象程序设计的目的和作用。

【应用案例】青霉素的发明者——亚历山大·弗莱明（医学类专业课程思政教学案例集：敬业章案例 29 ）。

一、教学目标

【知识点育人目标】

1. 了解面向对象程序设计的目的和作用，培养学生求真务实的正确价值观。

2. 强调程序设计技巧，强化学生的科研创新精神。

3. 掌握面向过程的程序设计原则，提升学生恪尽职守、尽职尽责的态度。

【知识点思政元素】

1. 面向对象程序设计的目的和作用——塑造求真务实、鼓励探索的价值观。

2. 程序设计技巧——培养崇尚创新、勇攀高峰的良好学习态度。

3. 面向过程的程序设计原则——倡导追求真理、实事求是、恪尽职守、尽职尽责的精神。

二、教学设计

1. 导入　通过青霉素的发明者——亚历山大·弗莱明的导入，引入本节课的教学内容——面向对象程序设计的目的和作用，点明事件中的核心问题——原有面向过程的程序设计缺点及对程序设计思想的重构和改造应用。

2. 展开　很多人认为，青霉素的发现是一个很偶然的"幸运"过程，但是这样的偶然事件也正好体现了科学家敏锐的观察力和对科学探索的认真精神。1928 年的夏天，弗莱明正在用培养皿进行葡萄球菌的培养变异实验，这类葡萄球菌正是伤口化脓感染的罪魁祸首。在一次整理培养皿的过程中，弗莱明发现一个培养皿有点儿"异常"——因为操作失误，在此前的实验中有一个培养皿没有盖好。于是，外界的霉菌孢子进入了这个培养皿，并在里面长出了一小团青色的霉菌。弗莱明在纷乱的实验中保持了极为敏锐的观察能力，他立即意识到，这种青色霉菌具有强大的杀菌作用和药用价值，随后弗莱明把这种杀菌物质叫作"盘尼西林"。

3. 总结　面向对象程序设计课程的教学目的是培养合格的面向客观存在事物的编程技巧以及与之相应的信息处理意识与敬业的学习态度，从而培养学生的信息运用能力，从技能储备上令学生产生自己编程的信心，以及由此所形成的求真务实的正确价值观。

4. 反馈　由学生举例在以前学习程序设计过程中遇到的问题和导致程序维护修改过程中无法解决的问题等，并请学生总结这些问题可能造成的危害，同时提出应对的方案。

三、课堂实录

1. 塑造诚实敬业、崇尚创新、鼓励探索、勇攀高峰的良好学习态度。

师：C 语言作为面向过程的程序设计原则，由哪几部分组成？

一生答：由 main 函数进入程序的执行。

二生答：main 函数执行过程中调用子函数完成功能。

三生答：由 main 函数和子函数共同完成任务。

师：对，三位同学说得都对。面向过程的程序设计语言是对任务的分解，根据任务的不同部分设计子函数，然后由子函数共同完成任务。C 语言作为面向过程的程序设计原则，有哪些缺点？

一生答：修改代码比较困难。

二生答：编写大型程序维护难。

三生答：需要新的程序设计思想改变这些缺点。

师：1945 年，诺贝尔生理学或医学奖同时颁发给对青霉素来说具有决定性意义的三个人，即发现却没有坚持到底的弗莱明，以及借鉴前人发现最终获得成功的弗洛里和钱恩。弗莱明在获奖以后的演讲中这样说道：我要告诉各位，青霉素的发现源自一个偶然的实验观察。我唯一的功绩在于，我在当时没有忽略掉这项观察。时至今日，包括青霉素在内的抗生素滥用问题，以及青霉素的过敏问题和耐药性问题等，依然是人类在医学进步中必须直面并努力解决的问题。但是，青霉素的历史贡献是毋庸置疑的，仍旧值得我们在青霉素问世的 90 年后，再次重温它的世纪传奇。面向对象程序设计也是一样，必须借鉴前人发现，在有新发现的同时不能忽略旧的观察发现。

[**课堂实效**] 以青霉素发明的案例，引发学生对于信息发展的思考，从对旧事物的问题出发，慢慢转向对旧事物缺点的重视，鼓励学生努力发展新的编程技能，在突出面向对象课程教学目的基础上，从另一个侧面培养学生求真务实、追求真理的科学信念。

2. 培养追求真理、实事求是、恪尽职守、尽职尽责的敬业学习能力。

师：1929 年，弗莱明在英国《实验病理学杂志》上发表了自己关于青霉素的发现。弗莱明以他敏锐的观察力，成为青霉素诞生的第一功臣。但是，具有敏锐的观察能力，对于真正的药用青霉素的诞生来说，还远远不够。弗莱明立即展开了对青霉素的提纯工作，不过这个提纯的过程对弗莱明来说就是一场彻底的灾难，从青霉中批量提取出青霉素难度极大。由于弗莱明提纯出来的滤液中青霉素含量太低，导致其生产和储存都面临着不可能克服的困境。

因此，青霉素的前景看起来十分暗淡，在弗莱明的青霉素报告会上，醒着听完整个汇报的不超过 10 个人。因为当时没有人能够预测到，就是这种看起来无法提纯、无法生产、无法保存的东西，最后将变身为世纪神药，在未来拯救数以亿计的人类生命。

因为没有人支持，弗莱明只能自筹资金坚持研究青霉素，最后研究成功。作为世纪神药，青霉素不仅拯救了成千上万人的生命，而且促使人们开启了抗生素的研究与应用。在青霉素诞生之后，链霉素、氯霉素、金霉素、土霉素、红霉素等抗生素相继问世。青霉素的发明是人类在战胜感染性疾病方面取得的里程碑式的进展。

提问：从这个案例中，我们可以学到什么？

一生答：不要等待运气降临，应该努力掌握知识。

二生答：中华民族历来有"敬业乐群""忠于职守"的传统，敬业是中国人民的传统美德。敬业是一个人对自己所从事的工作及学习负责的态度。道德就是人们在不同的集体中，为了我们集体的利益而约定俗成的，应该做什么和不应该做什么的行为规范。所以，敬业就是人们在某集体的工作及学习中，严格遵守职业道德的工作学习态度。

[**课堂实效**] 通过这个案例，一方面使学生深刻认识应有踏踏实实的学习态度，扎实形成崇尚创新、鼓励探索的科学精神，摒弃实用主义、拿来主义的危害；另一方面，使学生认清在科技大发展的时代，在肯定旧事物起作用的前提下，仍需要不断掌握现代科技情报，用新知识、新技能武装头脑，用新手段、新方法对事实进行研判，突出追求真理、实事求是的科学价值观。

四、课后感悟

教师反思：面向对象课程的教学目的是培养合格的编程技巧以及与之相应的信息处理意识与态度，从而提升学生的信息运用水平。但从课程思政的角度，更需要培养学生以下能力：①以审慎的眼光去辨别信息的真伪，以实事求是的态度去判断信息的价值，从而增强自学功底；②尊重该学科领域已有的知识成果，规范使用他人知识创造，通过身体力行、探索创新的学习活动创造学习成果，从而增强学习能力；③在信息领域中形成合乎社会主义道德规范的、合理约束个人行为准则的思想观念，塑造信息道德。

学生感言：程序设计思想也是在不断变化和发展的，在这次的新冠肺炎疫情中，互联网发挥的作用让我们深感自豪，经过这次课程，我们也深深地感受到了必须不断发展编程思想，不断适应社会的发展，使编程更简单、更容易维护。

（王波）

第六章 人机交互与 UI 设计 ▷▷▷▷

教学实录一

【专业】医学信息工程　　　　　　　　【课程】人机交互与 UI 设计

【知识点】交互设计与 UI 设计基础知识；常用的设计流程、模式与技法。

【应用案例】

1. 川崎病发现者——川崎富作（医学类专业课程思政教学案例集：敬业章案例13）。

2. 文字案例：最新互联网新兴设计人才白皮书。

3. 视频案例：微软对未来科技生活的设想视频。

一、教学目标

【知识点育人目标】

1. 了解软件交互设计基础知识，明确优秀的用户体验，树立学生正确的职业行为观。

2. 强调 UI 设计师的核心业务，培养学生的良好设计习惯。

3. 掌握尼尔森的十大可用性原则，提升学生对马克思主义哲学原理的认知。

【知识点思政元素】

1. 软件交互设计基础知识——培养求真务实、追求真理、自强不息的精神。

2. UI 设计师的核心业务——培养爱岗敬业、积极探索、求变创新的态度。

3. 对尼尔森的十大可用性原则——培养孜孜不倦、坚持不懈的奋斗精神。

二、教学设计

1. 导入　通过对互联网新兴设计人才白皮书、微软未来科技生活的设想视频，以及川崎富作发现川崎病的案例等相关内容进行介绍，引入本节课的教学内容——软件交互设计基础知识和优秀交互设计的专业原则，点明三个核心问题，即了解交互人才在现今互联网业界的重要性、明确良好用户体验的重要性和优秀交互设计的产生依托于认识反复性这一基本的马克思主义哲学原理。

2. 展开　在最新互联网新兴设计人才白皮书中，展示了现今真实互联的消费形态和产业生态。在数字信息技术快速发展的同时，催生了互联网新兴设计这一全新的设计形态，市场对于交互设计及 UI 设计相关人才的需求量巨大。通过真实数字案例的对比和展示，让学生在了解目前行业现状的同时，坚定学好这门课程的信心，同时树立正确的职业行为观。

通过给学生展示微软制作对未来科技生活的设想视频，向学生呈现良好的用户体验能给我们带来高品质的生活、学习和工作环境，不仅是现在更是对未来生活的展望。让学生明白培养良好的设计习惯的重要性，产生共同带动整个行业进步的美好愿望。

在讲述尼尔森的十大可用性原则时，引入川崎富作发现川崎病的案例。川崎富作在仔细认真的工作中发现了一种新的疾病，虽然症状与猩红热相似，但是致病原因不同，治疗方案也完全不同。从发现到认识川崎病，再到制定诊疗方案，其间又补充伴随症状，修改治疗方案，这个过程为我们诠释了认识反复性这一基本的马克思主义哲学原理。这也是交互设计师在设计时需要具备的素质。

3. 总结 交互设计初级的教学目的是为了培养出顺应现今市场需求的交互设计类人才，从坚定学生的专业方向信念到帮助学生勾勒出清晰的专业方向前景，再到让学生对如何做出优秀交互作品所要遵循的原则和需要具备的素质有明确的概念，同时也让他们对自己职业方向规划有所思考。

4. 反馈 交互设计包含了线上、线下多重教学平台，形成师生无障碍交流通道，学生感言课堂效果，便于教师教学的不断改进。此外，适当拓展教学内容，介绍交叉学科案例，培养学生实践兴趣，开阔学生科研思路。通过多重案例和课堂互动，在潜移默化间将思政教育融入专业教学中，让学生在不知不觉中体验、感受、领悟、升华，实现隐性教育与显性教育的有机融合，让立德树人"润物无声"。

三、课堂实录

1. 文字案例：最新互联网新兴设计人才白皮书。

师：课前发放给大家"最新互联网新兴设计人才白皮书"这份文字材料，阅读学习之后，大家对现今真实互联网的消费形态和产业生态已经有所了解了。

提问：谈谈你们对最新互联网新兴设计人才的认识。

一生答：设计师这个岗位越来越受到重视，工资也不低，很多原来不需要设计的行业也开始需要设计师了，我觉得这是个挺适合我的职业。

二生答：设计师就是美工吗？虽然总听到关于设计师的各种评论，但我们也不是学美术的，总觉得离我们还是挺远的，我觉得自己应该做不了设计师吧。

师：在数字信息技术快速发展的同时，设计跟随产业变革转型，同时也催生了互联网新兴设计这一全新的设计形态。互联网新兴设计主要包括界面设计、UI 设计、视觉设计、交互设计等岗位。它已经成为主流，市场需求量大，招聘量占比近九成，远超其他设计岗位的招聘比例。同时，交互、视觉职位的市场人才紧缺。

提问：你觉得自己适合做某个领域的设计师吗？如果有，是哪个领域？你的哪些特质让你觉得自己可以胜任？

一生答：互联网服务给我们带来很多便利，软件界面也越来越漂亮，我觉得自己没有美术功底，可能做不了界面设计师。

二生答：我也没有学过美术，但我觉得软件的设计应该不仅仅是界面，还应该有软件流程、模块的设计师吧，我喜欢思考如何设计一个服务、如何设计一件事的流程，我觉得我适合做这种设计师。

三生答：我经常网购，app上琳琅满目的商品图片我估计需要很多人来做设计，这些要求可能没那么高，我估计我可以试试。

师：科技改变生活，同学们，为了我们自己，也为了全社会，我们都有责任去更好地掌握专业知识，干一行爱一行，在自己能力范围内做到极致。

[**课堂实效**] 最新互联网新兴设计人才白皮书给出的启示：名字都叫作设计师，但需要设计的产业、领域、岗位、产品不计其数，深挖自己的特质与潜力，总能找到一款适合自己的设计岗位。

2. 视频案例：微软对未来科技生活的设想视频。

师：请大家找找视频中的交互场景，看看哪些交互场景是现今已经实现的？哪些实现还有困难？

一生答：我看到有3D打印，这个现在挺多地方有应用。淘宝上都有卖，用在小朋友的教学课上挺有趣的。

二生答：里面有语音助手的交互场景，就是类似我们手机上的siri，还有天猫精灵。如果未来可以有更多这样的智能小助手帮助我们，那就太好了！

三生答：MR的应用现在还没有像视频里那么成熟。

师：你们发现了吗？这里的交互场景都体现了很好的用户体验，我们看的时候觉得赏心悦目，希望自己很快就能生活在像视频中那样高科技高品质的环境中，对吧？

提问：你们还有哪些关于未来数字生活的想象？尤其是交互方面的，请与大家分享一下。

一生答：我觉得未来人们不用开口就能知道对方想说什么，也可以不开口就能控制机器。

二生答：我担心人会不会越来越懒，最后只要脑子能动就行了，那个时候就不存在交互了。

三生答：我觉得声控会越来越普及吧，现在这类产品越来越多了，电影里面主人公也都是通过对话与机器交流的。

师：同学们都有一定的思考。未来人工智能与人类肯定是要并存的，为了他们之间的关系更加和谐，同学们需要在自己的专业领域更加深入地研究，让未来的数字生活更加美好。

[**课堂实效**] 引发学生对未来的想象是非常有必要和有益处的，但还是要基于客观事实与技术发展现状，还要考虑到技术的两面性（有得必有失）。在学习科学技术的同时，让学生明白科技在帮助人类从繁重的劳动中解脱出来，但同时也带来了不可逆的改变，这种改变是好是坏值得大家深思。思考的同时，增强了学生的职业责任感。

3. 川崎病发现者——川崎富作，诠释认识反复性这一基本的马克思主义哲学原理。

师：交互设计决定了产品的用户体验。那么怎样才是好的设计，可以带来优秀的用户体验呢？那我们就来讲讲尼尔森的十大可用性原则，遵循这十条原则，就可以帮你实现上面那个目标。我课前在线上和大家分享了一个案例：川崎病发现者——川崎富作。不知道大家看完后有什么感想？

一生答：一个病症可能是由不同的病因导致的，这个似乎可以引申到工作生活学习中的很多方面。

二生答：别人给我提出建议，我不知道是该欣然接受，还是坚持自己。我觉得很难选择。

三生答：我觉得只要有可能，各种尝试都该试一试。设计也一样，单靠理论做判断，而不自己试试，我觉得不靠谱。

师：没错。人类的认识是无限发展的，追求真理是一个永无止境的过程。正如川崎富作那样，在一次次实践之后发现之前结论的错误，毫不犹豫地接受了别人的意见，修改定义及治疗方案。

其实我们做交互设计也要充分认识到这点。假设 TOC 是一个网购平台，"立即下单"的按钮需要引起用户注意，我们就把它设置为红色，但在一个 TOB 的业务系统里，一个叫"提交单据"的按钮同样需要引起用户注意，我们却不能设置为红色。可以对应到界面设计中，针对 TOC 和 TOB 的界面遇到同样的问题，用户的注意力没有落在应该在的位置上，虽然现象是相同的。

［**课堂实效**］事物都是多面的，过分坚持一个角度的观点肯定充满了风险。需求千变万化，也没有一种方法能包治百病。病症是这样，设计也是这样。一种设计方法无法解决所有场景下的用户需求，我们要对方法和理论做不断的迭代，让其适应越来越多的需求，我们也要根据环境的变化而灵活运用不同的策略。没有最好的方法，只有最合适的方法。

四、课后感悟

教师反思：人机交互与 UI 设计是最新互联网新兴设计行业，学生了解软件交互设计基础知识，了解 UI 设计师的核心业务，明确优秀的用户体验，有利于树立正确的职业行为观、培养良好的设计习惯，并了解人类的认识是无限发展的，追求真理是一个永无止境的过程。对一个具体事物的认识，往往不是一次完成的，要经过多次反复才能完成，要经过从实践到认识、从认识到实践的多次反复，而要达到对复杂事物的正确认识，更需要经过多次反复才能实现。

学生感言：随着人工智能时代的到来，有越来越多的新兴人才出现，如何在成长的道路中求得发展，需要我们求新求变，不断迭代，不断适应，放下固执，拥抱变化。

（傅川）

教学实录二

【专业】医学信息专业　　　　　　　【课程】人机交互与 UI 设计

【知识点】产品目标的构成；用户需求及预测方法；用户体验的重要性。

【应用案例】

1. 美国针灸热的起源与一篇小小的报道（医学类专业课程思政教学案例集：爱国章案例 2）。

2. 案例：（新闻）中国移动支付领先世界秘诀。

3. 案例：设计师与猫。

一、教学目标

【知识点育人目标】

1. 了解移动支付等优秀国产软件产品，树立学生的民族自豪感。

2. 强调用户需求和用户访谈的重要性，培养学生求真务实、脚踏实地的学习态度。

3. 掌握用户体验的重要性，指引学生关注行业新动向，与时俱进。

【知识点思政元素】

1. 交互设计——塑造实现中国梦使命担当的爱国情怀。

2. 用户需求和用户访谈的重要性——培养脚踏实地的学习工作态度。

3. 用户体验的重要性——提升崇尚创新、与时俱进的进取意识。

二、教学设计

1. 导入　通过美国针灸热的起源与一篇小小的报道，结合新闻"李克强总理回应中国移动支付领先世界秘诀"，点明优秀国产软件对世界的影响，引入本节课的教学内容——产品目标与用户需求，通过设计师与猫这个案例，点明清楚用户需求和做好用户访谈的重要性。

2. 展开　美国针灸热的起源与一篇小小的报道充分诠释了"民族的就是世界的"这句话的真谛，表达了深深的爱国之情，与上面案例接续的是新闻"李克强总理回应中国移动支付领先世界秘诀"。移动支付的原始技术源自发达国家，但在中国却获得了更加快速的发展。中国经济的快速发展举世瞩目，但更让人惊叹的是，中国一直在全心全意确保让世界上更多人从发展中受益。让学生们明白，作为 21 世纪的接班人，我们始终都应该以"立足国内，放眼世界"的心境，在专业学习过程中，不断提高自己、完善自己，为国家甚至世界的进步贡献自己的一分力量。设计师与猫的案例，形象生动地说明了用户访谈的重要性，让学生心领神会的同时，培养他们脚踏实地的学习工作态度。

3. 总结　要提升一个产品的用户体验，重视交互设计是最直接、最有效的一个方法。所以目前互联的技术都是由互联网公司所引领的，互联网公司里面一个很重要的部门就是交互设计（UED）部门。

4. 反馈　交互设计包含了线上、线下多重教学平台，形成师生无障碍交流通道，学生感言课堂效果，便于教师教学的不断改进。此外，适当拓展教学内容，介绍交叉学科案例，培养学生实践兴趣，开阔学生科研思路。通过多重案例和课堂互动，在潜移默化间将思政教育融入专业教学中，让学生在不知不觉中体验、感受、领悟、升华，实现隐性教育与显性教育的有机融合，让立德树人"润物无声"。

三、课堂实录

1. 美国针灸热的起源与一篇小小的报道。

师：针灸凝聚了我国古人伟大智慧，一代又一代的中医人都在不断地努力研究使其发扬光大。其实除了针灸，中国还有很多让世界人受益的发明与创造，你们知道还有哪些吗？

一生答：中医的推拿应该是最早的理疗术了吧，现在很多跌打损伤还可以用推拿来治疗，不用受开刀的苦，不过严重的创伤还是要开刀的。

二生答：四大发明应该是中国古代受益人最多的发明了吧，如果没有造纸术和印刷术，我们可能还是个文盲。

师：刚刚这个同学说的是我们从小就知道的著名的中国四大发明，那你们知不知道现在还有"新四大发明"？

一生答：高铁是"新四大发明"之一吧。有句老话说："要致富，先修路。"高铁拉近了城市之间的距离，交往更加便利，随之而来的就是经济快速发展，老百姓的生活水平也提高了很多。我家所在的城市就刚通了高铁，我原来回家前后要 18 个小时，现在只要 7 个小时就到了，太方便了。

二生答：对了，网购也是"新四大发明"！我感觉自从上了大学，就很少去实体店买东西了。以前我只知道淘宝、京东，现在网购的平台越来越多，而且大的平台又细分出各种独立的小平台，做得越来越专业，定位也非常精准。我就经常收到很多广告，关键是他们很了解我的喜好，知道我想要买什么。

师：中国"新四大发明"中的移动支付和网购都属于新兴的互联网产品。而中国互联网产品的兴起，有很大一部分原因是来自对用户体验的重视。或者说，恰恰是互联网产品的盛行，使得市场教育被提前了，大家都开始意识到软件产品对于用户体验的要求是很高的。

[**课堂实效**]纵观古今，无论是造纸术、印刷术等经典四大发明，还是移动支付、网购等"新四大发明"，中国人民用勤劳与智慧始终在创造着一个个奇迹，而这些奇迹却不曲高和寡，而是深入老百姓的日常生活，为他们带来了便利与价值，这与中国"以人为本"的科技发展理念是分不开的。交互设计也是一门服务于用户，旨在提升人们产品使用体验的学科，"以人为本"便是其信条和方向，这与中国科技的发展理念不谋而合。

2. 案例:(新闻)中国移动支付领先世界秘诀。

师:国际金融机构负责人"求解"中国移动支付领先世界秘诀,李克强总理这样解答。"移动支付在中国的发展越来越快,一些国家也很想向中国'取经'。请问李总理,中国在这一领域取得这样的成绩,有什么秘诀?"2018年11月6日下午,在李克强与6位国际经济金融机构负责人举行的第三次"1+6"圆桌对话会上,一位国际金融机构负责人向中国总理好奇发问。

"确实,虽然移动支付的原始技术源自发达国家,但在中国却获得了更加快速的发展。"李克强总理说,"几年前,当移动支付最早出现的时候,我们也听到过一些不同意见,包括对风险的担心。但中国政府决定采取一种'包容审慎'的监管方式。"

李克强总理进一步阐释道,所谓"包容审慎"的监管,就是当新的业态出现时,政府没必要一下"管死",而是先看一看,在发展过程中逐步纠正问题。

"事实上,随着移动支付的不断发展,大家都注意到,网络交易比现金交易更加便于监管,因为会处处留痕。"总理说,"如今,移动支付在中国的覆盖面已经十分广泛,支付便利化也越来越得以提高。"

除"包容审慎"监管之外,中国银行卡系统发展没有形成垄断,在李克强总理看来,这是移动支付得以迅速发展的另一大原因。

"因此,在移动支付发展过程中,我们一直防止形成新的垄断,因为垄断会阻碍公平竞争。"李克强总理说,"移动支付的绝大多数受益者是小企业和个人,这也有利于普惠金融的发展,有利于平等。"包括移动支付在内的数字经济迅猛发展,是此次圆桌会上多位国际组织负责人都感兴趣的话题。世界银行行长金墉在发言中说,中国的数字经济"把颠覆性的模式运用到最贫穷的地方"。电子商务在贵州的快速发展以及帮助当地家庭摆脱贫困的作用,给他留下了深刻印象。

"我几天前在贵州调研,遇见一对夫妻。他们此前在东部地区打工,月收入人不敷出,如今回到贵州,通过电商平台创业,把当地农产品销往世界各地,月收入达到3万元,成功跻身中等收入水平。"他饶有兴致地在会上说。

"资本市场通过电子商务等途径,让当地民众获得更多资本与进入市场的机会,这显著降低了当地的贫困率,充分体现了自由贸易带来的好处。"金墉行长这样评价,"中国经济的快速发展举世瞩目,但更让人惊叹的是,中国一直在全心全意确保让更多人从发展中受益。世界银行将继续与中国发展合作关系,把中国在这些方面的成功经验向全球复制推广。"

李克强总理表示,创新不与市场结合就难以获得巨大的效益。像移动支付这样的技术要商业化、获得广泛应用,就需要巨大的市场,而中国正是全球最大的市场。巨大的市场不仅蕴藏着广阔商机,也会倒逼技术研发不断升级。

提问:李总理的回答让我们感到无比鼓舞。大家也来谈谈对移动支付的认识吧。你们还知道哪些国内外主要移动支付方式?

一生答:自从有了移动支付,我感觉现在都没什么人用现金了吧?平时我都是手机扫码支付,非常方便,爸妈开学给我的200块现金现在还躺在钱包里呢。不过这样花钱都不心疼，滴一声就支付完成，一不留神就超额了，月底可能还要靠花呗来救急。虽然费钱，但移动支付确实让我们的生活变得更加便利，店家也不怕收到假钱，还自动记账，我觉得我们已经无法回到没有移动支付的年代了。

二生答：我有个美国朋友前段时间来国内旅游，我教会了他如何使用移动支付。他在体验之后非常感慨，说："这太不可思议了，我从没想过支付还能如此方便。在美国我们还是以信用卡和现金支付为主。虽然也有移动支付，比如 Apple Pay，但支持的商店不多，特别是小型商店，使用起来也不太方便。中国在这方面已经领先美国两个街区了。"

师：作为支付宝的家乡，大家一定也体会到在杭州使用支付宝是真的方便。请大家结合自身情况，回忆一下利用支付宝进行支付的过程，然后描述整个过程中一个让你印象深刻的设计点。

一生答：支付宝支持用指纹支付，这样支付时就不用输入密码，也防止被人偷窥到密码；但当你不方便按指纹，或者因为一些原因指纹读取失败时，还是可以利用密码来支付。

二生答：除了日常消费，我平时还在勤工俭学，支付宝的账单功能可以记录我的每一笔开销和收入；月底还有图表可以让我直观了解收入支出比，这对于我合理安排生活有很大帮助。关键是这些功能使用起来很方便，还免费。

三生答：我为了保护视力常常把屏幕亮度设置得较低，但支付宝在展示二维码的时候屏幕会自动变亮，这让二维码扫描器更容易完成扫码。另外，新版的支付宝把支付码和收款码的入口放在一起，但支付码是蓝色背景，收款码是黄色背景，反差很大，这样就不容易搞错，我觉得是很不错的设计细节。

师：同学们描述得都很不错，这就是科技给我们生活带来的改变。相信大家学好这门课程，未来你们也有可能去改变社会。

[**课堂实效**] 通过对比反差体现出中国的互联网企业在产品设计上是很注重用户感受的，从而深度地去挖掘用户需求。支付宝，其功能又多又全，对用户非常体贴，深入生活的方方面面，属于优秀国产互联网软件的典范，通过重点讨论支付宝增强同学们的民族自豪感。

3. 案例：设计师与猫。

师：课前线上分享给大家"设计师与猫"这个设计界的小故事。大家来谈谈自己的想法吧。

一生答：一开始我就当成一个笑话看，但仔细一想的确是那么回事。人都有自己的思维定势，真的要站在别人角度想问题是非常难的。但作为设计师，可能就要强迫自己多从用户角度考虑吧。看来设计也不能天马行空，随意发挥。

二生答：以前我一直有个疑问，为什么市面上有那么多丑陋的、简单粗暴的广告？广告公司不是都有优秀的设计师吗？他们的审美难道还不如我？听了这个故事，我明白了，用户是多样的，他们的诉求也是多样的，我喜欢的他们不一定喜欢，我的目的和他们的目的也可能完全不同，要设计出满足用户需要的作品，设计师有时不得不做出妥协，甚至做出自己讨厌的设计风格。

三生答：我虽然没有做过什么平面设计，但也做过一些PPT。我喜欢把空间填得满满的，感觉这样视觉效果比较饱满。但听了这个故事，我发现用户只关心他们关心的信息，其他信息都是多余的，甚至是有反作用的。写得太多，反而会干扰有效信息的传达，而损失了传达效率的作品就是失败的作品。看来"Less is more"这句话还是有道理的。

师：产品定义是企业内部对产品的理解，对于产品方向和用户需求的理解。用户访谈是要知道用户在这个环节的理解。你的产品为什么会获得成功，很大一部分原因得益于互联网公司对用户需求的挖掘。倾听了用户的心声，分析了实际的使用场景，所以用户访谈很重要，要获取用户的真实需求和更深层次的需求就要运用类似于用户访谈这样的形式。

[**课堂实效**] 深刻理解用户、发现和挖掘用户需求是设计的第一步，也是最重要的一步。没有深入的用户研究，就没有好产品。虽然道理易懂，但要真正做到这点还是有难度的，必须躬身入局，设身处地地理解用户的立场和场景，体会用户的痛点和难处。中国科技的迅猛发展正是得益于广大科研工作者急人民之所急、想人民之所想，利用科技力量解决生产生活中的各种痛点、难点，使人民群众的生活质量得以提高、幸福指数得以提升，而安居乐业正是人们进一步积极工作的前提，正是这种正向激励推动了整个社会的进步和经济繁荣。

四、课后感悟

教师反思：目前中国在互联网技术上取得世界瞩目的地位与设计者对用户体验的重视是息息相关的。让学生理解，学好交互设计实际上就是进一步提升对用户体验的重视，从侧面也能推动中国科技、互联网技术和软件技术的发展，也是实现科技强国中国梦的有力方法。

学生感言：国内软件发展得那么快，很多并不比国外的差，都是因为我们深入挖掘用户需求，具备技术实力，才能和国外的软件较量，所以一个好的设计师需要急人民之所急、想人民之所想，利用我们的技术、理念和设计思想为人民群众谋幸福。

（傅川）